国家卫生健康委员会"十四五"规划教材

全国中医药高职高专教育教材

供中药学等专业用

中药方剂学

第5版

主　编　马　波　丁国瑜

副主编　艾　瑛　胡　波　马翠兰

编　者　（按姓氏笔画排序）

丁国瑜（保山中医药高等专科学校）

寸鹏飞（保山中医药高等专科学校）

马　波（安徽中医药高等专科学校）

马翠兰（南阳医学高等专科学校）

艾　瑛（江西中医药高等专科学校）

杨　琦（大连医科大学附属第二医院）

杨周赟（四川中医药高等专科学校）

胡　波（重庆三峡医药高等专科学校）

段剑飞（黑龙江中医药大学佳木斯学院）

骆莉莉（安徽中医药高等专科学校）

袁继伟（黑龙江护理高等专科学校）

路立峰（山东药品食品职业学院）

人民卫生出版社

·北　京·

图书在版编目（CIP）数据

中药方剂学 / 马波，丁国瑜主编. —5 版. —北京：
人民卫生出版社，2023.7（2025.5重印）
ISBN 978-7-117-34924-6

Ⅰ. ①中…　Ⅱ. ①马…②丁…　Ⅲ. ①方剂学－高等
职业教育－教材　Ⅳ. ①R289

中国国家版本馆 CIP 数据核字（2023）第 137426 号

人卫智网　**www.ipmph.com**	医学教育、学术、考试、健康，购书智慧智能综合服务平台	
人卫官网　**www.pmph.com**	人卫官方资讯发布平台	

中药方剂学
Zhongyao Fangjixue
第 5 版

主　　编：马　波　丁国瑜
出版发行：人民卫生出版社（中继线 010-59780011）
地　　址：北京市朝阳区潘家园南里 19 号
邮　　编：100021
E - mail：pmph @ pmph.com
购书热线：010-59787592　010-59787584　010-65264830
印　　刷：人卫印务（北京）有限公司
经　　销：新华书店
开　　本：850×1168　1/16　　印张：30
字　　数：846 千字
版　　次：2005 年 6 月第 1 版　　2023 年 7 月第 5 版
印　　次：2025 年 5 月第 6 次印刷
标准书号：ISBN 978-7-117-34924-6
定　　价：85.00 元
打击盗版举报电话：010-59787491　E-mail：WQ @ pmph.com
质量问题联系电话：010-59787234　E-mail：zhiliang @ pmph.com
数字融合服务电话：4001118166　E-mail：zengzhi @ pmph.com

《中药方剂学》
数字增值服务编委会

主　编　马　波　丁国瑜

副主编　艾　瑛　胡　波　马翠兰

编　者（按姓氏笔画排序）

丁国瑜（保山中医药高等专科学校）

寸鹏飞（保山中医药高等专科学校）

马　波（安徽中医药高等专科学校）

马翠兰（南阳医学高等专科学校）

艾　瑛（江西中医药高等专科学校）

李　华（保山中医药高等专科学校）

杨　琦（大连医科大学附属第二医院）

杨周赟（四川中医药高等专科学校）

胡　波（重庆三峡医药高等专科学校）

段剑飞（黑龙江中医药大学佳木斯学院）

洪雪婷（保山中医药高等专科学校）

骆莉莉（安徽中医药高等专科学校）

袁继伟（黑龙江护理高等专科学校）

路立峰（山东药品食品职业学院）

修订说明

为了做好新一轮中医药职业教育教材建设工作，贯彻落实党的二十大精神和《中医药发展战略规划纲要（2016—2030年）》《教育部 国家卫生健康委 国家中医药管理局关于深化医教协同进一步推动中医药教育改革与高质量发展的实施意见》《教育部等八部门关于加快构建高校思想政治工作体系的意见》《职业教育提质培优行动计划（2020—2023年）》《职业院校教材管理办法》的要求，适应当前我国中医药职业教育教学改革发展的形势与中医药健康服务技术技能人才培养的需要，人民卫生出版社在教育部、国家卫生健康委员会、国家中医药管理局的领导下，组织和规划了第五轮全国中医药高职高专教育教材、国家卫生健康委员会"十四五"规划教材的编写和修订工作。

为做好第五轮教材的出版工作，我们成立了第五届全国中医药高职高专教育教材建设指导委员会和各专业教材评审委员会，以指导和组织教材的编写与评审工作；按照公开、公平、公正的原则，在全国1 800余位专家和学者申报的基础上，经中医药高职高专教育教材建设指导委员会审定批准，聘任了教材主编、副主编和编委；确立了本轮教材的指导思想和编写要求，全面修订全国中医药高职高专教育第四轮规划教材，即中医学、中药学、针灸推拿、护理、医疗美容技术、康复治疗技术6个专业共89种教材。

党的二十大报告指出，统筹职业教育、高等教育、继续教育协同创新，推进职普融通、产教融合、科教融汇，优化职业教育类型定位，再次明确了职业教育的发展方向。在二十大精神指引下，我们明确了教材修订编写的指导思想和基本原则，并及时推出了本轮教材。

第五轮全国中医药高职高专教育教材具有以下特色：

1. 立德树人，课程思政 教材以习近平新时代中国特色社会主义思想为引领，坚守"为党育人、为国育才"的初心和使命，培根铸魂、启智增慧，深化"三全育人"综合改革，落实"五育并举"的要求，充分发挥思想政治理论课立德树人的关键作用。根据不同专业人才培养特点和专业能力素质要求，科学合理地设计思政教育内容。教材中有机融入中医药文化元素和思想政治教育元素，形成专业课教学与思政理论教育、课程思政与专业思政紧密结合的教材建设格局。

2. 传承创新，突出特色 教材建设遵循中医药发展规律，传承精华，守正创新。本套教材是在中西医结合、中西药并用抗击新型冠状病毒感染疫情取得决定性胜利的时候，党的二十大报告指出促进中医药传承创新发展要求的背景下启动编写的，所以本套教材充分体现了中医药特色，将中医药领域成熟的新理论、新知识、新技术、新成果根据需要吸收到教材中来，在传承的基础上发展，在守正的基础上创新。

3. 目标明确，注重三基 教材的深度和广度符合各专业培养目标的要求和特定学制、特定对象、特定层次的培养目标，力求体现"专科特色、技能特点、时代特征"，强调各教材编写大纲一定要符合高职高专相关专业的培养目标与要求,注重基本理论、基本知识和基本技能的培养和全面素质的提高。

4.能力为先,需求为本　教材编写以学生为中心,一方面提高学生的岗位适应能力,培养发展型、复合型、创新型技术技能人才;另一方面,培养支撑学生发展、适应时代需求的认知能力、合作能力、创新能力和职业能力,使学生得到全面、可持续发展。同时,以职业技能的培养为根本,满足岗位需要、学教需要、社会需要。

5.规划科学,详略得当　全套教材严格界定职业教育教材与本科教育教材、毕业后教育教材的知识范畴,严格把握教材内容的深度、广度和侧重点,既体现职业性,又体现其高等教育性,突出应用型、技能型教育内容。基础课教材内容服务于专业课教材,以"必需、够用"为原则,强调基本技能的培养;专业课教材紧密围绕专业培养目标的需要进行选材。

6.强调实用,避免脱节　教材贯彻现代职业教育理念,体现"以就业为导向,以能力为本位,以职业素养为核心"的职业教育理念。突出技能培养,提倡"做中学、学中做"的"理实一体化"思想,突出应用型、技能型教育内容。避免理论与实际脱节、教育与实践脱节、人才培养与社会需求脱节的倾向。

7.针对岗位,学考结合　本套教材编写按照职业教育培养目标,将国家职业技能的相关标准和要求融入教材中,充分考虑学生考取相关职业资格证书、岗位证书的需要。与职业岗位证书相关的教材,其内容和实训项目的选取涵盖相关的考试内容,做到学考结合、教考融合,体现了职业教育的特点。

8.纸数融合,坚持创新　新版教材进一步丰富了纸质教材和数字增值服务融合的教材服务体系。书中设有自主学习二维码,通过扫码,学生可对本套教材的数字增值服务内容进行自主学习,实现与教学要求匹配、与岗位需求对接、与执业考试接轨,打造优质、生动、立体的学习内容。教材编写充分体现与时代融合、与现代科技融合、与西医学融合的特色和理念,适度增加新进展、新技术、新方法,充分培养学生的探索精神、创新精神、人文素养;同时,将移动互联、网络增值、慕课、翻转课堂等新的教学理念、教学技术和学习方式融入教材建设之中,开发多媒体教材、数字教材等新媒体形式教材。

人民卫生出版社成立70年来,构建了中国特色的教材建设机制和模式,其规范的出版流程,成熟的出版经验和优良传统在本轮修订中得到了很好的传承。我们在中医药高职高专教育教材建设指导委员会和各专业教材评审委员会指导下,通过召开调研会议、论证会议、主编人会议、编写会议、审定稿会议等,确保了教材的科学性、先进性和适用性。参编本套教材的1 000余位专家来自全国50余所院校,希望在大家的共同努力下,本套教材能够担当全面推进中医药高职高专教育教材建设,切实服务于提升中医药教育质量、服务于中医药卫生人才培养的使命。谨此,向有关单位和个人表示衷心的感谢!为了保持教材内容的先进性,在本版教材使用过程中,我们力争做到教材纸质版内容不断勘误,数字内容与时俱进,实时更新。希望各院校在教材使用中及时提出宝贵意见或建议,以便不断修订和完善,为下一轮教材的修订工作奠定坚实的基础。

人民卫生出版社有限公司

2023年4月

前　言

中药方剂学是研究阐明中药药性理论和应用，中医方剂制方原理、配伍规律及临床运用的一门学科，是中药学与其他相关专业的基础理论课程。

根据国家卫生健康委员会"十四五"规划教材、全国中医药高职高专教育教材建设指导委员会关于全国中医药高职高专教育第五轮规划教材编写要求，本教材总结了上一版教材的使用经验，在编写过程中增加课程思政元素内容，突出高等职业技术教育的特点，围绕执业药师考试大纲进行编写，注重基本理论、基础知识和基本技能的培养，遵循理论知识以"必需、够用为度"的原则，立足改革，更新观念，有针对性地对教材内容的编排顺序进行了调整，使教材内容更加准确、规范，结构合理，文字精练，以利于学生学习、掌握和应用。

本教材内容分上篇、下篇两部分。上篇为中药学部分，共24章，第一章至第三章，为中药学总论，主要介绍中药学的基本理论知识；第四章至第二十四章，为各论，收载常用中药394种，其中附药18味，按执业药师考试大纲，较上一版新增24种，按其功效分为21章。下篇为方剂学部分，第一章至第四章，主要介绍方剂学的基本理论知识，第五章至第二十一章为各论，共17章，收载常用方剂148首，其中正方122首，附方26首，新增现代常用中成药91种。为了帮助学生增强学习的目的性、自觉性及提高教材内容的可读性、趣味性，激发学生学习的主动性，突出培养学生分析问题和解决问题的能力，提高学习质量，在教材中设立了"学习目标""知识链接""案例分析""课堂互动"等模块，希望对教学有所裨益。此次教材修订的最大特点是从学生学情分析出发，调整教学内容顺序，利于学生系统学习；利用现代科学信息技术，通过增加二维码"无缝隙"链接视频、"思政元素""扫一扫，测一测""知识导览""拓展阅读"等富媒体资源，扩大课堂容量，旨在帮助学生有效、准确地掌握重点知识，同时又可激发学生的思维，使学生从被动学习变为主动学习，最大限度地提高学生的学习能力及分析、解决实际问题的能力。

本教材适用于高职高专中药学与其他相关专业学生学习使用，亦可作为从事中药技术工作人员的培训教材，执业药师培训教材或其他专业老师的参考书。

编写中，承蒙各参编院校的全力支持，使教材能保质保量按期完成，同时参阅了多位专家、学者及同行的著作及相关资料，在此一并表示衷心的感谢！

由于水平有限，书中难免有错漏之处，望各院校同仁在使用教材过程中多提宝贵意见，以便今后进一步修订提高。

《中药方剂学》编委会
2023 年 4 月

目 录

上篇 中 药 学

下篇　方　剂　学

上篇 中药学

PPT课件

第一章 中药的起源与中药学的发展

知识导览

学习目标

1. 掌握中药、中药学的概念。
2. 熟悉各个时期中药学术发展特点、主要本草著作及学术价值。
3. 了解中药的起源和中药学的发展概况。

在我国辽阔的大地和海域中，分布着种类繁多、产量丰富的天然药材资源，即"中药"，包括动物药、植物药、矿物药，对这些宝贵资源的开发和利用，已有悠久的历史。几千年来，中药一直作为防治疾病和保健养生的主要武器，对保障人民健康和民族的繁衍昌盛起到了非常重要的作用。

中药是我国传统药物的总称，是以中医药理论为指导，有着独特的理论体系和应用形式，用于预防和治疗疾病并具有康复与保健作用的天然药物及其加工代用品。中药的应用，充分反映了我国历史、文化、自然资源等方面的特点。由于中药的来源以植物类药材居多，使用也最普遍，故历来有"诸药以草为本"之说，所以古时将中药称为"本草"，把记载中药的典籍称为"本草学"。

"中药"一词，在我国古代医籍中并无记载，而是将能治病疗疾的药物统称为"药"，或谓"毒药"。近代随着西方化学药品及其理论传入我国后，中西药之间有明显的差异，人们便把中国传统药物统称为"中药"，将"本草学"改称为"中药学"。

中药学是指专门研究中药的基本理论和各种中药的来源、产地、采制、性能、功效、临床应用等知识的一门学科，是中医学的重要组成部分。

知识链接

中药的别名

传统还有"草药"一词，始于宋代，是与当时官办药局专卖的"官药"相对而言。草药流传于民间，为民间医生或百姓就地采集用来防治疾病的原生药，其有一定的地域性，在正规中医机构或药店内没有被普遍应用，且加工炮制尚欠规范。

"中草药"是中药与草药的合称。由此可见，中药、草药、中草药没有本质的区别，可以统一于中药的概念之中。

"民族药"是指中国少数民族地区所习用的药物，具有本民族医药学特色和较强的地域性的药物，其药源与中药基本相同。

第一节 中药的起源

中药的产生、发展，经历了极其漫长的实践过程。人类对药物的认识最初是与觅食活动紧密相连的。

原始时代，我们的祖先靠采食植物维持生存，人们在寻找食物时，经常因误食了某些植物而发生药效反应或引起中毒现象，甚至导致死亡，因而使人们懂得了在觅食时要有所辨别和选择。如误食大黄会引起腹泻，吃了瓜蒂、藜芦会导致呕吐。同时也会因偶然吃了某些食物，使原有的腹泻或呕吐等疾病的症状减轻甚至消除，从而人们也发现并认识了这些植物具有治疗疾病的作用，故有"药食同源"之说。古人在发现并逐渐熟悉了某些自然产物的性能后，为了同疾病作斗争，又开始有意识地进行口尝身受，实际体验，逐步积累并丰富了药物知识，这就是早期植物药的发现。如古籍《淮南子·修务训》中就有"神农尝百草……一日而遇七十毒"的记载，生动而形象地记录了药物知识萌芽阶段和经验积累的实践过程。

随着劳动工具的发明，古人进入了狩猎和捕鱼的渔猎时代。人们在吃到较多动物的同时，也相应地发现了一些动物器官有治疗疾病的作用，形成了早期的动物药，使药物来源由植物药发展到动物药。随着生产力的发展和医学的进步，人们对药物的认识和使用与日俱增，药物来源也由原来的野生逐渐发展到人工栽培或驯养。原始社会晚期，由于工业生产的发展，采石、开矿和冶炼的兴起，人们又相继发现了矿物药。在这一时期，人们从野果与谷物自然发酵的启示中，逐步掌握了酿酒技术。至殷商时期，酿酒业已十分兴盛。酒不仅是一种饮品，更重要的是其具有行药势、通血脉、润皮肤、散湿气、除风下气和作为溶媒等多方面的作用，故古人将酒誉为"百药之长"。随着历史的递嬗以及生产技术的不断进步，药物来源也由天然药物发展到若干人工制品类药物。通过国际交流，又引进了外来药。记录和传播这些药物知识的方式也随着文字的产生，由最初的"师学相承""口耳相传"发展到文字记载，并逐步形成了药学专著。

第二节　中药学的发展概况

中药学发展的历史，有文字记载的可以追溯到数千年前。文物考古表明，在商代金文中，已有"药"字出现。西周时期（前1066—前771）宫廷已设有专业的"医师"，《周礼·天官冢宰·亨人/兽医》谓："医师掌医之政令，聚毒药以共医事。"又谓疾医"以五味、五谷、五药养其病"。《诗经》是我国现存文献中最早记载药物的书籍。书中记载的植物和动物药有300多种，其中不少是后世本草学著作中收载的药物。《山海经》并非药物专著，却收录了植物、动物及矿石药127种，并明确指出了药物的产地、功用和性能，表明该时期人们对药物的认识又深入了一步。1973年长沙马王堆汉墓出土的帛书《五十二病方》，大约成书于战国时期，涉及药物达240余种，对炮制、制剂、用法、禁忌等皆有记述。说明最迟到秦汉之际，本草学的发展已具相当规模，为药学专著的出现奠定了基础。

一、秦汉时期

本草学有了长足发展。这一时期的代表作是《神农本草经》（简称《本经》），主要反映了秦汉时期最高药学成就。作者虽托"神农"之名，实非出于一时一人之手，而是经过了较长一段时间的不断补充和完善。虽成书时间有争议，但不晚于2世纪。《本经》原书早佚，现存各种版本均系后人考订、整理、辑复而成。书中记载药物365种，分为上、中、下三品，并简要论述了中药的四气五味、有毒无毒、配伍法度、服药方法、剂型选择等基本原则，所记载的功用大多朴实有验，如常山截疟、黄连治痢、大黄泻下、麻黄平喘、人参补虚、当归调经等。该书系统总结了汉以前的药学成就，是我国现存最早的药学专著，初步奠定了药学理论的基础。《本经》对后世本草学的发展具有十分深远的影响。

二、魏晋南北朝时期

这一时期医家应用的药物种类日渐增多，代表性的本草著作首推梁代陶弘景所著《本草经集注》。该书成书于公元 500 年左右。首创按药物自然属性分类的方法，将书中记载的 730 种药物，分为玉石、草木、虫兽、果、菜、米食、有名未用七类。又创"诸病通用药"，如治风通用药有防风、防己、秦艽等，治黄疸通用药有茵陈、栀子、紫草等。这对临床选择用药有很大的助益。全书系统而全面地整理、补充了《本经》的内容，对药物的产地、采集时间、炮制、用量、服法、药品真伪等与疗效的关系，均有所论述，反映了魏晋南北朝时期的主要药学成就，初步确立了综合性本草著作的编写模式。南朝刘宋时期，雷敩撰写的《雷公炮炙论》，是我国第一部炮制学专著。该书收录了 300 种药物的炮制方法，提出药物经过炮制可提高疗效，降低毒性。后世的炮制十七法就是在此基础上发展起来的。该书的问世标志着本草学产生了新的分支学科。

三、隋 唐 时 期

此时我国南北统一，经济文化日渐繁荣，交通发达，外贸增加，从而推动了医药学术的迅速发展，加之陶弘景《本草经集注》成书之际，正处于南北分裂时期，内容上存在一定的局限性，以及梁后一百多年来传抄改移所出现的错误，因而有必要对本草做一次全面的整理、总结。唐显庆四年（659），朝廷颁行了《新修本草》，原书共 54 卷，记载药物 844 种，增加了药物图谱，并附以文字说明，开创了用图文对照方法编撰药学著作的先例。该书是我国历史上第一部官修本草，也是世界上公开颁行最早的药典，比 1542 年欧洲《纽伦堡药典》早 883 年。《新修本草》全面总结了唐以前的本草学成就，不仅对我国后世中药学的发展，而且对世界医药学的发展都产生了巨大影响。731 年即传入日本，并广为流传，日本古书《延喜式》就有"凡医生皆读苏敬《新修本草》"的记载。唐开元二十七年（739），陈藏器编成《本草拾遗》，此书增补了大量民间药物，极大地丰富了本草学的内容。书中按药物的功效，分为宣、通、补、泻、轻、重、滑、涩、燥、湿 10 种，为后世方药按功效分类方法的发展奠定了基础。

唐至五代时期对某些食物和外来药都有专门的研究。孙思邈在《备急千金要方》中已专设"食治篇"。由孟诜原著、经张鼎改编增补而成的《食疗本草》，全面总结了唐以前的营养学和食治经验。李珣的《海药本草》，则主要介绍了海外输入药物及南药，扩充了本草学的内容。

四、宋金元时期

宋代的经济、文化和科学技术发展很快。此时发明了活字印刷术，为本草学的发展提供了便利条件，出版的中药学著作也较多。其中最具代表性的首推 11 世纪末，唐慎微编写的《经史证类备急本草》（简称《证类本草》），成书于 1108 年，载药 1 558 种，附方 3 000 余首。该书可贵之处在于收集整理了大量北宋以前的方药学资料，内容丰富，并以图文对照、方药并收、医药结合的方法编写，集宋以前本草学之大成，使大量古代方药资料得以保存，具有极高的文献和学术价值。

金元时期，学术争鸣推动了药学理论的发展。各派医家改变了以资料汇集整理、药物品种搜寻和基源考证为重点的做法，编纂药书注重药性理论的研究，如刘完素著《素问药注》《本草论》、张元素著《珍珠囊》《脏腑标本药式》、李杲著《药类法象》《用药心法》、朱震亨著《本草衍义补遗》等著作，发展了医学经典中有关升降浮沉、归经及脏腑苦欲补泻等药物性能理论，注重药物奏效原理的探讨，具有明显的临床药物学特征。

元代中外医药交流更加广泛，在药物相互贸易中，政府还派遣人员去各国采购。阿拉伯人、法兰西人开始来华行医。回回药物院的建立,更促进了中国医药和阿拉伯医药的交流。元代忽思慧所著《饮膳正要》,是我国第一部有关食物营养、疗效食品、食物效法的专著,至今仍有较高的参考价值。

五、明 清 时 期

明代医药学家李时珍(1518—1593)以毕生精力,实地考察,广收博采,"岁历三十稔,书考八百余家,稿凡三易"(《本草纲目•序》),于1578年编成了《本草纲目》这一科学巨著。全书52卷,载药1892种,附图1160幅,附方11096首,新增药物374种。按自然属性分为16部62类,每药标正名为纲,纲之下列目,纲目清晰。该书对16世纪以前的中药学成就进行了全面总结,并广泛介绍了植物学、动物学、矿物学、冶金学等多学科知识,其影响远远超出了本草学的范畴,是我国科技史上极其辉煌的硕果。本书自1596年在南京印行后,很快风行全国,17世纪即传播海外,先后被翻译成拉丁、法、英、日、俄等外文版本,对世界医药学和自然科学的发展做出了举世公认的卓越贡献。

上0103

东方医药之巨著
《本草纲目》

清代医药学家赵学敏,在《本草纲目》的基础上创造性地发展了本草学,收集了大量疗效确切的民间药和外来药,编著了《本草纲目拾遗》(1765)。全书共10卷,载药921种,其中新增药物就有716种,对《本草纲目》作了重要的补充和订正,总结了我国16—18世纪本草学发展的新成就,保存了大量已经散失的方药书籍内容,是继李时珍之后又一位伟大的药物学家。清代实用本草开始出现,如汪昂的《本草备要》,撷取《本草纲目》中的精粹编撰成节要性本草;吴仪洛的《本草从新》是在《本草备要》的基础上加以重订而成的药物学著作。该书在近代本草学著作中流传较广,有一定学习和临证参考价值。

中药学的发展,自汉代至清代,各个时期都有其各自的成就和特色,而且历代相承,日渐丰富,据统计现存的本草书籍有400多种。大量丰富的文献资料记录了我国人民在医药方面创造的伟大成就,也包含着丰富的经验总结和理论知识。

六、民 国 时 期

辛亥革命以后,西方医药学和化学、生物学等近代科学技术在我国广为传播、发展。与此相应,对传统的中医药学逐渐有了"中医"和"中药"的称呼。虽然国民政府对中医药采取了歧视政策,但中医药学以其卓著的临床疗效和科学底蕴,在仁人志士的共同努力下,有了新的发展。中药辞典类工具书的产生和发展,是民国时期中药学发展的一项重要成就,其中成就和影响最大的,首推陈存仁主编的《中国药学大辞典》(1935),全书约200万字,收录词目约4300条,既广罗古籍,又博采新说。该书资料丰富,查阅方便,受到药界之推崇。虽有不少错讹,但仍不失为一部具有重要影响的大型药学辞书。

七、中华人民共和国成立以来

中华人民共和国成立以来,在党的中医政策指导下,中医药事业获得了前所未有的迅猛发展。不但陆续影印、重刊和校点评注了数十种古代本草专著,同时还出版了数量众多、门类齐全的中药新著。如1953年由国务院批准颁布的《中华人民共和国药典》(简称《中国药典》),作为中药生产、检验、使用的依据,是我国药品标准的法典,迄今已先后出版了9版。自1963年起,《中国药典》一部为中药部分,每隔5年《中国药典》定期修订,使中药的标准逐步完善和提高。1977年出版的《中药大词典》,由江苏新医学院编写,载药5767种,该书对此前的中药学成就进行了综合与整理,是一部实用的中药学工具书。1999 年出版的《中华本草》,由国家中医药管理局组织编写,载药 8 980 种,总结了我国两千多年以来的中药学成就,几乎涵盖了中药学的全部内容,在全面继承传统本草学成就的基础上,增加了化学成分、药理、制剂、药材鉴定和临床报道等内容,是一部反映 20 世纪中药学发展水平的综合性中药学巨著。近几十年来,国家先后四次组织了全国性的中药资源普查,编写了一大批药用植物志、药用动物志和地区性中药志。其中2011—2020 年,国家中医药管理局组织开展的第四次全国中药资源普查,对全国 31 个省近 2 800个县开展中药资源调查,汇总了 1.3 万多种中药资源的种类和分布等信息,其中有上千种为中国特有种。发现新物种 79 种,其中 60% 以上的物种具有潜在的药用价值。组建了 5 万余人的中药资源调查队伍;构建了由 1 个中心平台,28 个省级中药原料质量监测技术服务中心和 66 个县级监测站组成的中药资源动态监测体系,开展重点中药材品种的价格、流通量和种植面积等信息服务,实时掌握中药材的产量、流通量、价格和质量等信息;建设了 28 个中药材种子种苗繁育基地和 2 个中药材种质资源库,形成了中药资源保护和可持续利用的长效机制。

我国的中药学典籍和文献资料十分丰富,记录着我国人民发明和发展医药学的智慧创造和卓越贡献,是中华民族优秀文化宝库中的一个重要组成部分。

党的十八大以来,党和政府高度重视中医药工作,中医药事业迎来了重要的发展机遇,迈入高质量发展阶段,同时也面临新的挑战,肩负新的历史使命。近十年,中医药取得了一系列重大成果,有力推动了中医药进一步走出国门、走向世界,如屠呦呦获得诺贝尔生理学或医学奖、中医药在全球抗击新型冠状病毒感染疫情中发挥重要作用、中医药病证纳入国际疾病分类(ICD-11)体系、国际中医教育标准及核心教材推广应用、针灸国际标准推广等。中医药服务能力不断增强,现代化和产业化持续推进;中医药进一步走出国门、走向世界,在国内和国际上的地位和影响力得到显著提升。

（马　波）

扫一扫,测一测

? 复习思考题

1. 简述中药、中药学的含义。
2. 本草与中药两者的联系和区别是什么?
3. 试述《神农本草经》《本草经集注》《新修本草》《经史证类备急本草》《本草纲目》等著作的作者、成书年代以及学术价值。

第二章　中药的性能

PPT课件

学习目标

1. 掌握中药性能的含义和中药治病的基本原理。
2. 掌握四气的概念,所表示药物的作用及其对临床用药的指导意义。
3. 掌握五味的概念,所表示药物的作用,以及气与味的综合效应。
4. 掌握升降浮沉的概念及其与药物性味的关系。
5. 熟悉中药治病的基本原理。
6. 熟悉四气五味对临床用药的指导意义。
7. 了解气与味的综合效应,升降浮沉与药物性味的关系。
8. 了解归经理论对临床用药的指导意义。
9. 了解引起中毒的原因及应用有毒药物的注意事项。

知识导览

中药的性能,是中药作用的基本性质与功能的高度概括,也是中药基本理论的核心。

中医认为,一切疾病的发生和发展过程都是致病因素作用于人体,引起机体阴阳偏盛偏衰,脏腑经络功能活动失常的结果。中药治疗疾病的基本原理,就是扶正祛邪,消除病因,恢复脏腑的正常生理功能,纠正阴阳偏盛偏衰的病理状态,使其恢复阴平阳秘。药物之所以能针对病情,发挥治疗作用,是因为每一味药物均各自具有一定的特性和作用,前人称之为偏性。以药物的偏性来纠正疾病所表现出的阴阳偏盛偏衰,即所谓"以偏纠偏"。古人未能对药物作用的物质基础进行深入的探究,而以药物的偏性来解释药物作用的基本原理,这是对药物作用的高度概括。药物与疗效有关的性质和性能统称为药性。研究药性形成的机制及其临床应用规律的理论,称为药性理论,其主要内容包括四气、五味、升降沉浮、归经、毒性等。这一理论,是我国历代医家在长期医疗实践中,根据药物的治疗作用,在中医阴阳、脏腑、经络等理论指导下总结出来的,是中医学理论体系的重要组成部分,是学习、研究、运用中药所必须掌握的基本理论知识。

第一节　四　气

四气,又称四性,是药物固有的属性,即寒、热、温、凉四种不同的药性。"药有寒热温凉四气",首先是由《神农本草经》提出来的,它是古代本草著作的重要内容之一,亦是指导现代临床用药治疗疾病的最基本依据。正如《本草崇原·序》云:"知其性而用之,则用之有本,神变无方。袭其用而用之,则用之无本,窒碍难通。"四气之中寓有阴阳含义,寒凉属阴,温热属阳。寒凉与温热是相对立的两种药性,而寒与凉、温与热之间仅仅是程度上的不同,即"凉次于寒""温次于热"。在历代本草书籍中常有"微寒""大温"的记载,微寒相当于凉,大温相当于热,是对四气程度不同加以区分,示以斟酌使用。此外,还有一种平性药物,即它们的寒凉或温热之性不明显,作用平和,但实际上仍有偏温偏凉的不同,只是偏性不明显而已,仍未超出四性的范围。

药性的寒热温凉,是从药物作用于机体所发生的反应概括出来的,是与所治疾病的寒热性质相对而言的。凡能够减轻或消除热证的药物，一般属于凉性或寒性，如石膏、知母对于表现为高热口渴、汗出烦躁、脉洪数等的热证，有清热泻火的功效，表明这两种药物具有寒性；反之，能够减轻或消除寒证的药物，一般属于温性或热性，如附子、干姜对于表现为四肢厥冷、脉沉无力等的寒证，有助阳散寒的功效，表明这两种药物具有热性。

一般来说，寒凉药多具有清热泻火、凉血解毒、滋阴除蒸、泄热通便等功效，适用于热证、阳证。温热药多具有温里散寒、补火助阳、温经通络、回阳救逆等功效，适用于寒证、阴证。要正确掌握药物的功效，还必须认识到，药性寒热只是从药物对机体阴阳盛衰、寒热变化的影响这一特定角度来概括药物的性能，是药物功效的抽象概括，并不说明药物的具体功效，所以掌握药性寒热，不能脱离药物的具体功效，正如徐大椿所说："同一热药，而附子之热与干姜之热迥乎不同；同一寒药，而石膏之寒与黄连之寒迥乎不同。"

> ### 知识链接
>
> #### 四气的现代研究
>
> 近代有关药物四气的临床观察和理化研究证明，寒凉药多具解热、抗菌、消炎、抗病毒、提高机体免疫力及镇静、降压、抗惊厥、镇咳、利尿、抗癌等作用；温热药多具有解热、镇痛、止呕、抗菌、促进免疫、强心、升压、兴奋中枢、改善心血管功能、促进细胞蛋白质的合成与代谢、改善营养状态、提高机体工作能力、兴奋子宫及性功能的作用，并有类似肾上腺皮质激素样作用。实验研究表明，热证患者经寒凉药治疗后，自主神经平衡指数下降，儿茶酚胺类和17-羟皮质类固醇排出量减少。

中药四性，对临床治病用药具有重要的指导意义。一是要根据病证的寒热，选择相应的药物。治热性疾病当用寒凉药物，治寒性疾病当用温热药物，即《素问•至真要大论》所云"寒者热之，热者寒之"之意，这是临床必须遵循的用药原则。反之，如果阴寒之证用寒凉药，阳热之证用温热药，必然会造成以寒增寒、以热益热的不良后果。二是要根据病证寒热程度的差别，分别选用相应的药物。如当用热药而用温药或当用寒药而用凉药，则病重药轻达不到治愈疾病的目的；反之，当用温药而用热药则反伤其阴，当用凉药而用寒药则易伤其阳，都于治疗不利。三是对于寒热错杂之证，当寒药与热药并用，以寒热并除，孰多孰少，则据病情而定。四是对于真寒假热之证，当以热药治本，必要时反佐以寒药；若真热假寒之证，当用寒药以治本，必要时反佐以热药。

药性的寒热并不能全面决定药物的功效，也不能概括药物性能的所有方面。因此，药性必须与其他性能相结合，方能全面认识和掌握药物的功效和应用范围。

中药四气、五味
的现代研究

第二节　五　　味

五味是医家在长期实践过程中，以脏腑经络理论为基础，用五行学说总结归纳而成的。味即药味，是指药物有辛、甘、酸、苦、咸五种不同的味道。五味既是药物作用规律的高度概括，又是部分药物真实滋味的具体表示。五味的本义是指药物和食物的真实滋味。由于药食"入口则知味，入腹则知性"，因此古人很自然地将滋味与作用联系起来，并用滋味解释药食的作用。五味作为药性理论最早出现于《黄帝内经》："药有酸、咸、甘、苦、辛五味。"五味之外还有"淡""涩"两种，然古人认为淡味附于甘味，涩味视为酸味，如元代医家王好古在《汤液本草》中说："本草不言淡，淡附于甘"；清代医家徐大椿说："盖五味中无涩，涩则酸之变味，涩味收涩，亦与酸同。"故仍称为五味,以与五行形成配属关系。

五味的功效在《素问·脏气法时论》中记载为:"辛散,酸收,甘缓,苦坚,咸软。"后世医家在《黄帝内经》的基础上,通过实践,不断地加以补充、发展,形成了一套完备的五味学说理论。将五味所代表的药物作用及主治病证归纳如下:

辛:"能散、能行"。即具有发散、行气、行血等功效。分别适用于表证、气滞、血瘀等证,如麻黄味辛能发散风寒,木香味辛能行气消胀,红花味辛能活血化瘀等。此外,芳香药物具有辛香之气,除上述作用外,还包含辟秽、化湿、开窍等作用。

甘:"能补、能和、能缓"。即具有补益、和中、调和药性、缓急止痛等功效。分别适用于虚证、脾胃不和、拘急疼痛、中毒解救等,如人参味甘能大补元气,大枣味甘能调和脾胃,甘草味甘能调和药性,白芍味甘能缓急止痛等。此外,甘能解毒,如甘草又能解药食中毒。

酸:"能收、能涩"。即具有收敛、固涩的功效。适用于各种耗散滑脱之证,表现为体虚多汗、久泻肠滑、遗精遗尿、肺虚久咳、崩带不止等,如五味子味酸以敛汗,五倍子味酸以止泻,金樱子味酸以涩精,覆盆子味酸以缩尿,乌梅味酸以敛肺止咳等。此外,酸能生津,如乌梅。

苦:"能泄、能燥"。"泄"有通泄、降泄、清泄之分。通泄指泻下通便,如大黄味苦,用治热结便秘。降泄指降泄肺气,如苦杏仁味苦,用治咳嗽气喘。清泄指清热泻火,如黄芩味苦,用治肺热咳喘。"燥"指燥湿,用治湿证。但苦温燥湿药,如苍术、厚朴用治寒湿证;苦寒燥湿药,如黄连用治湿热证。

咸:"能软、能下"。即具有软坚散结和泻下通便的功效。多适用于痰核、瘰疬、癥瘕痞块及大便秘结等,如海藻、牡蛎能消散瘰疬;鳖甲能软坚消癥;芒硝能泄热通便等。

淡:"能渗、能利"。即具有渗利小便的功效。适用于水湿内停或小便不利之证,如茯苓、猪苓、薏苡仁等具有淡味的药物,都能渗利小便。

涩:能收敛固涩,与酸味的功效相似。如具有涩味的龙骨、牡蛎能涩精,赤石脂、禹余粮能涩肠止泻,莲子能固精止带,海螵蛸能收敛止血等。

中药有四种药性、五种药味,而每一种药物都有气和味两方面的性能。性和味是分别从不同角度说明药物的功效,只有两者合参才能较全面地认识药物的作用和性能。一般来讲,性味相同,其作用大致相同,如麻黄、桂枝均性味辛温,可用治风寒表证;若性味不同,其作用显然不同,如石膏甘寒可清热生津,附子辛热,能补火助阳、回阳救逆;若性同味异或味同性异者,作用有共同之处,亦有不同之处,如黄连、浮萍同为寒性,均能清解热邪,但味异则作用不同,黄连苦寒,能清热燥湿,而浮萍辛寒,则能发散风热。又如紫苏、薄荷同为辛味,均能发散表邪,但性异则作用不同,紫苏辛温,能发散风寒,而薄荷辛凉,则能发散风热。一种药物只有一种药性,但可以有一种或多种药味。味越多,其功效也就越多。如五味子性温,五味俱全,功能敛肺滋肾、固表止汗、涩精止泻、益气生津、宁心安神,有"养五脏"之功,主治肺肾虚喘、气虚自汗、阴虚盗汗、肾虚遗精、脾肾虚泻、津伤口渴、内热消渴、心悸失眠等多种病证。临床用药一般既用其气,又用其味。

药物的气和味只能反映药物功效的共性和基本特点,并不是决定药物功效的唯一因素,例如,紫苏、辛夷的性味都为辛温,均有发散风寒的功效,而紫苏的发散力较强,又能行气和中;辛夷的发散力较弱,而长于通鼻窍。所以说性味与功效虽然有统一的关系,但性味相同的药物又各有不同的功效,只有把药物性味与其他性能结合起来,才能全面而准确地认识药物的功效。

第三节 升 降 浮 沉

升降浮沉是药物作用于人体的四种不同趋向。

升是上升，表示作用趋向于上；降是下降，表示作用趋向于下；浮是发散，表示作用趋向于外；沉是收敛，表示作用趋向于内。升降浮沉是说明药物对机体有向上、向下、向外、向内的四种不同作用趋向。其中升与降，沉与浮，是相对立的作用趋向，而升与浮，降与沉，既相联，又交叉，难以截然分开，故在临证应用中，往往相提并论。按阴阳属性区分，则升浮属阳，沉降属阴。升降浮沉表明了药物作用的定向概念，也是药物作用的理论基础之一。

这四种不同的作用趋向，是与疾病的病势趋向相对而言的。因人体发生病变部位有上、下、表、里之不同，病势有上逆和下陷之差别，故在治疗中就要针对病情，选用药物。如肺气上逆之喘咳，胃气上逆之呕吐，治疗宜降不宜升；若脾虚气陷之久泻脱肛，脏器脱垂，宜升不宜降；若恶寒发热，病位在表，则宜散不宜收；若病位在里，宜沉降不宜散。否则逆行倒施，会导致不良后果。

一般来说，升浮药能上行向外，有解表透疹、升阳举陷、托毒排脓、涌吐、开窍、散寒等作用，病位在上在表、病势下陷的宜用；适用于脱肛、表证、痰涎壅盛、窍闭神昏等证。沉降药能下行向里，有泻下通便、清热降火、利水消肿、重镇安神、潜阳息风、消积导滞、降逆止呕、止呃、平喘、收敛固涩等作用，病位在下在里、病势上逆的宜用；适用于里热、实热便秘、呕吐呃逆、咳喘、水肿等证。掌握药物升降浮沉性能，可以更好地指导临床用药，以纠正机体功能的失调，使之恢复正常，或因势利导，有助于祛邪外出。

大多数药物升浮或沉降的作用趋势是单一的，但有些药物却具有升浮和沉降两方面的作用，如麻黄既能发汗（升浮作用），又能平喘、利水（沉降作用）；川芎既能上行头目（升浮作用），又能下行血海（沉降作用）。说明这些药物的作用存在着双向性，既能升浮又能沉降，这是一部分药物的特点。另外，还有一部分药物升降浮沉的特性不明显，如南瓜子的杀虫功效，就不能用升降浮沉来准确地区分。

决定药物升降浮沉的主要因素：

1. 药物的性味　升浮药性多温热，味多辛甘；沉降药性多寒凉，味多酸、苦、咸。

2. 药物的质地　质轻者（花、叶、皮、枝等）多升浮；质重者（种子、果实、矿物、贝壳类等）多沉降。

知识链接

特殊药物的升降浮沉

决定药物升降浮沉的上述因素并非是绝对的，某些药物也有特殊性。如旋覆花虽为花，但能降气消痰止噫，性主沉降；苍耳子虽为果实，但功能散风通窍、性主升浮，故有"诸花皆升，旋覆独降；诸子皆降，苍耳独升"之说。

影响药物升降浮沉的主要因素：

1. 炮制　可影响转变药物升降浮沉的性能，如酒炒则性升，姜汁炒则性散，醋炒则收敛，盐水炒则下行。如大黄，属于沉降药，功能峻下热结，泻热通便，经酒炒后，大黄则可清上焦火热，可治目赤头痛。

2. 配伍　可制约药物升降浮沉的性能，如少量升浮药配伍于大队沉降药中，升浮之性受到制约，则随之下降；少量沉降药配伍于大队升浮药中，沉降之性受到制约，则随之上浮。如升浮药升麻配当归、肉苁蓉等咸温润下药同用，虽有升降合用之意究成润下之剂，即少量升浮药配大量沉降药也随之下降。

由此可见，药物升浮沉降的性能，在一定条件下可以相互转化，并不是一成不变的，故李时珍说："升降在物，亦在人也。"

第四节　归　　经

归经是药物作用的定位,即表示药物在机体作用的部位。归是药物作用的归属,经是脏腑经络的概称。归经是指药物对人体某部分的选择性,即表示一种药物只对某经或某几经有治疗作用,而对其他经则作用较小,甚至没有作用。将各种药物对机体各部分的治疗作用进行归纳,使之系统化,便形成了归经理论,为临床辨证用药提供了依据。

归经是以脏腑、经络学说为基础,以药物所治病证为依据,将药物对人体的治疗作用进行归纳,从临床疗效中总结出来的用药理论。如苦杏仁、紫苏子能治咳喘胸闷肺经病变,则认定其归肺经;酸枣仁、远志能养心安神,治心悸失眠之心经病变,则认定其归心经。药物的归经不同,其治疗作用也不同。如黄芩、黄柏同属寒性药,都有清热作用,但黄芩偏于清肺热,黄柏偏于清肾火;又如同属补益药,但有补肺、补脾、补肾等不同。药物的归经越多则作用越广泛,归经少则作用局限。

归经的表述方法,有按十二脏腑经络法表述的,将不同药物分别记载为归心经、肝经、脾经、肺经、肾经、胃经、大肠经、小肠经、膀胱经、胆经、心包经、三焦经等;有按六经用药法表述的,将不同药物分别记载为归少阴经、太阴经、厥阴经、少阳经、太阳经、阳明经等;也有按卫气营血、三焦表述的,如栀子除归心经、肝经、肺经、胃经外,还归三焦经;银翘、石膏、地黄、水牛角除分别归相应脏腑外,还分别归卫分、气分、营分、血分等。

掌握归经理论,有助于提高临床用药的准确性,使之用药更加合理。首先,应根据疾病的临床表现,通过辨证审因,诊断出病变所在脏腑经络,再按归经学说选用归该经的相应药物。如治肺热咳喘,则选用归肺经而善清肺热的黄芩、桑白皮,以泻肺平喘;若胃火牙痛,则选用归胃经而善清胃热的石膏、黄连,以清泻胃火。其次,因为脏腑、经络在生理上相互联系,在病理上相互影响、传变,所以临床治疗某一脏腑或经络的病变时,除选用归该经的药物外,还要根据脏腑病变的传变规律,以归经理论作指导,恰当选择归相关经的药物相配进行治疗。如治疗肺气不足的病证,除应用补肺气的药物外,又经常配伍补脾的药物,在治法上称为"培土生金";肝阳上亢之证多因肾阴不足所致,治疗时每以平肝潜阳药与滋补肾阴药同用,在治法上称为"滋水涵木"。若拘泥于见肺治肺、见肝治肝的单纯分经用药的方法,则必然会影响疗效。所以,既要了解每一药物的归经,又要根据脏腑、经络之间的相互关系辨证用药。

掌握归经理论还有助于区别功效相似的药物,从而指导临床选用药物。如羌活、葛根、柴胡、吴茱萸、细辛均可用治头痛,但由于归经不同,各药所治头痛的类型是不同的。羌活善治太阳经头痛,葛根善治阳明经头痛,柴胡善治少阳经头痛,吴茱萸善治厥阴经头痛,细辛善治少阴经头痛。

归经理论必须与四气、五味、升降浮沉学说结合起来,才能指导我们全面掌握药物的功效应用。同归肺经的黄芩、干姜、紫苏、薄荷,由于药性的不同,各自的治疗作用也不同。黄芩性寒能清肺泻火;干姜性热能温肺化饮;紫苏性温能发散肺经风寒;薄荷性凉能疏散风热。同归肺经的麻黄、党参、乌梅、苦杏仁、蛤蚧,由于药味不同,其作用也不同。麻黄味辛,能解表散寒,宣肺平喘;党参味甘,能补肺益气;乌梅味酸,能敛肺止咳;苦杏仁味苦,能止咳平喘;蛤蚧味咸,能纳气平喘。同归肺经的桔梗、紫苏子,由于升降浮沉不同,其作用也不同。桔梗药性升浮,能开宣肺气,止咳平喘;紫苏子药性沉降,能降泄肺气,止咳平喘。所以说,归经只是药物性能的一个方面,在应用药物时,必须把药物的归经与其四气五味、升降浮沉等性能结合起来,才能指导我们正确掌握药物的功效。

此外,要注意不能把中医的脏腑经络定位与现代医学的解剖部位混为一谈,因为两者的理论体系、认知方法及含义都不相同。更重要的是，归经理论所依据的是用药后机体所发生的药效反应，而不单纯是指药物成分在体内的分布情况。

第五节　毒　　性

毒性是指药物对机体的损害性。在历代本草书籍中，每一味药物性味之下，都标明"有毒""无毒"。有毒、无毒是中药性能的特征，毒性是产生不良反应的基础。为了确保用药安全，必须认识中药的毒性。

药物的毒性在西汉以前所指甚广，其含义有三：一是指药物的总称。凡药物均可称之为"毒药"，如《周礼》中"聚毒药以共医事"的记载，就是泛指药物。从《本经》开始提出了有毒、无毒的区分，反映了人们对毒性认识的进步。东汉以后的本草著作都对有毒药物标出其毒性。二是指药物的偏性。古人认为，药物之所以能治病，就在于药物有某种偏性，其基本原理就是"以偏纠偏"。但这种偏性用之得当能治疗疾病，用之不当又能毒害人体。如张景岳在《类经》中说："药以治病，因毒为能，所谓毒药，是以气味之有偏也。盖气味之正者，谷食之属也，所以养人之正气。气味之偏者，药饵之属也，所以祛人之邪气。"三是指药物对人体的损害作用，与现代毒性的概念基本一致。

中药毒性的大小，历史上没有统一的区分标准，近代也缺乏毒性分级的实验数据，目前采用的是《中国药典》记载的大毒、有毒、小毒的三级分类方法。掌握药物毒性的大小，就可认识其作用的峻急和缓，以便根据体质的强弱、病情的轻重，恰当地选择药物并确定用量，做到中病即止，以防止过量中毒或蓄积中毒。

产生中药中毒的原因：①剂量过大，如砒霜、附子、乌头等毒性较大的药物，用量过大，或服用时间过长而致中毒。②炮制不当，如生附子、生乌头未经炮制而使用中毒。③配伍失度，如甘遂与甘草相反而致中毒。④煎服法错误，如附子、乌头煎煮时间太短，或服后受寒，进食生冷而致中毒。⑤误服伪品，如误以华山参、商陆代人参使用而中毒。⑥药不对症、个体差异等因素引起中毒。

临床应用有毒的药物应注意做到：①用药要合理，杜绝乱用滥投。根据病情，在保证用药安全的情况下，既可采用"以毒攻毒"的治法，又可根据病情和药物的毒性，避免盲目使用有毒的药物。②配伍要适宜，注意配伍禁忌。凡两药合用能产生毒副作用的，则要禁止配伍应用。③用量要适当，应采用小量渐增法。因有毒药物的治疗剂量与中毒剂量比较接近或相当，因而在治疗用药时安全度小，应从小量开始，逐渐加量，切忌初服时即给足量，以免引起中毒。无毒的药物安全度较高，但并非绝对不会引起中毒反应。如人参、艾叶、知母等无毒药物也有产生中毒反应的报道，这与剂量过大或服用时间过长等有密切关系，并不是因为这些药物有毒所致。④选用适宜的炮制、制剂方法降低或消除其毒性。如乌头、甘遂等药物一般都要经过炮制后才能应用。而附子的毒性，经过久煎，可大大降低。生半夏有毒，但与姜汁同炒，其毒性则可减弱或消失，或者半夏与生姜配伍应用，也能减轻半夏的毒性。雄黄、硫黄有毒，只入丸散剂服用，而不入汤剂。⑤注意患者的个体差异，适当增减药量，防止发生过敏反应。⑥做好药品真伪鉴别，防止伪品混用。此外，还有药不对证、自行服药、乳母用药等也是引起中毒的原因。

知识链接

毒性与副作用的区别

毒性是药物对机体的损害性，甚者可危及生命。副作用是指在常规剂量即治疗剂量时出现与治疗作用无关的不适反应，一般比较轻微，对机体危害不大，大多停药后可逐渐消失；多与药物的特性、患者的体质等因素有关；表现为服用某些中药后引起的恶心、呕吐、胃痛、腹泻等不适反应，以及皮肤瘙痒等过敏反应。

（马 波）

？ 复习思考题

1. 试述升降浮沉的含义，与性味、药物质地的关系。其影响因素有哪些？
2. 试述归经的含义及其理论基础。
3. 试述中药毒性的含义及其对临床用药的指导意义。
4. 中药的毒性反应与哪些因素相关？
5. 为什么要性味合参认识药物？

上0205
扫一扫，测一测

第三章 中药的应用

　　中药的应用,包括炮制、配伍、用药禁忌、剂量和煎服方法等内容。掌握这些知识,对于充分发挥药物的疗效和确保用药安全,具有十分重要的意义。

第一节 炮 制

　　中药炮制又名炮炙、修事或修治,是根据中医药理论,依照辨证施治用药的需要和药物自身性质,以及调剂、制剂的不同要求,所采取的一项制药技术。中药须经过炮制才能使用,是中药区别于其他药物的特点之一。

一、中药炮制的起源与发展

　　中药炮制的文字记载始于春秋战国时期。在《黄帝内经》中记载的"治半夏"即是炮制过的半夏。

　　到了汉代,炮制方法已非常之多,同时,炮制理论也开始创立。如《神农本草经》序中写道:"药……有毒无毒,阴干暴干,采造时月;生熟,土地所出,真伪陈新,并各有法……"东汉名医张仲景的《伤寒杂病论》记述了一百余种药物的炮制。由此可知,在汉代,人们对中药炮制的目的和意义已有了一定的认识。

　　南北朝时期,我国第一部炮制专著《雷公炮炙论》问世。该书在总结前人炮制技术的基础上,又极大地提高了中药炮制的技术水平。其中的许多炮制方法一直沿用至今,为临床用药的炮制提供了极其重要的宝贵经验。

　　唐代中药炮制更为人们所重视。《新修本草》标示有药物炮制的方法,是炮制技术受到政府保护的开端。

　　中药的炮制在宋代发展较快,宋政府颁行的《太平惠民和剂局方》设有炮制技术专章,提出对药物要"依法炮制""修制合度",将炮制列为法定的制药技术,对保证药品的质量起到了很大的作用。

金元时期，中药炮制的发展较为突出的是理论研究。如王好古在《汤液本草》中引用东垣用药："黄芩、黄连……病在头面及手梢皮肤者，须用酒炒之，借酒力以上腾也；咽之下，脐之上，须酒洗之；在下生用。大凡生升熟降，大黄须煨，恐寒则损胃气，至于川乌、附子须炮以制毒也。"均为有关中药炮制理论的重要论述。

中药的炮制在明代发展较为全面。在理论方面，陈嘉谟在《本草蒙筌》中系统地论述了若干炮制辅料的作用原理，他还明确地指出中药的效应贵在炮制。李时珍在《本草纲目》中专列了"修制"一项，收载了各家之法。继之，缪希雍又在《雷公炮炙论》的基础上，增加了当时常用的炮制方法，在自己的著作《炮炙大法》中，提出了著名的"炮炙十七法"。

清代专论炮制的书籍首推《修事指南》，是由张仲岩将历代各家有关的炮制记载综合归纳而成。该书详细记载了232种炮制方法，系统地叙述了各种炮制方法，条目清晰。

中华人民共和国建立以来，医药事业快速发展，对中药炮制提出了更高的要求，各地对散在本地区的具有悠久历史的炮制经验进行了整理，并在此基础上制定出版了各省市中药炮制规范。1983年卫生部组织编写《全国中药炮制规范》，在继承传统经验的基础上，选订出较为合理可行的炮制方法，拟于1988年发行，作部颁标准执行。同时，国家药典中也收载了炮制内容，制定了"中药炮制通则"，并相继出版了一些炮制专著。

为进一步规范中药饮片炮制，健全中药饮片标准体系，促进中药饮片质量提升，2022年12月国家药品监督管理局组织国家药典委员会颁布了《国家中药饮片炮制规范》，该规范属于中药饮片的国家药品标准。

二、中药炮制的目的

（一）纯净药材，利于贮藏保管

药材在采收运输、保管过程中，常混有泥沙杂质及霉败品或保留非药用部分以供鉴别，因此入药前必须经过炮制，除去杂质和非药用部分，使其纯净，以保证临床用药的安全、有效和剂量的准确。例如根类药物的芦头、皮类药材的粗皮、昆虫类药物的头足翅等常应除净。有的药材，由于药用部位不同，其药效作用亦不同。如麻黄，其茎能发汗，其根能止汗，故须分开。药物经过加热处理可以进一步干燥，或杀死虫卵（如蒸桑螵蛸），有利于贮藏保管。

（二）降低或消除药物的毒性或副作用

有的药物虽有较好的疗效，但因毒性或副作用较大，临床应用不安全。通过炮制，可以降低或消除其毒性或副作用。如苍耳子、蓖麻子、相思子等含有毒性蛋白质的中药，经过加热炮制后，其中所含毒性蛋白因受热变性从而降低毒性。

（三）改变或缓和药物的性能

药物经过炮制，可以改变或缓和药物偏盛的性味，以达到改变药物作用的目的。如生地黄，性寒，具清热、凉血、生津之功，常用于血热妄行引起的吐衄、斑疹、热病口渴等症。经蒸制成熟地黄后，其药性变温，能补血滋阴、养肝益肾，凡血虚阴亏，肝肾不足所致的眩晕，均可应用。

（四）增强药物疗效

中药通过适当的炮制处理，可提高其有效成分的溶出率，并使溶出物易于吸收，从而增强疗效。有的炮制过程中要加入一定辅料，而这些辅料可以与药材一道起协同作用，增强药物疗效。如多数种子外有硬壳，其药效成分不易煎出，经加热炒制后种皮爆裂，便于成分煎出。这就是后人"逢子必炒"的根据和用意。款冬花、紫菀等化痰止咳药经炼蜜炙制后，增强了润肺止咳的作用。

（五）改变或增强药物作用的趋向

药物作用的趋向是以升降浮沉来表示的。中药通过炮制，可以改变其作用趋向。例如，大黄苦寒，为纯阴之品。其性沉而不浮，其用走而不守。经酒制后能引药上行，先升后降。黄柏禀性至阴，气薄味厚，主降，生品多用于下焦湿热。酒制可略减其苦寒之性，并借助酒的引导作用，以清上焦之热。

（六）改变药物作用的部位或增强对某部位的作用

中医对药物作用部位常以经络脏腑来表示。所谓某药归某经，即表示该药对某些脏腑和经络有明显的选择性。如柴胡、香附等经醋制后有助于引药入肝经，更好地治疗肝经疾病。小茴香、益智、橘核等经过盐制后，有助于引药入肾经，能更好地发挥治疗肾经疾病的作用。

（七）便于调剂和制剂

药材的有效成分必须从药材中溶解出来才能被机体吸收，而有些矿石、贝甲及种子类药材质坚难碎，不仅有效成分不易煎出，而且也不便调剂和制剂。经过炮制，使其制成适合临床应用的"中药饮片"才有利于调剂和制剂。

如砂烫醋淬龟甲、鳖甲，火煅赭石等。药材从质坚变为酥脆的同时，也达到了增加其药效成分的溶出，有利于药物在体内的吸收等目的。

（八）利于服用

某些动物类药材、树脂类药材或其他有不良气味的药物，服后有恶心、呕吐、心烦等不良反应。为了便于服用，常用酒制、蜜制、水漂、麸炒、炒黄、醋制等方法炮制，能起到矫臭矫味的效果，有利于患者服用。比如醋制乳香、麸炒僵蚕、酒制五灵脂等。

三、常用炮制方法

中药炮制历史悠久，伴随着中药的应用产生，并逐步发展形成了一套系统的炮制方法。

（一）净制

又称为"净选加工"，指中药材在切制、炮炙或调剂、制剂前，选取规定的药用部位，除去杂质、非药用部位、霉变品及虫蛀品，区分不同的药用部位，以及将药材分档的一类炮制方法。中药材都要通过净选加工，方可用于临床。净制根据药材具体情况，分别选用挑选、筛选、风选、水选、剪、切、刮、削、剔除、酶法、剥离、挤压、挥、刷、擦、火燎、烫、撞、碾等方法达到质量标准。

（二）切制

饮片切制是将净选后的中药材进行软化处理，再切成一定规格的片、丝、块、段等的炮制工艺。广义而言，凡是经过炮制后，可直接用于中医临床调配处方或制剂生产使用的所有中药，统称为饮片。

（三）炮炙

1. 炒法　将净制或切制过的药物，筛去灰屑，大小分档，置炒制容器内，加辅料或不加辅料，用不同火力加热，并不断翻动或转动使之达到一定程度的炮制方法，称为炒法。根据炒法的操作及加辅料与否，可分为清炒法和加辅料炒法。清炒法又根据加热程度不同而分为炒黄、炒焦和炒炭。加辅料炒法也是根据所加辅料的不同而分为麦麸炒、米炒、土炒、砂炒、蛤粉炒和滑石粉炒等法。

2. 炙法　将净选或切制后的药物加入定量的液体辅料拌炒，使辅料逐渐渗入药物内部的方法，称为炙法。根据所加辅料不同，分为酒炙、醋炙、盐炙、姜炙、蜜炙和油炙等方法。

3. 煅法　将药物直接放于无烟炉火内或置于适当的耐火容器内煅烧的方法，称为煅法。有些药物煅红后，还要趁热投入规定的液体辅料中骤然冷却，称为煅淬法。药物经过高温煅烧，使药物质地疏松，利于粉碎和煎出有效成分，减少或消除副作用，从而提高疗效或产生新的药效。

4. 蒸、煮、燀法　是一类既需要用火加热，又需要大量的水传热的方法，所以属于"水火共制"法。这里的"水"可以是清水,也可以是酒、醋或药汁(如甘草汁、黑豆汁)。个别药物虽用固体辅料,如用豆腐炮制珍珠、藤黄、硫黄,操作时仍需用水来进行蒸煮。

　　5.复制法　将净选后的药物加入一种或数种辅料,按规定操作程序,反复炮制的方法,称为复制法,也称法制法。复制法的特点是用多种辅料或多种工序共同处理药材,主要用于半夏、天南星、白附子等有毒天然药物的炮制。

　　6.发酵与发芽法　发酵与发芽均系借助于酶和微生物的作用,使药物通过发芽与发酵过程,改变其原有性能,增强或产生新的功效,扩大用药品种,以适应临床用药的需要。如六神曲、淡豆豉、谷芽等。

　　7.制霜法　药物经过去油制成松散粉末或析出细小结晶或用其他方式制成细粉的方法,称为制霜法。制霜法一般包括去油制霜法、渗析制霜法、升华制霜法等。如巴豆霜、西瓜霜、砒霜等。

　　8.其他制法　除上述介绍的炮制方法外,对某些药物还采用烘、焙、煨、提净、水飞及干馏等炮制方法,统列为其他制法。

第二节　配　　伍

　　根据病情需要和药性特点,按照用药法度,将两种或两种以上药物配合应用,称为配伍。最初治疗疾病多采用单味药物。随着药物品种的日益增多,对药性特点的不断明确,用药也由简到繁,出现了多种药物配合应用的方法。药物配伍的目的,是利用药与药之间的相互作用,使其相互协调,增强治疗作用,或使其相互抑制,降低不良反应,以更好地发挥药物的效能,确保用药安全。

　　古代医家把单味药的应用同药与药之间的配伍关系总结为七个方面,称为药物的"七情"。七情最早记载见于《神农本草经·序录》:"药有阴阳配合……有单行者,有相须者,有相使者,有相畏者,有相恶者,有相反者,有相杀者,凡此七情,合和视之。""七情"之中除单行外,其余六种都是指药物的配伍应用。综合前人的经验,现分述如下。

一、单　　行

　　是指用单味药物治疗某种病情单一的疾病。即选择一味针对性较强的药物即可达到治疗作用。如清金散单用黄芩治疗轻度的肺热咳嗽,都梁丸单用白芷治疗头风头痛,益母草膏用益母草一味即能调经止痛。

二、相　　须

　　即两种以上性能功效类似的药物配伍应用,可以明显增强原有疗效。如石膏配伍知母,能明显增强清热泻火的作用;大黄配伍芒硝,能明显增强泻下通便的作用。相须配伍一般是同类药物合用,它构成了复方用药的配伍核心,是中药配伍应用的主要形式之一。

三、相　　使

　　即性能功效方面有某种共性的药物配伍应用,以一种药物为主,另一种药物为辅,辅药能提高主药的疗效。如黄芪配伍茯苓治疗脾虚水肿,黄芪为补气利水的主药,茯苓通过利水健脾,能增强黄芪补气利水的功效；大黄配伍厚朴治疗热结便秘，大黄为泄热通便的主药，厚朴能下气除满，可推动积滞下行，增强大黄的攻下作用。相使配伍不必是同类药物，一主一辅，相辅相成，是中药配伍的常用形式。

四、相 畏

即一种药物的毒副作用能被另一种药物减轻或消除。如生半夏和生南星的毒性能被生姜减轻或消除，即生半夏和生南星畏生姜；甘遂畏大枣，是因为大枣能减轻或消除甘遂在峻下逐水时易伤正气的毒副作用。相畏是用于药物具有毒副作用或药性峻猛时常用的配伍方法。

五、相 杀

即一种药物能减轻或消除另一种药物的毒副作用。如生姜能减轻或消除生半夏和生南星的毒性或副作用，所以称生姜能杀生半夏和生南星的毒性。相杀与相畏实际上是对同一配伍关系的不同提法，是药物配伍之间相互对应而言的。

六、相 恶

即两种药物合用后，一种药物能使另一种药物的原有功效降低，甚至丧失。如人参恶莱菔子，是因莱菔子能削弱人参的补气作用。

相恶，只是两药的某方面或某几方面的功效减弱或丧失，并非两药的各种功效全部相恶。如生姜恶黄芩，但生姜还能和中开胃，以治不欲饮食并喜呕之证，黄芩又能清泄少阳半里之热，在这些方面并不相恶，所以在小柴胡汤中二药又同用。人参恶莱菔子，是因莱菔子能削弱人参的补气作用。但对于脾虚食积气滞之证，若单用人参补气，则能加重积滞胀满，单用莱菔子消积导滞，又会加重脾虚。只有两者合用，才能相制而相成，故《本草新编》中说："人参得莱菔子，其功更神。"因此，虽然相恶的配伍方法原则上应当避免，但是否使用相恶的配伍方法，要视病情需要而定，这也是历代本草文献中记载相恶的药物多达百种以上，而临床上并不把这些药物都作为配伍禁忌对待的原因。

七、相 反

即两种药物合用后，能产生毒性反应或副作用。如本章第二节中将讲述的"十八反""十九畏"的相关药物。

上述七种配伍关系，除单行外，可以概括为四个方面：一是相须、相使的配伍关系，能使药物产生协同作用而提高疗效，是临床用药时应充分利用的；二是相畏、相杀的配伍关系，能减轻或消除药物的毒性或副作用，在应用毒性药或烈性药时必须考虑选用；三是相恶的配伍关系，能相互拮抗而削弱或抵消原有功效，用药时应加以注意，只有在确有必要时才能配用；四是相反的配伍关系，能使药物产生毒性或增加副作用，属于配伍禁忌，原则上应避免配用。

除七情所总结的配伍用药规律外，历代医家还积累了许多丰富的经验。如桂枝配芍药，能调和营卫；柴胡配黄芩，可和解少阳；肉桂配黄连，能交通心肾；黄芪配当归，可补气生血等。这些对前人配伍用药的总结，是对七情配伍用药的发展，习惯上称之为"药对"。深入进行药对配伍的研究，不仅对发展中药配伍的研究有着重要意义，而且也是开展方剂研究的基础。

第三节　用药禁忌

用药禁忌是指用药时为了确保疗效、安全用药、避免毒副作用的产生，应避免的事项。主要内容包括配伍禁忌、妊娠用药禁忌、服药饮食禁忌等。

一、配 伍 禁 忌

配伍禁忌是指某些药物合用后会产生毒副作用或降低和破坏药效，所以应该避免配合应用。对于配伍禁忌的认识，各种医籍中的说法也不尽一致，目前医药界共同认可的配伍禁忌，有"十八反""十九畏"，介绍如下。

上0303

现代研究对中药
十八反的认识

（一）十八反

"十八反"歌诀最早见于张从正的《儒门事亲》："本草明言十八反，半蒌贝蔹及攻乌；藻戟遂芫俱战草，诸参辛芍叛藜芦。"共记载 18 种药物相反，即：乌头反半夏、瓜蒌、贝母、白蔹、白及；甘草反海藻、大戟、甘遂、芫花；藜芦反人参、沙参、丹参、玄参、细辛、芍药。

（二）十九畏

十九畏之"畏"，是指相反的意思，要与七情中的相畏区别。

知识链接

十九畏之"畏"与七情中的"相畏"的区别

中药"七情"配伍中的"相畏"，是中药的配伍形式之一。指一种药物的毒副作用，能被另一种药物抑制或消除。如生半夏具有较强的毒性，因此在炮制的时候，常用生姜同制，以消除其毒性，所以说半夏畏生姜。二药配合应用，既可用其有利的一面，即增强了半夏降逆止呕的作用，又能消除不利的一面，即消除半夏的毒性。是可以运用的药物配伍形式。

而十九畏是列述了九组十九味相反药；相互配伍会产生或增强毒副作用，为药物配伍禁忌。

"十九畏"歌诀首见于明代刘纯《医经小学》："硫黄原是火中精，朴硝一见便相争；水银莫与砒霜见，狼毒最怕密陀僧；巴豆性烈最为上，偏与牵牛不顺情；丁香莫与郁金见，牙硝难合京三棱；川乌草乌不顺犀，人参最怕五灵脂；官桂善能调冷气，若逢石脂便相欺；大凡修合看顺逆，炮爁炙煿莫相依。"共记载 19 种药物相畏，即：硫黄畏朴硝，水银畏砒霜，狼毒畏密陀僧，巴豆畏牵牛子，丁香畏郁金，牙硝畏三棱，川乌、草乌畏犀角，人参畏五灵脂，官桂畏赤石脂。

课堂互动

对于"十八反""十九畏"，历代医药学家虽然遵信者居多，但亦有持不同意见者，有人认为"十八反""十九畏"并非绝对禁忌，现代也有不少学者持不同看法。有的医药学家还认为，对于有的相反药同用时还能"相反相成"，产生较强的功效。倘若运用得当，可愈沉疴痼疾。同学们认为该如何正确看待"十八反""十九畏"？

二、妊娠用药禁忌

妊娠用药禁忌，是因为某些药物有损害胎元以致坠、堕胎等副作用，所以在妊娠期间除终止妊娠和引产外，应禁止或慎重使用。根据药物对胎元损害程度的不同，一般分为禁用和慎用两类。禁用的药物，多为毒性较强或药性峻烈之品，如水银、砒霜、雄黄、麝香、川乌、草乌、巴豆、甘遂、水蛭、三棱、莪术等；慎用的药物，主要包括具有较强的祛瘀通经、行气、攻下、滑利作用和药性辛热的药物，如牛膝、桃仁、红花、枳实、大黄、芒硝、附子、肉桂等。

随着对妊娠禁忌药的认识逐渐深入，妊娠禁忌的理由归纳起来，主要有：一是对母体不利，二是对胎儿不利，三是对产程不利，四是对小儿不利。无论是从用药安全的角度，还是从优生优育的角度，都应给予高度的重视。故妊娠禁忌药中凡是禁用的药物绝对不能使用，慎用的药物可视病情的需要酌情使用。但必须辨证准确，掌握好剂量与疗程，并选择恰当的炮制和配伍，尽量减轻药物对妊娠的危害，做到用药有效而安全。

三、服药饮食禁忌

服药饮食禁忌就是指服药期间对某些食物的禁忌，简称食忌，即通常所说的忌口。一般而言，在服药期间，都应忌食生冷、辛热、油腻、腥膻及有刺激性的食物。此外，根据病情的不同，饮食禁忌也有区别。如热性病应忌食辛辣、油腻、煎炸等类的食物；寒性病应忌食生冷；胸痹患者应忌食肥肉、脂肪、动物内脏及烟、酒；肝阳上亢之头晕目眩，烦躁易怒等应忌食胡椒、辣椒、大蒜、酒等辛热助阳之品；胃肠虚弱及高热患者应忌食油炸黏腻、寒冷固硬、不易消化的食物；疮痈肿毒忌食羊肉、蟹、虾等腥膻发物及辛辣刺激性食品。另外，根据古籍记载，常山忌葱，地黄、首乌忌葱、蒜、萝卜，薄荷忌鳖肉，茯苓忌醋，鳖甲忌苋菜，蜜反生葱等，也应作为服药禁忌的参考。

第四节　剂　　量

剂量，即用药量，一般是指每一味药的成人一日量。本书的中药学部分，各药所标注的用量，除特别注明以外，都是指干燥后的生药在汤剂中的成人一日用量。在方剂学部分是指方剂中药物之间的比较分量，即相对用量。

中药的计量单位，古今有别。古代有重量（铢、两、钱、斤）、度量（尺、寸）及容量（斗、升、合）等多种计量方法，还有"刀圭""方寸匕""撮""枚"等粗略的计量方法。明清以来，普遍采用16进位制，即1斤＝16两＝160钱。自1979年起，我国对中药的计量统一采用公制计量单位，即1kg＝1 000g。运用古方时，按照1斤＝500g进行换算，为计算方便，并规定采用近似值进行换算，即：1两（16进位制）＝30g，1钱＝3g，1分＝0.3g，1厘＝0.03g。

用药剂量是否得当，是确保用药安全有效的重要因素。临床主要依据所用药物的性质、治疗的需要，以及患者的具体情况等确定药物的用量。一般规律如下：

一、药 物 方 面

1. 药材质量　质优者药力充足，用量不宜过大；质次者药力不足，用量可适当大一些。

2. 药材质地　质地较轻的花、叶类无毒药物，用量宜轻，一般为3～10g；质地较重的矿物、贝壳类无毒药物,用量宜重,一般为10～30g;干品药材用量宜小,鲜品药材用量宜大,一般为干品的2～4倍。

3.药物性味 性味淡薄、作用缓和的药物,用量可稍重;性味浓厚、作用峻猛的药物,用量则宜轻。

4.有毒无毒 有毒的药物用量宜小,并严格控制在安全范围之内,由于不同人体对药物耐受量的不同,所以应用时从小量开始,逐渐增加用量,病势减退即可减量或停药;无毒的药物,用量变化的幅度可稍大,可适当增加用量。

二、应 用 方 面

1.配伍 一般单味药应用时,用量宜大;在复方中应用时,用量宜小;同一药物在复方中作主药时用量稍大,作辅药时用量则稍轻。

2.剂型 同一药物,入汤剂时用量宜大;入丸、散剂时用量宜小。因为药物在煎煮时,其有效成分往往不能完全溶出,故比入丸、散剂的用量稍大。

3.用药目的 由于用药目的不同,同一药物的用量可不同。如槟榔,用以消积行气利水时,常用量为6～15g;而用以驱杀姜片虫、绦虫时,常用量为60～120g。又如牵牛子,李杲说"少则动大便,多则下水",即用以通便导滞,用量宜轻;用以峻下逐水,则用量宜重。

三、患 者 方 面

1.年龄 小儿身体发育尚未健全,老年人气血渐衰,对药物的耐受力均较弱,故用量应适当低于青壮年的用药量。特别是作用峻猛,容易损伤正气的药物,更应该注意用量。一般而言,5岁以内的小儿,通常用成人量的1/4,6岁以上可按成人量减半应用。老年人根据年龄的增加和体质情况,适当减少用量。

2.性别 一般男女用量区别不大,但妇女在月经期、妊娠期,使用活血化瘀药时,用量不宜过大。

3.体质 体质强壮者,用量宜重;体质虚弱者,用量宜轻,即使是使用补益药也应从小剂量开始,以免虚不受补。

4.病程 新病患者正气尚充,用量宜重;久病患者正气虚损,用量宜轻。

5.病势 病重势急者用量宜重,若用量过小,犹如杯水车薪,不能控制病势;病轻势缓者用量宜轻,若用量过大,则诛伐太过,容易损伤正气。

四、因时因地制宜

确定药物的剂量,应注意季节、地域及居处等自然环境方面的因素,做到因时、因地而适当增减药量。如春夏季节,气候由温渐热,阳气升发,腠理疏松开泄,用药则顺应春季温暖生发、夏季炎热生长之气,即使出现寒证,温热药少用,以免耗伤气阴;秋冬季节,气候由凉变寒,阴盛阳衰,阳气内敛,用药则顺应秋季凉爽降收、冬季寒冷收藏之气,即使出现热证,寒凉药少用,以免助寒伤阳。此外,南北方气候差异较大,应用时还应考虑到地区的气候差异。如同为外感风寒表证,南方用辛温之剂用量宜轻,北方用辛温之剂则用量宜重。

除了剧毒药、峻烈药、精制药及某些贵重药外,一般中药常用内服剂量约5～10g;部分常用量较大剂量为15～30g;新鲜药物常用量30～60g。

第五节　中药的煎服法

中药的煎法与服法是根据病情和药性所确定的,煎服方法正确与否,与疗效有着直接的关系。

一、煎　药　法

汤剂是中药常用的剂型,历代医家对汤剂的煎药法都非常重视,如徐大椿在《医学源流论》中说:"煎药之法,最宜深讲,药之效不效,全在乎此。"

(一)煎法与过程

1.煎药用具　以砂锅、瓦罐为佳,因其性质稳定,不易与药物发生化学反应,并且导热均匀,保温性能好。也可使用搪瓷器皿或不锈钢锅,忌用铁、铜、锡、铝等金属器皿,以防发生化学反应而降低疗效,甚至产生毒副作用。

2.煎药用水　除有特殊规定之外,均以水质纯净为原则,凡人们在生活中的饮用水均可用来煎煮中药。用水量视药物质地和煎药时间的长短而定。一般用水量为饮片浸泡后并适当按压,以液面淹没过饮片约 2cm 为宜,第二煎加水量为第一煎的 1/3～1/2。质地坚硬、黏稠或应久煎的药物,加水量应适当多一些;质地疏松或有效成分容易挥发,煎煮时间较短的药物,加水量则可适当少一些。

3.煎前浸泡　为了使中药的有效成分充分溶出,中药煎煮前要用冷水浸泡,一般药物为 30 分钟左右,种子、果实等药物可浸泡 1 小时,以泡透为度,然后煎煮。夏天、冬天因气温的高低,浸泡时间宜适当缩短或延长。

4.煎药火候及时间　煎煮中药应注意火候和时间的适宜。

(1)先武后文:即先用大火,沸后用小火保持微沸状态 20 分钟左右,以免药汁溢出或过快熬干。大多数药物宜采用此法。

(2)武火急煎:即先用大火迅速煮沸,后用小火维持 10～15 分钟,以免有效成分遭到破坏。此法适用于解表药和芳香化湿药、理气药等芳香性药物。

(3)文火久煎:即用小火煮沸后维持 30～60 分钟,以保证有效成分的充分煎出。此法适用于矿物类、骨角类、贝壳类和补益类药物。

5.趁热滤汁　药物煎好后,应趁热滤取药汁,防止一些有效成分因温度降低而溶解度降低,从而产生沉淀,加之药渣的吸附作用,对疗效产生一定影响。

(二)特殊煎法

一般药物可以同时煎煮,有些药物由于性味、质地及性能和临床应用的不同,在煎煮方式上有其特殊要求,处方上需加以注明,大致有以下几个方面:

1.先煎　介壳类与矿物类药物如磁石、赭石、牡蛎、石决明等,因质地坚硬,有效成分难以煎出,应打碎先煎,待煎煮 30 分钟后,再加入其他经浸泡后的药物同煎。对于毒副作用较强的药物,如附子、乌头等,则应先煎 45～60 分钟,再加入其他经浸泡后的药物同煎,以降低毒性。

2.后下　气味芳香和有效成分久煎易遭破坏的药物,宜在一般药物即将煎好前加入,同煎 5 分钟左右即可,以防有效成分散失,如薄荷、大黄、番泻叶等。

3.包煎　是指用纱布袋将药物装好,再放入锅内煎煮。须包煎的药物主要包括:①花粉类、细小种子类药物,因其质地过轻,易漂浮在水面上不利煎煮,如蒲黄、海金沙等;②研细粉的药物,煎煮时易使药液浑浊或成糊状,不利于服用,如滑石粉等;③带有绒毛的药物,混入药液中则刺激咽喉和消化道引起呕吐,如辛夷、旋覆花等;④含黏液质较多的药物易沉于锅底,加热时引起黏锅糊化、焦化，如车前子等。

4. 另炖 某些贵重药物，为了更好地煎出药物的有效成分，并减少同煎时有效成分被其他药物吸收，造成浪费，须单独另煎，煎液可以另服，也可以与其他药液混合服用，如人参、西洋参、鹿茸等。

5. 烊化 即溶化或熔化。凡属胶质、黏性大而且易溶化的药物，煎煮时容易黏附他药或黏底，应该先用水或煎好的药液加温化开后服用，如阿胶、鹿角胶等。

6. 冲服 指用温开水或其他药物煎液冲开服用。①贵重类药物，如牛黄、羚羊角等；②有效成分难溶于水的药物，如鹤草芽、琥珀等；③遇高温容易被破坏药效的药物，如雷丸等；④遇高热易产生毒性的药物，如朱砂等，都宜研成细粉冲服；⑤入水即化的药物，如芒硝，或汁液性药物，如竹沥、姜汁等，都应冲服。根据病情需要，为提高疗效，也常将有些药物制成散剂冲服，如用于止血的三七、白及等；用于息风止痉的蜈蚣、全蝎等；用于制酸止痛的海螵蛸、瓦楞子等。

7. 泡服 又称焗服。是指有效成分易溶于水或久煎容易破坏药效的药物，可用开水加盖浸泡后服用，如胖大海、番泻叶等。

8. 煎汤代水 指某些药物为了防止与其他药物同煎使煎液混浊，难于服用，宜先煎后取其上清液代水再煎煮其他药物，如灶心土等。此外，某些药物质轻用量多，体积大，吸水量大，如玉米须、丝瓜络、金钱草等，也须煎汤代水用。

二、服 药 法

服药方法主要是根据病情和药性所决定。服药方法是否得当，对疗效有着直接影响。

（一）服药时间

适时服药是合理用药的一个重要方面，一般分为空腹、饭前、饭后，以及睡前、定时和不拘时服等。

1. 空腹服 指清晨空腹服药，避免药物与食物混合，使药物能迅速进入胃肠发挥药效，如驱虫药、泻下药等，均宜空腹服用。

2. 饭前服 一般宜在饭前30～60分钟服药。因饭前胃肠空虚，有利于药物吸收，多数药物都宜饭前服，尤其是补虚药及治疗胃肠疾病的药物。

3. 饭后服 一般宜在饭后30分钟左右服药。因饭后胃肠中存有食物，可减少药物对胃肠道的刺激。多用于消食健胃药和对胃肠有刺激的药物及毒性较大的药物。

4. 睡前服 补心安神药宜在睡前30～60分钟内服药，以充分发挥药效。涩精止遗药宜在睡前服，以便治疗梦遗滑精；缓下剂宜在睡前服，以便翌日清晨排便。

5. 定时服 有些疾病定时而发，故应定时在发病前服药，以发挥药效，如截疟药应在疟疾发作前2小时服用。

6. 不拘时服 病情急险，为力挫病势，则当不拘时服。

（二）服药次数

一般疾病服用汤剂时，多为每日一剂，分2次或3次服。病情急重者，可每隔4小时服药1次，昼夜不停，使药力持续，以利顿挫病势。病情轻缓者，可两日一剂或煎汤代茶饮用，以图缓治。

一般应用发汗药、泻下药，则以得汗、得下为度，不必尽剂，以免汗、下太过，损伤正气。治疗呕吐的药物宜小量频服，小量既可减少对胃的刺激，又可避免量大再致呕吐。

（三）服药冷热

一般而言，汤剂宜温服。治热证用寒药宜冷服，治寒证用热药宜热服，以增强药效。对于用辛温解表药治疗风寒表实证，不仅宜热服，而且服后还需温覆取汗，以助解表。热在胃肠，患者欲饮冷者可凉服；而热在其他脏腑，患者不欲饮冷者，仍以温服为宜。但应用从治法时，则应热药冷服或凉药热服。此外,对于丸、散等固体药剂,除特别规定外,一般宜用温开水送服。

三、中药的外用法

汤剂外用,多用于熏洗疮痈、痒疹和赤眼等。散剂多用于外敷湿疮、溃疡、外伤出血等。软膏药多用于外涂疮肿。酒剂多用于外擦风湿疼痛、跌打损伤。以上药物的用法,一般都是每日3次。硬膏药多用于外贴风湿疼痛、跌打伤痛和疮痈,在加热变软后趁热贴敷,但应避免烫伤,一般数日1次。

（马　波）

上0305

扫一扫,测一测

复习思考题

1. 试述中药炮制的目的。
2. 论述中药六种配伍关系的含义。
3. 试述十八反、十九畏的具体内容及十九畏与相畏的区别。
4. 简述中药剂量的含义,以及确定剂量的主要依据。
5. 简述中药的一般煎法和特殊煎法。

第四章 解表药

PPT课件

知识导览

凡以发散表邪为主要作用,治疗表证的药物,称为解表药。

解表药辛散轻扬,主入肺、膀胱经,能促使机体发汗,使表邪随汗出而解。主要适用于表证,症见恶寒发热、头身疼痛、无汗或汗出不畅、脉浮等。部分解表药还兼有利尿消肿、止咳平喘、透疹、止痛、消疮等作用,可用治水肿、咳喘、麻疹风疹、风湿痹痛、疮疡初起等兼有表证者。

表证分为风寒表证和风热表证两大类,根据解表药的不同性能特点,分为发散风寒药和发散风热药两类,又分别称辛温解表药和辛凉解表药。

使用解表药时,应针对外感风寒、风热表邪的不同,以及症状轻重,相应地选择发散风寒或风热的药物。并根据四时气候的不同,如冬季多风寒,春季多风热,夏季多夹暑湿,秋季多兼燥邪,分别配伍温里、清热、祛暑化湿、润燥等药物。若虚人外感,正虚邪实,则应根据辨证,分别与补气、助阳、滋阴、养血等补益药配伍,以扶正祛邪。温病初起,邪在卫分,常配伍清热解毒药。

使用发汗力强的解表药,用量不宜过大,以免发汗太过,伤阴耗气;对于多汗、热病伤津、久患疮痈、失血及阴虚发热等,虽有表证,也应慎用,以免劫伤阴血;解表药的用量还应因时因地而异,春夏季节腠理疏松或南方炎热地区用量宜轻,秋冬季节腠理密闭或北方严寒地区用量宜重;解表药大多辛散芳香,含有挥发油,故不宜久煎,以免有效成分挥发而降低疗效。

第一节 辛温解表药

德技并重

本类药物多味辛性温,辛以发散,温可祛寒,故以发散风寒为主要功效,其发汗力较强,主要用于外感风寒表证,症见恶寒发热、无汗或汗出不畅、头痛身痛、口不渴、舌苔薄白、脉浮等。部分药物还可用于治疗咳喘、水肿、痹证、疮疡初起等兼有风寒表证者。

麻黄 Mahuang

(《神农本草经》)

【来源】 为麻黄科植物草麻黄 *Ephedra sinica* Stapf、中麻黄 *Ephedra intermedia* Schrenk et

C.A.Mey. 和木贼麻黄 *Ephedra equisetina* Bge. 的干燥草质茎。主产于河北、山西、内蒙古、甘肃等地,习惯以山西产者质量最佳。秋季采割绿色的草质茎,晒干。切段,生用或蜜炙用。

【处方用名】　麻黄(生用,长于发汗解表)　蜜麻黄(蜜炙,发汗力减弱,长于宣肺平喘)

【性味归经】　辛、微苦,温。归肺、膀胱经。

【功效】　发汗解表,宣肺平喘,利水消肿。

【应用】

课堂互动

为什么麻黄蜜炙后平喘作用增强?

1. 风寒表实证　本品发汗散寒力强,为辛温解表之峻品。用治外感风寒,腠理密闭所致的恶寒发热、头身疼痛、无汗、脉浮紧等风寒表实证,每与桂枝相须为用,以增强散寒解表之力,如麻黄汤。

2. 咳喘实证　本品能宣畅肺气以止咳平喘,为治肺气壅遏咳喘之要药,无论寒、热、痰、饮以及有无表证,均可应用。尤其适宜于风寒外束,肺气壅遏之咳嗽气喘,常与苦杏仁、甘草配伍,如三拗汤;外寒内饮,咳喘痰多清稀者,常配干姜、半夏等,如小青龙汤;若热邪壅肺,高热喘急,可与石膏、苦杏仁、甘草配伍,如麻杏石甘汤。

3. 风水水肿　本品上开肺气,下输膀胱,为宣肺利尿之要药。用治风邪袭表,肺失宣降之水肿、小便不利兼有表证的风水证,常配石膏、生姜等,如越婢加术汤。

此外,取麻黄散寒通滞的作用,可用治风寒痹证、阴疽、痰核等证,如阳和汤。

【用法用量】　煎服,3～10g。

【使用注意】　本品发汗力强,凡表虚自汗、阴虚盗汗、虚喘等均当慎用。

【现代研究】　本品的主要成分为麻黄碱,并含少量伪麻黄碱、挥发油等。麻黄碱和伪麻黄碱均有缓解支气管平滑肌痉挛的作用,伪麻黄碱有明显的利尿作用;挥发油能解热,对流感病毒有抑制作用。

【不良反应】　本品用量过大,可引起头痛、兴奋、失眠、心悸不安;大汗不止,血压升高,甚至昏迷等。

案例分析

　　某患者,男,42 岁。咳嗽,气喘 1 月,加剧 1 周。经医生检查诊断,**中医诊断**:肺热咳喘;**西医诊断**:支气管肺炎。

中医治宜:清热、宣肺、平喘。

处方:麻杏石甘汤加减。

请分析该处方中麻黄应如何炮制为宜,为什么?

桂枝　Guizhi

(《神农本草经》)

【来源】　为樟科植物肉桂 *Cinnamomum cassia* Presl 的干燥嫩枝。主产于广东、广西、云南等地。常在春夏采收,除去叶,晒干,或切片晒干。生用。

【性味归经】　辛、甘,温。归心、肺、膀胱经。

【功效】　发汗解肌,温通经脉,助阳化气,平冲降气。

【应用】

1. 风寒表证　本品辛甘温,发汗力较麻黄缓和,治风寒表证,无论表实无汗或表虚有汗皆可用之。用治外感风寒表实无汗,常与麻黄相须为用,以增发散风寒之力,如麻黄汤;用治外感风寒表虚有汗,常与白芍配伍,以调和营卫,发汗解肌,如桂枝汤。

2.寒凝血滞诸痛证 本品能温通经脉,散寒止痛。血寒瘀滞,经闭腹痛或痛经,常配当归、川芎等,如温经汤;风寒湿痹,肩臂疼痛,常与附子、生姜等配伍,如桂枝附子汤;若中焦虚寒,脘腹冷痛,常配白芍、饴糖等,如小建中汤;若胸阳不振,心脉瘀阻,胸痹心痛,常配枳实、薤白等,如枳实薤白桂枝汤。

3.痰饮、蓄水证 本品入膀胱经,能温脾肾之阳以化气行水。用治脾阳不运之痰饮证,咳逆头晕,常与茯苓、白术等同用,如苓桂术甘汤;用治膀胱蓄水证,水肿、小便不利,常与猪苓、泽泻等同用,如五苓散。

4.心悸 本品辛甘温,能温心阳,通血脉,止悸动。如心阳不振,不能宣通血脉,见心悸动、脉结代者,常配伍炙甘草、人参等,如炙甘草汤;若阴寒内盛,引动下焦冲气,上凌心胸所致奔豚气,常重用本品,如桂枝加桂汤。

【用法用量】 煎服,3~10g。

【使用注意】 本品辛温助热,易伤阴动血,凡外感热病、阴虚阳盛、血热妄行等均当忌用。孕妇及月经过多者慎用。

【现代研究】 本品含挥发油,其主要成分为桂皮醛、桂皮酸等。桂枝煎剂有解热降温作用,对金黄色葡萄球菌、伤寒杆菌、流感病毒等有抑制作用;所含挥发油能刺激汗腺、扩张血管,还有利尿、强心等作用;所含桂皮醛有镇痛、镇静、抗惊厥作用。

鉴别比较

麻黄
桂枝 }辛温发汗解表,常相须为治风寒表证。

麻黄:辛开苦泄,以宣散为主;发汗力强,专治风寒表实证,且具良好的宣肺平喘、利水消肿作用。用治咳喘实证及水肿兼表证者。

桂枝:辛甘温煦,以温通为用。发汗力弱。主治表虚证,且又善于温通经脉,助阳化气,治经寒腹痛、闭经及胸痹、心悸、痰饮、蓄水证等。

紫苏叶 Zisuye
(《名医别录》)

【来源】 为唇形科植物紫苏 *Perilla frutescens*(L.)Britt. 的干燥叶(或带嫩枝)。全国各地均产。夏季枝叶茂盛时采收,晒干。切段,生用。

【性味归经】 辛,温。归肺、脾经。

【功效】 解表散寒,行气和胃。

【应用】

1.风寒感冒 本品轻扬,散风寒之力较为温和,以治外感风寒之轻证为宜。因其能宣肺止咳而兼理气之功,又以外感风寒兼有气滞胸闷者为宜,常与香附、陈皮等同用,如香苏散;若为外感凉燥,气喘咳嗽,则配伍前胡、苦杏仁等,如杏苏散。

2.脾胃气滞,胸闷呕吐及妊娠恶阻 本品能行气宽中,和胃止呕,兼有理气安胎之功,不论寒热均可应用。偏寒者,常与广藿香、半夏等配伍,如藿香正气散;偏热者,常与黄连、竹茹等同用;用治妊娠恶阻,胸闷呕吐,胎动不安,常与砂仁、陈皮等同用;用于情志抑郁,痰凝气滞之梅核气,常与半夏、厚朴同用,如半夏厚朴汤。

3. 食鱼蟹中毒,吐泻腹痛　可单用本品煎汤服,或配伍生姜、陈皮等药同用,以和中解毒。

知识链接

紫苏解鱼蟹毒的缘由

紫苏叶中含有的芳香物质"紫苏醛"具有抑菌、和中解毒作用,可消除食用鱼蟹后引起的呕吐、腹泻等症状。紫苏叶可解鱼蟹毒,可预防吃海鲜引起的不适或因鱼蟹变质,食后吐泻、腹痛等症。

【用法用量】　煎服,5~10g;解鱼蟹毒可用至30g。不宜久煎。

【现代研究】　本品含挥发油,主要为紫苏醛、左旋柠檬烯等。紫苏叶煎剂有缓和的解热作用;有促进消化液分泌,增进胃肠蠕动的作用;能减少支气管分泌而缓解痉挛;能抑制子宫收缩而安胎;对大肠埃希菌、志贺菌属、葡萄球菌等均有抑制作用。紫苏油可使血糖上升。

附:紫苏梗　Zisugeng

为紫苏 *Perilla frutescens*(L.)Britt. 的干燥茎。性味辛、温。归肺、脾经。功能理气宽中,止痛,安胎。用于胸膈痞闷,胃脘疼痛,嗳气呕吐,胎动不安。煎服,5~10g。不宜久煎。

生姜　Shengjiang

(《名医别录》)

【来源】　为姜科植物姜 *Zingiber officinale* Rosc. 的新鲜根茎。各地均产。秋冬季采挖,除去须根。切片,生用。

【处方用名】　生姜(生用,发散之力较强)　生姜汁(鲜生姜洗净捣烂,布包绞取的汁液,长于化痰止呕)　生姜皮(取净生姜,削取外皮,长于行水消肿)　煨生姜(系生姜用湿纸包裹五、六层,置热灰中煨至焦黄,或直接置热灰中烤熟,长于温中降逆)

【性味归经】　辛,微温。归肺、脾、胃经。

【功效】　解表散寒,温中止呕,化痰止咳,解鱼蟹毒。

【应用】

1. 风寒感冒　本品辛而微温,解表之力缓和,适用于风寒感冒轻证,可单用或加红糖服,或配葱白煎服,或加入其他辛温解表剂中作辅助药使用,以增强发汗解表之力,如桂枝汤、大青龙汤等方剂中均有本品。

2. 呕吐　本品善温胃降逆,止呕功良,素有"呕家圣药"之称,随证配伍可用治多种呕吐。因其为温胃之品,尤适用于胃寒呕吐,常与半夏配伍,即小半夏汤;胃热呕吐者,常与黄连、竹茹等同用;某些止呕药用姜汁制过,能增强止呕作用,如姜半夏、姜竹茹等。

3. 风寒咳嗽　本品辛温发散,能温肺散寒,化痰止咳。治疗风寒咳嗽,常与苦杏仁、半夏等同用,如杏苏二陈汤。

此外,生姜能解半夏、天南星及鱼蟹毒。

【用法用量】　煎服,3~10g。

【现代研究】　本品含挥发油,其主要成分为姜醇、姜烯、柠檬醛及姜辣素等。生姜能促进消化液分泌,有增进饮食的作用;有止吐、镇痛、抗炎消肿作用;醇提取物能兴奋血管运动中枢、呼吸中枢、心脏。对伤寒杆菌、霍乱杆菌、阴道滴虫等均有不同程度的抑杀作用。

鉴别比较

紫苏叶 ⎱
⎰ 均能发汗解表，用于外感风寒表证，均可用治呕吐。都兼能解毒，用于鱼蟹
生姜 ⎰ 中毒。

紫苏叶：能行气宽中，适宜于脾胃气滞之呕吐。

生姜：善温胃散寒，为"呕家圣药"，适宜于多种呕吐，尤宜治胃寒呕吐。又能解生半夏、生南星之毒。还能化痰止咳，用于风寒咳嗽。

香薷 Xiangru
《名医别录》

【来源】　为唇形科植物石香薷 *Mosla chinensis* Maxim. 或江香薷 *Mosla chinensis* 'Jiangxiangru' 的干燥地上部分。主产于江西、安徽、河南等地。夏、秋季茎叶茂盛、果实成熟时采割，除去杂质，晒干。古人认为放置陈久者质佳。切段，生用。

【性味归经】　辛，微温。归肺、胃经。

【功效】　发汗解表，化湿和中。

【应用】

1. 阴暑证　本品辛温发散，入肺经能发汗解表而散寒，其气芳香，入脾胃又化湿祛暑而和中，治疗夏月乘凉饮冷，外感风寒，内伤暑湿，恶寒发热、头痛无汗、呕吐腹泻的阴暑证，常配厚朴、白扁豆等，如香薷散。

课堂互动

为何称香薷为"夏月之麻黄"？

2. 水肿、脚气　本品辛散温通，善发越阳气，有利水消肿的作用。用治水肿、小便不利及脚气浮肿，可单用或配伍健脾利水的白术同用，如深师薷术丸。

【用法用量】　煎服，3～10g。不宜久煎；利水消肿须浓煎。

【使用注意】　本品辛温发汗之力较强，表虚有汗及阳暑证忌用。

【现代研究】　本品含挥发油，其主要成分为香荆芥酚、百里香酚、对聚伞花素等。有发汗解热、镇静、镇痛、抗菌、抗病毒等作用，并能刺激消化腺分泌及胃肠蠕动；香薷酊剂能刺激肾血管而使肾小球充血，滤过性增加而有利尿作用。

鉴别比较

麻黄 ⎱
⎰ 均能发汗解表，利水消肿。
香薷 ⎰

麻黄：能开宣肺气，透发毛窍而发汗解表，适宜于风寒表实证；又能通调水道而利水消肿，兼能宣肺平喘。

香薷：能发越被遏之阳气而发汗解表，化湿和中，适宜于阴暑证；虽有利水消肿的作用，但其力较弱。

荆芥　Jingjie
（《神农本草经》）

【来源】　为唇形科植物荆芥 *Schizonepeta tenuifolia* Briq. 的干燥地上部分。主产于江苏、浙江、江西、河北等地。夏、秋季花开到顶、穗绿时采收，阴干。切段，生用、炒黄或炒炭用。

【处方用名】　荆芥（生用，辛散力强，无理血止血之功）　荆芥穗（只用穗，发散力强，尤擅疏散头面之风）　荆芥炭、芥穗炭（分别炒炭用，其辛散作用极弱，长于理血止血）

【性味归经】　辛，微温。归肺、肝经。

【功效】　解表散风，透疹，消疮。

【应用】

1. 外感表证　本品微温而药性和缓，为发散风寒药中药性最为平和之品。既能外散风寒又能疏散风热，故不论风寒、风热表证均可应用。属风寒者，配伍防风、羌活等，如荆防败毒散；属风热者，配伍金银花、连翘等，如银翘散。

2. 麻疹不透，风疹瘙痒　本品轻扬透散，能祛风止痒，宣散疹毒。用治表邪外束，麻疹不透，常配伍蝉蜕、薄荷等，如透疹汤；用治风疹瘙痒，配伍防风、牛蒡子等，如消风散。

3. 疮疡初起兼有表证　本品能宣散壅结而消疮，用治疮疡初起有表证者。偏于风寒者，配伍川芎、独活等，如败毒散；偏于风热者，配伍金银花、连翘等，如银翘败毒散。

4. 吐衄下血　本品炒炭长于理血止血，可用治多种出血证。治疗血热妄行吐血、衄血，常与生地黄、白茅根等同用；治疗便血、痔血，常与地榆、槐花等同用；治疗妇女崩漏下血，则配伍棕榈炭、血余炭等。

【用法用量】　煎服，3～10g。不宜久煎。

【现代研究】　本品含挥发油，其主要成分为右旋薄荷酮、消旋薄荷酮和少量右旋柠檬烯等。荆芥水煎剂能促进皮肤血液循环，增加汗腺分泌，有微弱的解热作用；对金黄色葡萄球菌、白喉杆菌、伤寒杆菌、志贺菌属、铜绿假单胞菌等均有一定的抑制作用；荆芥生品不能明显缩短出血时间，而炒炭后，能使出血时间和凝血时间缩短。荆芥穗有明显的抗补体作用。

防风　Fangfeng
（《神农本草经》）

【来源】　为伞形科植物防风 *Saposhnikovia divaricata* (Turcz.) Schischk. 的干燥根。主产于东北、内蒙古、河北、山东等地。春、秋季采挖未抽花茎植株的根，晒干。切片，生用。

【性味归经】　辛，甘，微温。归膀胱、肝、脾经。

【功效】　祛风解表，胜湿止痛，止痉。

【应用】

课堂互动

为什么说防风为"风药中之润剂"？

1. 外感表证　本品性微温而不燥，甘缓而不峻，有"风药中之润剂"之称，不论风寒、风热、风湿表证均可应用。用于风寒表证，常配伍荆芥、羌活等辛温解表药，如荆防败毒散；用于风热表证，常与薄荷、连翘等辛凉解表药同用；用治外感风湿，头痛如裹、身重肢痛，常配羌活、藁本等，如羌活胜湿汤。

2. 风疹瘙痒　本品以祛风止痒见长，善治风邪所致之瘾疹瘙痒，用治多种皮肤病。治风疹瘙痒，多配苦参、荆芥等，如消风散；治风热壅盛，表里俱实之丹斑瘾疹，配大黄、芒硝、黄芩等，如防风通圣散。

3. 风湿痹痛 本品能祛风胜湿止痛,为较常用之祛风湿、止痹痛药。治风寒湿痹,肢节疼痛,常配羌活、桂枝等,如蠲痹汤。

4. 破伤风 本品入肝经,有祛风、解痉之效,善治破伤风之角弓反张、痉挛抽搐,常配天麻、天南星等,如玉真散。

5. 肝郁乘脾,腹痛泄泻 本品气味俱升,能升清燥湿。炒用止泻。用治肝郁乘土之腹痛泄泻,常配伍陈皮、白芍、白术,如痛泻要方。

【用法用量】 煎服,3~10g。

【使用注意】 凡燥热、阴虚血亏、热病动风者应慎用或忌用。

【现代研究】 本品含挥发油,主要为β- 谷甾醇、甘露醇,以及酚类、多糖类、有机酸等。防风有解热、抗炎、镇痛、抗惊厥、抗过敏等作用,对铜绿假单胞菌、金黄色葡萄球菌等多种细菌有抑制作用。

鉴别比较

荆芥、防风:均微温而不燥,长于祛风解表,对于外感表证,无论风寒、风热,均可配伍应用;两者又都有祛风止痒之功,可用治风疹瘙痒。

荆芥:质轻透散发汗力较强,又能透疹、消疮、止血,可用治麻疹透发不畅、疮疡初起、吐衄下血等。

防风:质松而润,祛风力优,又能胜湿、止痛、止痉,可用治外感风湿、风湿痹痛、破伤风等。

羌活 Qianghuo

(《神农本草经》)

【来源】 为伞形科植物羌活 *Notopterygium incisum* Ting ex H.T.Chang 或宽叶羌活 *Notopterygium forbesii* Boiss. 的干燥根茎及根。主产于四川、甘肃及云南等地。多于初春及秋季采挖,晒干。切片,生用。

【性味归经】 辛、苦,温。归膀胱、肾经。

【功效】 解表散寒,祛风胜湿,止痛。

【应用】

1. 风寒表证 本品辛温,气雄而散,散寒止痛之力强,善散在表之风寒湿邪而止痛。用治风寒夹湿,以兼有头痛项强或骨节酸痛者为宜,常与防风、细辛等配伍,如九味羌活汤;若寒湿偏重,头痛身重者,则配独活、藁本等,如羌活胜湿汤。

2. 风湿痹痛 本品有较强的祛风湿、利关节、止痹痛作用,为治痹证的常用药。因其入足太阳膀胱经,故作用部位偏上,尤以肩背肢节疼痛者为佳,多配伍防风、姜黄等,如蠲痹汤。

【用法用量】 煎服,3~10g。

【使用注意】 本品燥烈,阴血亏虚者慎用。用量过多,易致呕吐,脾胃虚弱者不宜用。

【现代研究】 本品含挥发油、β- 谷甾醇、香豆素类化合物、酚类化合物等。羌活注射液对皮肤真菌、布鲁氏菌有抑制作用;所含挥发油有解热、镇痛、抗炎等作用,并有抗脑垂体后叶素引起的心肌缺血作用,能扩张脑血管、增加脑血流量。

藁本　Gaoben

（《神农本草经》）

【来源】　为伞形科植物藁本 *Ligusticum sinense* Oliv. 和辽藁本 *Ligusticum jeholense* Nakai et Kitag. 的干燥根茎及根。主产于湖南、四川、辽宁、河北等地。秋季茎叶枯萎或次春出苗时采挖，除去泥沙，晒干或烘干。切片，生用。

【性味归经】　辛，温。归膀胱经。

【功效】　祛风，散寒，除湿，止痛。

【应用】

1. 风寒感冒，颠顶疼痛　本品香燥升散，善达颠顶止头痛，以发散太阳经风寒湿邪见长。用治风寒感冒，头痛鼻塞、颠顶痛甚者，常与羌活、苍术等同用，如神术散；若外感风寒湿邪，一身尽痛，常配伍防风、独活等，如羌活胜湿汤。

2. 风寒湿痹　本品以其辛散温通香燥之性，能除肌肉、经络、筋骨间寒湿之邪，以蠲痹止痛。用治风寒湿痹，常与羌活、防风等同用，如除风湿羌活汤。

【用法用量】　煎服，3～10g。

【使用注意】　血虚头痛及热证忌用。

【现代研究】　本品含挥发油，其主要成分是 3-丁基苯肽、蛇床肽内酯等。藁本挥发油有镇静、镇痛、解热及抗炎作用，对平滑肌有解痉作用，能增加组织耐缺氧能力；醇提取物有降压、扩张冠状动脉，增加冠脉血流量，改善心肌缺血作用；本品煎剂对多种致病性皮肤真菌有抑制作用。

白芷　Baizhi

（《神农本草经》）

【来源】　为伞形科植物白芷 *Angelica dahurica*（Fisch. ex Hoffm.）Benth.et Hook. f. 或杭白芷 *Angelica dahurica*（Fisch. ex Hoffm.）Benth.et Hook. f. var. *formosana*（Boiss.）Shan et Yuan 的干燥根。主产于四川、浙江、河南、河北、安徽等地，习惯以产于四川者为道地药材。夏、秋季采挖，晒干或低温干燥。切片，生用。

【性味归经】　辛，温。归胃、大肠、肺经。

【功效】　解表散寒，祛风止痛，宣通鼻窍，燥湿止带，消肿排脓。

【应用】

1. 风寒表证　本品散风寒之力温和，以通鼻窍、止痛见长，宜用治风寒感冒，鼻塞流涕，常与防风、羌活等配伍，如九味羌活汤。

2. 阳明头痛、牙痛、鼻渊、风湿痹痛　本品辛散止痛，善入阳明经，为治疗前额头痛、眉棱骨痛、头风头痛、鼻渊头痛之要药。治前额头痛、眉棱骨痛、头风头痛，属外感风寒者，可单用，即都梁丸；或与川芎、防风、细辛配伍，如川芎茶调散；属外感风热者，可与薄荷、菊花等同用，如菊花茶调散；用治鼻渊头痛、时流浊涕，配伍苍耳子、辛夷等，如苍耳子散；用治牙痛，属风冷者，配伍细辛，属风火者，配伍石膏、黄连；用治风寒湿痹，腰背疼痛，常与苍术、川芎等同用，如神仙飞步丹。

3. 带下证　本品善除阳明经湿邪而燥湿止带。治寒湿带下，色白清稀，配伍白术、山药、炮姜等，如白带丸；治湿热带下，色黄稠黏，常与车前子、黄柏等同用。

4. 疮疡肿痛　本品能消肿排脓，止痛。用治疮疡未溃者能促使其消散，已成脓者能促进排脓，为外科常用药。疮疡初起肿痛，常配伍金银花、天花粉等，如仙方活命饮；已成脓不易溃破者,配皂角刺等以增强排脓之力,如透脓散。

此外,本品又能祛风止痒,可治皮肤瘙痒。

【用法用量】 煎服,3～10g。

【现代研究】 本品含挥发油、香豆素及其衍生物等。本品有解热、镇痛、抗炎等作用;水煎剂对大肠埃希菌、志贺菌属、伤寒杆菌、铜绿假单胞菌、变形杆菌等都有一定的抑制作用;所含白芷毒素小量即有兴奋中枢神经、升高血压作用,并能引起流涎呕吐,大量能引起强直性痉挛,继以全身麻痹。白芷能对抗蛇毒所致的中枢神经系统抑制。

细辛 Xixin
(《神农本草经》)

【来源】 为马兜铃科植物北细辛 *Asarum heterotropoides* Fr.Schmidt var. *mandshuricum*(Maxim.)Kitag.、汉城细辛 *Asarum sieboldii* Miq. var. *seoulense* Nakai 或华细辛 *Asarum sieboldii* Miq. 的干燥根及根茎。前两种习称"辽细辛",主产于辽宁、吉林、黑龙江等地;后一种主产于陕西等地。产于东北三省的"北细辛",为道地药材。夏季采收,阴干。切段,生用。

【性味归经】 辛,温。归肺、肾、心经。

【功效】 解表散寒,祛风止痛,通窍,温肺化饮。

【应用】

1. 风寒感冒,阳虚外感 本品祛风散寒,达表入里,既入肺散在表之风寒,以治风寒感冒,常与羌活、防风等配伍,如九味羌活汤;又入肾经除在里之寒邪,以治阳虚外感,恶寒无汗、发热脉沉,常与附子、麻黄配伍,如麻黄附子细辛汤。

2. 头痛、鼻渊、牙痛、痹痛 本品止痛力强,又长于散寒通窍,用治外感风邪头痛,常配川芎、白芷等,如川芎茶调散;治疗风邪犯肺,鼻渊头痛、鼻塞流涕,常与辛夷、白芷等同用;治疗风冷牙痛,可单用本品,或与白芷煎汤含漱,均有良效;若胃火牙痛,则与石膏、黄连等泻火药同用;若风湿痹痛,腰膝冷痛,则配伍独活、桑寄生等,如独活寄生汤。

3. 肺寒咳喘 本品外能发散风寒,内能温肺化痰饮以止喘咳。用治外感风寒咳嗽兼有痰饮,咳嗽痰多清稀者,常配伍麻黄、桂枝等,如小青龙汤;若外无表邪而寒痰内停于肺,气逆喘咳者,则配伍茯苓、干姜等,如苓甘五味姜辛汤。

此外,本品芳香透达,有通关开窍之功,治中恶或痰厥所致的猝然口噤气塞、昏不知人、牙关紧闭,常与皂荚共研细末,吹鼻取嚏,如通关散。

【用法用量】 煎服,1～3g;散剂每次服 0.5～1g。外用适量。

【使用注意】 阴虚阳亢头痛、阴虚肺热干咳等忌用;用量不宜过大;反藜芦。

【现代研究】 本品含挥发油,其主要成分有甲基丁香油酚、细辛醚、消旋去甲乌药碱等。本品的挥发油、水及醇提取物具有解热、抗炎、镇静、抗惊厥及局部麻醉作用,故有较强的止痛作用;其醇浸液及挥发油体外试验有抑菌作用;所含消旋去甲乌药碱有强心、扩张血管、松弛平滑肌、增强脂代谢及升高血糖等广泛作用;所含黄樟醚毒性较强,系致癌物质,高温易被破坏。

【不良反应】 本品大剂量挥发油可使中枢神经系统先兴奋后抑制,使随意运动和呼吸减慢,反射消失,致呼吸麻痹而死亡。

苍耳子 Cang'erzi
(《神农本草经》)

【来源】 为菊科植物苍耳 *Xanthium sibiricum* Patr. 的干燥成熟带总苞的果实。全国各地均产。秋季果实成熟时采收,干燥,除去梗、叶等杂质。炒去硬刺用。

【性味归经】　辛、苦,温;有毒。归肺经。

【功效】　散风寒,通鼻窍,祛风湿。

【应用】

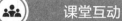
1. 鼻渊,风寒表证　本品辛温入肺经,既发散风寒,又宣通鼻窍,为治鼻渊之良药。尤宜于鼻渊而兼有外感风寒,见时流浊涕,不闻香臭,常与辛夷、白芷同用,如苍耳子散;若治肺有郁热之鼻渊,浊涕腥臭,可与黄芩、石膏等清热药配伍同用;若治外感风寒,恶寒发热,头痛鼻塞,可与白芷、防风同用。

2. 风湿痹证　本品能祛风除湿,通络止痛,用治风湿痹证,关节疼痛,四肢拘急,可单用,或与威灵仙、羌活同用;治风湿热痹,可与秦艽、海风藤同用。

【用法用量】　煎服,3～10g。或入丸散剂。

【使用注意】　血虚头痛不宜服用,过量服用易致中毒。

【现代研究】　本品含有苍耳子苷、苍耳醇、异苍耳醇等。所含苷类有降血糖及镇咳作用;小剂量有呼吸兴奋作用,大剂量则有抑制作用。其煎剂对部分细菌及真菌有抑制作用。

【不良反应】　本品有毒,毒性反应主要为肾脏损害,引起氮质血症,肝脏充血,脂肪变性,肝功能急骤损害,继发脑水肿,引起强直性痉挛,最后导致死亡。

上0404
鼻炎良药——
辛夷花

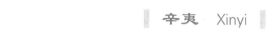
辛夷　Xinyi

(《神农本草经》)

【来源】　为木兰科植物望春花 *Magnolia biondii* Pamp.、玉兰 *Magnolia denudata* Desr. 或武当玉兰 *Magnolia sprengeri* Pamp. 的干燥花蕾。主产于山东、河南、安徽、四川等地。早春花未开放时采收,晒干。生用。

【性味归经】　辛,温。归肺、胃经。

【功效】　散风寒,通鼻窍。

【应用】

1. 风寒表证　本品辛散,能发散风寒,宣通鼻窍,治疗风寒头痛鼻塞,可与白芷、防风配伍同用;治疗风热头痛鼻塞,可与金银花、菊花配伍同用。

2. 鼻塞,鼻渊　本品辛散芳香,其性上达而善通鼻窍,为治鼻渊头痛、鼻塞流涕之要药。治鼻渊偏风寒者,多与白芷、细辛同用,如辛夷散;治鼻渊偏风热者,多与薄荷、黄芩同用;治肺胃郁热而发为鼻疮者,多与连翘、黄连同用;若治湿热凝滞于鼻而发为鼻痔者,多与栀子、黄芩同用。

用治鼻腔病变时,本品可入煎剂内服,亦可制成油剂、乳剂和散剂鼻腔滚用或吹敷。

【用法用量】　煎服,3～10g;本品有毛,刺激咽喉,入煎剂时宜包煎。外用适量。

【使用注意】　阴虚火旺者忌用。

【现代研究】　本品含有挥发油、黄酮类、生物碱及木脂素等。望春花花蕾的挥发油中含望春花素、α-蒎烯、生物碱、木脂素;玉兰花蕾含挥发油,油中含柠檬醛、丁香油酚、桉叶素、生物碱等;武当玉兰花蕾含挥发油、柳叶木兰碱、武当玉兰碱等。所含挥发油有收缩鼻黏膜血管作用,能保护鼻黏膜,并促进黏膜分泌物的吸收,减轻炎症,使鼻腔通畅。同时也有良好的抗过敏、平喘、镇痛、镇静、降血压等作用。

西河柳 Xiheliu

(《神农本草经》)

【来源】 为柽柳科植物柽柳 *Tamarix chinensis* Lour. 的干燥细嫩枝叶。全国各地均有分布，野生或栽培。夏季花未开时采收，阴干。切段，生用。

【性味归经】 甘、辛，平。归心、肺、胃经。

【功效】 发表透疹，祛风除湿。

【应用】

1. 麻疹不透，风疹瘙痒 本品辛散透发，功专发表透疹，主治麻疹初起，疹出不畅，或表邪外束，疹毒内陷，始见形而骤然收没者，常与牛蒡子、蝉蜕、竹叶等透疹药同用，如竹叶柳蒡汤。亦可煎汤熏洗、擦摩。此外，本品煎汤沐浴治风疹瘙痒，也配伍防风、荆芥、薄荷等祛风止痒药。

2. 风湿痹痛 本品辛散，有祛风除湿作用，治疗风湿痹证，肢节疼痛，可与羌活、独活、秦艽等祛风湿、止痹痛药同用。

【用法用量】 煎服，3～6g；外用适量，煎汤擦洗。

【使用注意】 麻疹已透者不宜使用。用量过大易致心烦、呕吐。

【现代研究】 本品含有挥发油、芸香苷、槲皮苷、有机酸、树脂、胡萝卜苷等。其煎剂对试验小鼠有明显的止咳作用，对肺炎球菌、甲型链球菌、白色葡萄球菌及流感杆菌有抑制作用，并有一定的解热、解毒、抗炎及减轻四氯化碳引起肝组织损害作用。

第二节 辛凉解表药

本类药物性味多辛凉，发汗之力较发散风寒药和缓，因其辛凉，故以发散风热为主要功效，主要适用于外感风热或温病初起，症见发热、微恶风寒、咽干口渴、头痛目赤、舌苔薄黄、脉浮数等。某些药物还可用治风热所致的目赤多泪、咽喉肿痛、麻疹不透以及风热咳嗽等症。

薄荷 Bohe

(《新修本草》)

【来源】 为唇形科植物薄荷 *Mentha haplocalyx* Briq. 的干燥地上部分。我国南北均产，传统以江苏太仓所产者质量最佳。收获期因地而异，多在夏、秋季节茎叶茂盛或花开至三轮时，选晴天，分次采割，晒干或阴干。切段，生用。

【性味归经】 辛，凉。归肺、肝经。

【功效】 疏散风热，清利头目，利咽，透疹，疏肝行气。

【应用】

1. 外感风热，温病初起 本品辛凉清散，发汗力较强，为疏散风热常用之品，用治风热感冒或温病初起，邪在卫分，头痛、发热、微恶风寒者，常与金银花、牛蒡子、连翘等配伍，如银翘散。

2. 头痛目赤，咽喉肿痛 本品轻扬上浮，芳香通窍，功善疏散上焦风热，而能清头目、利咽喉。用治风热上攻，头痛目赤，常配伍桑叶、菊花等；用治风热壅盛，咽喉肿痛，则常与桔梗、甘草等同用。

3. 麻疹不透，风疹瘙痒 本品宜于宣毒透疹，祛风止痒。用治风热束表，麻疹不透，常配蝉蜕、荆芥等，如透疹汤；用治风疹瘙痒，多与苦参、防风等同用。

4.肝郁气滞,胸胁胀痛　本品味辛入肝经,能疏肝解郁,常配柴胡、当归等疏肝调经之品,治疗肝郁气滞,胸胁胀痛,月经不调等,如逍遥散。

【用法用量】　煎服,3～6g。后下。

【使用注意】　因其发汗耗气,故体虚多汗者不宜使用。

【现代研究】　本品含挥发油,其主要成分为薄荷醇、薄荷酮等。薄荷醇、薄荷酮局部外用有抗炎、镇痛、止痒作用;薄荷油有解除胃肠痉挛及促进呼吸道腺体分泌作用;煎剂对单纯性疱疹病毒、森林脑炎病毒、流行性腮腺炎病毒及葡萄球菌、链球菌等多种病菌有抑制作用。

牛蒡子　Niubangzi
（《名医别录》）

【来源】　为菊科植物牛蒡 *Arctium lappa* L. 的干燥成熟果实。主产于东北、浙江等地。秋季果实成熟时采收果序,晒干,打下果实,除去杂质,再晒干。生用或炒用,用时捣碎。

【处方用名】　牛蒡子(生用,长于疏散风热,解毒散肿)　炒牛蒡子(炒黄,长于透疹利咽化痰)

【性味归经】　辛、苦,寒。归肺、胃经。

【功效】　疏散风热,宣肺透疹,解毒利咽。

【应用】

1.外感风热,咽喉肿痛　本品升散之中具有清降之性,善疏风热,利咽喉,最适宜于风热感冒而见咽喉红肿疼痛者。若风热感冒或温病初起,发热头痛、咽痛音哑者,常与薄荷、连翘等同用,如银翘散;若风热壅盛,咽喉肿痛较甚,则配伍大黄、薄荷等,如牛蒡汤。

2.麻疹不透,疮疥瘙痒　本品质轻,能散风热而透疹外出,用治麻疹不透或透而复隐,常配薄荷、竹叶等同用,如竹叶柳蒡汤;若为风湿浸淫所致的疮疥瘙痒,常与荆芥、蝉蜕等配伍,如消风散。

3.痈肿疮毒,痄腮喉痹　本品升散之中具有清降之性,既能清解热毒,又能通利二便,用治痈肿疮毒,兼有便秘者,常与大黄、栀子等同用;用治乳痈肿痛,尚未成脓,常配伍瓜蒌、连翘等,如瓜蒌牛蒡汤;用治瘟毒发颐,痄腮喉痹等热毒之证,常配伍玄参、黄芩、黄连等,如普济消毒饮。

【用法用量】　煎服,6～12g。

【使用注意】　本品性寒,能滑肠通便,故气虚便溏者慎用。

【现代研究】　本品含牛蒡子苷、脂肪油、维生素 A 及生物碱等。牛蒡子煎剂对肺炎链球菌有显著抗菌作用;水浸剂对多种致病性皮肤真菌有不同程度的抑制作用;牛蒡子有解热、利尿、降低血糖、抗肿瘤作用;牛蒡子苷有抗肾病变作用,对实验性肾病大鼠可抑制尿蛋白排泄增加,并能改善血清生化指标。

蝉蜕　Chantui
（《名医别录》）

【来源】　为蝉科昆虫黑蚱 *Cryptotympana pustulata* Fabricius 的若虫羽化时脱落的皮壳。主产于山东、河北、河南、江苏等地。夏、秋季收集,除去泥沙,晒干。生用。

【别名】　蝉衣　虫蜕

【性味归经】　甘,寒。归肺、肝经。

【功效】　疏散风热,利咽,透疹,明目退翳,解痉。

【应用】

1.风热感冒,咽痛音哑　本品甘寒质轻入肺,长于疏散肺经风热而利咽疗哑,故风热感冒或温病初起,声音嘶哑或咽喉肿痛者,尤为适宜。用治风热感冒或温病初起,发热头痛,常与薄荷、连翘等发散风热药同用;治疗风热火毒上攻,咽喉肿痛、声音嘶哑,常与胖大海同用,如海蝉散。

2.麻疹不透或风疹瘙痒 本品宣散透发,疏散风热,透疹止痒。用治风热外束,麻疹初期,疹出不畅,常配伍薄荷、牛蒡子等药,如透疹汤;用治风疹湿疹,皮肤瘙痒,常与荆芥、防风、苦参等配伍,如消风散。

3.目赤翳障 本品入肝经,善于疏散肝经风热而明目退翳。治风热上攻,目赤肿痛、翳膜遮睛,常配菊花、决明子等,如蝉花散。

4.惊痫夜啼,破伤风 本品能凉肝息风止痉,用治小儿惊痫夜啼,可用本品研末,与薄荷、钩藤煎汤送服,如止啼散;用治破伤风,常配天麻、僵蚕等,如五虎追风散。

【用法用量】 煎服,3～10g;或单味研末冲服。一般病症用量宜小,止痉则需大量。

【现代研究】 本品含甲壳质、蛋白质、氨基酸、有机酸和酚类化合物。其提取物有抗惊厥、镇静、解热、抗过敏、免疫抑制及镇痛作用;体外能选择性抑制癌细胞生长。

蔓荆子 Manjingzi
（《神农本草经》）

【来源】 为马鞭草科植物单叶蔓荆 *Vitex trifolia* L. var. *simplicifolia* Cham. 或蔓荆 *Vitex trifolia* L. 的干燥成熟果实。主产于山东、江西、浙江、福建等地。秋季果实成熟时采收,除去杂质,晒干。生用或炒用。

【别名】 大力子

【处方用名】 蔓荆子(生用,辛散力强,长于疏散风热) 炒蔓荆子(炒后辛散之性缓和,长于升清阳之气,祛风止痛)

【性味归经】 辛、苦,微寒。归膀胱、肝、胃经。

【功效】 疏散风热,清利头目。

【应用】

1.风热感冒,头风头痛 本品辛苦微寒,其解表之力较弱,偏于清利头目,疏散头面风热。用治外感风热,头痛头晕,常与菊花、薄荷等同用;用治头风头痛,常与川芎、防风等同用。

2.目赤肿痛,目昏多泪 本品能疏散风热,清利头目,故可用治风热上攻,目赤肿痛、目昏多泪,常与菊花、蝉蜕等同用;若清阳不升,目生翳障、耳鸣耳聋,则配伍黄芪、党参等补气升阳药同用,如益气聪明汤。

此外,本品又能祛风止痛,可用治风湿痹痛,肢体挛急,常配伍羌活、防风等,如羌活胜湿汤。

【用法用量】 煎服,5～10g。

【现代研究】 本品含挥发油,其主要成分为茨烯、蒎烯、蔓荆子黄素及脂肪酸等。蔓荆子有一定的镇静、止痛、解热作用;蔓荆子黄素有抗菌、抗病毒作用;蔓荆叶蒸馏提取物具有促进外周和内脏微循环的作用。

桑叶 Sangye
（《神农本草经》）

上0405

经霜桑叶

【来源】 为桑科植物桑 *Morus alba* L. 的干燥叶。全国大部分地区均产。初霜后采收,晒干。生用或蜜炙用。

【处方用名】 桑叶(生用,长于疏散风热,清肝明目) 蜜桑叶(蜜炙,长于凉润肺燥)

【性味归经】　苦、甘,寒。归肺、肝经。

【功效】　疏散风热,清肺润燥,清肝明目。

【应用】

1. 外感风热或温病初起　本品甘寒质轻,疏散风热之力较为缓和,常用于外感风热或温病初起之发热、头痛、咳嗽,常配菊花、桔梗等,如桑菊饮。

2. 肺热燥咳　本品寒凉质润,能清肺热、润肺燥,常用于肺热或燥热伤肺,咳嗽痰少、色黄而黏稠,或干咳少痰、咽痒等,轻者配苦杏仁、沙参等,如桑杏汤,重者配石膏、麦冬等,如清燥救肺汤。

3. 肝阳上亢眩晕、目赤昏花　本品入肝经,能平抑肝阳,清肝明目。用治肝阳上亢,头痛眩晕,常配菊花、石决明等;用治风热上攻或肝火上炎之目赤涩痛、多泪,常配菊花、夏枯草等清肝明目之品;若治肝肾不足,眼目昏花,常与滋补精血之黑芝麻配伍,即桑麻丸。

【用法用量】　煎服,3～10g。

【现代研究】　本品含脱皮固醇、芸香苷、桑苷、槲皮素、异槲皮素、东莨菪素及生物碱等。桑叶煎剂体外试验对金黄色葡萄球菌、乙型溶血性链球菌等多种致病菌及钩端螺旋体都有抑制作用;对多种原因引起的动物高血糖症均有降糖作用;所含脱皮激素有降低血脂的作用。

菊花　Juhua
(《神农本草经》)

【来源】　为菊科植物菊 *Chrysanthemum morifolium* Ramat. 的干燥头状花序。主产于浙江、安徽、山东等地。产于安徽亳州及河南商丘者,习称"亳菊";产于安徽滁州者,习称"滁菊";产于安徽歙县、浙江德清者,习称"贡菊";产于浙江嘉兴、桐乡、湖州吴兴者多系"茶菊";产于浙江海宁者多系"黄菊","茶菊"与"黄菊"又统称为"杭菊"。大多数菊花均以产区命名,以亳菊和滁菊品质最优。9—11月花盛开时分批采收,阴干或焙干,或熏、蒸后晒干。生用。

【性味归经】　甘、苦,微寒。归肺、肝经。

【功效】　疏散风热,平肝明目,清热解毒。

【应用】

1. 外感风热或温病初起　本品疏散风热,其性味、功效与桑叶相似,治疗风热感冒或温邪犯肺,症见发热、头痛、咳嗽等,常与桑叶相须为用,并与薄荷、连翘等配伍,如桑菊饮。

2. 肝阳上亢,头痛眩晕　本品能清肝热,平肝阳,治肝阳上亢之头痛眩晕,常与石决明、牛膝等同用;若肝经热盛,热极生风,配伍钩藤、白芍等,如羚角钩藤汤。

3. 目赤昏花　本品有良好的清肝明目作用,无论虚实目疾均可应用。治疗风热或肝火所致的目赤肿痛、多泪等,常与桑叶、夏枯草等同用;若肝肾阴虚,眼目昏花,可配伍枸杞子、山茱萸等,如杞菊地黄丸。

4. 热毒疮肿　本品清热解毒,善治疔疮,常配金银花、生甘草等,如甘菊汤。

【用法用量】　煎服,10～15g。疏散风热、清热解毒多用黄菊花(杭菊),平抑肝阳,清肝明目多用白菊花(滁菊、亳菊、贡菊)。

【现代研究】　本品含挥发油,其主要成分为菊苷、腺嘌呤、胆碱等。本品有明显的解热、降压、抗炎等作用;其煎剂能显著扩张冠状动脉,增加冠脉血流量,提高心肌耗氧量;对流感病毒、钩端螺旋体及多种致病菌有抑制作用。

鉴别比较

桑叶 ⎱
　均能疏散风热，清肝明目。同用可治外感风热或温病初起，以及肝阳上亢眩晕，
　风热上攻或肝火上炎所致的目赤肿痛，以及肝肾不足，目暗昏花等。
菊花 ⎰

桑叶：疏散风热之力较强，又能清润肺燥。

菊花：平肝清肝之力较强，兼能清热解毒。

柴 胡　Chaihu

（《神农本草经》）

【来源】　为伞形科植物柴胡 *Bupleurum chinense* DC. 或狭叶柴胡 *Bupleurum scorzonerifolium* Willd. 的干燥根。按性状不同，分别习称"北柴胡"及"南柴胡"。前者主产于辽宁、甘肃、河北、河南等地；后者主产于湖北、江苏、四川等地。春、秋季采挖，除去茎叶及泥沙，干燥。切段，生用或醋炙用。

【性味归经】　辛、苦，微寒。归肝、胆、肺经。

【功效】　疏散退热，疏肝解郁，升举阳气。

【应用】

1.表证发热，少阳证　本品辛散苦泄，有良好的疏散退热之功，无论风寒、风热皆可应用。治风寒感冒，恶寒发热，与防风、生姜配伍，如正柴胡饮；治风热感冒，头痛发热，配菊花、薄荷；因其善解少阳半表半里之邪，又为治少阳往来寒热证之要药，常配伍黄芩、半夏等以和解少阳，如小柴胡汤。

2.肝气郁滞，月经不调，痛经　本品入肝经，善条达肝气，具有良好的疏肝解郁作用，为治肝气郁滞的要药。用治肝失疏泄，气机郁阻所致的胁肋或少腹疼痛、月经失调者，常配伍香附、川芎等，如柴胡疏肝散；用于肝郁血虚，脾失健运，月经不调、痛经等，常与当归、白芍等配伍，如逍遥散。

3.气虚下陷　本品能升举脾胃阳气，善治气虚下陷所致的食少便溏、久泻脱肛、子宫脱垂、胃下垂等证，常配人参、黄芪等，如补中益气汤。

【用法用量】　煎服，3～10g。

【使用注意】　本品性能升散，故阴虚火旺、肝阳上亢及气机上逆者忌用。

【现代研究】　本品含柴胡皂苷 a、c、d 以及挥发油等。柴胡具有明显的镇静、镇痛、解热、镇咳等广泛的中枢抑制作用，以及较好的抗脂肪肝、抗肝损伤、利胆、降低氨基转移酶等作用；柴胡皂苷有抗炎作用，能降低血浆胆固醇水平；挥发油能抗流感病毒，增强机体免疫机功能；煎剂对结核分枝杆菌有抑制作用。

葛 根　Gegen

（《神农本草经》）

【来源】　为豆科植物野葛 *Pueraria lobata*（Willd.）Ohwi 的干燥根。我国南北各地均产。秋、冬季采挖，趁鲜切成厚片或小块，干燥，生用。

葛根与粉葛

　　葛根与粉葛追溯到 2000 年版《中国药典》实为一家,均作葛根使用,其来源为豆科植物野葛或甘葛藤的干燥根。自 2005 年版的《中国药典》开始,葛根单指野葛的根作为药用,而粉葛为豆科植物甘葛藤的干燥根。甘葛藤根的化学成分与野葛根大致相同,但总黄酮含量较野葛根低。

　　【处方用名】　葛根(生用,长于解肌退热,生津止渴,透疹)　煨葛根(煨用,偏于升阳止泻)
　　【性味归经】　甘、辛,凉。归脾、胃、肺经。
　　【功效】　解肌退热,生津止渴,透疹,升阳止泻,通经活络,解酒毒。
　　【应用】
　　1. 外感表证,项背强痛者　葛根甘辛性凉,有发汗解表,解肌退热之功。用治风寒表证,邪郁化热,发热重恶寒轻、头痛无汗等,常配柴胡、黄芩等,如柴葛解肌汤;本品又能通经活络,缓解外邪郁阻,经气不利,筋脉失养所致的项背强痛,故风寒感冒,表实无汗项背强痛者,常与麻黄、桂枝等配伍,如葛根汤;若汗出恶风项背强痛者,常与桂枝、白芍等配伍,如桂枝加葛根汤。
　　2. 麻疹不透　因其辛凉宣散,能使清阳得升,邪热得以宣散,促使疹毒外透,治麻疹初起,疹出不畅,常与升麻、甘草等配伍,如升麻葛根汤。
　　3. 热病口渴,阴虚消渴　本品甘凉,能升发清阳而生津止渴。用治热病口渴,常配芦根、天花粉等;用治消渴病,常配乌梅、麦冬等,如玉泉丸。
　　4. 湿热泻痢,脾虚腹泻　本品能升发脾胃清阳而止泻止痢,为治泄泻圣药。用治湿热泻痢,常配黄芩、黄连,如葛根芩连汤;用治脾虚腹泻,配伍党参、白术等,如七味白术散。
　　此外,葛花能解酒毒。
　　【用法用量】　煎服,10～15g。
　　【现代研究】　本品含黄酮类物质大豆素、大豆苷、葛根素等,以及 β- 谷甾醇和大量淀粉。所含总黄酮能扩张冠脉血管和脑血管,增加血流量,降低心肌耗氧量;醇浸剂能直接扩张血管,降低外周血管阻力,而有明显的降压作用,能较好地缓解高血压患者的"项紧"症状。葛根素能抑制血小板凝集;葛根有广泛的 β- 肾上腺受体阻滞作用;葛根对胃肠平滑肌有松弛作用,并有明显的解热作用,以及轻微降血糖作用。

升麻　Shengma

《神农本草经》

　　【来源】　为毛茛科植物大三叶升麻 *Cimicifuga heracleifolia* Kom.、兴安升麻 *Cimicifuga dahurica* (Turcz.) Maxim. 或升麻 *Cimicifuga foetida* L. 的干燥根茎。大三叶升麻主产于东北各地;兴安升麻主产于黑龙江、河北、山西等地;升麻主产于四川、陕西、青海等地,依次称为"关升麻""北升麻""西升麻"。古时以四川产者为佳,称"川升麻",为道地药材。秋季采挖,除去泥沙,晒至须根干时,燎去或除去须根,晒干。切片,生用或蜜炙用。
　　【处方用名】　升麻(生用,长于解表透疹,清热解毒)　蜜升麻(蜜炙,长于升阳举陷固脱)
　　【性味归经】　辛、微甘,微寒。归肺、脾、胃、大肠经。
　　【功效】　发表透疹,清热解毒,升举阳气。
　　【应用】
　　1. 外感风热,麻疹不透　本品发表退热,用治风热表证,温病初起之发热、头痛。因其解表力弱,善解毒透疹,故表证一般少用,多用治麻疹透发不畅,常配葛根、白芍等,如升麻葛根汤。

2．齿痛口疮,咽喉肿痛,温病发斑 本品又为清热解毒之良药,可用治多种热毒证,尤善清解阳明热毒。用治风热疫毒上攻、头面红肿、咽喉肿痛,常与黄芩、黄连等配伍,如普济消毒饮;用治温病发斑,常与石膏、大青叶等同用;用治胃火上攻,头痛、齿龈肿痛、口舌生疮等,常配石膏、黄连等,如清胃散;用治热毒疮疡,常与蒲公英、金银花等配伍,以增强清热解毒之效。

3．气虚下陷,久泻脱肛,崩漏下血 本品入脾胃经,善引脾胃清阳之气上升,升举力强,为升阳举陷要药。用治气虚下陷,久泻脱肛,胃及子宫下垂,配伍人参、黄芪等,如补中益气汤;用治气虚崩漏下血,配伍人参、白术等,如举元煎。

【用法用量】 煎服,3～10g。

【使用注意】 本品具有升浮之性,对于麻疹已透,阴虚火旺,肝阳上亢,上盛下虚者,均当忌用。

【现代研究】 本品含升麻碱、水杨酸、咖啡酸、阿魏酸、鞣质等。升麻提取物具有解热、抗炎、解痉作用;水煎液有镇痛、镇静、抗惊厥、减缓心率和降压作用,对结核分枝杆菌、金黄色葡萄球菌、白色葡萄球菌和奈瑟卡他球菌有中度抗菌作用。生药及炭药均能缩短凝血时间。

鉴别比较

柴胡┐
      ├ 均能发散表邪,升举阳气,用治外感风热与气虚下陷之证。
升麻┘

柴胡:善解少阳半表半里之邪,为治少阳证要药,兼能疏肝解郁;又为治疗肝气郁滞要药,善于宣发肝胆之郁遏。

升麻:善解阳明之肌表风热及热毒,兼能清热解毒,可用治多种热毒证。善于宣发脾胃之郁结,故用治肝胆脾胃之气郁结、下陷之证,常与柴胡相须为用。

淡豆豉 Dandouchi
(《名医别录》)

【来源】 为豆科植物大豆 *Glycine max*(L.)Merr. 的成熟种子的发酵加工品。全国各地均产。晒干,生用。

【性味归经】 苦、辛,凉。归肺、胃经。

【功效】 解表,除烦,宣发郁热。

【应用】

1．外感表证 本品能宣散表邪,单用力薄,多配伍其他解表药同用。治风寒表证,常与葱白配伍,如葱豉汤;治风热表证或温病初起,常与薄荷、牛蒡子、金银花、连翘等同用,如银翘散。

2．热病烦闷 本品既透散外邪,又宣散郁热而除烦,故可用治外感热病所致胸中烦闷、不眠等证,常与栀子同用,如栀子豉汤。

知识链接

淡豆豉发汗力弱,解表之力平稳,无论风寒、风热表证皆可应用。发散风寒用麻黄、紫苏炮制;发散风热用桑叶、青蒿炮制。因其具有宣透之性,既可透表邪,又可宣散郁热,故又为解表除烦之品。

【用法用量】　煎服，6～12g。

【现代研究】　本品含脂肪、蛋白质和酶类成分。有微弱的发汗作用，并有健脾、助消化作用。

木贼　Muzei
（《嘉祐本草》）

【来源】　为木贼科植物木贼 *Equisetum hyemale* L. 的干燥地上部分。主产于黑龙江、吉林、辽宁、河北、内蒙古、新疆、青海、陕西、甘肃、安徽、湖北、四川、贵州、山西等地。夏、秋二季采割，除去杂质，晒干或阴干。切段，生用。

【性味归经】　甘、苦，平。归肺、肝经。

【功效】　疏散风热，明目退翳。

【应用】

1. 风热目赤，迎风流泪，目生翳障　本品能功能疏散风热，明目退翳，较少用于一般风热感冒，而主要用于风热上攻于目，目赤肿痛，多泪，目生翳障，常与蝉蜕、谷精草、菊花等疏散风热、明目退翳药同用。若肝热目赤，可与决明子、夏枯草、菊花等清肝明目药配伍。

2. 出血证　本品兼有止血作用，但药力薄弱，较少单独使用，宜与其他止血药配伍治疗出血证。治疗肠风下血，可与槐角、荆芥等配伍，如木贼散（《仁斋直指方论》）。根据《中草药新医疗法资料选编》记载，用本品配伍黄柏、益母草、五倍子等，研末，外用或内服，治疗外伤出血、消化道出血、妇科出血等。

【用法用量】　煎服，3～9g。

【现代研究】　本品含挥发油、黄酮及犬问荆碱、二甲砜、果糖等成分。本品有较明显的扩张血管、降压作用，并能增加冠脉血流量，使心率减慢。此外，还有抑制中枢神经、抗炎、收敛及利尿等作用。

（丁国瑜）

扫一扫，测一测

？　复习思考题

1. 简述解表药的含义、分类、性味特点、作用、适应证以及使用注意。

2. 白芷、细辛、羌活、藁本、柴胡均能治疗头痛，各有何不同？

3. 比较下列各组药物功用的异同点：麻黄与桂枝，麻黄与香薷，紫苏与生姜，荆芥与防风，桑叶与菊花，柴胡与升麻、葛根。

第五章 清 热 药

PPT 课件

1. 掌握清热药的含义、性能特点、功效、适用范围、分类。
2. 掌握功用相似药物的区别应用：石膏与知母，黄芩、黄连与黄柏，金银花与连翘，牡丹皮与赤芍。
3. 掌握石膏、栀子、黄芩、黄连、黄柏、金银花炮制前后功效变化。
4. 掌握石膏、青黛、鸦胆子、熊胆、水牛角、青蒿等药特殊的用法用量及使用注意。
5. 熟悉芦根、天花粉、夏枯草、龙胆草、苦参、大青叶、白头翁、鱼腥草、玄参、地骨皮的功效、应用和使用注意。
6. 了解青黛、射干、重楼、紫草、水牛角、银柴胡、胡黄连的功效。

知识导览

凡以清泄里热，治疗里热证为主要作用的药物，称为清热药。

清热药药性寒凉，主入肺、胃、肝、心、肾经，通过清热泻火、解毒、凉血、清虚热等作用，可使实火热毒及湿热、虚热得以清解，达到热清病愈的目的，用治温病高热烦渴、湿热泻痢、痈肿疮毒、温病发斑及阴虚发热等里热证。

根据清热药的药性、功效及其主治证的差异，分为清热泻火药、清热燥湿药、清热解毒药、清热凉血药和清退虚热药五类。

使用清热药时应辨别热证的虚实。实热证有气分实热、营血分热及气血两燔之别，应分别予以清热泻火、清热凉血、气血两清。虚热证则以养阴清热。若里热兼有表证，应先解表后清里，或与解表药同用。若里热兼有积滞者，宜配通腑泻下药。

本类药物性多寒凉，易伤脾胃，故脾胃虚寒、食少便溏者应慎用；热证易伤津液，苦寒药物又易化燥伤阴，故阴虚患者亦当慎用；使用时注意中病即止，勿使过剂，以免损伤正气。清热药禁用于阴盛格阳或真寒假热证。

知识链接

清热药的现代研究

清热药有广泛的抑菌、消炎、抗病毒、解热作用，部分清热药还有镇静、镇痛、降血压、降血脂、降血糖、利胆、利尿等作用。多用于上呼吸道感染、扁桃体炎、咽炎、气管炎、肺炎、胸膜炎、肠炎、肠伤寒、细菌性痢疾、阿米巴痢疾、各型肝炎、胆道感染、尿路感染、急性肾炎、高血压、高脂血症、糖尿病、急性流行性传染病、颜面丹毒、蜂窝织炎、脓疮疖肿、败血症等，部分药物治疗癌肿有一定疗效。

第一节　清热泻火药

本类药物性味多甘寒或苦寒,以清泄气分邪热为主要作用,部分药物兼有生津润燥的作用。适用于热病邪入气分所致的实热证,症见高热,汗出,口渴,烦躁,甚或神昏谵语,小便短赤,舌红苔黄,脉洪大等。此外,部分清热泻火药能清脏腑火热,还可用于肺热、胃热、心火、肝火等脏腑实热证。

石膏　Shigao

《神农本草经》

【来源】　为单斜晶系含水硫酸钙（$CaSO_4 \cdot 2H_2O$）,主产于湖北、安徽、甘肃、四川,以湖北应城产者最佳。全年可挖,采挖后,除去泥沙及杂石,研细,生用或煅用。

【处方用名】　石膏　生石膏（长于清热泻火、清肺胃热）　煅石膏（煅后外用,长于收敛生肌）

【性味归经】　甘、辛,大寒。归肺、胃经。

【功效】　生用:清热泻火,除烦止渴;煅用:收湿,生肌,敛疮,止血。

【应用】

1. 外感热病,高热烦渴　本品辛甘性寒,能清热泻火、除烦止渴、解肌透热,为清泻肺胃气分实热要药。用治温热病邪在气分,见壮热、烦渴、汗出、脉洪大等实热之症,常与知母相须为用,如白虎汤;若邪热深入,气血两燔,见高热不退、发斑,可配水牛角、牡丹皮、玄参等清热凉血药,如清瘟败毒饮。

2. 肺热咳喘　本品性寒入肺经,清泄肺热之力甚佳,故可用治肺热咳喘痰稠、发热等,常配麻黄、苦杏仁等,如麻杏石甘汤。

3. 胃火牙痛、头痛诸证　本品又善清泄胃火,对于胃火上炎,牙龈肿痛者,常配黄连、升麻等,如清胃散。若治胃火头痛,可配川芎。

4. 溃疡不敛、湿疹、水火烫伤　煅石膏性味甘辛涩寒,外用有清热收湿、敛疮生肌之效,可单用或与黄连、青黛等研粉外用。

【用法用量】　生石膏煎服,15～60g;宜打碎先煎久煎。煅石膏外用适量,研末撒敷患处。

【使用注意】　脾胃虚寒及阴虚内热者忌用。

【现代研究】　本品主要成分为含水硫酸钙（$CaSO_4 \cdot 2H_2O$）。实验表明本品对内毒素引起发热的动物有解热作用;能增强家兔肺泡巨噬细胞对白色葡萄球菌死菌及胶体金的吞噬能力,并能促进吞噬细胞的成熟;能缩短凝血时间,促进胆汁排泄,并有利尿作用;能抑制神经应激能力,降低骨骼肌的兴奋性。

【不良反应】　重用石膏,服药期间可出现轻度腹泻,停药则泻止。另有石膏外用出现接触性皮炎的报道。

案例分析

某患者,男,30岁。发热1天,体温39℃,咽痛,口渴,汗出,大便秘结。经医生检查诊断,**中医**:感冒,邪热壅肺证;**西医**:上呼吸道感染。

中医治宜:清热泻肺。

处方:白虎汤加减。

请分析该处方中石膏生用还是煅用?煎煮有无特殊要求,为什么?

知母　Zhimu

（《神农本草经》）

【来源】　为百合科植物知母 *Anemarrhena asphodeloides* Bge. 的干燥根茎。主产于河北、山西等地。春、秋季采挖，除去须根，洗净晒干者为"毛知母"；剥去外皮，洗净晒干者为"知母肉"。切片入药，生用或盐炒用。

【处方用名】　知母　肥知母　毛知母　知母肉（生用，泻火之力较强）　盐知母（滋阴退虚热较佳）　炒知母（泻火之力较缓和）

【性味归经】　苦、甘，寒。归肺、胃、肾经。

【功效】　清热泻火，滋阴润燥。

【应用】

1. 热病烦渴　本品苦甘寒而质润，善清肺胃气分实热，又能生津润燥止渴。用于温热病邪在气分，见壮热、烦渴、汗出、脉洪大等气分实热证，每与石膏相须为用，如白虎汤。

2. 肺热燥咳　本品入肺经，既能清肺热，又能润肺燥。治肺热咳嗽，痰黄黏稠者，常配黄芩、浙贝母、瓜蒌等；阴虚燥咳，干咳少痰者，常与贝母同用，如二母散。

3. 骨蒸潮热　本品能滋肾阴、泻肾火而退骨蒸，有滋阴降火之功，用治阴虚火旺之骨蒸潮热、盗汗，常与黄柏、地黄同用，如知柏地黄丸。

4. 内热消渴　本品苦甘寒而不燥，有滋阴润燥、生津止渴之功，可滋肺、胃、肾三脏之阴，多用于阴虚内热之消渴证，常配天花粉、葛根、五味子等，如玉液汤；亦可用于阴虚肠燥便秘，常配当归、火麻仁等。

【用法用量】　煎服，6～12g。

【使用注意】　本品性寒质润，有滑肠之弊，故脾虚便溏者慎用。

【现代研究】　本品主要含多种知母皂苷。其浸膏能防治大肠埃希菌所致的高热；有影响神经体液调节功能、降低组织耗氧量、抗血小板聚集、降低血糖、抗炎、利尿、祛痰、抗菌、抗癌、抗溃疡作用。知母皂苷有抗肿瘤作用。

鉴别比较

石膏
知母　　均能清热泻火，除烦止渴。用治温热病邪在气分及肺胃火热之证，常相须为用。

石膏：辛甘大寒，重在清解，善治肺热实喘，煅后生肌敛疮。

知母：苦寒质润，重在清润，善治肺热燥咳，盐炒长于滋阴润燥。

芦根　Lugen

（《名医别录》）

【来源】　为禾本科植物芦苇 *Phragmites communis* Trin. 的新鲜或干燥根茎。我国各地均产。全年均可采挖，除去芽、须根及膜状叶，晒干用或鲜用。

【处方用名】　芦根　苇根　苇茎

【性味归经】　甘，寒。归肺、胃经。

【功效】　清热泻火，生津止渴，除烦，止呕，利尿。

【应用】

1. 热病烦渴 芦根甘寒质轻，能清透肺胃气分实热，并能养阴生津，除烦止渴，热病津伤之心烦口渴较为常用，常与知母、天花粉、麦冬等同用。

2. 肺热或肺痈 本品能清透肺热，祛痰排脓。用治肺热咳嗽，咳痰黄稠，多与黄芩、瓜蒌、贝母等同用；用治肺痈咳吐脓血，常配薏苡仁、冬瓜仁等，如苇茎汤。

3. 胃热呕逆 本品入胃经能清胃热而止呕逆，对胃热呕逆，可单用本品煎浓汁频服，亦可配清热止呕之竹茹、生姜等同用，如芦根饮。

4. 热淋涩痛 芦根有清热利尿作用，治小便短赤、热淋涩痛，常与清热利尿药白茅根、车前子等同用。

【用法用量】 煎服，15～30g，鲜品30～60g。

【使用注意】 脾胃虚寒者慎用。

【现代研究】 本品所含碳水化合物中有木聚糖等具有免疫活性的多糖。本品有镇吐、镇咳、解热作用；体外试验表明本品对乙型溶血性链球菌有抑制作用。

天花粉 Tianhuafen

（《神农本草经》）

【来源】 为葫芦科植物栝楼 *Trichosanthes kirilowii* Maxim. 或双边栝楼 *Trichosanthes rosthornii* Harms 的干燥根。主产于山东、河南、安徽、四川等地。秋、冬季采挖，洗净，除去外皮，切厚片，干燥，生用。

【别名】 栝楼根 瓜蒌根 花粉

【处方用名】 天花粉 花粉 瓜蒌根

【性味归经】 甘、微苦，微寒。归肺、胃经。

【功效】 清热泻火，生津止渴，消肿排脓。

【应用】

1. 热病烦渴及内热消渴 本品甘寒，善清肺胃二经实热，长于生津止渴。用于热病口渴，常与麦冬、知母、五味子等同用，如沙参麦冬汤；用治内热消渴，常配葛根、山药、五味子等，如玉液汤。

2. 肺热燥咳 本品能清肺热而润肺燥，用于燥热伤肺、干咳少痰、痰中带血等肺热燥咳证，常配天冬、麦冬、地黄等，如滋燥饮。

3. 痈肿疮疡 本品有清热解毒、消肿排脓的作用，用于热毒炽盛之痈肿疮疡。对疮疡未溃者有消肿作用，已溃脓出不畅者有排脓作用，常与金银花、白芷等药同用，如仙方活命饮。

此外，现代还用于中期妊娠引产、宫外孕、恶性葡萄胎、绒毛膜上皮癌等。

【用法用量】 煎服，10～15g。

【使用注意】 脾胃虚寒、便溏者及孕妇慎服，不宜与川乌、草乌、附子同用。

【现代研究】 本品主要含天花粉蛋白、皂苷、淀粉等。天花粉蛋白为中期引产及治疗恶性葡萄胎和绒毛膜上皮癌的有效成分，有一定的抗癌作用。近年发现天花粉蛋白对人类免疫缺陷病毒有抑制作用；体外试验表明天花粉煎液对溶血性链球菌、肺炎链球菌、白喉杆菌均有抑制作用。

 知识链接

天花粉与瓜蒌实

唐宋时期将栝楼根加水捣磨过滤后澄粉入药，因其根呈白色，类似雪花的颜色，故名天花粉。天花粉与瓜蒌实同为葫芦科草质藤本植物栝楼或双边栝楼的不同入药部位，瓜蒌实

是其干燥的成熟果实,天花粉则是以根入药。两者功效不同,分别属于清热化痰药和清热
泻火药。

木蝴蝶　Muhudie

（《本草纲目拾遗》）

【来源】　为紫葳科植物木蝴蝶 *Oroxylum indicum*（L.）Vent. 的干燥成熟种子。又名千张纸,
玉蝴蝶,云故纸。主产于云南、广西、贵州等地,福建、广东、四川也有分布。秋、冬二季采收成
熟果实,暴晒至果实开裂,取出种子,晒干。生用。

【性味归经】　苦、甘,凉。归肺、肝、胃经。

【功效】　清肺利咽,疏肝和胃。

【应用】

1. 喉痹喑哑,肺热咳嗽　本品苦甘寒凉,具有清肺热,利咽喉之功效,为治咽喉肿痛之常用
药。多与玄参、麦冬、冰片等配伍,治疗邪热伤阴,咽喉肿痛,声音嘶哑。本品又具清肺化痰止咳
之功,常与桔梗、桑白皮、款冬花等配伍,用治肺热咳嗽,或小儿百日咳,加止咳糖浆(《现代实用
中药》)。

2. 肝胃气痛　本品甘缓苦泄,入肝、胃二经,能疏肝和胃止痛,《本草纲目拾遗》单用本品研
末,酒调送服,治疗肝气郁滞,肝胃气痛,脘腹、胁肋胀痛等。

【用法用量】　煎服,1.5～3g。

【现代研究】　本品主要含木蝴蝶甲素、乙素,脂肪油,黄芩苷元,特土苷,木蝴蝶苷 A、B,白
杨素及苯甲酸等。本品对大鼠半乳糖性白内障有预防和治疗作用,对其白内障形成过程中的代
谢紊乱有阻止和纠正作用。木蝴蝶对离体胃壁黏膜有基因毒性和细胞增殖作用。

竹叶　Zhuye

（《名医别录》)

【来源】　为禾本科植物淡竹 *Phyllostachys nigra*（Lodd.）Munro var. *henonis*（Mitf.）Stapf ex
Rendle 的干燥叶。其卷而未放的幼叶,称为竹叶卷心。主产于长江流域各地。可随时采收,晒
干。生用。

【性味归经】　甘、辛、淡,寒。入心、胃、小肠经。

【功效】　清热泻火,除烦,生津,利尿。

【应用】

1. 热病烦渴　本品甘寒入心经,既清心除烦,又生津止渴,用治热病津伤,烦热口渴,常配
石膏、知母,如清瘟败毒饮。本品兼能凉散风热,治外感风热,烦热口渴,配金银花、连翘等,如
银翘散。

2. 口舌生疮,小便短赤涩痛　本品上清心火,下利小肠,使热邪从小便而解,故用治心火上
炎之口舌生疮及心火下移小肠之小便短赤涩痛,常配生地黄、木通,如导赤散。

此外,竹叶卷心更长于清心火,多用于温热病邪陷心包,神昏谵语,常配连翘心、莲子心等,
如清宫汤。

【用法用量】　煎服,6～15g,鲜品加倍。

【现代研究】　本品含氨基酸、矿质元素、酚性成分,其煎剂对金黄色葡萄球菌、铜绿假单胞
菌有抑制作用。

淡竹叶　Danzhuye

（《本草纲目》）

【来源】　为禾本科植物淡竹叶 *Lophatherum gracile* Brongn. 的干燥茎叶。主产于浙江、江苏。夏季未抽花穗前采收,晒干,切段生用。

【性味归经】　甘、淡,寒。归心、胃、小肠经。

【功效】　清热泻火,除烦止渴,利尿通淋。

【应用】

1.热病烦渴　本品甘寒入心经,能清热生津,长于清心除烦止渴。用于热病津伤,心烦口渴,常与石膏、芦根等同用,如竹叶石膏汤。

2.口疮、尿赤　本品甘淡性寒,功能清心降火,渗湿利尿。用于心火炽盛,口舌生疮,或心热下移小肠,热淋,小便短赤涩痛等症,常配滑石、灯心草、白茅根等;用治湿热蕴结膀胱之淋浊涩痛、多与车前子、海金沙同用。

【用法用量】　煎服,6～10g。

【现代研究】　本品含三萜化合物。其水浸膏有退热作用;其利尿作用较弱,但能增加尿中氯化物的排出;尚有增高血糖的作用。

知识链接

竹叶与淡竹叶

竹叶与淡竹叶两者均来源于禾本科植物,其功效、主治多相近似,在部分地区有混淆现象,应注意区分。竹叶来源于禾本科多年生灌木或乔木淡竹的干燥叶;淡竹叶来源于禾本科多年生草本淡竹叶的干燥茎叶。两者性味均甘淡寒,均能清热除烦、利尿,但竹叶长于清心胃之热,淡竹叶则长于清热利尿,两者同中有异,应注意区别。

栀子　Zhizi

（《神农本草经》）

【来源】　为茜草科常绿灌木植物栀子 *Gardenia jasminoides* Ellis 的干燥成熟果实。产于我国长江以南各地。9—11月果实成熟呈红黄色时采收,除去果梗及杂质,生用、炒焦或炒炭用。

【别名】　山栀子　山栀

【处方用名】　栀子　山栀子　江山栀(以江西所产者为通用正品)　生山栀(生用清热泻火之力较强)　小山栀(以个小饱满,内外色红者质佳)　焦山栀　山栀炭(炒至外皮呈黑色,偏于入血分而清热泻火,凉血止血)　栀子仁　栀子皮(偏于达表,祛肌肤热)

【性味归经】　苦,寒。归心、肺、三焦经。

【功效】　泻火除烦,清热利湿,凉血解毒;外用消肿止痛。

【应用】

1.热扰心神证　本品苦寒清降,善泻三焦之火而除烦。用于温热病,邪热留于胸膈,心烦郁闷,躁扰不宁,每与淡豆豉合用,如栀子豉汤;若火毒炽盛,高热烦躁,神昏谵语,三焦俱热者,又常与黄芩、黄连、黄柏同用,如黄连解毒汤。

2.黄疸,热淋　本品能清肝胆湿热而退黄疸,利下焦湿热而通淋,为治疗湿热黄疸和湿热淋证的常用药物。用治肝胆湿热所致黄疸、发热、小便短赤,常配茵陈蒿、大黄等,如茵陈蒿汤;用治湿热淋证,常配清热利尿药如木通、车前子、滑石等,如八正散。

3. 血热吐衄 本品能清热凉血而达止血之效。用治血热妄行的吐血、衄血、尿血等症,常配白茅根、生地黄、黄芩等,如小蓟饮子。

4. 疮疡肿痛 本品能清热泻火,凉血解毒,而奏消肿止痛之功。常以生栀子粉用水或醋调成糊状外敷,或配伍金银花、连翘、蒲公英等解毒消肿之品同用,用于跌打损伤及热毒疮疡。

知识链接

生栀子的消肿活络作用

生栀子研末,与面粉、鸡蛋清或黄酒调敷,有消肿活络的作用,用治跌仆损伤、扭挫伤、皮肤青肿疼痛等症,为民间常用的"吊筋药",尤其适用于四肢关节附近的肌肉、肌腱拉伤、损伤。

【用法用量】 煎服,6～10g。外用生品适量。

【使用注意】 本品苦寒伤胃,脾虚便溏者不宜用。

【现代研究】 本品主要含环烯醚萜苷类,尚含有栀子素、藏红花素,以及绿原酸、果酸等。其醇提物有解热、抗炎、镇静、抗痉厥作用;栀子苷、栀子素能促进胆汁分泌;栀子及其提取物有利胰及降胰酶作用,对金黄色葡萄球菌、脑膜炎双球菌等有抑制作用。

【不良反应】 大剂量栀子及其有效成分对肝脏有一定毒性作用。

夏枯草 Xiakucao
(《神农本草经》)

【来源】 为唇形科植物夏枯草 *Prunella vulgaris* L. 带花的干燥果穗。我国各地均产,主产于江苏、浙江、安徽、河南等地。夏季果穗呈棕红色时采收,晒干。生用。

【性味归经】 辛、苦,寒。归肝、胆经。

【功效】 清肝泻火,明目,散结消肿。

【应用】

1. 目赤肿痛,头痛眩晕 本品苦寒,主入肝经,善于清泄肝火以明目。用于肝火上炎之目赤肿痛,头痛眩晕,常与菊花、决明子等同用;亦可用于肝阴不足,目珠疼痛,至夜尤甚者,常配当归、枸杞子等滋养肝阴(血)之品。

2. 瘰疬、瘿瘤 本品辛以散结,苦以泄热,有良好的清肝散结之效。用治肝郁化火,痰火郁结之瘰疬、瘿瘤,可单用煎服或熬膏用,亦可与消痰散结药海藻、玄参、大贝母等同用。

3. 乳痈,乳癖,乳房胀痛 本品长于清肝泻火,又能散结消肿,可治乳痈,乳癖,乳房胀痛,常配浙贝母、蒲公英、柴胡等。

现代常用于治疗高血压、甲状腺肿大、淋巴结结核、乳腺增生等。此外,又可用于肺结核、淋巴肉瘤及纵隔肿瘤等。

【用法用量】 煎服,9～15g。

【现代研究】 本品含三萜类、黄酮类、甾体糖苷及香豆素类。其煎剂、水浸出液、乙醇浸剂、乙醇 - 水浸剂均有明显的降压作用;水煎醇沉液有抗炎作用;夏枯草煎液对志贺菌属、伤寒杆菌、人型结核分枝杆菌等有抑制作用,还有抗皮肤真菌、抗病毒、抗肿瘤及降血糖作用。

【不良反应】 临床报道服用夏枯草后可引起的过敏反应有:皮肤麻疹、丘疹或红斑、全身瘙痒,甚者可有胃部不适、恶心、呕吐、头晕、目眩、腹痛、腹泻、心悸等。

决明子 Juemingzi

（《神农本草经》）

【来源】 为豆科植物决明 *Cassia obtusifolia* L. 或小决明 *Cassia tora* L. 的干燥成熟种子。主产于安徽、广西、四川、浙江、广东等地，南北各地均有栽培。秋季采收成熟果实，晒干，打下种子，生用或炒用。

【别名】 草决明　马蹄决明

【处方用名】 决明子　草决明

【性味归经】 甘、苦、咸，微寒。归肝、大肠经。

【功效】 清热明目，润肠通便。

【应用】

1. 目赤目暗 本品苦寒泄热，甘咸益阴，善于清肝火。为明目佳品，虚实目疾，均可应用。用于肝热上攻之目赤肿痛，羞明多泪者，常与夏枯草、栀子等同用；若风热上攻头痛目赤，常与菊花、青葙子等同用；若肝肾阴亏之目暗不明，常与山茱萸、地黄等同用。

2. 肠燥便秘 本品味苦通泄，质润滑利，具有清热润肠通便之效。用于内热肠燥，大便秘结，常与火麻仁、瓜蒌仁等配伍。

本品有降血压、降血脂作用，常用于治疗高血压、高脂血症等。

【用法用量】 煎服，9～15g。用于通便不宜久煎。

【使用注意】 气虚便溏者不宜用。

【现代研究】 本品主要含决明子素、决明素、大黄素等蒽醌类物质。决明子能降低血浆总胆固醇和甘油三酯水平；其水浸液、乙醇浸液、醇水浸液均有明显的降压和利尿作用；醇浸出液对金黄色葡萄球菌、白喉杆菌、伤寒杆菌、大肠埃希菌等均有抑制作用；水浸液对皮肤真菌有抑制作用；其注射液对细胞免疫有一定的抑制作用。

密蒙花 Mimenghua

（《开宝本草》）

【来源】 为马钱科植物密蒙花 *Buddleja officinalis* Maxim. 的干燥花蕾及花序。主产于湖北、四川、陕西、河南、广东、广西、云南等地。春季花未开放时采收，除去杂质，干燥。生用。

【性味归经】 甘，微寒。归肝、胆经。

【功效】 清热泻火，养肝明目，退翳。

【应用】

1. 目赤肿痛，羞明多泪，眼生翳膜 本品甘寒入肝经而清泻肝火，并能明目退翳。用治肝火上炎之目赤肿痛，常配菊花、甘草用，如密蒙花散（《圣济总录》）；若治风火上攻，羞明多泪，多配木贼、石决明、羌活用，如密蒙花散（《太平惠民和剂局方》）。取本品明目退翳作用，配蝉蜕、蒺藜等，可治肝火郁滞，眼生翳膜，如拨云退翳丸（《原机启微》）。

2. 肝虚目暗、视物昏花 本品既能清肝，又能养肝。故可用于肝虚有热所致目暗干涩、视物昏花者，多配菟丝子、山药、肉苁蓉等，如绿风还睛丸（《医宗金鉴》）。

【用法用量】 煎服，9～15g。

【现代研究】 本品主要含刺槐苷，密蒙皂苷 A、B，对甲氧基桂皮酰梓醇、梓苷、梓醇等。刺槐苷水解后得刺槐素，刺槐素有维生素 P 样作用，能减轻甲醛性炎症，能降低皮肤、小肠血管的通透性及脆性，有解痉及轻度利胆、利尿作用。

谷精草　Gujingcao

（《开宝本草》）

【来源】　为谷精草科植物谷精草 *Eriocaulon buergerianum* Koern. 的干燥带花茎的头状花序。主产于浙江、江苏、安徽、江西、湖南、广东、广西等地。秋季采收，将花序连同花茎拔出，晒干，切段。生用。

【性味归经】　辛、甘，平。归肝、肺经。

【功效】　疏散风热，明目退翳。

【应用】

1. 风热目赤，眼生翳膜　本品轻浮升散，善疏散头面风热、明目退翳，用治风热上攻所致目赤肿痛、羞明多泪、眼生翳膜者，可与荆芥、决明子、龙胆等配伍，如谷精草汤（《审视瑶函》）。

2. 风热头痛、齿痛　取其疏散风热止痛之效而治风热头痛、齿痛，常配薄荷、菊花、牛蒡子等药用。

【用法用量】　煎服，5～10g。

【现代研究】　本品主要含谷精草素。本品水浸剂体外试验对某些皮肤真菌有抑制作用；对铜绿假单胞菌、肺炎双球菌、大肠埃希菌有抑制作用。

青葙子　Qingxiangzi

（《神农本草经》）

【来源】　为苋科植物青葙 *Celosia argentea* L. 的干燥成熟种子。产于我国中部及南部各地。秋季果实成熟时采割植株或摘取果穗，晒干，收集种子，去除杂质。生用。

【性味归经】　苦，微寒。归肝经。

【功效】　清热泻火，明目退翳。

【应用】

1. 肝热目赤，眼生翳膜，视物昏花　本品苦寒清降，功专清泻肝经实火以明目退翳，用治肝火上炎所致目赤肿痛、眼生翳膜、视物昏花等，可配决明子、茺蔚子、羚羊角等，如青葙丸（《医宗金鉴》）；若配生地黄、玄参、车前子，可治肝虚血热之视物昏花，如青葙丸（《医宗金鉴》）；若配菟丝子、肉苁蓉、山药等，可治肝肾亏损，目昏干涩，如绿风还睛丸（《医宗金鉴》）。

2. 肝火眩晕　取本品清泻肝火以平抑肝阳之功效，可用治肝阳化火所致头痛、眩晕、烦躁不寐，常配石决明、栀子、夏枯草等。

【用法用量】　煎服，10～15g。

【使用注意】　本品有扩散瞳孔作用，青光眼患者禁用。

【现代研究】　本品主要含对羟基苯甲酸、棕榈酸胆甾烯酯、菸酸、β- 谷甾醇、脂肪油及硝酸钾等。本品有降低血压作用，其所含油脂有扩瞳作用；其水煎液对铜绿假单胞菌有较强的抑制作用。

第二节　清热燥湿药

本类药物性味苦寒，以清热燥湿为主要作用，主要用于治湿热证。如肠胃湿热所致的泄泻、痢疾、痔漏肿痛；肝胆湿热所致的胁肋胀痛、黄疸、口苦；下焦湿热所致的小便淋沥涩痛、带下色黄；其他如关节肿痛、湿疹、痈肿、耳痛流脓等。

本类药物苦寒之性较强,易伤阴伐胃,故脾胃虚弱及阴伤不足者应慎用。

黄芩 Huangqin

（《神农本草经》）

【来源】 为唇形科植物黄芩 *Scutellaria baicalensis* Georgi 的干燥根。主产于河北、山西、内蒙古、陕西等地。春、秋季采挖,除去须根及泥沙,晒后撞去粗皮,蒸透或开水润透切片,晒干生用、酒炙或炒炭用。

【别名】 条芩 子芩 枯芩 片芩

【处方用名】 黄芩 枯黄芩 枯芩 片芩（为生长年久的宿根,中空体轻上达,善清肺火） 条黄芩 条芩 子芩（为生长年少的子根,肉实体重下行,善清大肠热） 酒黄芩（偏于清上焦热） 黄芩炭（善于止血）

【性味归经】 苦,寒。归肺、胆、脾、大肠、小肠经。

【功效】 清热燥湿,泻火解毒,止血,安胎。

【应用】

1. 湿温、暑湿及湿热诸证 本品苦寒,清热燥湿作用颇强,尤善清中上焦湿热。用治湿温或暑湿初起,身热不扬,胸闷苔腻者,常配滑石、通草等,如黄芩滑石汤;用治湿热中阻,痞满呕吐,常配黄连、干姜等,如半夏泻心汤;用治湿热泻痢,常配黄连、葛根等,如葛根芩连汤;用治湿热黄疸,常与茵陈、栀子等同用,如茵栀黄口服液。

2. 肺热咳嗽 本品主入肺经,善清肺热。肺热壅遏咳嗽痰稠,单用有效,如清金丸;或与清肺止咳药桑白皮、知母等同用,如清肺汤。若与柴胡同用,则清少阳之热,以和解少阳,治疗少阳寒热往来,如小柴胡汤。

3. 热毒疮肿 本品有较强的泻火解毒作用,常用于热毒炽盛之痈肿疮毒及咽喉肿痛。前者多与黄连、黄柏、栀子同用,如黄连解毒汤;后者常与山豆根、连翘等同用,如清凉散。

4. 血热出血证 本品有清热凉血止血之功,用治火热炽盛,迫血妄行的吐血、衄血、便血、崩漏等,常与凉血止血药白茅根、侧柏叶等配伍。

5. 胎动不安 本品有清热安胎之效,用治怀胎蕴热,胎动不安,常与白术、当归等配伍,如当归散。

此外,现代还用于高血压、动脉硬化而属于肝阳上亢,有眩晕、头痛、面赤、心烦等表现者。

【用法用量】 煎服,3～10g。清热泻火、解毒多生用,清上焦热多酒炒用,止血多炒炭用。

【使用注意】 本品苦寒伤胃,脾胃虚寒者不宜使用。

【现代研究】 本品主要含黄芩苷元、黄芩苷、黄芩新素等黄酮类成分。其煎剂有较广的抗菌谱,体外试验表明其对大肠埃希菌、志贺菌属、铜绿假单胞菌、结核分枝杆菌、金黄色葡萄球菌、溶血性链球菌、肺炎链球菌及皮肤真菌、流感病毒等均有抑制作用;此外,尚有解热、降压、利尿、镇静、保肝、降低毛细血管通透性及抑制肠管蠕动等作用。

【不良反应】 黄芩苷或黄芩注射给药,少数患者可出现胃部不适和腹泻。点眼有胀痛感。

黄连 Huanglian

（《神农本草经》）

【来源】 为毛茛科植物黄连 *Coptis chinensis* Franch.、三角叶黄连 *Coptis deltoidea* C. Y. Cheng et Hsiao 或云连 *Coptis teeta* Wall. 的干燥根茎。主产于四川、湖北、云南等地。秋季采挖,除去须根及泥沙,干燥。生用或清炒、姜炙、酒炙、吴茱萸水炙用。

【别名】 川连 雅连 云连 味连 鸡爪连

【处方用名】 黄连 川黄连(系产于四川者,质优)云黄连 云连(系产于云南者) 姜黄连(姜汁炒,制其寒性,善清胃止呕) 酒黄连(酒炒,引药上行,善清上焦之火)

【性味归经】 苦,寒。归心、脾、胃、肝、胆、大肠经。

【功效】 清热燥湿,泻火解毒。

【应用】

1. 湿热证 本品大苦大寒,清热燥湿之力胜于黄芩,尤长于清中焦湿热,多用于肠胃湿热所引起的泻痢和呕吐,为治疗湿热泻痢要药。轻者单用即效;若泻痢腹痛,与木香同用,如香连丸;若泻痢身热兼表证者,则配葛根、黄芩等,如葛根芩连汤;若湿热痢疾,下痢脓血,配木香、当归等,如芍药汤;若热毒血痢,纯下脓血,则与白头翁、黄柏等同用,如白头翁汤;用于湿热中阻,气机不畅,脘腹痞满,恶心呕吐,常与黄芩、半夏等同用,如半夏泻心汤。

2. 诸经火热证 本品清脏腑实热作用广泛,可清泻心、胃、肝等多个脏腑的实热,尤以泻心、胃经实火见长。用治心火亢盛,烦躁不眠,常配朱砂、生地黄等,如朱砂安神丸;若三焦热盛,神昏谵语,常配黄芩、黄柏、栀子,如黄连解毒汤;若热盛阴伤,心烦不眠,常配黄芩、阿胶等,如黄连阿胶汤;若心火亢盛,迫血妄行,吐血衄血,常配黄芩、大黄等,如泻心汤;若治胃火炽盛,消谷善饥之中消证,常与天花粉、生地黄等同用,如消渴丸;若胃热呕吐,常配竹茹、半夏等,如黄连橘皮竹茹汤;治胃火牙痛,常与石膏、升麻、牡丹皮同用,如清胃散;若肝火犯胃,呕吐吞酸,胁肋胀痛,可与吴茱萸同用,如左金丸;若肝火目赤,肿痛多泪,可单用浸汁点眼,亦可与栀子、菊花等清肝明目药同用。

3. 痈肿疮毒,耳、目肿痛诸证 本品泻火解毒力强,为治痈肿疔毒、皮肤湿疹、耳目肿痛的常用药,尤善疗疔毒。用治痈肿疔毒,常配黄芩、栀子等,如黄连解毒汤;若皮肤湿疹,可用本品制成软膏外敷;若耳道疖肿,耳痛流脓,可用黄连浸汁涂患处,或配枯矾、冰片,研粉外用;治目赤肿痛,赤脉胬肉,常配淡竹叶,如黄连汤。

4. 血热吐衄 本品性味苦寒,长于清热泻火解毒,治疗邪热内炽,迫血妄行之吐血衄血,常配大黄、黄芩,如泻心汤。

【用法用量】 煎服,2～5g。外用适量。炒用能降低寒性,姜汁炒善清胃止呕,酒炒善清上焦火,猪胆汁炒善泻肝胆实火。

【使用注意】 本品大苦大寒,过服久服易伤脾胃,脾胃虚寒者忌用。苦燥伤津,阴虚津伤者慎用。

【现代研究】 本品主要含黄连素、黄连碱、甲基黄连碱、掌叶防己碱等生物碱。本品对多种致病菌,如葡萄球菌、链球菌、志贺菌属、肺炎链球菌、霍乱弧菌、炭疽杆菌等有较强的抑制作用;对多种皮肤真菌亦有一定的抑制作用;对各型流感病毒有直接抑制作用;有解热、抗炎、增强白细胞和网状内皮系统的吞噬能力作用;所含小檗碱能抗心律失常、增强心肌收缩力、抑制血小板聚集;此外,还有降血压、降血糖、抗肿瘤、利胆、抗胃溃疡等作用。

案例分析

某患者,女,45岁。平素性情急躁,近日因琐事郁怒,脘胁疼痛,口苦嘈杂,呕吐酸水,不喜热饮。经医生检查诊断,**中医**:肝火犯胃胃痛;**西医**:胃炎。

中医治宜:泻火,疏肝,和胃,止痛。

处方:左金丸加减。

请分析该处方中黄连应如何炮制为宜,为什么?

【不良反应】 黄连煎剂和黄连素可引起过敏反应,轻者表现为药疹,重者可引起过敏性休克;黄连煎剂、黄连素片口服可出现胃肠道反应,如腹胀、腹泻、恶心、呕吐等;黄连素静脉滴注

可引起心源性脑缺氧综合征,甚至死亡;还可引起个别患者循环和呼吸骤停。此外,黄连素长期口服偶见血红蛋白和血细胞减少以及溶血性贫血。目前黄连针剂已淘汰。

黄柏　Huangbo
《神农本草经》

【来源】　为芸香科落叶乔木黄檗(关黄柏)*Phellodendron amurense* Rupr. 和黄皮树(川黄柏)*Phellodendron chinense* Schneid. 除去栓皮的干燥树皮。关黄柏主产于辽宁、吉林、河北等地;川黄柏主产于四川、贵州等地。剥取树皮,刮去粗皮,晒干压平,切片,生用或盐水炒用。

【处方用名】　黄柏　川黄柏　盐黄柏(盐炒滋阴降火力强)　关黄柏

【性味归经】　苦,寒。归肾、膀胱经。

【功效】　清热燥湿,泻火除蒸,解毒疗疮。

【应用】

1. 湿热诸证　本品苦寒沉降,清热燥湿之力与黄芩、黄连相似,但长于清泻下焦湿热。凡治疗湿热蕴结下焦之黄疸、下痢、带下、热淋、脚肿等皆为要药。用于湿热泻痢,常与白头翁、黄连、秦皮同用,如白头翁汤;用于湿热黄疸,小便黄赤,常与栀子、甘草等同用,如栀子柏皮汤;用于带下黄稠,则与车前子、山药等同用,如易黄汤;用于膀胱湿热,小便短赤热痛,可配萆薢、车前子等,如萆薢分清饮;用于湿热下注,足膝红肿疼痛,常与苍术、牛膝同用,如三妙丸。

2. 热毒疮疡　本品既能清热燥湿,又能泻火解毒,多用于皮肤、五官的疮痈疔疖,红肿疼痛。内服、外用均可取效。治热毒疮肿,内服可与黄连、栀子同用,外用可以本品研细末,用猪胆汁或鸡蛋清调涂患处;治湿疹湿疮,阴痒阴肿,可配土茯苓、苦参、白鲜皮等,内服外洗均可,亦可与滑石、甘草研末外敷。

3. 阴虚火旺　本品盐水炒后主入肾经,善清相火,退骨蒸,用治骨蒸潮热、遗精盗汗等,常与知母相须为用,并配熟地黄、龟甲等,如知柏地黄丸、大补阴丸等。

【用法用量】　煎服,3～12g。外用适量。清热燥湿、泻火解毒多生用,退虚热多盐水炒用。

【使用注意】　本品大苦大寒,过服久服易伤脾胃,脾胃虚寒者忌服。苦燥伤津,阴虚津伤者慎用。

【现代研究】　黄柏含小檗碱、药根碱、木兰花碱、黄柏碱、掌叶防己碱等多种生物碱,并含黄柏酮、黄柏内酯、黄柏酮酸等成分;黄皮树含小檗碱、木兰花碱、黄柏碱等多种生物碱及内酯、甾醇、三萜化合物、黏液质等。本品的抗菌谱与抗菌效力与黄连相似,对某些皮肤真菌、钩端螺旋体、阴道毛滴虫、乙肝表面抗原亦有抑制作用;有保护血小板、促进皮下渗血吸收、抑制中枢神经系统、免疫抑制、解热、降血压、利胆、抗溃疡、利尿、健胃、促进胰腺分泌、降血糖作用。药根碱有正性肌力作用和抗心律失常作用。

✎ **鉴别比较**

黄芩
黄连 ⎫ 均能清热燥湿,泻火解毒,用治湿热及热毒证,常相须为用。
黄柏 ⎭

黄芩:善泻肺热,入血分而凉血,能止血、安胎,用治肺热咳嗽、血热出血及胎热不安等。

黄连:善泻心胃之火,心火亢盛,烦躁不眠及胃热呕吐用之最宜。

黄柏:善泻下焦相火,除骨蒸,骨蒸劳热者多用。

龙胆　Longdan

（《神农本草经》）

【来源】 为龙胆科植物条叶龙胆 *Gentiana manshurica* Kitag.、龙胆 *Gentiana scabra* Bge.、三花龙胆 *Gentiana triflora* Pall. 或滇龙胆 *Gentiana rigescens* Franch. 的根及根茎。前三种习称"龙胆"，以东北产量最大，故习称"关龙胆"。后一种习称"坚龙胆"，主产于云南。春秋季采挖，晒干，切段，生用。

【处方用名】 龙胆　龙胆草　胆草

【性味归经】 苦，寒。归肝、胆经。

【功效】 清热燥湿，泻肝胆火。

【应用】

1. 下焦湿热证 本品苦寒，清热燥湿，尤善清肝胆及下焦湿热，为清利肝胆经及下焦湿热要药。治湿热黄疸，常与茵陈蒿、栀子等同用；治下焦湿热，带卜黄稠，湿疹瘙痒，阴肿阴痒，常配黄柏、苦参等同用，如龙胆泻肝汤。

2. 肝胆热盛证 本品苦寒沉降，清泻肝胆实火之力较强，用治肝火上炎之头晕头痛，目赤、口苦，常配黄芩、栀子，如龙胆泻肝汤；若肝经热盛，热极生风所致的高热惊厥、手足抽搐，常配牛黄、钩藤等，如凉惊丸。

【用法用量】 煎服，3～6g。

【使用注意】 脾胃虚寒者不宜用。阴亏津伤者慎用。

【现代研究】 本品主要含龙胆苦苷、樟芽菜苦苷等环烯醚萜苷类成分。所含龙胆苦苷有保肝、利胆、抗炎、抑杀疟原虫作用；龙胆碱能镇静、松弛肌肉、降血压。服用少量龙胆，能增强胃液分泌，促进消化。此外，本品还有利尿、抗菌、驱虫作用。

【不良反应】 龙胆日用量以 3～6g 为宜，大剂量（15g 以上）可刺激胃黏膜，引起恶心、呕吐等反应。

苦参　Kushen

（《神农本草经》）

【来源】 为豆科植物苦参 *Sophora flavescens* Ait. 的干燥根。我国各地均产。春、秋两季采收，除去根头及小支根，洗净，切片，晒干，生用。

【性味归经】 苦，寒。归心、肝、胃、大肠、膀胱经。

【功效】 清热燥湿，杀虫，利尿。

【应用】

1. 下焦湿热证 本品苦寒，既清热燥湿，又兼能利尿，使湿热之邪外出，可治多种湿热。治湿热黄疸，常与栀子、茵陈蒿等同用；治湿热泻痢，里急后重及下痢脓血，可单用，也可与木香同用，如香参丸；治带下黄稠及阴肿阴痒，常与黄柏、白鲜皮等同用。

2. 皮肤瘙痒 本品能祛风杀虫，且善止痒。可治疗多种皮肤疾病，如皮肤瘙痒、疥癣、湿疹、脓疱疮、麻风等。既可内服，亦可外用。如单用煎汤洗浴，可治湿疹、湿疮、脓疱疮；配防风、蝉蜕可治风疹瘙痒，如消风散；配伍枯矾、硫黄制成软膏，外涂治疥癣；与大风子、苍耳子等同用，可治麻风。

3. 膀胱湿热证 本品能清下焦湿热，并通利小便，可治湿热蕴结膀胱之小便不利、尿赤涩痛，常与木通、石韦等同用；配当归、贝母，可治妊娠小便不利，如当归贝母苦参丸。

本品能杀虫止痒,煎汤灌肠,或作栓剂外用,可治滴虫性阴道炎、滴虫性肠炎、蛲虫病等肠道寄生虫病。

【用法用量】　煎服,4.5～9g。外用适量。

【使用注意】　本品苦寒,脾胃虚寒者忌用。反藜芦。

【现代研究】　本品含苦参碱、槐定碱、白金雀花碱等多种生物碱,苦参醇、异苦参酮、苦参素等多种黄酮类化合物,并含苦参苯醌、皂苷、氨基酸、脂肪酸、挥发油、齐墩果烯糖苷等成分。所含的苦参碱、苦参黄酮等均有抗心律失常及降血脂的作用,能增加冠脉血流量,改善心肌缺血;所含的总碱还有升高白细胞及抗辐射作用;煎剂对结核分枝杆菌、志贺菌属、金黄色葡萄球菌、大肠埃希菌、多种皮肤真菌及阴道滴虫均有抑制作用,并有利尿、抗过敏、镇痛及平喘、祛痰作用。

【不良反应】　苦参制剂口服对胃肠道有刺激作用,表现为恶心、呕吐、食欲不振、反酸、腹泻等。还可引起过敏反应,轻者发生皮疹、荨麻疹,重者发生过敏性休克。少数患者还可出现头昏、耳鸣、烦躁、颤抖等神经、精神症状。

土茯苓　Tufuling

(《本草纲目》)

【来源】　为百合科植物光叶菝葜 *Smilax glabra* Roxb. 的干燥块茎。长江流域及南部各地均有分布。夏、秋二季采收,除去残茎和须根,洗净,晒干;或趁鲜切成薄片,干燥,生用。

【处方用名】　土茯苓　禹余粮

【性味归经】　甘、淡,平。归肝、胃经。

【功效】　解毒,除湿,通利关节。

【应用】

1.杨梅毒疮,肢体拘挛　本品甘淡,解毒利湿,通利关节,又兼解汞毒,故对梅毒或因梅毒服汞剂中毒而致肢体拘挛、筋骨疼痛者疗效尤佳,为治梅毒的要药,可单用本品水煎服,也可与金银花、白鲜皮、威灵仙、甘草同用。若因服汞剂中毒而致肢体拘挛者,常与薏苡仁、防风、木瓜等配伍治之。

2.淋浊带下,湿疹瘙痒　本品甘淡渗利,解毒利湿,故可用于湿热引起的热淋、带下、湿疹湿疮等证。常与木通、萹蓄、蒲公英、车前子同用,治疗热淋;单用本品水煎服,治疗阴痒带下;若与生地黄、赤芍、地肤子、白鲜皮、茵陈等配伍,又可用于湿热皮肤瘙痒。

3.痈肿疮毒　本品清热解毒,兼可消肿散结。本品研为细末,好醋调敷,治疗痈疮红肿溃烂;将本品切片或为末,水煎服或入粥内食之,治疗瘰疬溃烂;亦常与苍术、黄柏、苦参等药配伍同用。

【用法用量】　煎服,15～60g。外用适量。

【使用注意】　肝肾阴虚者慎服。服药时忌茶。

【现代研究】　本品含皂苷、落新妇苷、琥珀酸、胡萝卜苷、异黄杞苷、鞣质、树脂、阿魏酸、莽草酸、β-谷甾醇、挥发油、棕榈酸等成分。本品对黄曲霉毒素 B_1 所致大鼠肝癌有一定预防作用。土茯苓水煎剂、稀醇制剂所含多糖或粗黄酮,对急性和亚急性棉酚中毒,有一定拮抗作用,但对棉酚对雄性大鼠的抑精作用无明显影响;能抑制钩端螺旋体生长,并对感染动物有一定保护作用;还有解汞毒、抗肿瘤、抗动脉粥样硬化斑块形成及 β 受体阻滞样作用。

秦皮　Qinpi

(《神农本草经》)

【来源】　为木犀科植物苦枥白蜡树 *Fraxinus rhynchophylla* Hance、白蜡树 *Fraxinus chinensis*

Roxb.、尖叶白蜡树 *Fraxinus szaboana* Lingelsh. 或宿柱白蜡树 *Fraxinus stylosa* Lingelsh. 的干燥枝皮或干皮。主产于吉林、辽宁、河北等地。春、秋二季剥取，晒干。生用。

【性味归经】 苦、涩，寒。归肝、胆、大肠经。

【功效】 清热燥湿，收涩止痢，止带，明目。

【应用】

1. 湿热泻痢，带下 本品苦寒而涩，既清热燥湿，又收敛涩肠而止痢止带，泻涩兼用而不留邪。治湿热泻痢，里急后重，常配白头翁、黄连等同用，如白头翁汤；治湿热带下，多与椿皮、黄柏等同用。

2. 目赤翳障 本品入肝经，能清泄肝热，明目退翳。用治肝火上攻之目赤肿痛、目生翳膜，可单用煎水洗眼，或配栀子、淡竹叶煎服，如秦皮汤；若治肝经风热、目赤生翳，常与菊花、决明子等同用。

【用法用量】 煎服，6～12g。外用适量。

【现代研究】 含香豆素类，其主要成分为七叶素等。尚含秦皮素、秦皮苷、七叶苷等。秦皮有抗炎、利尿及促进尿酸排泄的作用，还有止咳、祛痰、镇静、镇痛的作用。其煎剂对金黄色葡萄球菌、志贺菌属、大肠埃希菌等有抑制作用。所含秦皮乙素能抑制血小板脂氧合酶的活性。

白鲜皮 Baixianpi

（《神农本草经》）

【来源】 为芸香科植物白鲜 *Dictamnus dasycarpus* Turcz. 的根皮。主产于辽宁、河北、江苏、四川等地。春、秋二季采挖根部，除去泥沙和外部糙皮，剥取根皮，晒干用。

【性味归经】 苦，寒。归脾、胃、膀胱经。

【功效】 清热燥湿，祛风解毒。

【应用】

1. 湿热黄疸、淋证、风湿热痹证 本品性味苦寒，具有清热燥湿，祛风通痹功效。治湿热黄疸常与茵陈、栀子同用，如茵陈汤；治风湿热痹，关节红肿疼痛，与苍术、薏苡仁等同用。

2. 湿热疮毒，湿疹疥癣，皮肤瘙痒 本品性味苦寒，有清热燥湿、泻火解毒、祛风止痒之功。常用治湿热疮毒，肌肤溃烂，黄水淋漓，可配苍术、苦参、连翘等；治疗湿疹、疥癣，皮肤瘙痒，常配苦参、防风、地肤子等，既可内服，又可煎汤外洗；治疗湿热与热毒郁阻肌肤所致的湿疹瘙痒，湿疮浸淫、脓水淋漓，或疮痈肿痛，常与升麻、栀子、黄芩等清热解毒、燥湿药同用。

【用法用量】 煎服，5～10g。外用适量，煎汤洗或研粉敷。

【使用注意】 脾胃虚寒者慎用。

【现代研究】 本品含白鲜碱、胆碱、胡芦巴碱、白鲜内酯、黄柏醇、黄柏酮酸等成分，有解热、抗炎、抗癌、收缩子宫平滑肌等作用。其水煎剂在试管内对多种致病真菌有不同程度的抑制作用。

第三节 清热解毒药

本类药物味多苦寒，以清热解毒为主要作用，适用于各种火热毒邪所致的病证，如温病发热、咽喉肿痛、痈肿疮疡、热毒泻痢等。部分药物还可治疗虫蛇咬伤、烧烫伤及癌肿等。

本类药物药性寒凉，易伤脾胃，中病即止，不可过服。

金银花　Jinyinhua
（《新修本草》）

【来源】　为忍冬科植物忍冬 *Lonicera japonica* Thunb. 的干燥花蕾或带初开的花。主产于河南、山东。夏初花开放前采收，阴干。生用、炒炭用或制成露剂用。

【处方用名】　忍冬

【性味归经】　甘，寒。归肺、心、胃经。

【功效】　清热解毒，疏散风热。

【应用】

1. 痈肿疮毒　本品性味甘寒，既能清热解毒，又善消散痈肿，为治疗热毒疮痈要药。对于疮痈初起有红肿热痛者，可单用水煎内服，或用鲜品捣烂外敷，亦可配伍白芷、皂角刺等同用，如仙方活命饮；用治疗疮肿毒，红肿热痛，坚硬根深者，常配紫花地丁、蒲公英等，如五味消毒饮；用治肠痈腹痛者，多与当归、黄芩等配伍，如清肠饮；肺痈咳吐脓血者，可与鱼腥草、桃仁等同用以清肺排脓。

2. 风热感冒，温热病　本品甘寒，芳香疏散，善宣散风热，透热达表，且有清热解毒之功，适用于温病各个阶段。治疗外感风热，温病初起，常配连翘、薄荷等，如银翘散；若温病热入气分，可配伍石膏、知母等清热泻火药；若热入营血，又常配生地黄、赤芍等清热凉血药，如清营汤。

3. 热毒血痢　本品有清热解毒，凉血止痢之功，常用于热毒血痢，便下脓血者。单用浓煎频服即可奏效，亦可与黄连、白头翁等凉血解毒止痢药同用。

此外，金银花加水蒸馏可制成金银花露，有清热解暑的作用，可用于暑热烦渴，咽喉肿痛以及小儿热疖、痱子等症。

现代用本品配伍黄芩，制成银黄口服液，治疗上呼吸道感染、急性咽喉炎、扁桃体炎等有较好的疗效。

【用法用量】　煎服，6～15g。外用适量。

【使用注意】　脾胃虚寒及气虚疮疡脓清者不宜用。

【现代研究】　本品含绿原酸、异绿原酸、木犀草素、忍冬苷，尚含挥发油、皂苷等。本品具有广谱抗菌作用，对金黄色葡萄球菌、志贺菌属等致病菌有较强的抑制作用，对肺炎链球菌、脑膜炎双球菌也有抑制作用；有明显抗炎及解热作用；能降低血脂，减少肠内胆固醇的吸收。

【不良反应】　金银花毒性低，口服未见毒性反应。但绿原酸有致敏性，注射用药可致过敏反应。金银花提取物有一定溶血作用。

知识链接

金银花名字的由来

金银花，又称双花，《神农本草经》把其列为上品，自古被誉为清热解毒之良药。因他是一生一对，一蒂双花，花初开时，色白如银，两三天后变黄如金，这样新旧相参，黄白互映，犹如金银搭配，故以形色而名之。

连翘 Lianqiao

（《神农本草经》）

【来源】 为木犀科植物连翘 *Forsythia suspensa* (Thunb.) Vahl 的干燥果实。主产于我国东北、华北、长江流域及云南等地。白露前采初熟果实，色尚青绿，称青翘；寒露前采熟透果实则为黄翘。青翘采得后即蒸熟晒干，筛取籽实作连翘心用。入药以青翘为佳，晒干，生用。

【处方用名】 连翘 北连翘（产于东北，为道地药材） 青连翘（清热解毒力强） 黄连翘

【性味归经】 苦，微寒。归肺、心、小肠经。

【功效】 清热解毒，消肿散结，疏散风热。

【应用】

课堂互动

夏枯草与连翘均能散结，治疗瘰疬痰核，试比较两者的异同点。

1.疮疡肿毒，瘰疬痰核 本品苦寒，主入心经，长于清心火，解疮毒，又能散气血凝聚，有消痈散结之功，故有"疮家圣药"之称。用治疮疡肿毒，常与金银花、蒲公英等同用，如五味消毒饮；用治瘰疬痰核，常与夏枯草、浙贝母等同用，以增强软坚散结之功。

2.风热感冒，温病初起 本品轻清上浮，其清热解毒，疏散风热之功效与金银花相似，常相须为用。治温病初起，风热表证，常与金银花、薄荷、牛蒡子等同用，如银翘散；若温病热入营血，常与玄参、生地黄等同用，以清热解毒，透热转气，如清营汤。本品苦寒入心经，清降之性较强，长于清心火，治热陷心包，高热烦躁、神昏，常配麦冬、莲子心等，如清宫汤。

3.热淋涩痛 本品入心与小肠经，善清心利尿，可治湿热蕴结所致小便不利或淋沥涩痛，常配木通、车前子等清热利尿药。

【用法用量】 煎服，6～15g。

【使用注意】 脾胃虚寒及气虚疮疡脓清者不宜用。

【现代研究】 本品主要含挥发油、连翘酚、连翘苷、齐墩果酸、维生素P等成分。连翘酚及挥发油对金黄色葡萄球菌、志贺菌属有很强的抑制作用；对其他致病菌、流感病毒、真菌都有一定的抑制作用。本品所含齐墩果酸有强心、利尿及降血压作用；所含维生素P可降低血管通透性及脆性，防止溶血。煎剂有解热、抗炎、镇吐及抗肝损伤作用。

鉴别比较

金银花⎱　均能清热解毒，既能透热达表，又能清里热而解毒，用治外感风热、温热病、火

连翘⎰　热毒证等，常相须为用。

金银花：能凉血止痢，炒炭能止血，制露可解暑，常用于热毒泻痢及暑热心烦。

连翘：清心火之力较强，又能散结，用治瘰疬结核等，被前人称为"疮家圣药"。

大青叶　Daqingye

（《名医别录》）

【来源】　为十字花科植物菘蓝 *Isatis indigotica* Fort. 的干燥叶。主产于江苏、安徽、河北、河南等地。夏、秋季采收，鲜用或晒干用。

【性味归经】　苦，寒。归心、胃经。

【功效】　清热解毒，凉血消斑。

【应用】

1. 温热病及外感风热　本品苦寒入血分，具有较强的清热解毒、凉血消斑之功，善解心、胃二经实火热毒，常用于温热病的各个阶段，尤宜于热入营血、气血两燔之高热、神昏、发斑等，常与玄参、生地黄等凉血、解毒药配伍。本品质轻力强，具表里两清之功，可治外感风热或温病邪在卫分之发热、咽痛，常与薄荷、牛蒡子等发散风热药同用。

2. 咽喉肿痛　本品苦寒，既能清心胃二经实火，又善解瘟疫时毒，有解毒利咽之效。可单独应用，亦可配伍金银花、连翘等清热解毒药同用。

本品为解毒要药，有较强的抗病毒作用，现代用治上呼吸道感染、流行性感冒、流行性乙型脑炎、病毒性肺炎、病毒性肝炎、流行性腮腺炎及细菌性痢疾、急性肠炎等，有较好疗效。

【用法用量】　煎服，9～15g。外用适量。

【使用注意】　脾胃虚寒证忌用。

【现代研究】　本品主要含靛蓝、菘蓝苷、靛玉红、靛红烷 B、葡萄糖芸苔素及挥发油等成分。其煎剂对金黄色葡萄球菌、甲型链球菌、肺炎链球菌、志贺菌属、百日咳杆菌均有抑制作用；并能抑制流感病毒、腮腺炎病毒等；能增强白细胞吞噬能力。靛玉红能抑制移植性肿瘤，还有保肝、抗炎、解热作用。

【不良反应】　大青叶口服不良反应较少，偶有胃肠道反应。

板蓝根　Banlangen

（《新修本草》）

【来源】　为十字花科二年生草本植物菘蓝 *Isatis indigotica* Fort. 的根。主产于河北、江苏、浙江、安徽等地。秋季采挖，除去泥沙，晒干。切片，生用。

【性味归经】　苦，寒。归心、胃经。

【功效】　清热解毒，凉血利咽。

【应用】

1. 外感发热，温病初起，咽喉肿痛　本品苦寒，清热解毒与大青叶相似，善清实热火毒，更

以解毒利咽喉、消肿痛见长。用治外感风热或温病初起,发热、咽痛较甚者为宜,可单味使用,如板蓝根颗粒;或与金银花、荆芥等疏散风热药同用;若风热上攻,咽喉肿痛,常与玄参、马勃、牛蒡子等同用。

2. 温毒发斑,痄腮,丹毒,痈肿疮毒　本品苦寒,有清热解毒,凉血消肿之功,主治多种瘟疫热毒之证。用治时行温病,发斑发疹,舌绛紫暗者,常与生地黄、紫草、黄芩同用,如神犀丹;若用治丹毒、痄腮、大头瘟,头面红肿,咽喉不利者,常配伍玄参、连翘、牛蒡子等,如普济消毒饮。

【用法用量】　煎服,9～15g。

【使用注意】　体虚而无实火热毒者忌服,脾胃虚寒者慎用。

【现代研究】　本品主要含靛蓝、靛玉红、板蓝根乙素、板蓝根丙素、板蓝根丁素等。其水浸液对多种革兰氏阳性菌、革兰氏阴性菌及流感病毒、腮腺病毒均有抑制作用,可增强免疫功能;所含靛玉红有抗白血病作用。

【不良反应】　板蓝根口服不良反应较少,偶有胃肠道反应。板蓝根注射液的不良反应则时有报道,可引起过敏性皮疹、过敏性休克、上消化道出血、多发性肉芽肿和泌尿系统损害。

知识链接

南、北板蓝根鉴别比较

板蓝根有南、北板蓝根之分。2020 年版《中国药典》收载的板蓝根,别名为北板蓝根。南板蓝根为爵床科植物马蓝 *Baphicacunthus cusia*(Nees)Bremek. 的干燥根。1995 年版《中国药典》始将南板蓝根作为新增品种收载。两者均有清热解毒,凉血利咽之功效,用于外感发热,咽喉肿痛。但两者成分不尽相同,抗病毒作用板蓝根优于南板蓝根。

青黛　Qingdai

(《药性论》)

【来源】　为爵床科植物马蓝 *Baphicacanthus cusia*(Nees)Bremek.、蓼科植物蓼蓝 *Polygonum tinctorium* Ait. 或十字花科植物菘蓝 *Isatis indigotica* Fort. 的叶或茎叶经加工制得的干燥粉末或团块。主产于福建、河北、广东、江苏等地。夏、秋季采收茎叶,加水浸泡,至叶腐烂、茎脱皮时,将茎枝捞出,加入石灰充分搅拌,待浸液色转为紫红色时,捞出液面泡沫状物,晒干。

【处方用名】　青黛　青蛤粉

【性味归经】　咸,寒。归肝经。

【功效】　清热解毒,凉血消斑,泻火定惊。

【应用】

1. 温毒发斑,血热吐衄　本品具有与大青叶相似的清热解毒、凉血消斑之功。然解毒退热之力较弱,而长于凉血化斑,故常用治温毒发斑,常与生石膏、生地黄、升麻等同用,如青黛石膏汤;治血热妄行吐血衄血,常与生地黄、白茅根等同用。

2. 痄腮喉痹,疮痈丹毒　本品内服或外用均有清热解毒、凉血散肿之功。治痄腮喉痹,可与寒水石共研末,外敷患处,内服可与金银花、黄芩、玄参等配伍;治热毒疮痈丹毒,则多与蒲公英、紫花地丁等清热解毒药同用。

3. 咳嗽咯血　本品入肝经,善清肝火,兼清肺热,且能凉血止血,可治肝火犯肺或肺热引起的咳嗽。治肝火犯肺,咳嗽胸痛,痰中带血,轻者与海蛤壳同用,如黛蛤散;重者配栀子、牡丹皮、瓜蒌等同用,如咳血丸。

4. 肝热惊痫　本品能清泻肝经实火,以收息风止痉,定惊痫之效。治肝热生风,惊痫抽搐,多与钩藤、牛黄等配伍,如凉惊丸。

【用法用量】 1～3g,宜入丸、散用。外用适量。

【使用注意】 胃寒者慎用。

【现代研究】 本品主要含靛蓝、靛红玉等。其醇浸液及煎剂体外试验对炭疽杆菌、肺炎链球菌、金黄色葡萄球菌、志贺菌属等有抗菌作用,还有抗癌、保肝作用。

鉴别比较

$\left.\begin{array}{l}\text{板蓝根}\\\text{大青叶}\\\text{青黛}\end{array}\right\}$ 同出一源,功效相近,皆有清热解毒,凉血之功。

板蓝根:为菘蓝的根,解毒利咽之力较强,多用治外感发热,咽喉肿痛。

大青叶:为菘蓝的叶,凉血消斑之力较强,多用治热病,高热发斑。

青黛:为马蓝、蓼蓝(南板蓝根)或菘蓝(板蓝根)的茎叶,经加工制得的干燥粉末或团块,清肝定惊之力较强,多用治肝热惊痫。

穿心莲   Chuanxinlian

(《岭南采药录》)

【来源】 为爵床科植物穿心莲 *Andrographis paniculata*(Burm.f.)Nees 的干燥地上部分。主产于广东、广西。秋初茎叶茂盛时采割,切段,晒干。生用或鲜用。

【别名】 一见喜   万病仙草   苦胆草

【性味归经】 苦,寒。归心、肺、大肠、膀胱经。

【功效】 清热解毒,凉血,消肿。

【应用】

1.风热感冒,温病初起,肺热咳嗽证 本品苦寒清泄,清热解毒,尤善清肺。用治外感风热或温病初起,发热头痛,可单用,如穿心莲片,亦可与金银花、连翘等同用;用治肺热咳嗽气喘,多配黄芩、桑白皮等;用治肺痈咳吐脓痰,则配鱼腥草、桔梗等;用治咽喉肿痛,常与玄参、板蓝根等同用。

2.湿热泻痢,热淋,湿疹 本品其味甚苦,燥湿力强,有解毒、燥湿、止痢之功,用治多种湿热证。治肠胃湿热,腹痛泄泻,下痢脓血,可单用或与马齿苋、黄连等同用;用治膀胱湿热,淋沥涩痛,多与车前子、黄柏等同用;用治湿疹瘙痒,可以本品为末,甘油调涂。

3.痈肿疮毒,蛇虫咬伤 本品既清热解毒,又凉血消痈。用治热毒疮痈,常与野菊花、紫花地丁等同用;治毒蛇咬伤,可与白花蛇舌草、重楼等同用。

穿心莲为现代临床应用的新品种,具有较强的清热解毒、抗感染的作用,可广泛用于呼吸道、消化道、泌尿系及皮肤等多种感染性疾病。

【用法用量】 煎服,6～9g。因本品味苦,煎剂易致呕吐,多作丸、散、片剂。外用适量。

【使用注意】 本品苦寒,不宜多服久服。脾胃虚寒者不宜用。

【现代研究】 本品主要含二萜内酯,尚含甾体皂苷、鞣质、糖类等。其煎剂对金黄色葡萄球菌、铜绿假单胞菌、变形杆菌、肺炎链球菌、志贺菌属等均有抑制作用,能增强人体白细胞对细菌的吞噬能力,有解热、抗炎、利胆、抗蛇毒等作用,并有终止妊娠的作用。

【不良反应】 穿心莲煎服其味甚苦,其多种制剂口服较大剂量可引起胃部不适、食欲减退等症状。穿心莲内酯大剂量口服,连续4日,可引起血清谷丙转氨酶(GPT)升高,停药后可恢复正常。穿心莲注射液偶可引起药疹、上腹痛,甚至过敏性休克。

蒲公英 Pugongying

（《新修本草》）

【来源】 为菊科植物蒲公英 *Taraxacum mongolicum* Hand.-Mazz.、碱地蒲公英 *Taraxacum borealisinense* Kitam. 或同属数种植物的干燥全草。全国大部分地区均产。春至秋季花初开时采收,除去杂质,洗净切段,鲜用或晒干用。

【处方用名】 蒲公英 公英 黄花地丁

【性味归经】 苦、甘,寒。归肝、胃经。

【功效】 清热解毒,消肿散结,利湿通淋。

【应用】

1. 热毒疮痈诸证 本品苦寒,善于清热解毒、消痈散结,主治内外热毒疮痈诸证。主入肝、胃经,清热解毒之中兼能通乳,为治乳痈要药。用治乳痈肿痛,可单用本品浓煎内服,或以鲜品捣汁内服,渣敷患处,亦可与全瓜蒌、金银花等同用;用治痈疖疔疮,常配金银花、紫花地丁等,如五味消毒饮;用治肺痈咳吐脓痰,常与鱼腥草、芦根等同用;用治肠痈腹痛,则多配大黄、牡丹皮、桃仁等同用;鲜品捣烂外敷可治毒蛇咬伤。

2. 热淋及湿热黄疸 本品能清利湿热,利尿通淋,可治热淋涩痛及湿热黄疸。用治热淋小便涩痛,常配车前子、金钱草等同用;用治湿热黄疸,常与茵陈、栀子等同用。

【用法用量】 煎服,10～15g。外用鲜品适量。

【现代研究】 本品主要含蒲公英甾醇、蒲公英素、胆碱等。其煎剂对金黄色葡萄球菌、溶血性链球菌及奈瑟卡他球菌有较强的抑制作用,对肺炎链球菌、志贺菌属、铜绿假单胞菌、脑膜炎双球菌等也有一定的抑制作用,能抑制胃酸分泌,并有抗溃疡和保护胃黏膜作用。

【不良反应】 蒲公英煎服偶见恶心、呕吐、腹部不适及轻泻等胃肠道反应。

知识链接

蒲公英治胃病

我国的中医古籍中早有关于蒲公英治疗胃病的记载,如清代《外科证治全生集》载:"蒲公英瓦上炙枯黑存性,研末火酒送服治胃脘痛"。现代认为胃病主要与幽门螺杆菌感染有关。目前研究表明,蒲公英既能杀灭抑制幽门螺杆菌,又能修补胃黏膜的损伤,对胃病有较好的治疗效果。

鱼腥草 Yuxingcao

（《名医别录》）

【来源】 为三白草科植物蕺菜 *Houttuynia cordata* Thunb. 的新鲜全草或干燥地上部分。主产于浙江、安徽、江苏、湖北。鲜品全年均可采割;干品夏季茎叶茂盛花穗多时采收,除去杂质,晒干。生用。

【性味归经】 辛,微寒。归肺经。

【功效】 清热解毒,消痈排脓,利尿通淋。

【应用】

1. 肺痈吐脓,肺热咳痰 本品性寒降泄,辛以散结,主入肺经,以清肺热见长,且有祛痰止咳,消痈排脓之效,善治内痈,尤为治肺痈要药。肺痈胸痛、咳吐脓血,常与桔梗、芦根等同用;用于肺热咳嗽,咳痰黄稠,常与黄芩、桑白皮等同用;亦可用治百日咳,常与百部、麦冬等同用。

2. 热毒疮疡　本品能解毒消痈排脓,亦可用治外痈疮毒,既可与金银花、连翘等同用内服,亦可鲜品捣烂外敷。

3. 热淋　本品有清热除湿,利水通淋之效,常与白茅根、车前子等同用。

现代用治肺脓肿,肺炎,急性或慢性气管炎,尿路感染等。

【用法用量】　煎服,15～25g;鲜品用量加倍。外用适量。

【使用注意】　本品含挥发油,不宜久煎。

【现代研究】　本品主要含挥发油、鱼腥草素、槲皮苷、蕺菜碱、氯化钾等。其煎剂对金黄色葡萄球菌、肺炎链球菌、结核分枝杆菌、志贺菌属等多种致病菌及皮肤真菌均有不同程度的抑制作用;能增强白细胞的吞噬能力,提高机体免疫力;有较强的利尿作用;此外,还有镇咳、平喘、促进组织再生等作用。

【不良反应】　口服有鱼腥味。肌内注射可产生局部疼痛,局部用药对阴道黏膜有一定刺激性。鱼腥草注射液可引起过敏反应,如个别出现药物性皮炎,末梢神经炎,重者可出现过敏性休克等。

金荞麦　Jinqiaomai

(《新修本草》)

【来源】　为蓼科植物金荞麦 *Fagopyrum dibotrys* (D.Don) Hara 的干燥根茎。主产于陕西、江苏、江西、浙江、湖南、河南、湖北、广西、广东、四川、云南等地。冬季采挖,除去茎及须根,洗净、晒干。切成厚片,生用。

【性味归经】　微辛、涩,凉。归肺经。

【功效】　清热解毒,排脓祛瘀。

【应用】

1. 肺痈,肺热咳嗽　本品辛凉,既可清热解毒,又善排脓祛瘀,并能清肺化痰,故以治疗肺痈咳痰浓稠腥臭或咳吐脓血为其所长,可单用,或与鱼腥草、金银花、芦根等配伍应用。若治肺热咳嗽,可与天花粉、矮地茶、射干等同用。

2. 瘰疬疮疖,咽喉肿痛　本品凉以清热,辛以散结,有解毒,消痈,利咽,消肿之效,若与何首乌等药配伍,可用治瘰疬痰核;若配蒲公英、紫花地丁等药,可用治疮痈疖肿或毒蛇咬伤;若与射干、山豆根同用,可用治咽喉肿痛。

此外,本品尚有健脾消食之功,与茯苓、麦芽等同用,可用治腹胀食少,疳积消瘦等症。

【用法用量】　煎服,15～45g。亦可用水或黄酒隔水密闭炖服。

【现代研究】　本品主要含香豆酸、阿魏酸等,有祛痰、解热、抗炎、抗肿瘤等作用,对金黄色葡萄球菌的凝固酶、溶血素及铜绿假单胞菌内毒素有拮抗作用。

败酱草　Baijiangcao

(《神农本草经》)

【来源】　为败酱科植物黄花败酱 *Patrinia scabiosaefolia* Fisch. ex Link. 或白花败酱 *Patrinia villosa* Juss. 的带根全草。主产于长江流域中下游各地。夏、秋二季采收,洗净阴干,切段生用。

【性味归经】　辛、苦,微寒。归胃、大肠、肝经。

【功效】　清热解毒,消痈排脓,祛瘀止痛。

【应用】

1. 肠痈，肺痈 本品辛散苦泄，既能清热解毒，又消痈排脓，且能活血止痛，为治疗肠痈腹痛要药。治肠痈初起，腹痛便秘、未化脓者，常与金银花、牡丹皮等同用；治肠痈脓已成者，常与薏苡仁、附子同用，如薏苡附子败酱散；治疗肺痈咳吐脓血，常与鱼腥草、芦根等同用；治热毒疮肿，可单用水煎内服并以鲜品捣烂外敷患处，或配伍金银花、连翘等同用。

2. 胸腹疼痛，产后腹痛 本品辛散行滞，有破血行瘀、通经止痛之功。治胸腹疼痛，与五灵脂、延胡索等同用；治产后瘀滞腹痛或痛经，常配当归、香附、五灵脂同用。

此外，现代又用治急性结膜炎、急性黄疸性肝炎、肝脓肿、细菌性痢疾、急性肠炎等。

【用法用量】 煎服，6～15g。外用适量。

【使用注意】 脾胃虚寒、食少泄泻者不宜服用。

【现代研究】 黄花败酱主要含挥发油（以败酱烯和异败酱烯的含量最高），尚含齐墩果酸及多种苷类；白花败酱含白花败酱苷、马钱苷及挥发油等。败酱草对金黄色葡萄球菌、铜绿假单胞菌、志贺菌属等有抑制作用；其乙醇浸膏或挥发油有镇静作用，能促进肝细胞再生，改善肝功能。白花败酱的提取物对流感病毒有抑制作用。

大血藤 Daxueteng

（《本草图经》）

【来源】 为木通科植物大血藤 *Sargentodoxa cuneata*（Oliv.）Rehd. et Wils. 的藤茎。主产于江西、湖北、湖南、江苏、河南等地。秋冬季采收藤茎，除去枝叶，砍去短节，趁鲜切片，晒干生用。

【性味归经】 苦，平。归大肠、肝经。

【功效】 清热解毒，活血，祛风止痛。

【应用】

1. 肠痈腹痛，热毒疮疡 本品主入大肠经，有清热解毒，消痈止痛之功，且善散肠中瘀滞，为治肠痈要药，也可用于其他热毒疮疡。用治肠痈，常与败酱草相须为用，或与金银花、连翘等同用，如红藤煎；治热毒疮疡，多与野菊花、蒲公英等同用。

2. 跌仆肿痛，经闭痛经 本品能活血散瘀，消肿止痛。用治跌打损伤，瘀血肿痛，常与骨碎补、续断、赤芍等药同用；用治经闭痛经，常与当归、香附、益母草等药同用。

3. 风湿痹痛 本品尚有活血化瘀、祛风止痛之功，可治风湿痹痛，腰腿疼痛，关节不利，常与独活、牛膝、防风同用。

【用法用量】 煎服，9～15g。外用适量。

【使用注意】 孕妇慎用。

【现代研究】 本品含大黄素、鞣质等。其煎剂对金黄色葡萄球菌、乙型链球菌、大肠埃希菌、铜绿假单胞菌等有抑制作用；水提取物能抑制血小板聚集和血栓形成，增加冠脉血流量，扩张冠状动脉，缩小心肌梗死范围。

白花蛇舌草 Baihuasheshecao

（《广西中药志》）

【来源】 为茜草科植物白花蛇舌草 *Hedyotis diffusa* Willd. 的全草。主产于云南、广东、广西、福建。夏、秋二季采收、洗净、晒干、切段。生用。

【性味归经】 微苦、甘，寒。归胃、大肠、小肠经。

【功效】 清热解毒，利湿通淋。

【应用】

1. 痈肿疮毒，咽喉肿痛，毒蛇咬伤　本品苦寒，有较强的解毒消痈作用。治热毒疮痈、毒蛇咬伤，可单用捣烂外敷，或配蒲公英、野菊花等同用；治咽喉肿痛，常配牛蒡子、玄参等同用。

2. 热淋涩痛　本品甘寒，有清热利湿通淋之效。治疗湿热淋证，小便淋沥涩痛，常与半枝莲、车前草、石韦等同用。

本品有抗癌作用，可广泛治疗各种癌症，如胃癌、食管癌、直肠癌等见热毒内盛者，主要是取本品清热解毒消肿之功，可配合其他抗癌药。

【用法用量】　煎服，15～60g。外用适量。

【使用注意】　阴疽及脾胃虚寒者忌用。

【现代研究】　本品含齐墩果酸、熊果酸、黄酮苷、甾醇等。其粗制剂体外试验，在高浓度下有抗肿瘤作用；能增强网状细胞、白细胞的吞噬能力，从而达到抗菌、消炎的目的；体外抗菌作用不显著。

紫花地丁　Zihuadiding
（《本草纲目》）

【来源】　为堇菜科植物紫花地丁 *Viola yedoensis* Makino 的全草。主产于河南、江苏、安徽、浙江、福建。春、秋季采收。晒干生用或鲜用。

【性味归经】　苦、辛，寒。归心、肝经。

【功效】　清热解毒，凉血消肿。

【应用】

1. 热毒疮疡诸症　本品苦泄辛散，有清热解毒，凉血消痈之功，为治疗血热壅滞之痈肿疮毒、红肿热痛的常用药，尤善治疔毒。常与蒲公英、金银花、野菊花等配伍煎服，如五味消毒饮；也可用鲜品捣敷患处。用治乳痈，常与蒲公英同用；用治肠痈，常与大黄、大血藤同用。

2. 毒蛇咬伤　本品兼解蛇毒，可以鲜品取汁服，或以其渣加雄黄少许捣烂外敷伤处。

此外，还可用于肝热目赤肿痛。

【用法用量】　煎服，15～30g。外用适量。

【使用注意】　体质虚寒者忌服。

【现代研究】　含棕榈酸、对羟基苯甲酸、地丁酰胺等。本品对结核分枝杆菌、志贺菌属、金黄色葡萄球菌及皮肤真菌有抑制作用，有抗病毒作用，以及解热、消肿、消炎等作用。

重楼　Chonglou
（《神农本草经》）

【来源】　为百合科植物云南重楼 *Paris polyphylla* Smith var. *yunnanensis*（Franch.）Hand.-Mazz. 或七叶一枝花 *Paris polyphylla* Smith var. *chinensis*（Franch.）Hara 的根茎。产于长江流域及南方各地。秋末冬初采挖。除去须根，洗净晒干，切片生用。

【别名】　七叶一枝花　蚤休　草河车

【处方用名】　蚤休　重楼　七叶一枝花　草河车

【性味归经】　苦，微寒；有小毒。归肝经。

【功效】　清热解毒，消肿止痛，凉肝定惊。

【应用】

1. 痈肿疔毒，蛇虫咬伤，咽喉肿痛　本品苦寒，善清热解毒，消肿止痛，为治痈肿疔毒，毒蛇咬伤的常用药。用治痈肿疔毒,可单味研末,醋调外敷,或配黄连、金银花等同用,如夺命丹;治毒蛇咬伤,红肿疼痛,可单用本品煎服,或鲜品捣烂外敷,也可与半边莲等配伍;治咽喉肿痛,疟腮喉痹,配牛蒡子、连翘、板蓝根等;治瘰疬痰核,与夏枯草、牡蛎、浙贝母等同用。

2. 跌打损伤 本品有消肿止痛、化瘀止血之功效,可用于外伤出血,或跌打损伤,瘀肿疼痛,可单用或与活血疗伤药三七、血竭、自然铜等同用。

3. 惊风抽搐 本品入肝经,有凉肝泻火、息风止痉之效。用于小儿热极生风,四肢抽搐,常与钩藤、蝉蜕等清肝息风药同用。

【用法用量】 煎服,3~9g。外用适量,研末调敷。

【使用注意】 体虚、无实火热毒者,孕妇及疮疡阴证者均不宜服用。

【现代研究】 本品主要含蚤休苷、薯蓣皂苷、氨基酸等。本品有广谱抗菌作用,对志贺菌属、伤寒杆菌、铜绿假单胞菌、金黄色葡萄球菌、溶血性链球菌均有抑制作用;所含甾体皂苷和氨基酸有抗蛇毒作用。此外,本品还有镇静、镇痛、镇咳、平喘、抗炎、抗癌、止血、收缩子宫、杀灭精子作用。

射干 Shegan

（《神农本草经》）

【来源】 为鸢尾科植物射干 *Belamcanda chinensis*（L.）DC. 的干燥根茎。主产于湖北、河南、江苏、安徽等地。春初刚发芽或秋末茎叶枯萎时采挖,除去须根,洗净晒干,切片用。

【处方用名】 射干 嫩射干 黄射干

【性味归经】 苦,寒。归肺经。

【功效】 清热解毒,消痰,利咽。

【应用】

课堂互动

清热药中还有哪些药能治疗咽喉肿痛?与射干比较有何异同?

1. 热毒痰火郁结,咽喉肿痛 本品苦寒降泄,主入肺经,善清泻肺热,兼能祛痰、利咽,常用治咽喉肿痛,对热毒所致的咽喉肿痛,兼有痰热者尤为适宜。可单用捣汁含咽,亦可与黄芩、桔梗等同用。

2. 痰盛咳喘 本品苦寒,降气消痰,止喘咳,尤宜于痰热咳喘,常与桑白皮、桔梗、紫菀等同用;若治寒痰壅肺咳喘,常配麻黄、细辛、半夏,如射干麻黄汤。

【用法用量】 煎服,3~10g。

【使用注意】 本品苦寒,脾虚便溏者慎用。孕妇慎用。

【现代研究】 本品主要含鸢尾苷元、射干酮、鸢尾黄酮、鸢尾黄酮苷、紫檀素等。本品对皮肤真菌有较强抑制作用,并有解热、镇痛、抗炎及利尿等作用,对流感病毒、疱疹病毒也有一定的抑制作用。

绵马贯众 Mianmaguanzhong

（《神农本草经》）

【来源】 为鳞毛蕨科多年生草本植物粗茎鳞毛蕨 *Dryopteris crassirhizoma* Nakai 的根茎及叶柄残基,习称"东北贯众"。主产于黑龙江、吉林、辽宁等地。秋季采挖,洗净,除去叶柄及须根,晒干。生用或炒炭用。

【处方用名】 贯众 绵马贯众 贯众炭

【性味归经】 苦,微寒;有小毒。归肝、胃经。

【功效】　清热解毒,驱虫。

【应用】

1. 时疫感冒,热毒斑疹,痄腮　本品苦寒,长于解时疫之毒,既清气分邪热,又解血分之热毒,可治温热毒邪所致病证。治时疫感冒,常与金银花、薄荷、板蓝根等同用;治热毒发斑,常与大青叶、玄参、水牛角等同用;治斑疹痄腮,配板蓝根、紫草、连翘等同用。

2. 血热证　本品寒凉入肝经,能凉血止血,用治各种血热出血,尤善治崩漏下血。单味研末调服治疗衄血;配侧柏叶、白茅根等治疗便血;与五灵脂等配伍治疗崩漏下血;属气血不足崩漏者可配伍黄芪、当归、阿胶等益气养血止血。

3. 虫积腹痛　本品有杀虫作用。治绦虫,常配槟榔、雷丸等同用;治钩虫,常配榧子、槟榔等同用;治蛔虫腹痛,可与使君子、苦楝皮等配伍;治蛲虫,以本品煎汁清洗肛门周围,临睡前用效佳。

【用法用量】　煎服,5～10g。清热解毒、杀虫宜生用;止血宜炒炭用。

【使用注意】　本品有小毒,不宜过量。脾胃虚寒者及孕妇慎用。

【现代研究】　本品主要含绵马酸类、黄绵马酸类,尚含白绵马素、绵马酚及挥发油、鞣质、树脂等。其煎剂对各型流感病毒有强烈抑制作用,亦有一定的抑菌作用;所含绵马酸、黄绵马酸有较强的驱虫作用,能使绦虫麻痹而排出,也有驱除钩虫、蛔虫作用;其煎剂及其提取物对家兔在体或离体子宫均有明显收缩作用。此外,绵马贯众还能抗早孕、抗肿瘤、止血、保肝。

【不良反应】　贯众的主要成分绵马素可引起眩晕、头痛、腹痛、腹泻等症状。脂肪丰富的食物有促进绵马素过度吸收的作用,严重时可引起谵妄、抽搐、惊厥、昏迷、黄疸和视力损害等中毒性症状。

山豆根　Shandougen

（《开宝本草》）

【来源】　为豆科植物越南槐 *Sophora tonkinensis* Gapnep. 的干燥根及根茎。主产于广西。秋季采挖,洗净晒干,切片。生用。

【别名】　广豆根　南豆根

【处方用名】　山豆根　广豆根

【性味归经】　苦,寒;有毒。归肺、胃经。

【功效】　清热解毒,消肿利咽。

【应用】

1. 咽喉肿痛　本品苦寒之性较强,善清热利咽,解毒消肿,为治火毒蕴结所致咽喉肿痛、乳蛾喉痹要药。治咽喉肿痛,轻者可单用煎服,并含漱,重者可与连翘、桔梗、牛蒡子配伍,如清凉散;治乳蛾喉痹,常与射干、玄参等同用,如山豆根汤。

2. 牙龈肿痛　本品入胃经,善清胃火,对胃火上攻所致牙龈肿痛、口舌生疮,可单用煎汤漱口,或与石膏、黄连等同用。

此外,本品还可用于湿热黄疸,肺热咳嗽,痈肿疮毒等症。近年来用于钩端螺旋体病及早期肺癌、喉癌、膀胱癌等均有一定的疗效。用治钩端螺旋体病多与大青叶、甘草合用;用治癌证,常与白花蛇舌草、鱼腥草配伍。本品对慢性迁延性肝炎也有一定疗效。

【用法用量】　煎服,3～6g。外用适量。

【使用注意】　本品有毒,过量服用易引起呕吐、腹泻、胸闷、心悸等副作用,故用量不宜过大。脾胃虚寒者慎用。

【现代研究】　本品含生物碱,主要有苦参碱、氧化苦参碱、金雀花碱、槐角碱等;黄酮类化合物,主要有紫檀素、槐树素、槐酮、槐多色烯、槐属黄酮 A 和 B 等;山豆根皂苷元 A、B、C、D 等成分。本品有抗肿瘤作用,对心血管系统有增加冠脉血流量、抗心律失常等作用,并有抑制胃酸分泌、抗溃疡、抗菌、解热、升高白细胞、保肝、平喘、降血脂、镇静、镇痛等作用。

【不良反应】 传统认为山豆根无毒。但近年来临床有关山豆根中毒乃至死亡的报道时有所见。主要毒性症状为恶心、呕吐、腹泻、腹痛;头晕眼花、恶寒、出汗、四肢颤抖、抽搐、昏迷;或见心跳加快,或见呼吸抑制,血压下降。可因呼吸衰竭、肺水肿等死亡。还有报道引起亚急性基底节坏死性脑病者。

半边莲 Banbianlian
(《本草纲目》)

【来源】 为桔梗科多年生草本半边莲 *Lobelia chinensis* Lour. 的全草。产于长江以南各地。夏季采收,拔起全草,除去杂质。鲜用或晒干生用。

【性味归经】 辛,平。归心、小肠、肺经。

【功效】 清热解毒,利尿消肿。

【应用】

1. 疮痈肿毒,蛇虫咬伤 本品甘寒,清热解毒,长于解蛇毒,疗蛇伤,是治毒蛇咬伤之良药,亦治疗疮肿毒,内服外用均可,尤以鲜品捣烂外敷疗效更佳。用治毒蛇咬伤、蜂蝎螫伤,常与白花蛇舌草、虎杖等同用。

2. 水肿、黄疸 本品能利水消肿。用治大腹水肿,常与泽泻、茯苓、大黄、枳实等药同用;用治黄疸、小便不利,常与茵陈、白茅根等药同用。

此外,对皮肤湿疮、湿疹及疥癣均有较好疗效,可单味水煎,或局部湿敷。

【用法用量】 煎服,9～15g,鲜品 30～60g。外用适量。

【使用注意】 虚证水肿忌用。

【现代研究】 本品含生物碱,黄酮苷、延胡索酸等。其煎剂及延胡索酸有抗蛇毒作用;其浸剂有持久而显著的降压作用;浸剂及半边莲总生物碱利尿作用显著;半边莲碱吸入能扩张支气管;此外,半边莲煎剂尚有利胆、抗炎、抑菌等作用。

白头翁 Baitouweng
(《神农本草经》)

【来源】 为毛茛科植物白头翁 *Pulsatilla chinensis* (Bge.) Regel 的干燥根。全国大部分地区均产。春、秋二季采挖,除去须根,保留根头白绒毛,洗净晒干,生用。

【性味归经】 苦,寒。归胃、大肠经。

【功效】 清热解毒,凉血止痢。

【应用】

1. 热毒血痢 本品苦寒降泄,清热解毒,凉血止痢,尤善清胃肠湿热及血分热毒,为治热毒血痢要药。可单用,或与黄连、黄柏、秦皮同用,如白头翁汤。

2. 阴痒带下 本品苦寒,兼清热燥湿之功,可治下焦湿热所致阴痒、带下,常配秦皮、苦参等同用。

【用法用量】 煎服,9～15g。外用适量。

【使用注意】 虚寒泻痢忌服。白头翁鲜品外用对皮肤、黏膜有一定刺激性。经加热、久贮后即丧失其刺激性。

【现代研究】　本品主要含三萜皂苷，尚含白头翁素、胡萝卜素等。其煎剂、鲜汁、乙醇提取物对金黄色葡萄球菌、铜绿假单胞菌、志贺菌属、伤寒杆菌等均有明显的抗菌作用；煎剂及皂苷能明显抑制阿米巴原虫生长，对阴道滴虫有明显的杀灭作用，对流感病毒和皮肤真菌也有抑制作用；醇提物还有一定的镇静、镇痛和抗痉挛作用。

马齿苋　Machixian

（《本草经集注》）

【来源】　为马齿苋科植物马齿苋 *Portulaca oleracea* L. 的干燥全草。全国各地均产。夏、秋季采收，除去残根及杂质，洗净，略蒸或烫后晒干，生用。

【性味归经】　酸，寒。归肝、大肠经。

【功效】　清热解毒，凉血止血，止痢。

【应用】

1. 湿热泻痢及热毒血痢　本品酸寒收敛，入大肠经，具有清热解毒，凉血止痢之功，为治痢疾的常用药。单用水煎服有效，或以鲜品捣汁加蜜调服，或以本品煮粥服；亦可与黄连、黄芩等同用，治疗大肠湿热，腹痛泄泻。

2. 热毒疮疡　本品具有清热解毒，凉血消肿之功，故可用于阳证疮疡。可单用煎汤内服、外洗，或以鲜品捣烂外敷，也可与其他清热解毒药配伍应用。

3. 崩漏便血　本品味酸而寒，有清热凉血，收敛止血之功。用治血热妄行之月经过多，崩漏下血，可单用捣汁或制成针剂用，有明显的收缩子宫及止血作用，或与苎麻根、侧柏叶、茜草等同用；用治大肠湿热便血痔血，可单用，亦可配伍地榆、槐角等同用。

【用法用量】　煎服，9～15g。外用适量。

【使用注意】　脾胃虚寒，肠滑易泄者忌用。

【现代研究】　本品含三萜醇类、黄酮类、氨基酸等。有利尿作用，其煎剂对志贺菌属、大肠埃希菌、金黄色葡萄球菌均有抑制作用；注射液对血管有显著收缩作用、对子宫平滑肌有兴奋作用。

野菊花　Yejuhua

（《本草正》）

【来源】　为菊科植物野菊 *Chrysanthemum indicum* L. 的干燥头状花序。全国各地均产。秋冬季花初开时采收，晒干，生用。

【性味归经】　苦、辛，微寒。归肝、心经。

【功效】　清热解毒，泻火平肝。

【应用】

1. 痈疽疔疖，咽喉肿痛　本品辛散苦降，有清热泻火，解毒利咽，消肿止痛之功，为治外科疔痈之良药。用治热毒蕴结，疔疖丹毒、痈疽疮疡、咽喉肿痛，可与蒲公英、紫花地丁、金银花等配伍应用，如五味消毒饮。

2. 肝热或风热目赤　本品入肝经，清泻肝火，兼散风热。治肝火上炎，目赤肿痛，可与决明子、密蒙花等清肝明目药合用；治风热目翳，宜与桑叶、蝉蜕等疏风明目药同用。亦可单用煎汤，滤取澄清药液洗眼。

3. 肝阳上亢证　本品能清肝平肝，用治肝阳上亢之头痛、眩晕，常与夏枯草、决明子、钩藤等同用。现代治疗高血压，属肝热证者常选用本品，多与钩藤、罗布麻、槐花等药同用。

　课堂互动

菊花与野菊花两者来源与功效有何异同？

此外,本品内服或煎汤外洗,也可用治湿疹等所致皮肤瘙痒。

【用法用量】　煎服,9～15g。外用适量。

【现代研究】　本品含挥发油、蒙花苷、菊苷、香豆精等。其煎剂有广谱抗菌作用,对金黄色葡萄球菌、白喉杆菌、志贺菌属及流感病毒均有抑制作用;并有明显的抗炎、降压作用。

鸦胆子　Yadanzi

《《本草纲目拾遗》》

【来源】　为苦木科常绿灌木鸦胆子 *Brucea javanica*(L.)Merr. 的干燥成熟果实。主产于广西、广东等地。秋季采收。去壳取仁,晒干。生用。

【性味归经】　苦,寒;有小毒。归大肠、肝经。

【功效】　清热解毒,截疟,止痢,外用腐蚀赘疣。

【应用】

1.热毒血痢,休息痢　本品能清热解毒止痢,善清大肠蕴热,治热毒血痢,便下脓血等,可单用本品去皮25～50粒,白糖水送服。因其有燥湿杀虫止痢之功,又为治休息痢要药,现代多用治疗阿米巴痢疾,可单用或与其他治痢之品同用。

2.疟疾　本品有杀虫截疟之功,对各种类型的疟疾均可应用,尤宜于间日疟及三日疟。单用本品以龙眼肉包裹吞服。

3.赘疣鸡眼　本品外用有腐蚀作用,用治赘疣、鸡眼,取本品捣烂涂敷患处,或用鸦胆子油局部外敷。

【用法用量】　内服,每次0.5～2g;可装入胶囊或用龙眼肉包裹吞服;或压去油制成丸剂、片剂用,不宜入煎剂。治疗疟疾每次10～15粒;治疗痢疾每次10～30粒。外用适量,捣敷,或制成鸦胆子油局部涂敷。

【使用注意】　胃肠出血及肝肾病患者忌用或慎用。

【现代研究】　本品含苦木内酯类、苦木内酯苷类、鸦胆子碱等生物碱、脂肪油、黄酮类、酚类和酸类等成分。鸦胆子对阿米巴原虫、疟原虫、阴道滴虫、鞭虫、蛔虫等有抑制、杀灭或驱杀作用,并有抗肿瘤、抗病毒、抗白血病等作用;对赘疣细胞可使细胞核固缩、坏死、脱落。所含苦木素有显著的抗疟作用。

【不良反应】　鸦胆子局部应用时,对皮肤、黏膜有强烈刺激性。口服时易引起腹部不适、恶心、呕吐、腹痛、腹泻、坠胀和头昏乏力,其发病率可达78.3%。也有鸦胆子外敷引起过敏反应的报道。

马勃　Mabo

《《名医别录》》

【来源】　为灰包科真菌脱皮马勃 *Lasiosphaera fenzlii* Reich.、大马勃 *Calvatia gigantea*(Batsch ex Pers.)Lloyd 或紫色马勃 *Calvatia lilacina*(Mont.et Berk)Lloyd 的干燥子实体。主产于内蒙古、甘肃、吉林、湖北。夏、秋二季子实体成熟时及时采收,除去泥沙,干燥。切成方块,生用。

【性味归经】　辛,平。归肺经。

【功效】　清肺利咽,止血。

【应用】

1.咽喉肿痛,咳嗽失音　本品质轻入肺经,能清肺解毒利咽,为治咽痛音哑之常用药。不论热毒、风热或虚火上攻所致的咽喉不利,均可用之。可单用研末含咽,或配板蓝根、连翘等同用;

肺热咳嗽失音,常与黄芩、蝉蜕等同用。

2. 血热吐衄 本品能凉血止血,用治血热妄行之吐衄出血。可单用或配凉血止血药同用;治外伤出血,可研末外敷

【用法用量】 煎服,2～6g。外用适量。

【现代研究】 本品含有马勃素、马勃酸、马勃黏蛋白、马勃素葡萄糖苷、麦角甾醇、尿素、亮氨酸、酪氨酸及类脂质等。大马勃子实体尚含抗坏血酸等成分。脱皮马勃有明显的止血作用,且不亚于淀粉海绵或明胶海绵,对金黄色葡萄球菌、铜绿假单胞菌及少数致病真菌有一定抑制作用。大马勃有抗癌活性。

地锦草　Dijincao
（《嘉祐本草》）

【来源】 为大戟科植物地锦草 *Euphorbia humifusa* Wild. 或斑地锦 *E. maculata* L. 的干燥全草。全国各地均有分布,尤以长江流域及南方各地为多。夏、秋二季采收,除去杂质,洗净,晒干。切段,生用。

【性味归经】 辛,平。归肝、大肠经。

【功效】 清热解毒,凉血止血。

【应用】

1. 热毒泻痢 本品有清热解毒止痢,凉血止血之功效,故常用于湿热、热毒所致的泻痢不止、血痢、便血。如《经验方》以本品研末,米饮服之,用治湿热泻痢;若用治血痢、便下脓血者,可与马齿苋、地榆等配伍以增强疗效。

2. 血热出血 本品既能凉血止血,又能活血散瘀,具有止血而不留瘀的特点,故用于多种内外出血症。如用治妇女崩漏,可单用为末,姜、酒调服;若治外伤肿痛出血,可取鲜品捣烂,外敷患处。本品既能止血,又能利尿通淋,故常与白茅根、小蓟等药同用,治疗尿血、血淋。

3. 湿热黄疸 本品能清热解毒,又能利湿退黄。可单用本品煎服,治疗湿热黄疸,小便不利,或与茵陈、栀子、黄柏等同用。

4. 热毒疮肿,毒蛇咬伤 本品既能清热解毒,又具凉血消肿之功,故可用于热毒所致之疮疡痈肿、毒蛇咬伤等,常取鲜品捣烂外敷患处。

【用法用量】 煎服,9～20g,鲜品30～60g。外用适量。

【现代研究】 本品含有黄酮类,如槲皮素及其单糖苷、异槲皮苷、黄芪苷等;香豆素类,如东莨菪素、伞形花内酯、泽兰内酯;有机酸类,如没食子酸及棕榈酸等。尚含有肌醇及鞣质等。对金黄色葡萄球菌、溶血性链球菌、白喉杆菌、大肠杆菌、伤寒杆菌、志贺菌属、铜绿假单胞菌、肠炎杆菌等多种致病菌有明显的抑菌作用;同时具有中和毒素作用。本品尚有止血作用及抗炎、止泻作用;其制剂若与镇静剂、止痛剂或抗组胺剂合用时,可产生解痉、镇静或催眠作用。最新研究表明,斑地锦水提取液对急性炎症有较强的抑制作用;能显著缩短小鼠眼血液凝血时间,止血作用明显。

第四节　清热凉血药

本类药多为甘苦寒或咸寒之品,多归心、肝经,偏入血分,可清解营分、血分热邪,主要适用于营分、血分等实热证。若温热病热入营分,症见身热夜甚、心烦不寐、舌绛、脉细数,甚则神昏谵语、斑疹隐隐;若邪陷心包,则症见神昏谵语、舌謇肢厥、舌质红绛;若热入血分,则症见舌色

深绛、吐血衄血、尿血便血、斑疹紫暗、躁扰不宁,甚或昏狂。亦可用于其他疾病引起的血热出血证,如肺痨咳血、血淋、崩漏或疮痈红肿等。本类药物中,有的兼有养阴增液作用,对于热入营血,伤阴耗液者最为适宜。

生地黄 Shengdihuang

(《神农本草经》)

【来源】 为玄参科植物地黄 *Rehmannia glutinosa* Libosch. 的块根。主产于河南。秋季采挖,除去芦头、须根,缓缓烘焙至约八成干,称"生地黄"。切片,生用。

【处方用名】 生地黄 生地 干生地(晒干或烘干者) 怀生地(河南古时怀庆地区所产者,为道地药材) 小生地 细生地 次生地(系细小之根茎,质次) 鲜生地 鲜地黄(采后埋藏于干燥泥土中备用,长于生津止渴) 地黄炭(炒炭入药,减其滋腻之性,增加止血作用)

【性味归经】 甘,寒。归心、肝、肾经。

【功效】 清热凉血,养阴生津。

【应用】

1. 温热病热入营血,血热出血 本品甘寒质润,入营血分,长于清热凉血,且能养阴生津。治温病热入营分,壮热口干、神昏舌绛,常与玄参、金银花等同用,如清营汤;若热入血分,吐衄发斑,常与水牛角、牡丹皮、赤芍同用,如犀角地黄汤。本品有良好的凉血止血之功,用治血热妄行之吐衄、便血或崩漏下血,常与鲜荷叶、生艾叶、生侧柏叶同用,如四生丸。

2. 热病伤阴及内热消渴 本品甘寒,清热之中兼以养阴生津。可用于热病伤阴及阴虚内热之消渴。若热病伤津,口渴多饮,常与麦冬、玉竹等同用,如益胃汤;若内热消渴,常配麦冬、天花粉等,如玉泉散;若温病伤阴,肠燥便秘,则与玄参、麦冬同用,如增液汤。

【用法用量】 煎服,10～15g。

【使用注意】 本品性寒而质润,故脾虚湿滞,腹满便溏者不宜用。

【现代研究】 本品主要含地黄苷、地黄苦苷、甾醇苷等数十种环烯醚萜苷类,其次为糖类,并含有 20 余种氨基酸及有机酸、β- 谷甾醇、豆甾醇、维生素 A 类物质、微量元素等。本品能促进血虚动物红细胞(RBC)、血红蛋白(Hb)的修复,加快骨髓造血细胞的增殖、分化;有延缓肝细胞对皮质醇的分解代谢效应、增强免疫功能、抗放射、保护肝脏、防止肝糖原减少、降血糖、降血压、强心作用,且对衰弱心脏尤为明显,还有止血、利尿、迟效性缓和泻下、抗炎、抗真菌、抗肿瘤等药理作用。

【不良反应】 少数患者服药后可出现腹痛、腹泻、头晕、心悸、疲乏等反应。

玄参 Xuanshen

(《神农本草经》)

【来源】 为玄参科植物玄参 *Scrophularia ningpoensis* Hemsl. 的干燥根。主产于浙江。冬季茎叶枯萎时采挖,除去根茎、幼芽、须根及泥沙,晒或烘至半干,堆放 3～6 天,反复数次至干燥。切片,生用。

【处方用名】 玄参 黑参 黑玄参(玄者黑也,故名) 元参 乌玄参 大玄参(强调优质饮片)

【性味归经】 甘、苦、咸,微寒。归肺、胃、肾经。

【功效】 清热凉血,滋阴降火,解毒散结。

【应用】

1. 热入营血 本品咸寒而质润,既能清热凉血,泻火解毒,又能养阴润燥。常用治温病热入营血及气血两燔之证。治温病热入营血，身热口干、神昏舌绛，如清营汤；治热陷心包，神昏谵语，配麦冬、莲子心等，如清宫汤；治气血两燔，身发斑疹，常配石膏、知母等同用，如化斑汤。

2．劳嗽咳血，阴虚发热，津伤便秘　本品质润，能滋肾、肺、胃之阴而降虚火。治肺肾阴虚，劳嗽咳血，常配百合、川贝母等同用，如百合固金汤；治阴虚发热，骨蒸劳热，常配地骨皮、牡丹皮等同用；治津伤肠燥便秘，常配生地黄、麦冬同用，即增液汤。

3．咽喉肿痛，瘰疬痰核，痈肿疮毒　本品咸寒，善于泻火解毒，又可滋阴降火。用治咽喉肿痛，属外感瘟毒，热毒壅盛者，常配薄荷、板蓝根等，如普济消毒饮；属阴虚火旺所致者，可与麦冬、桔梗、甘草同用，如玄麦甘桔汤；治痰火郁结之瘰疬痰核，常配贝母、牡蛎等，如消瘰丸；用治疮疡肿毒，常与金银花、连翘等同用；用治脱疽，常与金银花、当归等同用，如四妙勇安汤。

【用法用量】　煎服，10～15g。

【使用注意】　脾胃虚寒、食少便溏者不宜服用。不宜与藜芦同用。

【现代研究】　本品含植物甾醇、油酸、亚油酸、玄参苷、玄参素、环烯醚萜类、生物碱、天冬酰胺、黄酮苷元、胡萝卜素等化学成分。其水浸液或煎剂能使血压下降；醇浸膏水溶液能明显增加冠脉血流量；对金黄色葡萄球菌、伤寒杆菌等多种细菌有抑制作用。

牡丹皮　Mudanpi

《神农本草经》

【来源】　为毛茛科植物牡丹 *Paeonia suffruticosa* Andr. 的干燥根皮。主产于安徽、四川、湖南等地。秋季采挖根部，除去细根，剥取根皮，晒干切片，生用或酒炙用。

【别名】　粉丹皮　丹皮　牡丹根皮

【处方用名】　牡丹皮　丹皮　粉丹皮（以皮厚、粉性较足者为佳，故名）　凤丹皮（产于安徽铜陵凤凰山者品质最佳，为道地药材）

【性味归经】　苦、辛，微寒。归心、肝、肾经。

【功效】　清热凉血，活血化瘀。

【应用】

1．热入营血，温毒发斑，血热吐衄　本品性微寒，善清营血分实热，因其味辛而能散血中之瘀滞，故能凉血而不留瘀。治温病热入营血，发斑发疹或血热妄行，吐血衄血，常与水牛角、生地黄、赤芍同用，既清血分实热，又防凉血止血留瘀之弊。

2．虚热证　本品辛寒，善于清透阴分伏热。多用于温病后期，邪伏阴分，津液已伤之夜热早凉，热退无汗，常配鳖甲、青蒿等，如青蒿鳖甲汤。若与养阴药同用，亦可用于阴虚内热、骨蒸潮热等证。

3．血瘀经闭、痛经、癥瘕、跌打损伤　本品辛行苦泄，有活血化瘀之功，用治血瘀经闭、痛经、癥瘕，常配桃仁、赤芍等，如桂枝茯苓丸；亦可用于跌打损伤、瘀肿疼痛，可与乳香、没药等同用。

4．痈肿疮毒　本品于凉血之中有散瘀消痈之功。常用治火毒炽盛，痈肿疮毒，可与金银花、连翘等同用；治肠痈初起，配大黄、桃仁等，如大黄牡丹汤。

【用法用量】　煎服，6～12g。

【使用注意】　血虚有寒，月经过多者及孕妇不宜用。

【现代研究】　本品主要含牡丹酚、牡丹酚原苷、芍药苷、挥发油及植物甾醇等。对志贺菌属、伤寒杆菌等多种致病菌及致病性皮肤真菌均有抑制作用；能使子宫内膜充血，有通经作用；有抗血小板聚集作用；能抑制实验动物动脉粥样硬化斑块形成，能抑制肥大细胞脱颗粒而能抗变态反应。此外，还有降压、镇静、解热、镇痛、利尿等作用。

赤芍 Chishao

《开宝本草》

【来源】 为毛茛科植物芍药 *Paeonia lactiflora* Pall. 或川赤芍 *Paeonia veitchii* Lynch. 的干燥根。主产于内蒙古、辽宁、河北、四川。春、秋两季采挖，除去根茎、须根及泥沙。晒干切片，生用。

【处方用名】 赤芍 赤芍药 西赤芍（产于内蒙古等地者，品质最优，为道地药材）

【性味归经】 苦，微寒。归肝经。

【功效】 清热凉血，散瘀止痛。

【应用】

1. 热入营血 本品苦寒，主入肝经，能清肝火，除血分郁热而有凉血散瘀之功。治温热病热入营血，吐血衄血者，常与水牛角、牡丹皮同用，如犀角地黄汤；治温毒发斑，常与紫草、蝉蜕等同用，如紫草快斑汤。

2. 血瘀经闭、痛经、癥瘕积聚及跌打伤痛 本品苦寒，入肝经血分，有活血化瘀止痛之功。治血瘀所致闭经痛经，常配当归、川芎等，如少腹逐瘀汤；若血瘀癥瘕，可与牡丹皮、桃仁等同用，如桂枝茯苓丸；用治跌打损伤，瘀肿疼痛，多与乳香、没药等同用。

3. 目赤肿痛，痈肿疮疡 本品入肝经，有清肝泻火之功，且能凉血消痈。治肝火目赤肿痛，羞明流泪，常配菊花、夏枯草等同用；治热毒壅盛，痈肿疮疡，常配金银花、连翘等，如仙方活命饮。

【用法用量】 煎服，6～12g。

【使用注意】 血寒经闭不宜用。不宜与藜芦同用。

【现代研究】 本品主要含芍药苷、芍药内酯苷、氧化芍药苷等苷类，尚含有没食子鞣质、挥发油、蛋白质等。其注射液或赤芍苷能扩张冠状动脉，提高耐缺氧能力；赤芍水提液有抗血小板凝集，抗血栓形成，抗实验性心肌缺血作用；芍药苷具有镇静、抗炎、镇痛、解热及抗惊厥、抗溃疡和降压作用。

知识链接

赤芍与白芍的区别

《神农本草经》将赤芍与白芍统称芍药，《本草经集注》始将两者加以区分。但在其后的大量本草和方书中，仍长期沿用芍药之名。故对古代方剂中芍药的应用，可视具体病情加以区分，如用治血热、瘀滞或肝热者，宜用赤芍；用于补血敛阴柔肝者，宜用白芍。

鉴别比较

牡丹皮
赤芍
} 均能清热凉血，活血化瘀，用治温热病热入血分，吐血发斑及其他疾病血热出血、血瘀经闭、痛经等，可相须为用。

牡丹皮：凉血之力较强，既能清血分实热，又能治阴虚发热。

赤芍：活血之功较胜，善治瘀血所致的痛证。

紫草 Zicao

（《神农本草经》）

【来源】 为紫草科植物新疆紫草 *Arnebia euchroma*（Royle）Johnst. 或内蒙紫草 *Arnebia guttata* Bunge. 的根。主产于新疆、内蒙古。春秋两季采挖，除去泥沙，晒干，润透切片用。

【性味归经】 甘、咸，寒。归心、肝经。

【功效】 清热凉血，活血解毒，透疹消斑。

【应用】

1. 斑疹紫黑，麻疹不透　本品主入肝经血分，有凉血活血，透疹解毒之效。用治温毒发斑，血热毒盛，斑疹紫黑，常与赤芍、蝉蜕等同用，如紫草快斑汤；若麻疹紫暗，疹出不畅，兼有咽喉肿痛者，可配牛蒡子、山豆根、连翘等，如紫草消毒饮。若单用本品煎服（紫草10g，每天1次，连服3天），或配甘草、绿豆水煎服，可用于预防麻疹，能减少发病率，或减轻症状。

2. 痈疽疮疡，湿疹瘙痒，水火烫伤　本品外用，可解毒消肿。治疮疡久溃不敛，与当归、白芷、血竭等配伍，熬膏外敷，如生肌玉红膏；治湿疹，与黄连、黄柏等同用，如紫草膏；治水火烫伤，单用本品以植物油浸泡，滤取油液，制成紫草浸剂，外涂患处，亦可与地黄、冰片、麻油、花椒同用，如紫草烧伤软膏。

【用法用量】 煎服，5～10g。外用适量熬膏或用油浸液涂擦。

【使用注意】 脾虚便溏者忌服。

【现代研究】 本品含乙酰紫草素及紫草素等多种萘醌类色素、紫草呋喃、脂肪酸、紫草多糖、黄酮和鞣质等化学成分。具有抗菌、抗病毒、抗炎、解热、解痉、阻止肝素的抗凝血、抗生育、降血糖、兴奋心血管系统、保肝及抗癌等药理作用。

水牛角 Shuiniujiao

（《名医别录》）

【来源】 为牛科动物水牛 *Bubalus bubalis* Linnaeus 的角。主产于华南、华东地区。取角后，水煮，去角塞，干燥，镑片，或锉粉用。

【性味归经】 苦，寒。归心、肝经。

【功效】 清热凉血，解毒，定惊。

【应用】

1. 温病热入营血　本品入血分，善清热凉血，又有泻火解毒、定惊之功。治温病热入营血，高热神昏、谵语、惊风抽搐，常配石膏、羚羊角、玄参等，如紫雪。

2. 血热吐衄　本品有清热凉血之功，可治血热妄行之吐血衄血，常与生地黄、牡丹皮、赤芍等同用，如犀角地黄汤。

3. 疮痈，喉痹　本品能清热解毒，用治热毒疮痈，咽喉肿痛，常与连翘、黄连、黄芩等同用。

【用法用量】 镑片或粗粉先煎，15～30g，宜先煎3小时以上，亦可锉末冲服，1.5～3g。

【使用注意】 脾胃虚寒者不宜用。

【现代研究】 本品含胆甾醇、肽类及多种氨基酸、多种微量元素。其煎剂及提取物有强心作用；提取物注射后，能使淋巴小结、脾脏小结增生活跃；能缩短凝血时间，降低毛细血管通透性；还有抗炎、镇静、解热、降低总胆固醇、兴奋垂体-肾上腺皮质系统等作用。

第五节　清退虚热药

　　本类药物药性寒凉,多归肝、肾二经,以清虚热、退骨蒸为主要功效,无苦燥伤阴之弊。适用于虚热证。症见骨蒸潮热、午后发热、手足心热、虚烦不寐、盗汗遗精、舌红少苔、脉细数等。亦可用于温热病后期,邪热未尽,伤阴劫液,而致夜热早凉、热退无汗、舌质红绛,脉细数等。部分药物既可清虚热,又可清实热。常配伍清热凉血及清热养阴之品,以标本兼顾。

上0503

中国传统医学送给人类的礼物——青蒿素的发现

青蒿　Qinghao

(《神农本草经》)

　　【来源】　为菊科植物黄花蒿 *Artemisia annua* L. 的干燥全草。全国大部分地区均产。秋季花盛开时采收,除去老茎,鲜用或晒干,切段生用。

　　【别名】　嫩青蒿

　　【处方用名】　青蒿　香青蒿　青蒿梗　黄花蒿　草蒿

　　【性味归经】　苦、辛,寒。归肝、胆经。

　　【功效】　清虚热,除骨蒸,解暑热,截疟,退黄。

　　【应用】

　　1.温邪伤阴　本品苦寒清热,辛香透散,长于清透阴分伏热。用治温病后期,阴液已伤而余热未清,症见夜热早凉,热退无汗,或热病后低热不退,常配鳖甲、知母等,如青蒿鳖甲汤。

　　2.阴虚发热,劳热骨蒸　本品能清虚热,除骨蒸。用治阴虚发热,骨蒸潮热,手足心热,常配伍鳖甲、地骨皮等,如秦艽鳖甲散、清骨散。

　　3.外感暑热　本品芳香辛散,善清解暑热,常与连翘、金银花等同用。鲜青蒿配伍车前草,可用于小儿感受暑热,发热心烦,小便不利等症。

　　4.疟疾寒热　本品截疟之功甚强,有截疟和解除疟疾寒热之功,为治疟疾要药。大量单用鲜品,加水捣汁服有效,或随证配伍其他药物应用。因本品又能清解暑热,故历来对于疟疾兼感暑邪者尤为常用。用治疟疾发热心烦,胸闷苔腻等兼感暑湿之邪者,常与黄芩、赤茯苓等同用,如蒿芩清胆汤。

　　5.湿热黄疸　本品主入肝、胆经,有退黄疸之功。用治湿热黄疸,面目俱黄、黄色鲜明,常与大黄、栀子、茵陈等同用。

　　【用法用量】　煎服,6~12g,泡服或后下,不宜久煎。

　　【使用注意】　脾胃虚弱,肠滑泄泻者忌服。

　　【现代研究】　本品含青蒿素、青蒿酸、青蒿醇、黄酮类、挥发油等。青蒿醇提物对金黄色葡萄球菌的抑制作用最强,有显著的抗疟原虫及抗血吸虫作用,能促进机体细胞免疫,抗流感病毒,并具有解热、镇咳、祛痰、平喘、利胆作用。

【不良反应】　青蒿毒性低,少许患者口服其浸膏片后可出现恶心、呕吐、腹痛、腹泻等消化道症状。青蒿注射液偶可引起过敏反应。

案例分析

某患儿,男,9岁。发热3天,高热39.5℃,夜间热甚,晨起热退,无汗,口干不欲下咽,小便略赤,舌红少津,脉弦细而数。经医生检查诊断,**中医**:春温邪留阴分;**西医**:上呼吸道感染。

中医治宜:滋阴透热。

处方:青蒿鳖甲汤。

青蒿6g　鳖甲15g　生地12g　知母6g　牡丹皮9g

请分析该处方中青蒿煎煮时有何特殊要求,为什么?

地骨皮　Digupi

(《神农本草经》)

【来源】　为茄科落叶灌木枸杞 *Lycium chinense* Mill. 或宁夏枸杞 *Lycium barbarum* L. 的干燥根皮。我国大部分地区均产。初春或秋后采挖,剥取根皮,洗净晒干,切段用。

【性味归经】　甘,寒。归肺、肝、肾经。

【功效】　凉血除蒸,清肺降火。

【应用】

1.阴虚潮热,骨蒸盗汗　本品甘寒清润,能清肝肾之虚热,为凉血退热除蒸之佳品,常与知母、鳖甲、银柴胡等同用,如地骨皮汤。

2.肺热咳嗽　本品甘寒,善清泄肺热,多用治肺火郁结,气逆不降,咳嗽气喘,皮肤蒸热等,常配桑白皮、甘草等,如泻白散。

3.血热妄行吐血、衄血　本品能入血分而清血中热邪以止血,常用于血热妄行之吐血、衄血。可单用加酒煎服,或配伍白茅根、侧柏叶等同用。

此外,本品兼有生津止渴的作用,配伍生地黄、天花粉、麦冬等养阴生津之品,可治疗消渴证。

【用法用量】　煎服,9～15g。

【使用注意】　外感风寒发热或脾虚便溏者不宜用。

【现代研究】　本品主要含桂皮酸、甜菜碱和酚类物质。其煎剂能抑制伤寒杆菌、志贺菌属;水提物、乙醇提取物有较强的解热作用;煎剂、浸膏均能降血压,并有降血糖、降低血中胆固醇及兴奋子宫等作用。

鉴别比较

地骨皮 ⎫
牡丹皮 ⎭ 均有清热凉血、退虚热、除骨蒸的作用,可用于阴虚内热,骨蒸潮热。

地骨皮:偏清肺火,生津止渴,用治有汗之骨蒸。

牡丹皮:偏活血散瘀,消散痈肿,用治无汗之骨蒸。

白薇　Baiwei

（《神农本草经》）

【来源】　为萝藦科植物白薇 *Cynanchum atratum* Bge. 或蔓生白薇 *Cynanchum versicolor* Bge. 的根及根茎。春秋采挖，洗净晒干，切段用。

【性味归经】　苦、咸，寒。归胃、肝、肾经。

【功效】　清热凉血，利尿通淋，解毒疗疮。

【应用】

1. 阴虚发热，产后虚热，温邪伤营发热　既清实热，又除虚热，以退虚热见长。治阴虚发热，骨蒸潮热，常配知母、青蒿等同用；尤善治产后虚热不退，常与当归、人参等同用，如白薇汤；治温热病后期，余热未尽，阴液耗伤，见夜热早凉者，常与生地黄、青蒿、玄参等同用。

2. 热淋，血淋　本品既能清热凉血，又能利尿通淋，常与木通、滑石等同用。

3. 疮疡肿毒、咽喉肿痛、毒蛇咬伤　本品有解毒疗伤之效，内服外敷均可，亦可配伍其他清热解毒药同用。

【用法用量】　煎服，5～10g。外用适量。

【现代研究】　本品含挥发油、强心苷等。本品有加强心肌收缩的作用，对肺炎链球菌有抑制作用，并有解热利尿作用。

胡黄连　Huhuanglian

（《新修本草》）

【来源】　为玄参科植物胡黄连 *Picrorhiza scrophulariiflora* Pennell 的干燥根茎。主产于云南、西藏。秋季采挖，除去须根及泥沙，晒干。切片，生用。

【性味归经】　苦，寒。归肝、胃、大肠经。

【功效】　退虚热，除疳热，清湿热。

【应用】

1. 阴虚骨蒸，潮热盗汗　本品性寒，入心、肝二经血分，有退虚热，除骨蒸，凉血清热之功。用治阴虚劳热骨蒸，常配地骨皮、银柴胡等，如清骨散。

2. 小儿疳积发热　本品既有退虚热，又有清疳热的作用，且作用较强，可用治小儿疳积发热，消化不良，腹胀体瘦，低热不退，常与党参、白术等同用，如肥儿丸。

3. 湿热泻痢，痔疮肿痛　本品苦寒沉降，善除胃肠湿热及下焦湿热蕴结，为治疗湿热泻痢及痔疮肿痛的良药。用治湿热下痢，常与黄芩、黄柏等同用；用治痔疮肿痛，可配刺猬皮、麝香为丸，或配石决明、槐花、穿山甲[1]为丸服。

【用法用量】　煎服，3～10g。

【现代研究】　本品含胡黄连苷、云杉苷等多种环烯醚萜苷、三萜苷及酚苷，并含胡黄连醇、胡黄连甾醇、香荚酸、桂皮酸、阿魏酸等成分。有抗炎、平喘、保肝、利胆作用；水浸液对多种皮肤致病真菌，有不同程度的抑制作用。

---

[1]　2020 年 6 月 5 日，国家林业和草原局发布公告，将穿山甲属所有种由国家二级保护野生动物调整为国家一级保护野生动物。这标志着，当前在我国自然分布的中华穿山甲，以及据文献记载我国曾有分布的马来穿山甲和印度穿山甲将受到严格保护。

鉴别比较

胡黄连 ⎫
　　　　⎬ 均苦寒,能清湿热,治疗湿热泻痢、湿热黄疸等。
黄连 ⎭

胡黄连:长于入血分、阴分,清退虚热,治疗阴虚骨蒸发热,小儿疳热。

黄连:清湿热作用优于胡黄连,是治疗湿热泻痢要药,善清心经及中焦热邪,治疗心火亢盛、胃热呕哕、消渴及热毒痈肿。

银柴胡　Yinchaihu

（《本草纲目》）

【来源】　为石竹科植物银柴胡 *Stellaria dichotoma* L. var.*lanceolata* Bge. 的干燥根。主产于我国西北部及内蒙古等地。春、夏间植株萌发或秋后茎叶枯萎时采挖,除去残茎、须根及泥沙,晒干。切片,生用。

【性味归经】　甘,微寒。归肝、胃经。

【功效】　清虚热,退疳热。

【应用】

1. 阴虚发热、骨蒸盗汗　本品性味微寒,其性平和,退热而无苦泄之弊,以清虚热见长。用于阴虚发热、骨蒸盗汗,多与地骨皮、青蒿、鳖甲等药配伍,如清骨散。

2. 小儿疳积发热　本品清虚热,消疳热,为清疳热要药。用治小儿疳积发热,腹大消瘦,可与党参、胡黄连、黄芩、鸡内金等配伍。

课堂互动

银柴胡与柴胡是同一种植物吗?两者功效有何不同?

【用法用量】　煎服,3～10g。

【使用注意】　外感风寒,血虚无热者忌服。

【现代研究】　本品含甾体类、挥发油、黄酮类及 α- 谷甾醇、β- 谷甾醇、银柴胡环肽等成分。其水煎醇沉液有解热作用,且作用随生长年限增加而增强;同属品种有降低血清胆固醇的作用,还有杀精子作用。

（丁国瑜）

复习思考题

1. 试述清热药的含义、功用、分类及注意事项。

2. 比较下列药物的功用异同点:石膏与知母,金银花与连翘,黄芩、黄连与黄柏,赤芍与牡丹皮。

3. 青蒿、地骨皮、银柴胡均为常用退虚热之品,其功效和主治特点有何区别?

4. 大青叶、板蓝根、青黛来源相似,临床如何区别应用?

5. "苦寒败胃"的含义是什么?

扫一扫,测一测

第六章　泻　下　药

上0601

PPT 课件

上0602

知识导览

凡能引起腹泻，或滑润大肠，以泻下通便为主要功效，用以治疗里实证的药物，称为泻下药。

泻下药药性沉降，主归大肠经。具有泻下通便作用，以排除胃肠积滞、水饮及其他有害物质，或使实热壅滞之邪通过泻下而清解。适用于大便秘结、胃肠积滞、实热内结及水饮停蓄等里实之证。

根据泻下药性能特点和作用强弱的不同，本章药物分为攻下药、润下药和峻下逐水药三类。

使用泻下药应根据病证及患者的体质不同，选择相应的泻下药并进行适当的配伍。里实兼有表邪者，当先解表而后攻里，或表里双解，以免表邪内陷；里实而正虚者，应与补益药同用，攻补兼施，使攻下不伤正；若里热实积，适当配伍清热药；里寒实积，则配伍温里药。此外，本章药物使用时还常配伍理气药，以增强泻下导滞作用。

本章药物中的攻下药、峻下逐水药作用较强，或有毒性，易伤正气及脾胃，故年老体虚、久病体弱及脾胃虚弱者慎用，妇女胎前产后及月经期慎用或忌用。对毒性较大的峻下逐水药，一定要严格炮制，控制用药剂量，避免中毒，以确保用药安全。

使用泻下药，应奏效即止，慎勿过剂。对重症、急症，须急下者，可入汤剂内服，而对病情较缓，只需缓下者，可入丸剂内服。

第一节　攻　下　药

本类药物性味苦寒，具有较强的泻下通便作用，主要用于里热实证。症见大便秘结、腹部胀满疼痛、脉实有力等。通过配伍，还可用于寒积便秘、湿热积滞泻痢、肠道寄生虫等多种肠胃积滞证。

大部分攻下药还具有较好的清热泻火作用，可用于外感热病所致的高热神昏、谵语发狂；或火热上炎所致头痛、目赤、咽痛、牙龈肿痛；或火热炽盛所致吐血、衄血等上部出血证；或火热毒邪所致痈疮疔疖等。上述病证，不论有无便秘，使用本类药物，以导热下行，清除实热，起到"上病下治""釜底抽薪"的作用。

根据"六腑以通为用""不通则痛"的理论，目前临床上常以攻下药为主，配伍清热解毒药、活血祛瘀药、行气药等，用于治疗胆石症、胆道蛔虫症、胆囊炎、急性胰腺炎、肠梗阻等多种急腹症，取得了较好疗效。

大黄 Dahuang

（《神农本草经》）

【来源】 为蓼科植物掌叶大黄 *Rheum palmatum* L.、唐古特大黄 *Rheum tanguticum* Maxim. ex Balf. 或药用大黄 *Rheum officinale* Baill. 的干燥根及根茎。掌叶大黄和唐古特大黄药材称"北大黄"，主产于甘肃、青海等地；药用大黄药材称"南大黄"，主产于四川。秋末茎叶枯萎或次春发芽前采挖，除去细根，刮去外皮，切块干燥。生用，酒炒，酒蒸，或炒炭用。

【别名】 川军　生军　锦纹　将军

【处方用名】 大黄（生用，长于泻下攻积，泻火解毒）　酒大黄（酒炙，泻下稍缓，长于清上焦实热及血分热毒）　熟大黄（清蒸或酒蒸，泻下缓和，并增强活血祛瘀之功）　大黄炭（炒炭，长于止血）

【性味归经】 苦，寒。归脾、胃、大肠、肝、心包经。

【功效】 泻下攻积，清热泻火，凉血解毒，逐瘀通经，利湿退黄。

【应用】

1. 胃肠积滞证　大黄为苦降之品，有较强的泻下通便、荡涤胃肠积滞作用，为治疗多种胃肠积滞证之要药，善治便秘，因药性寒凉，故尤宜于热结便秘证。治里实热结便秘，常与芒硝、枳实、厚朴等同用，如大承气汤、小承气汤等；若里实热结兼气血虚者，则配人参、当归等，如黄龙汤；若热结伤阴，则配生地黄、麦冬等，如增液承气汤；若脾阳不足之冷积便秘证，则配伍温里散寒之附子、干姜等，如温脾汤；若属湿热积滞泻痢，则与黄连、黄芩、芍药等配伍，如芍药汤；若食积泻痢，大便不爽者，又与木香、青皮、槟榔等配伍同用，如木香槟榔丸。

2. 热毒疮疡、烧烫伤　本品苦寒降泄，既清热解毒，又借其通便之功，可使火热邪从大便排解。治热毒痈肿疔疮，配伍金银花、蒲公英等；治肠痈初起，常配伍牡丹皮、桃仁、冬瓜仁等，如大黄牡丹汤。本品能清热泻火，凉血解毒，外用可治烧烫伤，可单用粉，或配地榆粉，麻油调敷患处。

 课堂互动

大黄为攻下药，为何还能治湿热泻痢？

3. 血热吐衄，目赤咽痛　本品苦寒沉降，能使上炎之火下泻，既能泄血分实热，又有凉血止血之功，使火降血止，可用于上部血热出血证的治疗，配伍泻火的黄连、黄芩，如泻心汤；或与止血药大蓟、小蓟、侧柏叶等同用，如十灰散（现代用大黄粉内服，治疗上消化道出血有良效）。若治火邪上攻之目赤、咽痛、口舌生疮，常用酒大黄配黄芩、栀子等，如凉膈散。

4. 血瘀经闭、产后瘀阻、跌打损伤等血瘀证　本品入血分，有较好的活血祛瘀作用，既下瘀血，又清瘀热，为治疗血瘀证的常用药。治血瘀经闭，常配桃仁、桂枝等，如桃核承气汤；治产后瘀血腹痛，恶露不尽者，配伍桃仁、土鳖虫等，如下瘀血汤；治跌打损伤，瘀血留滞胁下，可配柴胡、桃仁等，如复元活血汤。

5. 湿热黄疸、淋证　本品泻下通便，可导湿热下行外出，用于治疗湿热黄疸、淋证。治黄疸，常配茵陈蒿、栀子，如茵陈蒿汤；治湿热淋证，则配伍木通、滑石等，如八正散。

【用法用量】 煎服，3～15g。外用适量，研末调敷患处。欲攻下者宜生用、后下，或用开水泡服，久煎则泻下力减弱。

【使用注意】 妇女妊娠期、月经期及哺乳期慎用。

【现代研究】 本品主要含蒽醌衍生物，还含有鞣质、有机酸等。大黄能刺激肠道，增加肠蠕动，抑制肠内水分吸收，促进排便；所含泻下成分为蒽醌类，其泻下作用随加热时间延长而减弱，且受温度和时间的影响；由于本品含具有收敛作用的鞣质，大量服用本品产生导泻后，又常出现

上:0603

大黄用量临床研究

便秘；大黄对多种革兰氏阳性和阴性细菌均有抑制作用，其中最敏感的有葡萄球菌、肺炎链球菌、志贺菌属等，对流感病毒也有抑制作用；另外，大黄还有止血、保肝、降压、降低血清胆固醇等作用。

【不良反应】 生大黄内服，可出现恶心、呕吐、腹痛等不适，但停药后即可缓解。

案例分析

李某某，男，30岁。腹痛呕吐2天。患者2天前开始腹痛，呈阵发性加剧，伴呕吐，已2天未进食，腹胀拒按，大便秘结，口燥咽干。患者2年前曾做过阑尾炎手术。查体：于脐旁可触到条索状肿物。舌红苔黄燥，脉滑数有力。经医生检查诊断，**中医**：腹痛；**西医**：肠梗阻。

中医治法：通腑泄热。

处方：大承气汤加味（大黄、芒硝、枳实、厚朴、竹茹、延胡索、甘草）。

请分析该处方中大黄用生大黄还是制大黄？大黄后下还是与他药同煎？为什么？

上0604

中药中的"将军"——大黄

芒硝 Mangxiao

（《名医别录》）

【来源】 为含硫酸钠的天然矿物经精制而成的结晶体。主含含水硫酸钠（$Na_2SO_4 \cdot 10H_2O$）。主产于河北、河南、山东、江苏、安徽等地。将天然产品用热水溶解，滤过，放冷析出结晶，通称"皮硝"。再取萝卜洗净切片，置锅内加水与皮硝共煮，取上层液，放冷析出结晶，即"芒硝"。以条状结晶、无色、透明无杂质者为佳。

【别名】 马牙硝 英硝 金硝 牙硝

【性味归经】 咸、苦，寒。归胃、大肠经。

【功效】 泻下通便，润燥软坚，清火消肿。

【应用】

1. 积滞便秘 本品咸寒，善于软坚润燥，有较好的泻下通便、软化燥结作用，为治实热积滞、腹满胀痛、大便燥结之常用药。常与大黄相须为用，如大承气汤、调胃承气汤。

2. 肠痈腹痛 本品泻下通便、清火消肿，可用于肠痈腹痛的治疗，常配伍大黄、牡丹皮等，如大黄牡丹汤。

3. 咽痛、口疮、目赤及疮疡肿痛 本品外用有良好的清热泻火、消肿止痛作用。治咽喉肿痛、口舌生疮，与冰片、硼砂、朱砂同用，研末吹敷患处，如冰硼散，或将芒硝置于西瓜中制成西瓜霜外用；治目赤肿痛，用玄明粉化水滴眼；治疮疡肿毒、痔疮肿痛，用本品煎汤外洗；治乳痈初起，可用本品化水或用纱布包裹外敷。

知识链接

西瓜霜的制备工艺

西瓜霜使用历史悠久，具有清热泻火、消肿止痛之功，主治咽喉类疾病，被历代医家视为治咽喉、口腔之良药，古人称为"喉科圣药"。西瓜霜的传统制法是将西瓜沿瓜蒂头切一厚片作顶盖，挖去瓜瓤，将芒硝填入瓜内，盖上顶盖，放入瓦缸中，盖好，置阴凉通风处，待析出白霜，即为西瓜霜。

【用法用量】 内服不需煎煮，冲入药汁内或开水溶化后服，6～12g。外用适量。

【使用注意】 孕妇慎用；不宜与硫黄、三棱同用。

【现代研究】　本品的主要成分是结晶硫酸钠（$Na_2SO_4 \cdot 10H_2O$），另含有少量氯化钠、硫酸镁、硫酸钙等无机盐。口服后，其硫酸根离子不易被肠壁吸收，存留肠内成为高渗溶液，阻止肠内水分吸收，使肠内容积增大，肠腔扩张，刺激肠壁，促进肠蠕动而致泻。另外，本品尚有抗炎、利尿等作用。

【不良反应】　口服剂量过大，可导致恶心、呕吐、腹痛、虚脱等。

附：**玄明粉**　Xuanmingfen

玄明粉又名元明粉，为芒硝风化干燥制得。主含硫酸钠（Na_2SO_4）。功效为泻热通便，润燥软坚，清火消肿。用于实热积滞，大便燥结，腹满胀痛。外用治疗咽喉肿痛，口舌生疮，牙龈肿痛，目赤，痈肿，丹毒等。本品临床多用于口腔、眼部疾病的治疗。用法用量：3～9g，溶入煎好的汤液中服用。外用适量，水化洗敷，或研末吹敷患处。孕妇慎用；不宜与硫黄、三棱同用。

鉴别比较

大黄、芒硝：均有泻下通便、清热泻火的作用，均可治疗胃肠积滞证及火热、热毒之证，如咽喉肿痛、口疮、目赤、疮疡等。

大黄：大黄性味苦寒，泻下力较强，善治热结便秘，并能泻血分实热，又能活血祛瘀，清泄湿热，可治疗血热出血证、血瘀证和湿热黄疸、淋证等。

芒硝：性味咸苦寒，偏于软坚泻下，善治燥结便秘；外用清火消肿止痛，多用于咽痛、口疮、疮疡肿痛等。

芦荟　Luhui

（《药性论》）

【来源】　为百合科植物库拉索芦荟 *Aloe barbadensis* Miller 及好望角芦荟 *Aloe ferox* Miller 或其他同属近缘植物叶的汁液经浓缩的干燥物。库拉索芦荟习称"老芦荟"，主产于非洲及我国广东、福建、广西等地；好望角芦荟习称"新芦荟"，主产于非洲南部。全年可采收，割取植物叶片，收集流出的汁液，熬成稠膏，倾入容器，冷却凝固即得。切成小块，生用。

【性味归经】　苦，寒。归肝、胃、大肠经。

【功效】　泻下通便，清肝泻火，杀虫疗疳。

【应用】

1. 热结便秘　本品苦寒降泄，既泻下通便，又清肝除烦。适宜于热结便秘兼烦躁失眠者，常与朱砂同用，如更衣丸。

2. 肝经实火证　本品有较强的清泻肝火作用。用于治疗肝经火盛所致便秘溲赤、烦躁易怒、头晕头痛、惊痫抽搐，或肝火炽盛之癫狂、烦躁易怒伴大便秘结等，常配当归、龙胆、栀子等，如当归龙荟丸。

3. 小儿疳积　本品既泻下导滞，又杀虫疗疳。用治虫积腹痛、面色萎黄、形体消瘦之小儿疳积证，可与使君子为末调服；或与人参、白术等配伍同用。

此外，取其杀虫止痒之功，可外用治疗癣疮。

现代以本品制成膏剂（芦荟美容膏）外用，治痤疮、皮肤粗糙等有一定疗效。

【用法用量】　宜入丸、散，每次2～5g。外用适量，研末敷患处。

【使用注意】　孕妇慎用。

【现代研究】 本品含芦荟大黄素苷、对香豆酸、多种氨基酸等。芦荟蒽醌衍生物具有刺激性泻下作用;芦荟提取物能抑制 S_{180} 肉瘤和艾氏腹水癌的生长,并对离体蟾蜍心脏有抑制作用;水浸剂对多种皮肤真菌和人型结核分枝杆菌有抑制作用。

番泻叶 Fanxieye
（《饮片新参》）

【来源】 为豆科植物狭叶番泻 *Cassia angustifolia* Vahl 或尖叶番泻 *Cassia acutifolia* Delile 的干燥小叶。前者主产于印度、埃及和苏丹,后者主产于埃及,我国广东、海南及云南亦有栽培。狭叶番泻叶于开花前采摘,阴干;尖叶番泻叶于9月果实将成熟时采摘,晒干。生用。

【性味归经】 甘、苦,寒。归大肠经。

【功效】 泻热行滞,通便,利水。

【应用】

1. 热结积滞,便秘腹痛 本品苦寒降泄,有泻下导滞、清泻实热的作用,用于热结便秘,习惯性便秘及老年便秘。大多单味泡服,使用方便。若热结便秘,腹满胀痛者,可与枳实、厚朴等同用,以增强泻下作用。

2. 水肿胀满 本品有泻下行水消胀作用,单用或配伍大腹皮、牵牛子等,可用于腹水肿胀。

【用法用量】 开水泡服,1.5～3g;煎服,2～6g,宜后下。

【使用注意】 妇女妊娠期、月经期及哺乳期慎用。

【现代研究】 本品主要含番泻苷、芦荟大黄素葡萄糖苷、大黄酸葡萄糖苷等。其中番泻苷有较强的泻下作用,经胃、肠吸收后,在肝中分解,分解产物经血行而兴奋骨盆神经节以收缩大肠,引起腹泻;水浸剂对多种细菌及皮肤真菌有抑制作用。番泻叶粉口服可增加血小板和纤维蛋白原,有止血作用。

【不良反应】 剂量过大,可引起恶心、呕吐、腹痛等副作用。

第二节 润 下 药

本类药多为植物的种子或种仁,富含油脂,味甘质润,药性平和,能润滑大肠,使大便软化而易于排出,泻下作用缓和,不引起峻泻。适用于年老津枯、产后血虚、热病伤津等所致肠燥便秘。使用时应根据不同的病情,做适当的配伍。如因热盛津伤所致便秘,配伍清热养阴药;因血虚所致便秘,则配伍补血药;兼气滞者,则配伍理气药。

火麻仁 Huomaren
（《神农本草经》）

【来源】 为桑科植物大麻 *Cannabis sativa* L. 的干燥成熟果实。主产于东北、山东、江苏等地。秋季采收,除去杂质及果皮,晒干。生用或炒用,用时打碎。

【处方用名】 火麻仁　麻子仁(生品、炒品功用相同)　炒火麻仁(清炒,提高煎出效果)

【性味归经】 甘,平。归大肠、脾、胃经。

【功效】 润肠通便。

【应用】

血虚津亏,肠燥便秘 本品甘平质润性缓,既润肠通便,又滋养补虚。适用于老人、产妇及体弱津血亏虚之肠燥便秘，常配当归、熟地黄等，如益血润肠丸；治肠胃燥热便秘者，则配大黄、厚朴等，以增强泻下之力，如麻子仁丸；兼气虚者则配黄芪、蜂蜜等，如黄芪汤。

【用法用量】　煎服，打碎入煎，10～15g。

【现代研究】　本品主要含脂肪油。脂肪油在肠中遇碱性肠液后产生脂肪酸，刺激肠壁，使分泌增多、蠕动增强，促进排便；本品还有降血压，抑制胆固醇升高的作用。

【不良反应】　大量服用，可引起中毒，出现恶心、呕吐、腹泻、四肢麻木、烦躁不安、精神错乱、昏迷、瞳孔散大等。

郁李仁　Yuliren
《神农本草经》

【来源】　为蔷薇科植物欧李 *Prunus humilis* Bge.、郁李 *Prunus japonica* Thunb. 或长柄扁桃 *Prunus pedunculata* Maxim. 的干燥成熟种子。前两种习称"小李仁"，主产于东北、河北、山西等地；后一种习称"大李仁"，主产于内蒙古。夏、秋季采收成熟果实，除去果肉及核壳，取出种子，晒干。生用或炒用。

【处方用名】　郁李仁（生用，长于润燥滑肠，下气，利水）　炒郁李仁（清炒，缓和药性）

【性味归经】　辛、苦、甘，平。归脾、大肠、小肠经。

【功效】　润肠通便，下气利水。

【应用】

1. 肠燥便秘　本品甘平质润多脂，润肠通便之力与火麻仁相似而较强，其味辛能行肠中之气，多用于肠燥便秘兼气滞者，配火麻仁、苦杏仁等，如五仁丸。

2. 水肿胀满，脚气浮肿　本品辛散苦降，有利小便，消水肿作用，可治水肿胀满、脚气等，常与桑白皮、赤小豆等同用，如郁李仁汤。

【用法用量】　煎服，6～12g，捣碎入煎。

【使用注意】　孕妇慎用。

【现代研究】　本品主要含苦杏仁苷、郁李仁苷、挥发性有机酸、脂肪油等。本品有缓泻作用，水煎剂能显著缩短燥结型便秘模型小鼠的排便时间，并增加排便次数；另有镇咳祛痰、抗炎镇痛、利尿、降压作用。

【不良反应】　大量使用，可出现皮肤潮红、瘙痒、灼热感，恶心呕吐，心悸等不适。

鉴别比较

火麻仁
郁李仁　均有润肠通便的作用，用于年老、体弱、久病、产后血虚津亏肠燥便秘。

火麻仁：甘润，性较缓和，故对津血不足之便秘效佳。

郁李仁：质润苦降兼行气，善治肠燥便秘兼气滞者，又能利水消肿，可治水肿胀满、脚气浮肿。

第三节　峻下逐水药

本类药物大多味苦有毒，作用峻猛，服后能引起剧烈的腹泻，使体内的痰饮积水从肠道排出，部分药物兼能利尿，可使一部分水湿之邪从小便排解，从而消除肿胀。适用于全身水肿，大腹胀满，以及痰饮结聚、喘满壅实等正气未衰之证。

本类药物药性峻猛、有毒，易伤正气，使用时应注意"中病即止"，不可久服，常配伍补益药，或根据病情缓急，采用先攻后补，先补后攻，或攻补兼施的方法以保护正气。体虚者慎用，孕妇忌用。另外，应严格掌握本类药物的炮制、配伍、剂量、用法及禁忌等，以确保用药安全。

甘遂 Gansui
(《神农本草经》)

【来源】 为大戟科植物甘遂 *Euphorbia kansui* T.N.Liou ex T.P.Wang 的干燥块根。主产于陕西、山西、河南、宁夏等地。春季开花前或秋末茎叶枯萎后采挖，撞去外皮，晒干。生用或醋炙用。

【处方用名】 生甘遂(生用，有剧毒，一般只供外用) 甘遂、醋甘遂(醋炙，毒性降低，峻泻作用稍有缓和)

【性味归经】 苦，寒；有毒。归肺、肾、大肠经。

【功效】 泻水逐饮，消肿散结。

1. 水肿，臌胀，胸胁停饮 本品苦寒性降，为峻下之品，泻水逐饮力猛，善行经隧之水湿，药后可连续泻下，可使体内滞留水湿迅速排出而缓解症状。凡水肿、臌胀、胸胁停饮，正气未衰者，均可使用。单用即有效，亦可配伍大戟、芫花，如十枣汤；若治疗水热互结所致大结胸证，则与大黄、芒硝同用，如大陷胸汤。

2. 风痰癫痫 本品有逐饮祛痰涎之功，用于治疗风痰癫痫，以本品为末入猪心煨后，与朱砂末为丸服，如遂心丹。

3. 疮痈肿毒 本品外用能消肿散结，治疮痈肿毒初起，用甘遂末水调外敷患处。

【用法用量】 本品有效成分不溶于水，内服宜入丸、散剂，并宜醋炙以降低毒性，每次 0.5～1g。生品外用，适量。

【使用注意】 体虚及孕妇忌用。不宜与甘草同用。

【现代研究】 本品含四环三萜类化合物 α- 和 γ- 大戟醇、甘遂醇、大戟二烯醇及棕榈酸、鞣质、树脂等成分。本品能刺激肠管，增加肠液，促进肠蠕动，造成峻泻；另有镇痛、抗早孕、引产及抑制免疫等作用。

【不良反应】 本品毒性较强，内服过量，出现腹痛、剧烈腹泻水样便，呈里急后重感；若服用量较大，可出现霍乱样米汤状大便，伴有恶心、呕吐、头晕头痛、心悸、血压下降、脱水、呼吸困难、脉搏细弱、体温下降、谵语、发绀等；可因呼吸循环衰竭而致死。

芫花 Yuanhua
(《神农本草经》)

【来源】 为瑞香科植物芫花 *Daphne genkwa* Sieb.et Zucc. 的干燥花蕾。主产于安徽、河南、江苏、四川、山东等地。春季花未开放时采摘，除去杂质，干燥。生用或炙用。

【处方用名】 生芫花(生用，毒性强，副作用大，一般外用疗疮) 芫花、醋芫花(醋炙，毒性降低，长于逐水)

【性味归经】 苦、辛，温；有毒。归肺、脾、肾经。

【功效】 泻水逐饮；外用杀虫疗疮。

【应用】

1. 水肿胀满，胸胁停饮 本品泻水逐饮作用与甘遂、京大戟相似而力稍弱，善泻胸胁之水饮，兼能祛痰止咳，故适用于胸胁停饮所致的喘咳痰多、胸胁引痛等，也可用于腹水臌胀，常与甘遂、京大戟配伍同用，如十枣汤、舟车丸。

2. 头疮，顽癣   本品外用能杀虫疗疮，可治头疮、顽癣等皮肤病证。单用研末，或加雄黄研末，猪脂调膏外涂。

【用法用量】   煎服，1.5～3g；入丸、散剂，每次0.6～0.9g，1日1次。内服宜醋炙。外用适量。

【使用注意】   孕妇忌用。不宜与甘草同用。

【现代研究】   本品含芫花酯甲、乙、丙、丁、戊，芫花素，芹菜素及谷甾醇等成分。芫花素能刺激肠黏膜引起剧烈的水泻和腹痛，还可引起子宫收缩，终止妊娠；芫花煎剂可引起尿量增加，排钠量增加；醋制芫花的醇水提取物对多种细菌、病毒和真菌有抑制作用；芫花还有镇静、镇咳、祛痰等作用。

【不良反应】   本品过量可致中毒，出现头晕头痛、耳鸣、四肢疼痛及胃中有灼热感、恶心呕吐、腹痛等。严重者可见痉挛抽搐，甚则出现昏迷及呼吸衰竭。

京大戟   Jingdaji
《神农本草经》

【来源】   为大戟科植物大戟 *Euphorbia pekinensis* Rupr. 的干燥根。主产于江苏、四川、江西等地。春、秋季采挖，晒干。生用或醋煮用。

【处方用名】   生京大戟（生用，有毒，泻下力猛，一般仅供外用）   京大戟、醋大戟（醋炙或醋煮，毒性降低，峻泻作用稍缓和）

【性味归经】   苦，寒；有毒。归肺、脾、肾经。

【功效】   泻水逐饮，消肿散结。

【应用】

1. 水肿，臌胀，胸胁停饮   本品泻水逐饮的作用与甘遂相似但稍弱，善泻脏腑之水湿。治水肿，臌胀，正气未衰者，可与大枣同煮，食枣，或配伍甘遂、芫花，如十枣汤；治痰饮停于胸膈、胁下，配伍甘遂、芥子等，如控涎丹。

2. 痈疽肿毒，瘰疬痰核   本品有消肿散结的作用。治热毒痈肿疮毒，可单用鲜品捣敷，亦可与雄黄、山慈菇等制成锭剂外用，如紫金锭；治痰火凝聚的瘰疬痰核，可用本品与鸡蛋同煮，食鸡蛋。

【用法用量】   内服宜醋制，煎服，1.5～3g；入丸、散剂，每次1g。外用适量，生用。

【使用注意】   孕妇忌用。不宜与甘草同用。

【现代研究】   本品含大戟苷、生物碱、树脂、树胶等。本品能刺激肠管，使肠蠕动增加而产生泻下作用；能扩张毛细血管，对抗肾上腺素的升压作用；有抑菌、抗病毒、利尿等作用。醇提物对妊娠离体子宫有兴奋作用。

【不良反应】   本品有毒，内服可出现恶心、呕吐、腹痛等不适，大量使用可致肾功能不良，严重者发生急性肾功能衰竭。

附：红大戟   Hongdaji

为茜草科植物红大戟 *Knoxia valerianoides* Thorel et Pitard 的干燥根。于秋、冬二季采挖，除去残茎及须根，洗净，润透，切厚片，晒干。生用或醋煮用。味苦，性寒，有小毒。归肺、脾、肾经。功用与京大戟相似，但京大戟偏于泻下逐水，而红大戟偏于消肿散结。煎服，1.5～3g；入丸、散服，每次0.3～1g，宜醋制。外用适量，生用。孕妇忌用。不宜与甘草同用。

甘遂
芫花
京大戟 ｝均为有毒之品，均有很强的泻水逐饮作用，治水肿、臌胀及胸胁停饮，三药常相须为用。

甘遂：泻水逐饮作用最强，并能治痰迷癫痫，能消肿散结，可治疮痈肿毒，瘰疬痰核。

京大戟：能消肿散结，可治疮痈肿毒，瘰疬痰核，疗效最好。

芫花：毒性最烈，兼能祛痰止咳，外用可杀虫疗癣，治头疮、顽癣。

巴豆 Badou

（《神农本草经》）

【来源】 为大戟科植物巴豆 *Croton tiglium* L. 的干燥成熟果实。主产于四川、广西、云南、贵州等地。秋季果实成熟时采收，堆置 2～3 天，摊开，干燥。去皮取净仁，炒焦黑用，为巴豆仁；将仁碾碎，用多层吸油纸包裹，加热微烘，压榨去油，碾细过筛用，为巴豆霜。

【处方用名】 生巴豆　巴豆仁（生用，毒性大，一般只供外用以蚀疮）　巴豆霜（制霜用，毒性减低，缓和峻下之力，长于温通去积）

【性味归经】 辛，热；有大毒。归胃、大肠经。

【功效】 峻下冷积，逐水消肿，豁痰利咽；外用蚀疮。

【应用】

1．寒积便秘 本品辛热，药性猛烈，为温通峻下药，能峻下冷积，开通肠道闭塞。适用于寒邪食积阻结肠道，腹满胀痛、大便不通、气急口噤，可单用巴豆霜装入胶囊服，或与大黄、干姜制丸服，如三物备急丸。

2．腹水臌胀 本品通过峻泻，能达逐水退肿之功，用于治疗腹水臌胀，与苦杏仁为丸服。近代用本品配降矾、神曲为丸，名"巴豆降矾丸"，用治晚期血吸虫病肝硬化腹水有效。

3．喉痹痰阻 本品能豁痰利咽，用治痰涎壅盛，痹阻咽喉，导致气急喘促、窒息欲死，古人用巴豆去皮，线穿纳入喉中，牵出即苏；亦可用巴豆霜少许吹入喉部，促使吐出痰涎，开通气道以利呼吸；近代用巴豆霜吹喉，治疗白喉和喉炎引起的急性喉梗阻有效。

4．疮痈，疥癣 本品外用有蚀腐肉、疗疮毒的作用。治疮痈脓成未溃者，常与乳香、没药、木鳖子等制成咬头膏，外贴患处以蚀疮排脓；痈疽溃后，腐肉不脱，用本品炒至烟尽研敷；治疥癣，可用巴豆仁捣泥，与雄黄和匀外擦。

【用法用量】 入丸、散剂，每次 0.1～0.3g，制霜用。外用适量。

【使用注意】 孕妇及体弱者忌用。不宜与牵牛子同用。服后泻下不止者，可用黄连、绿豆煎汤冷服解之。若服后欲泻不泻者，则服热粥以助药力。

【现代研究】 本品含巴豆油 34%～57%，蛋白质约 18%。油中含巴豆油酸和甘油酯及巴豆醇二酯、巴豆醇三酯等。口服巴豆油半滴至 1 滴，即能产生口腔及胃黏膜的烧灼感及呕吐，短时期内可有多次大量水泻，伴有剧烈腹痛和里急后重；巴豆油外用，对皮肤有强烈刺激作用；巴豆煎剂对金黄色葡萄球菌、白喉杆菌、铜绿假单胞菌等均有不同程度的抑制作用；巴豆油有镇痛及促血小板凝集作用；巴豆提取物对小鼠腹水型与艾氏腹水癌有明显抑制作用；巴豆油、巴豆醇酯类有弱致癌活性。

【不良反应】 本品对口腔、咽喉、胃肠道黏膜具有强烈的刺激和腐蚀作用，出现烧灼感，引起恶心、呕吐、腹痛，甚则发生出血性胃肠炎；中毒时尿中还可出现蛋白、红细胞、白细胞、管型，甚则致急性肾功能衰竭；严重者可致呼吸和循环衰竭而死亡；外用可使皮肤黏膜起疱、坏死。

知识链接

巴豆的毒性

　　巴豆的泻下成分主要是巴豆油，为剧毒之品，有强烈的刺激性和腐蚀作用，故生巴豆不宜直接内服，只供外用。内服多去油制霜，即用压榨器反复多次压榨去油，至药物松散成粉为度，名巴豆霜。制霜后，毒性降低，并缓和其泻下之力，多配入丸、散中应用，但巴豆霜仍有较大的毒性，不能多服、久服。

牵牛子　Qianniuzi

《名医别录》

　　【来源】　为旋花科植物裂叶牵牛 *Pharbitis nil*（L.）Choisy 或圆叶牵牛 *Pharbitis purpurea*（L.）Voigt 的干燥成熟种子。全国大部分地区均产，主产于辽宁。秋末果实成熟、果壳未开裂时采割植株，晒干，打下种子，除去杂质。生用或炒用，用时捣碎。

　　【别名】　黑丑　白丑　二丑　黑白丑

　　【处方用名】　牵牛子（生用，毒性较大，长于泻水消肿、杀虫）　炒牵牛子（清炒，药性缓和，毒性降低）

　　【性味归经】　苦，寒；有毒。归肺、肾、大肠经。

　　【功效】　泻水通便，消痰涤饮，杀虫攻积。

　　【应用】

　　1. **水肿、臌胀**　本品苦寒降泄，其逐水之力逊于甘遂、京大戟、芫花，但仍属峻下之品，能通利二便以逐水，多用于水肿、臌胀，二便不利而正气未衰者。可单用本品研末服，或配甘遂、京大戟等，如舟车丸。

　　2. **痰壅咳喘**　本品味苦降泄，有泻肺逐饮平喘之功，治痰壅咳喘、面目浮肿者，可与苦杏仁、葶苈子等同用，如牵牛子散。

　　3. **便秘，食积**　本品少量使用能通大便、去积滞。治热结便秘，单用即效，或与大黄、槟榔等同用；治疗饮食积滞，可与山楂、莱菔子等消食药同用。

　　4. **虫积腹痛**　本品能杀虫攻积，并借其泻下作用以帮助排除虫体。治蛔虫、绦虫及虫积腹痛者，可与槟榔、使君子等同用，研末送服。

　　【用法用量】　煎服，3～6g；入丸、散剂，每次1.5～3g。

　　【使用注意】　孕妇忌用。不宜与巴豆、巴豆霜同用。

　　【现代研究】　本品含牵牛子苷、牵牛子酸甲、生物碱等成分。所含牵牛子苷在肠内遇胆汁及肠液则分解出牵牛子素，能刺激肠道，增强蠕动而产生强烈的泻下作用。研究表明黑牵牛子、白牵牛子泻下作用无区别。本品有利尿作用，但大量服用则可产生血尿；体外试验表明其对猪蛔虫有驱杀作用。

　　【不良反应】　本品能引起肠黏膜充血而诱发子宫出血及月经过多，并易引发流产或早产；剂量过大可致呕吐、腹痛及黏液血便，还可引起血尿，严重者可损伤神经系统，引起语言障碍、昏迷等。

（丁国瑜）

? 复习思考题

1. 简述泻下药的分类、适应证及使用注意。

2. 比较以下各组药物功用的异同点：大黄与芒硝，火麻仁与郁李仁，甘遂与京大戟、芫花。

3. 泻下药中用量不宜过大的药物有哪些？各自常用量是多少？

4. 简述泻下药中孕妇慎用、忌用的药物名称，并说明原因。

上0605

扫一扫，测一测

第七章 祛风湿药

学习目标

1. 掌握祛风湿散寒药的含义、性能特点、功效、适用范围、分类。
2. 掌握羌活与独活、桑寄生与五加皮等相似药物的异同点。
3. 熟悉威灵仙、木瓜、秦艽、桑枝、豨莶草、狗脊炮制前后功效变化。
4. 熟悉川乌、草乌、雷公藤的用法用量及使用注意。
5. 了解常用祛风湿散寒药的处方名、别名。

凡以祛除风湿、解除痹痛为主要作用,治疗风湿痹证的药物,称为祛风湿药。

祛风湿药药物味多辛苦,性温或凉,入脾、肝、肾经。辛能散能行,可驱散风湿之邪,疏通经络之痹阻,苦能燥湿,故祛风湿药物能祛除留着于肌肉、经络、筋骨、关节间的风寒湿邪,部分药物还具有舒筋活络、强筋健骨等作用。适用于风湿痹证之肢体疼痛,关节不利、肿大,筋脉拘挛等。部分药物可用于腰膝酸软、下肢痿弱等。

根据祛风湿药药性特点及功用的不同,可分为祛风湿散寒药、祛风湿清热药、祛风湿强筋骨药三类。

使用祛风湿药物时,应根据痹证的类型、邪犯部位及病程新久等,选择相应的药物,并进行适当配伍。如疼痛游走不定,以风邪偏盛的行痹,宜选用祛风力强的祛风湿药,佐以通经络之品;如疼痛较重、遇寒加剧,以寒邪偏盛的痛痹,宜选用散寒止痛力强的祛风湿药,佐以温阳散寒通络药;如疼痛有重着之感,以湿邪偏盛的着痹,宜选用苦燥祛湿力强的祛风湿药,佐以燥湿、利湿、健脾药;如局部红肿热痛,病邪从热化的热痹,宜选药性寒凉的祛风湿清热药,佐以清热凉血药;如肝肾亏虚而见腰膝脚弱者,当选用祛风湿强筋骨药,并配伍补益肝肾之品;感邪初期,病邪在表者,配解表药;病邪入里,配伍活血通络药;久病气血不足者,配伍益气养血药等。

辛温性燥的祛风湿药,易耗伤阴血,故阴虚血亏者应慎用。

痹证多属慢性疾病,需长期用药治疗,为服用方便,可制成酒剂或丸散剂。也可制成外敷剂型,直接用于患处。

第一节 祛风湿散寒药

本类药物性味多辛苦温,入肝、脾、肾经。辛能行散祛风,苦可燥湿,温以祛寒,本类药物具有祛风除湿、散寒止痛、舒筋活络等作用。主要用于风湿痹痛偏寒者,经配伍亦可用于风湿热痹。

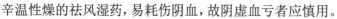

独活 Duhuo

《神农本草经》

【来源】 为伞形科植物重齿毛当归 *Angelica pubescens* Maxim. f.*biserrata* Shan et Yuan 的干

燥根。主产于湖北、四川、安徽等地。春初刚发芽或秋末茎叶枯萎时采挖,烘至半干,堆置 2～3 天,发软后再烘至全干。切片,生用。

【别名】 川独活　香独活

【性味归经】 辛、苦,微温。归肾、膀胱经。

【功效】 祛风除湿,通痹止痛。

【应用】

1. 风寒湿痹 本品辛香苦燥,能祛风除湿,散寒通痹止痛,为治风寒湿痹的主要药物,无论新久,均可应用。因其主入肾经,其性下行,故善治下半身之风寒湿痹。痹证初起,可与羌活、防风、藁本等同用,如羌活胜湿汤;若痹证日久,肝肾不足,气血亏虚者,则与桑寄生、杜仲、人参、当归等同用,如独活寄生汤。

2. 风寒夹湿表证 本品辛散温通,能散风寒湿邪而解表,治风寒夹湿表证,与荆芥、防风、川芎等同用,如荆防败毒散。

3. 少阴伏风头痛 本品善入肾经而搜伏风,与细辛、川芎等同用,可治风扰肾经,伏而不出之少阴头痛,如独活细辛汤。

【用法用量】 煎服,3～9g。

【现代研究】 本品含蛇床子素、二氢欧山芹醇当归酸酯、佛手柑内酯、花椒毒素、γ-氨基丁酸及挥发油等成分。本品有抗炎、镇痛、镇静、催眠作用;有降血压作用,但不持久;还有抑制血小板凝集作用。所含佛手柑内酯、花椒毒素等有光敏及抗肿瘤作用。γ-氨基丁酸有抗心律失常的作用。

鉴别比较

羌活
独活
均有祛风散寒、除湿止痛、解表等作用,均可治疗风寒湿痹、风寒夹湿表证。若风寒湿痹,一身尽痛,两者可相须配伍应用。

羌活:药性燥烈,主入太阳经,上行发散力强,偏于治外感表证及上半身风寒湿痹。

独活:独活药性较缓,主入肾经,下行入里,发散解表力较弱,偏于治下半身之风寒湿痹,助阳化气,治经寒腹痛、闭经及胸痹、心悸、痰饮等。

蕲蛇　Qishe

(《雷公炮炙论》)

【来源】 为蝰科动物五步蛇 *Agkistrodon acutus*（Güenther）的干燥体。主产于江西、福建、湖北、浙江等地。夏、秋季捕捉,剖开蛇腹,除去内脏,洗净,干燥。去头、鳞,切成寸段,生用、酒炙;或用黄酒润透后,除去鳞、骨用。

【处方用名】 蕲蛇(生品气腥,临床较少应用)　酒蕲蛇(酒炙,可增强祛风、通络、止痉作用)

【性味归经】 甘、咸,温;有毒。归肝经。

【功效】 祛风,通络,止痉。

1. 风湿顽痹,麻木拘挛 本品性善走窜,具有较强的祛风通络,透骨搜风的作用,为祛风湿要药。尤擅长治病深日久风湿顽痹之肢体麻木、筋脉拘挛,可单用研末,黄酒冲服,或入酒剂,也可与独活、当归等配伍同用。

2. 中风口眼㖞斜,半身不遂 本品有通经活络之功,故可用于治疗中风口眼㖞斜、半身不遂,多与天麻、全蝎等同用。

3.小儿急、慢惊风及破伤风　本品既能祛外风,又能息内风,具有定惊止痉作用,为治痉挛抽搐的常用药。若小儿高热急惊风,可与羚羊角、钩藤等同用;治小儿脾虚慢惊风,可配白术、天麻;治破伤风,可与乌梢蛇、蜈蚣等同用,如定命散。

4.麻风,疥癣,皮肤瘙痒　本品性善走窜,能外走肌表而祛风止痒,又能以毒攻毒,故可治疗风毒疥癣、皮肤瘙痒等证,常与防风、荆芥、蒺藜等祛风之品同用。

此外,用本品以毒攻毒,还可治疗瘰疬、梅毒、恶疮。

【用法用量】　煎服,3～9g;研末吞服,每次1～1.5g,一日2～3次。

【使用注意】　血虚生风者慎服。

【现代研究】　蛇体主要含蛋白质、脂肪、氨基酸,蕲蛇酶等蛇毒成分为蛋白质类成分。本品有镇静、镇痛、催眠作用;其注射液能直接扩张血管,有显著降血压作用;醇提物可增强巨噬细胞吞噬能力,显著增加炭粒廓清率;水提取物能激活纤溶系统。

【不良反应】　有报道,蕲蛇制剂可引起过敏反应。

附:乌梢蛇　Wushaoshe

为游蛇科动物乌梢蛇 *Zaocys dhumnades*(Cantor)的干燥体。味甘,性平,无毒。归肝经。功用与蕲蛇相似而药力较缓。煎服,6～12g。

徐长卿　Xuchangqing

(《神农本草经》)

【来源】　为萝藦科植物徐长卿 *Cynanchum paniculatum*(Bge.)Kitag. 的干燥根及根茎。主产于安徽、江苏、河北、湖南等地。秋季采挖,阴干。切段,生用。

【性味归经】　辛,温。归肝、胃经。

【功效】　祛风,化湿,止痛,止痒。

【应用】

1.风湿痹痛及其他多种疼痛之症　本品既能祛风,又善活血通络,且止痛力强,可广泛用于风湿、寒凝、气滞、血瘀所致的诸痛证。治风湿痹痛,可单用煎服,或随证配伍应用。因本品止痛作用显著,除治风湿痹痛外,还可用于治疗其他多种痛证,如牙痛、胃痛、跌打损伤瘀血作痛及外科术后疼痛,对癌肿疼痛也有一定止痛作用。

2.湿疹、风疹、顽癣等皮肤病　本品有祛风止痒的作用,可单用内服或煎汤外洗,亦可与苦参、地肤子、白鲜皮等同用。

此外,本品还能解蛇毒。治毒蛇咬伤,可与半边莲、紫花地丁等同用,内服或外敷。

【用法用量】　煎服,3～12g,气味芳香,不宜久煎;研末服,每次1.5～3g。

【使用注意】　孕妇慎用。

【现代研究】　本品主要含丹皮酚、异丹皮酚、β-谷甾醇、徐长卿苷等。丹皮酚有镇痛、镇静、抗炎、抗变态反应、抗心律失常、抑制血小板聚集、抗血栓形成、抗早孕等作用;全草及丹皮酚对金黄色葡萄球菌、大肠埃希菌有抑制作用;注射液及丹皮酚对肠管有解痉作用。

川乌　Chuanwu

(《神农本草经》)

【来源】　为毛茛科植物乌头 *Aconitum carmichaeli* Debx. 的干燥母根。主产于四川、云南、湖南、陕西等地。6月下旬至8月上旬采挖,除去子根、须根及泥沙,晒干。生用或炮制后用。

【处方用名】 生川乌(生用,毒性大,一般只供外用) 川乌、制川乌(清水煮或蒸,毒性降低)

【性味归经】 辛、苦,热。归心、肝、脾、肾经。生川乌有大毒,制川乌有毒。

【功效】 祛风除湿,温经止痛。

【应用】

1.风寒湿痹 本品辛散苦燥,药性温热,有很好的祛风除湿、散寒止痛作用,为治风寒湿痹证之佳品,散寒止痛力强,尤善治寒邪偏盛之痛痹。治寒湿侵袭,历节疼痛,不可屈伸者,可配麻黄、白芍、黄芪等,如乌头汤;若治风寒湿邪滞留经络,痰凝血瘀,以致肢体筋脉疼痛、麻木拘挛、关节屈伸不利,日久不愈者,则与乳香、制南星、地龙等配伍,如小活络丹。

2.心腹冷痛,寒疝作痛 本品辛散温通,有较强的温经散寒止痛作用,常用于治疗阴寒凝滞所致多种疼痛证。如治心腹冷痛,配赤石脂、干姜、蜀椒,如乌头赤石脂丸;治寒疝腹痛等,可单用本品浓煎加蜜服,如大乌头煎。

另外,本品有较强的麻醉止痛作用,常用于手术局部麻醉或外伤瘀痛,配蟾酥、生南星、生半夏等,如外敷麻药方。

【用法用量】 制川乌煎服,1.5~3g,应先煎、久煎。生品宜外用,适量。

【使用注意】 生品内服宜慎,孕妇忌用。制川乌孕妇慎用。不宜与半夏、瓜蒌、贝母、白蔹、白及同用。酒浸、酒煎服易致中毒,应慎用酒剂。

【现代研究】 本品含有乌头碱、次乌头碱、酯乌头碱等多种生物碱,以及乌头多糖 A、B、C、D 等。川乌有较强的镇痛、抗炎、镇静、局部麻醉作用;小剂量乌头碱使心率减慢,大剂量则引起心律不齐,甚至心室颤动;乌头多糖有显著降低正常血糖作用;注射液对胃癌细胞有抑制作用。

【不良反应】 本品有大毒,使用不当可引起中毒,出现口舌及全身麻木、流涎、恶心呕吐、腹泻、头昏眼花、口干、脉搏减缓、呼吸困难、手足搐搦、神志不清、大小便失禁、血压及体温下降、心律不齐等;严重者可因呼吸、循环衰竭及严重心律不齐而死亡。

附:草乌 Caowu

为毛茛科植物北乌头 *Aconitum kusnezoffii* Reichb. 的干燥块根。秋季茎叶枯萎时采挖,除去须根和泥沙,干燥。生用或制后用。药性、功用与川乌相似而药力更强,毒性更大。用法用量及使用注意同川乌。

威灵仙 Weilingxian

(《新修本草》)

【来源】 为毛茛科植物威灵仙 *Clematis chinensis* Osbeck、棉团铁线莲 *Clematis hexapetala* Pall. 或东北铁线莲 *Clematis manshurica* Rupr. 的干燥根及根茎。前一种主产于江苏、安徽、浙江等地,应用较广;后两种部分地区应用。秋季采挖,晒干。切段,生用或酒炙用。

【处方用名】 威灵仙(生用,长于化痰饮,消骨鲠) 酒威灵仙(酒炙,长于祛风通络)

【性味归经】 辛、咸,温。归膀胱经。

【功效】 祛风湿,通经络。

【应用】

1.风湿痹痛 本品辛散温通,性猛善走,能通行十二经,有祛风湿、通经络、止痹痛作用,为治风湿痹证之要药。凡风湿痹痛,肢体麻木,筋脉拘挛,屈伸不利,无论上、下皆宜。可单用为末,温酒调服,或制成蜜丸服,或与羌活、防风、秦艽等同用。

2.诸骨鲠喉 本品味咸,能软坚而消骨鲠,治骨鲠咽喉,可单用或加砂糖、米醋煎汤,慢慢含咽。《本草纲目》中,以之与砂仁、砂糖煎服。

本品还有较好的消痰饮作用,配伍半夏、姜汁等,可用于治疗痰饮积聚之证。另外,利用本品通络止痛之功,可用于治疗跌打损伤、头痛、牙痛、胃脘痛等。

现代临床还常用本品水煎内服治胆结石、泌尿系结石,外用治急性乳腺炎、小儿睾丸鞘膜积液等,均有较好疗效。

【用法用量】　煎服,6～10g;治诸骨鲠喉可用至30～50g。

【现代研究】　本品主要含齐墩果酸、常春藤皂苷元、原白头翁素、白头翁内酯等成分。本品具有镇痛、抗利尿、抗疟、降血糖、降血压、利胆等作用;原白头翁素对革兰氏阳性及阴性菌和真菌都有较强的抑制作用;醋浸液对鱼骨刺有一定软化作用,并使咽及食管平滑肌松弛,促使骨刺松脱;其醇提取物有引产作用。

【不良反应】　服用本品偶有过敏反应。所含的原白头翁素易聚合成白头翁素,为威灵仙的有毒成分,服用过量可引起中毒,出现胃脘灼热、疼痛、呕吐及腹泻等不适。

木瓜　Mugua

（《名医别录》）

【来源】　为蔷薇科植物贴梗海棠 *Chaenomeles speciosa*（Sweet）Nakai 的干燥近成熟果实。主产于安徽、四川、浙江、湖北等地,其中产于安徽宣城者称"宣木瓜",为道地药材。夏、秋季果实绿黄时采收,置沸水中烫至外皮灰白色,对半纵剖,晒干。切片,生用或炒用。

【处方用名】　木瓜(生用,长于舒筋除痹)　炒木瓜(炒用,酸味减弱,长于和胃化湿)

【性味归经】　酸,温。归肝、脾经。

【功效】　舒筋活络,和胃化湿。

【应用】

1. 风湿痹痛　本品味酸入肝,善舒筋,去湿除痹,为治风湿痹痛、筋脉拘挛之要药,亦常用于腰膝关节酸重疼痛。若偏寒湿者,则配独活、羌活、苍术等;偏湿热者,配秦艽、络石藤、豨莶草等;若治筋急项强,不可转侧,常配乳香、没药,如木瓜煎。

课堂互动

药用木瓜与食用木瓜有何不同?

2. 脚气肿痛　本品药性温通,除湿舒筋,为治脚气肿痛的常用药。治寒湿脚气肿痛,常配伍吴茱萸、槟榔、紫苏叶等,如鸡鸣散。

3. 吐泻转筋　本品气香入脾能化湿和中以止吐泻,味酸入肝生津益筋,舒筋活络以缓挛急,为治吐泻转筋要药,常用于湿浊中阻所致腹痛吐泻转筋。偏寒者,常配吴茱萸、紫苏等,如木瓜汤;偏热者,多配蚕沙、薏苡仁、通草等,如蚕矢汤。

此外,本品尚有消食、生津作用,可用于饮食不消以及津伤口渴。

【用法用量】　煎服,6～9g。

【使用注意】　胃酸过多者不宜用。

【现代研究】　本品主要含齐墩果酸、熊果酸、皂苷、维生素C、苹果酸、酒石酸、柠檬酸等。本品对动物实验性关节炎有明显消肿作用,有缓和胃肠肌痉挛和四肢肌肉痉挛的作用;木瓜混悬液有保肝作用;新鲜木瓜汁和木瓜煎剂有明显的抗菌作用;提取物对小鼠艾氏腹水癌及腹腔巨噬细胞吞噬功能有抑制作用。

海风藤　Haifengteng

（《本草再新》）

【来源】　为胡椒科植物风藤 *Piper kadsura*（Choisy）Ohwi 的干燥藤茎。主产于广东、福建、台湾等地。夏、秋季采割,除去根、叶,晒干。切片,生用。

【性味归经】 辛、苦,微温。归肝经。

【功效】 祛风湿,通经络,止痹痛。

【应用】

1. 风寒湿痹 本品辛散苦燥温通,功能祛风湿、通经络、止痹痛,为治疗风寒湿痹而见肢节疼痛、关节屈伸不利等症的常用药,可与独活、威灵仙、桂心配伍,如蠲痹汤。

2. 跌打损伤 本品有通络活血止痛之功,可用于治疗跌打损伤之瘀血肿痛,常与三七、当归、乳香等同用。

【用法用量】 煎服,6～12g。

【现代研究】 本品主要含细叶青蒌藤素、细叶青蒌藤烯酮、细叶青蒌藤醌醇、β- 谷甾醇及挥发油等。海风藤能增加冠脉血流量,提高心肌对缺氧的耐受力,对脑干缺血损伤有保护作用,并能对抗内毒素性休克。其所含的酮类化合物有抗氧化作用,并拮抗血栓形成,延长凝血时间;酚类化合物、醇类化合物有抗血小板聚集作用。

青风藤　Qingfengteng

(《图经本草》)

【来源】 为防己科植物青藤 *Sinomenium acutum*（Thunb.）Rehd. et Wils. 和毛青藤 *Sinomenium acutum*（Thunb.）Rehd. et Wils. var. *cinereum* Rehd. et Wils. 的干燥藤茎。主产于湖北、四川、江苏、浙江等地。秋末冬初时采割,切段晒干。生用或制用。

【性味归经】 苦、辛,平。归肝、脾经。

【功效】 祛风湿,通经络,利小便。

【应用】

1. 风湿痹证 本品能祛风除湿,舒筋活血,疏通经络,用于治疗风湿痹痛,关节肿胀,或风湿麻木,单用即效。亦可与他药配伍同用,如上肢肩臂疼痛,配伍姜黄、桑枝、羌活等;如下肢腰膝疼痛,则与牛膝、独活等同用。

2. 水肿,脚气 本品能通经络,利小便。治水肿,可与茯苓、白术等同用;治脚气湿肿,可与木瓜、槟榔等同用。

【用法用量】 煎服,6～12g。

【现代研究】 本品主要含青风藤碱、青藤碱、异青藤碱、土藤碱、豆甾醇等。本品有镇痛、镇静、镇咳、抗炎作用;对非特异性免疫、细胞免疫和体液免疫均有抑制作用;有促进血液循环,增加血流量作用,对心律失常有明显的拮抗作用;还有利尿作用。

【不良反应】 据报道,应用煎剂、片剂、注射剂时,部分患者出现皮肤瘙痒、皮疹、头昏头痛、腹痛、畏寒发热、食欲减退、白细胞减少、血小板减少等,以皮肤瘙痒、皮疹发生率最高。

鉴别比较

海风藤
　　　味辛而善祛风湿、通经络,治风湿痹痛、拘挛麻木。
青风藤

海风藤:性微温兼有活血作用,还能治跌打损伤瘀肿疼痛。

青风藤:性平力缓,痹证无论寒热均可用,又兼利小便,还可治水肿、脚气浮肿。

伸筋草　Shenjincao

（《本草拾遗》）

【来源】　为石松科植物石松 *Lycopodium japonicum* Thunb. 的干燥全草。主产于浙江、湖北、江苏、湖南及四川等地。夏、秋二季茎叶茂盛时采收，晒干。切段，生用。

【性味归经】　微苦、辛，温。归肝、脾、肾经。

【功效】　祛风除湿，舒筋活络。

【应用】

1. **风湿痹证**　本品苦燥、辛散、温通，能祛风除湿，主入肝经，善舒筋活血通络，为治风湿痹证之关节酸痛，屈伸不利的常用药，可单用煎服，或与威灵仙、木瓜等同用；若治肌肤麻木不仁，则与鸡血藤、桂枝等同用。

2. **跌打损伤**　本品能舒筋活血，消肿止痛，可治跌打损伤之瘀血肿痛，常配乳香、没药、苏木等，内服外洗均可。

【用法用量】　煎服，3～12g。

【使用注意】　孕妇及月经过多者慎用。

【现代研究】　本品主要含石松碱、棒石松宁碱等生物碱，石松三醇、石松四醇酮等萜类化合物及香草酸、阿魏酸等。伸筋草醇提取物有明显的镇痛作用；所含石松碱对小肠及子宫有兴奋作用；本品尚有利尿、促进尿酸排泄作用。

路路通　Lulutong

（《本草纲目拾遗》）

【来源】　为金缕梅科植物枫香树 *Liquidambar formosana* Hance 的干燥成熟果序。主产于江苏、浙江、江西、福建、广东等地。冬季果实成熟后采收，除去杂质，干燥。

【性味归经】　苦，平。归肝、肾经。

【功效】　祛风活络，利水，通经。

【应用】

1. **风湿痹痛、肢体麻木、四肢拘挛等**　本品味辛善通，既能祛风湿，又能通血脉之性，常配以桑枝、络石藤、秦艽、伸筋草、鸡血藤等同用，可治风湿阻络、痹痛拘挛。若气血瘀滞，脉络痹阻，中风后半身不遂者，常与黄芪、当归、地龙、川芎、红花等同用。

2. **跌打损伤，血瘀肿痛**　本品常配以桃仁、红花、苏木、血竭等可活血散瘀止痛。

3. **水肿、小便不利**　本品味苦泄降，通行经络，调理气机以利水消肿，用治水肿、小便不利，常配合茯苓皮、桑白皮、冬瓜皮、泽泻等同用。

4. **妇女经闭或经少不畅，小腹胀痛**　本品能理气通经活络，用治气滞血瘀之经闭或经少不畅，小腹胀痛，常与当归、川芎、茺蔚子等活血通经药合用。

5. **产后乳汁不下乳房胀痛**　每与穿山甲、王不留行、通草、青皮等合用，有通乳之功。

6. **风疹瘙痒**　本品能祛风止痒，用治风疹瘙痒，可与蒺藜、赤芍、地肤子、荆芥等同用。

7. **脘腹胀痛，大便不爽**　本品尚有行气之功，配木香、枳壳、佛手等可行气消胀。

【用法用量】　煎服，5～10g。

【现代研究】　主含挥发油，其中主要成分为倍半萜烯类化合物及桂皮酸酯、桂皮酸、桂皮醇、左旋龙脑。在路路通7种分离提取的成分中，其甲醇提取物白桦脂酮酸具有明显的抗肝细胞毒活性，在体外试验中，可对由四氯化碳以及氨基半乳糖诱导的初次培养的大鼠肝细胞的细胞毒性有明显的保护作用。本品能抑制蛋清性关节炎肿胀的产生。

穿山龙 Chuanshanlong

(《东北药植志》)

【来源】 为薯蓣科植物穿龙薯蓣 *Dioscorea nipponica* Makino 的干燥根茎。全国多数地区均产。春、秋二季采挖,洗净,除去须根和外皮,晒干。

【性味归经】 甘、苦,温。归肝、肾、肺经。

【功效】 祛风除湿,舒筋通络,活血止痛,止咳平喘。

【应用】

1. 风湿痹痛,肌肤麻木,关节屈伸不利　本品能祛风除湿,活血通络,其性偏凉,多用于热痹,单用穿山龙煎服或浸酒服,也可与桑枝、络石藤、忍冬藤等同用。

2. 跌打损伤,劳损瘀滞疼痛　穿山龙水煎水冲红糖黄酒服用。

3. 冠心病　穿山龙活血通络,治瘀血阻滞心痛,与槐花等配伍。

4. 痰多咳喘　本品有清肺化痰,止咳平喘之功,用于肺热咳嗽,可与紫金牛、瓜蒌皮、黄芩等同用。

5. 痈肿疮毒　鲜穿山龙根、鲜苎麻根等量,捣烂外敷患处。有凉血清痈之功。

【用法用量】 9～15g;也可制成酒剂用。

【使用注意】 粉碎加工时,注意防护,以免发生过敏反应。

【现代研究】 本品主要含薯蓣皂苷(dioscin)等多种甾体皂苷。有镇咳、祛痰、平喘、抗炎、抗菌、抗流感病毒、抗肿瘤作用,并能降血压及胆固醇。

第二节　祛风湿清热药

本类药物味多辛苦而性寒,入肝、脾、肾经。辛能散邪,苦能燥湿,寒能清热,具有良好的祛风除湿,通络止痛,清热消肿作用。多用于风湿热痹,症见关节红肿热痛等。经配伍也可用治风寒湿痹。

秦艽 Qinjiao

(《神农本草经》)

【来源】 为龙胆科植物秦艽 *Gentiana macrophylla* Pall.、麻花秦艽 *Gentiana straminea* Maxim.、粗茎秦艽 *Gentiana crassicaulis* Duthie ex Burk. 或小秦艽 *Gentiana dahurica* Fisch. 的干燥根。前三种按性状不同分别习称"秦艽"和"麻花艽",后一种习称"小秦艽"。主产于甘肃、陕西、内蒙古、四川等地,以甘肃、陕西产者,为道地药材。春秋季采挖,除去泥沙;秦艽及麻花艽晒软,堆置"发汗"至表面呈红黄色或灰黄色时,摊开晒干,或不经"发汗"直接晒干;小秦艽趁鲜时搓去黑皮,晒干。以根条粗大、肉厚、色棕黄、气味浓厚者质佳。切片,生用。

【别名】 左秦艽

【处方用名】 秦艽(生用,味极苦,性平偏寒,长于清湿热,退虚热)　炒秦艽(苦味减弱,便于服用,功同生品)　酒秦艽(酒炙,苦味寒性均减弱,祛风湿、通经络作用增强)

【性味归经】 辛、苦,平。归胃、肝、胆经。

【功效】 祛风湿,清湿热,止痹痛,退虚热。

【应用】

1. 风湿痹证　本品能祛风湿,舒筋络,止痹痛,质润而不燥,为"风药中之润剂",广泛用于各种痹证。无论寒热新久,皆可应用,前人誉为"三痹必用之品"。但性偏寒凉,兼能清热,故对热痹尤为适宜,常配忍冬藤、络石藤、防己等;治着痹,可配苍术、苡仁等;治痛痹,可配伍川乌、羌活等;治行痹,则与防风、威灵仙等同用。

2. 中风不遂　本品既能祛风邪,质润而又善舒筋荣血,可用于治疗中风所致口眼喎斜、舌强不能言语、手足不能运动等,与白芷、防风等同用,如秦艽升麻汤、大秦艽汤等。

3. 骨蒸潮热　本品能退虚热、除骨蒸,为治虚热证常用药。用于阴虚骨蒸潮热,常与鳖甲、地骨皮等同用,如秦艽鳖甲散;配伍银柴胡、胡黄连等,则可用于小儿疳积发热。

4. 湿热黄疸　本品味苦降泄,能清肝胆湿热以退黄,可治疗黄疸,常与茵陈蒿、栀子、虎杖等同用,古方中亦有单用本品为末服治黄疸者。

另外,利用本品清湿热之功,还可治痔疮肿痛等。

【用法用量】　煎服,3～10g。

【现代研究】　本品主要含秦艽碱甲、乙、丙及龙胆苦苷、马钱苷酸等成分。本品具有镇痛、镇静、解热、抗炎作用;其水煎液对皮肤真菌有不同程度的抑制作用;乙醇浸液对多种细菌有抑制作用;秦艽碱甲对组胺、乙酰胆碱所致肠痉挛有较强的抑制作用,还能降血压、升高血糖;龙胆苦苷能抑制氨基转移酶升高,有抗肝炎作用。

防己　Fangji

（《神农本草经》）

【来源】　为防己科植物粉防己 *Stephania tetrandra* S.Moore 的干燥根。习称"汉防己"。主产于浙江、安徽、江西、福建等地。秋季采挖,洗净,去粗皮,晒至半干,切段,根粗者再纵切,干燥。生用。

【性味归经】　苦,寒。归膀胱、肺经。

【功效】　祛风止痛,利水消肿。

【应用】

1. 风湿痹证　本品药性苦寒,既能祛风除湿而止痹痛,又能清热,故以治湿热痹痛为宜。对热痹之骨节烦痛、屈伸不利者,常配伍薏苡仁、蚕沙、滑石等,如宣痹汤;若治风寒湿痹,关节疼痛,则配伍附子、桂心、威灵仙等,如防己汤。

2. 水肿,小便不利,脚气肿痛　本品能利水消肿,为治水肿、小便不利常用药,可用于多种水肿病证及脚气肿痛等。因苦寒降泄,善走泄下行而利膀胱湿热,故善治湿热壅滞,水湿泛溢肌肤引起的水肿胀满,小便不利,常配伍椒目、葶苈子等,如己椒苈黄丸;若配黄芪、白术等,可治风邪所致头面或全身水肿、小便不利之风水证,如防己黄芪汤;配茯苓、黄芪等,则可治一身肌肤悉肿、小便短少之皮水证,如防己茯苓汤;与木瓜、槟榔等同用,则可治脚气肿痛。

【用法用量】　煎服,5～10g。

【使用注意】　本品苦寒伤胃,不宜大量或长期使用,胃纳不佳及阴虚体弱者慎用。

【现代研究】　本品含粉防己碱、防己诺林碱、轮环藤酚碱、氧防己碱、防己斯任碱、小檗胺等。本品能明显增加排尿量,有镇痛、解热、消炎、降压、抗菌、抗阿米巴原虫、免疫抑制作用。本品还有广泛的抗过敏作用。

广防己的安全隐患

马兜铃科植物广防己（木防己）*Aristolochia fangchi* Y.C.Wu ex L.D Chou et S.M.Hwang 的干燥根亦有祛风止痛，清热利水作用。临床上曾经用于治风湿痹痛，下肢水肿，尤其较多用于治痹证疼痛。但因其含肾毒性成分马兜铃酸，过量或长期使用可导致严重肾功能衰竭，为保证用药安全，从 2005 年版《中国药典》开始已取消其药用标准，不得再作药用。

桑枝 Sangzhi

（《本草图经》）

【来源】 为桑科植物桑 *Morus alba* L. 的干燥嫩枝。全国均产，主产于江苏、浙江、河南、山东等地。春末、夏初采收，去叶，或趁鲜切片，晒干。生用或制用。

【处方用名】 桑枝（生用，长于祛风行水） 酒桑枝（酒炙，增强祛风除湿，通络止痛的作用）炒桑枝（清炒，善达四肢经络，通利关节）

【性味归经】 微苦，平。归肝经。

【功效】 祛风湿，利关节。

【应用】

风湿痹证 本品能祛风通络，通利关节，用于治疗风湿痹病，关节酸痛麻木。因药性平和，故痹证无论新久、寒热均可应用。本品善横走肢臂，尤以治上肢风湿痹痛，肩背酸痛为佳。但药力单薄，多配入复方使用。偏寒者，可配伍桂枝、羌活等；偏热者，配伍秦艽、络石藤等。

此外，本品尚有一定的利水消肿作用，可治水肿、脚气。治水肿，可配茯苓、猪苓等；治脚气浮肿，则配木瓜、蚕沙等。

【用法用量】 煎服，9～15g。

【现代研究】 本品主要含鞣质、果糖、蔗糖、水苏糖、葡萄糖、麦芽糖、棉子糖、木糖等。桑枝有较强的抗炎活性和降压作用，并可提高淋巴细胞转化率，有增强免疫的作用。

络石藤 Luoshiteng

（《神农本草经》）

【来源】 为夹竹桃科植物络石 *Trachelospermum jasminoides*（Lindl.）Lem. 的干燥带叶藤茎。主产于江苏、湖北、山东等地。冬季至次春采割，晒干。切段，生用。

【性味归经】 苦，微寒。归心、肝、肾经。

【功效】 祛风通络，凉血消肿。

【应用】

1. 风湿热痹 本品既能祛风湿，又能通经络，性寒可清热，尤宜于治疗风湿热痹，筋脉拘挛，腰膝酸痛者，可单用浸酒服，或与桑枝、忍冬藤、秦艽等配伍使用。

2. 喉痹，痈肿 本品微寒，入心、肝血分，能凉血清热而消肿，可治热毒壅聚之喉痹、痈肿。治喉痹，可单用水煎，慢慢含咽，或与栀子、射干等同用；治痈肿疮毒，常与皂角刺、乳香、没药等同用，如止痛灵宝散。

3. 跌仆损伤 本品能通经络，祛瘀消肿止痛，还可用于治疗跌打损伤，瘀血肿痛，与三七、红花等配伍同用。

【用法用量】　煎服,6~12g。

【现代研究】　络石藤茎含络石苷、去甲络石苷、牛蒡苷等,叶含生物碱、黄酮类化合物等。络石藤甲醇提取物对动物双足浮肿、扭体反应有抑制作用;所含黄酮苷有抗痛风作用;煎剂对金黄色葡萄球菌、福氏志贺菌及伤寒杆菌有抑制作用。

豨莶草　Xixiancao

（《新修本草》）

【来源】　为菊科植物豨莶 *Siegesbeckia orientalis* L.、腺梗豨莶 *Siegesbeckia pubescens* Makino 或毛梗豨莶 *Siegesbeckia glabrescens* Makino 的干燥地上部分。我国大部分地区均产,主产于湖南、湖北、江苏等地。夏、秋两季花开前及花期均可采割,切碎,晒干。生用或加黄酒蒸用。

【处方用名】　豨莶草(生用,长于清热解毒)　酒豨莶草(酒蒸,长于祛风湿、利关节)

【性味归经】　辛、苦,寒。归肝、肾经。

【功效】　祛风湿,利关节,解毒。

【应用】

1. 风湿痹证　本品苦燥辛散,善祛筋骨间风湿,通经活络而除痹止痛,为祛风除湿要药。生用性寒,宜于热痹,常与臭梧桐同用,如豨桐丸;酒蒸寒性减弱,有补肝肾之功,用于风湿痹痛,筋骨无力,腰膝酸软,四肢麻木,可配伍桑寄生、五加皮等。

2. 中风半身不遂　本品有一定的舒筋活络作用,可用于中风口眼㖞斜,半身不遂,可单用,但久服方效,或与黄芪、当归、地龙等同用。

3. 疮疡肿毒,湿疹瘙痒　本品苦寒,生用有清热解毒,祛风止痒作用。治疮痈肿毒,配伍金银花、蒲公英等;治湿疹瘙痒,可单用煎服、外洗,或配地肤子、苦参等。

另外,本品能降压,可用治高血压兼肢体麻木者。

【用法用量】　煎服,9~12g。外用适量。

【现代研究】　本品主要含生物碱、酚性成分、豨莶苷、豨莶苷元、腺梗豨莶苷、腺梗豨莶醇等成分。本品有抗炎、镇痛作用,对细胞免疫、体液免疫及非特异性免疫均有抑制作用,对多种细菌、病毒有抑制作用,还有扩张血管、降血压作用。豨莶苷有兴奋子宫和明显的抗早孕作用。

【不良反应】　大剂量服用可中毒,导致恶心呕吐、胃部不适及腹泻等。

雷公藤　Leigongteng

（《中国药用植物志》）

【来源】　为卫矛科植物雷公藤 *Tripterygium wilfordii* Hook. f. 干燥根的木质部。主产于福建、浙江、安徽、湖南等地。秋季采挖,去皮晒干。切厚片,生用。

【性味归经】　苦、辛,寒;有大毒。归肝、肾经。

【功效】　祛风除湿,活血通络,消肿止痛,杀虫解毒。

【应用】

1. 风湿顽痹　本品有较强的祛风除湿、活血通络止痛之功,为治风湿顽痹要药。药性苦寒能清热,善缓解疼痛及肢体拘挛等症状,故对关节红肿热痛、晨起僵硬、活动不利等症尤宜。单用有效,内服或外敷均可,亦可配伍其他祛风湿药。

2. 疔疮肿毒,顽癣,湿疹　本品苦寒而燥,既能清热解毒以消肿,又能除湿杀虫以止痒,对多种皮肤病有良效。治疗疮肿毒,可与蟾酥同用;治湿热蕴结皮肤之瘙痒、顽癣效好,单用为末调涂,或鲜叶捣烂擦患处,亦可配伍防风、蒺藜等。

另外,现代也用其治肾小球肾炎、肾病综合征、红斑狼疮、白塞病等。

【用法用量】 煎服,1～5g,文火煎1～2小时;外用适量,研粉或捣烂敷,但外敷不可超过半小时,否则起疱;亦可制成酊剂、软膏涂擦。

【使用注意】 本品有大毒,内服宜慎。孕妇、体虚者忌用。有心肝肾器质性病变及白细胞减少者慎用。

【现代研究】 本品化学成分有70余种,主要成分有雷公藤碱、雷公藤宁碱、雷公藤春碱、雷公藤甲素、雷公藤乙素、雷公藤酮等。本品有抗炎、抗菌、镇痛、抗肿瘤、抗生育作用;有降低血液黏滞性、抗凝、纠正纤溶障碍,改善微循环及降低外周血阻力的作用;对多种肾炎模型有预防和保护作用,有促进肾上腺合成皮质激素样作用;对免疫系统主要表现为抑制作用,可减少器官移植后的急性排异反应等。

【不良反应】 雷公藤有大毒,易出现不良反应。轻者可见皮疹瘙痒、色素沉着、头晕头痛、心悸乏力、恶心呕吐、腹痛腹泻、便血等;重者可出现肾区孪痛、少尿、血尿、浮肿、呼吸困难、体温及血压下降;严重者可出现心源性休克、肾功能衰竭。

 知识链接

雷公藤中毒后急救措施

雷公藤毒性极大,尤以皮部为甚,使用时宜剥净两层根皮,以木质部分入药。中毒轻者,停药症状自行消失;重者应及时洗胃,催吐,导泻,输液排毒,纠正酸中毒,采用对症支持疗法等。

臭梧桐 Chouwutong

（《本草图经》）

【来源】 为马鞭草科植物海州常山 *Clerodendron trichotomum* Thunb. 的干燥嫩枝和叶。全国大部分地区有产。夏季尚未开花时采收,晒干。切段,生用。

【性味归经】 辛、苦、甘,凉。归肝经。

【功效】 祛风湿,通经络,平肝。

【应用】

1. 风湿痹证 本品能祛风湿、通经络、止痹痛,用于治疗风湿痹证,肢体麻木,可单用,或与豨莶草同用,即豨桐丸。

2. 中风半身不遂 本品能通经络,可用于中风口眼㖞斜,半身不遂,配当归、地龙、豨莶草等。

3. 风疹,湿疮 本品味辛能祛风,苦能燥湿,药性寒凉,可用于治疗风湿、湿热所致的风疹、湿疹,单用煎洗,或与地肤子、白鲜皮、苦参等配伍。

4. 肝阳上亢证 本品性凉入肝经,能平肝凉肝,治肝阳偏亢,头痛眩晕者,可单用,或配伍钩藤、石决明等。现代用于治疗高血压。

【用法用量】 煎服,5～15g,用治高血压不宜久煎。外用适量。

【现代研究】 本品主要含海州常山黄酮苷、海州常山苦素、臭梧桐素、生物碱等成分。其水煎剂有镇静、镇痛和明显降血压作用;对金黄色葡萄球菌及皮肤真菌有不同程度的抑制作用。

丝瓜络 Sigualuo

（《本草蒙筌》）

【来源】 为葫芦科植物丝瓜 *Luffa cylindrical*（L.）Roem. 的干燥成熟果实的维管束。我国各地均有栽培。夏、秋二季果实成熟、果皮变黄、内部干枯时采摘,除去外皮和果肉,洗净,晒干,除去种子。切段,生用。

【性味归经】 甘,平。归肺、胃、肝经。

【功效】 祛风,通络,活血,下乳。

【应用】

1. 风湿痹证 本品有祛风、通络作用,因药力平和,多入复方中应用。用于治疗风湿痹证之肌肉麻木、筋脉拘挛,可与秦艽、威灵仙等同用。

2. 胸胁胀痛 本品入肝经,能通经络、活血脉,可治疗肝郁气滞之胁肋胀痛,配伍柴胡、郁金等疏肝理气之品。

3. 乳汁不通,乳痈肿痛 本品入肝经通乳络,有一定的解毒消肿散结作用,可用于乳汁不通、乳痈肿痛。治产后乳汁少或乳汁不通,常与穿山甲、王不留行、漏芦等配伍同用;治乳痈肿痛,则配蒲公英、浙贝母、连翘等解毒散结之品。

另外,本品有一定的化痰通络作用,配伍瓜蒌、半夏、陈皮等,用于治疗咳嗽痰多、胸闷等症。

【用法用量】 煎服,6～12g;大剂量可用至60g。外用适量。

【现代研究】 本品主要含木聚糖、甘露聚糖、半乳聚糖、木脂素等成分。其水煎剂有镇痛、抗炎及镇静等作用。

第三节 祛风湿强筋骨药

本类药物味多甘苦而性温,入肝肾经。苦能燥湿,甘能补益,具有祛风湿、补肝肾、强筋骨作用,可扶正祛邪。多用于风湿日久,肝肾亏损,症见筋骨关节疼痛,腰膝酸软,脚弱无力等。亦可用于肾虚腰痛、骨痿等。

桑寄生 Sangjisheng

(《神农本草经》)

【来源】 为桑寄生科植物桑寄生 *Taxillus chinensis*(DC.)Danser 的干燥带叶茎枝。主产于广东、广西、云南等地。冬季至次春采割,除粗茎,干燥。切段,生用。

【性味归经】 苦、甘,平。归肝、肾经。

【功效】 祛风湿,补肝肾,强筋骨,安胎元。

【应用】

1. 风湿痹证 本品甘平而质润,入肝肾经,祛风湿之中又能补肝肾、强筋骨,对风湿痹痛日久,肝肾不足,症见腰膝酸痛、筋骨无力最为适宜,常与独活、杜仲、牛膝等同用,如独活寄生汤。

2. 崩漏经多,妊娠漏血,胎动不安 本品专入肝肾经,药性平和,能平补肝肾,养血而固冲安胎。用于治疗肝肾亏虚,冲任不固所致的崩漏,月经过多,胎漏下血,胎动不安,常与续断、菟丝子、阿胶等同用,如寿胎丸。

3. 头晕目眩 本品能补益肝肾而平抑肝阳,可用于肝肾不足、肝阳偏亢所致头晕目眩,现代用于治疗高血压,可单用泡水服,或加入复方中。

【用法用量】 煎服,9～15g。

【现代研究】 本品主要含槲皮素、槲皮苷、萹蓄苷及少量的右旋儿茶酚等。本品有镇静、降

课堂互动

桑寄生为祛风湿药,为何能安胎,用治何种原因所致的胎动不安?

血压、降血脂、利尿作用；能扩张冠状血管，增加冠脉血流量；有抗肿瘤作用。其煎剂或浸剂在体外对脊髓灰质炎病毒和其他肠道病毒有抑制作用，对伤寒杆菌及葡萄球菌有抑制作用；提取物对乙型肝炎病毒表面抗原有抑制活性。

案例分析

田某某，男，38 岁，建筑工人。关节疼痛 3 年，加剧 1 周。患者经常冒雨浸水在户外工作，3 年前出现双肘、双膝关节疼痛，经抗风湿治疗，疗效不佳，近一周来，又因外感寒邪，关节疼痛加剧，活动不利，尤以两膝关节明显，局部肿胀湿冷，二便尚正常，舌淡苔薄白，脉弦紧。**中医诊断**：痹证，**西医诊断**：风湿性关节炎。

处方：独活寄生汤加减。

独活 9g 桑寄生 6g 秦艽 6g 防风 6g 细辛 6g 当归 6g 白芍 6g 川芎 6g 生地黄 6g 杜仲 6g 牛膝 6g 人参 6g 茯苓 6g 甘草 6g 肉桂 6g

请分析独活、桑寄生在方剂中的作用。若在处方中加用制川乌，剂量多少为宜？煎煮时应注意什么？

狗脊 Gouji
（《神农本草经》）

【**来源**】 为蚌壳蕨科植物金毛狗脊 *Cibotium barometz*（L.）J.Sm. 的干燥根茎。产于云南、广西、浙江、福建等地。秋冬季采挖，除去泥沙，干燥；或去硬根、叶柄及金黄色绒毛，切厚片，干燥，为"生狗脊片"；蒸后，晒至六七成干，切厚片，干燥，为"蒸狗脊片"。生用，蒸用或砂烫用。

【**处方用名**】 狗脊（生用，长于祛风湿，利关节） 蒸狗脊（蒸用，长于补肝肾） 烫狗脊（砂烫用，长于补肝肾，强筋骨）

【**性味归经**】 苦、甘，温。归肝、肾经。

【**功效**】 祛风湿，补肝肾，强腰膝。

【**应用**】

1. 风湿痹证 本品能行能补，既善祛腰脊之风寒湿邪，又能补益肝肾，宜用于风寒湿痹而兼肝肾不足，以腰痛脊强，不能俯仰者为宜。常与独活、桑寄生、巴戟天等同用。

2. 腰膝酸软，下肢无力 本品有补肝肾、强腰膝之功，可用于治疗肝肾虚损导致的腰膝酸软、下肢无力等症，与杜仲、牛膝等补肝肾药同用，具有较好疗效。

3. 肾虚尿频、遗尿、带下 本品在补肝肾同时，有一定的固涩作用，可用于肾虚滑遗病证。治肾虚下元不固之尿频、遗尿，常配山药、益智等；治冲任虚寒白带过多，可与艾叶、山茱萸、菟丝子等同用。

另外，狗脊的绒毛有止血作用，外敷可用于金疮出血。

【**用法用量**】 煎服，6～12g。

【**使用注意**】 肾虚有热，小便不利，或短涩黄赤者慎用。

【**现代研究**】 本品主要含蕨素、金粉蕨素、原儿茶酸、5- 甲基糠醛等成分。本品有增加心肌营养和血流量作用；其金黄色绒毛有止血作用。

五加皮　Wujiapi

（《神农本草经》）

【来源】　为五加科植物细柱五加 *Acanthopanax gracilistylus* W.W.Smith 的干燥根皮。习称"南五加皮"。主产于湖北、河南、安徽等地。夏、秋季采挖，剥取根皮，晒干。切厚片，生用。

【性味归经】　辛、苦，温。归肝、肾经。

【功效】　祛风除湿，补益肝肾，强筋壮骨，利水消肿。

【应用】

1. 风湿痹证　本品辛散祛风，苦燥温通，散寒除湿，且兼补益之功，为强壮性祛风湿药，用于痹证兼肝肾不足，对老人和久病体虚者较为适宜。可单用浸酒服，即五加皮酒；亦可与桑寄生、木瓜、牛膝等同用。

2. 腰膝痿软，小儿行迟，体虚乏力　本品能温补肝肾、强筋壮骨。治肝肾虚损之腰膝痿软，可配牛膝、杜仲等；治小儿行迟，常配龟甲、牛膝、木瓜等以益肾健骨，如五加皮散。

3. 水肿，脚气　本品有利水消肿作用，治水肿，小便不利，常配茯苓皮、大腹皮、生姜皮等；治寒湿脚气肿痛，则与木瓜、大腹皮、槟榔等同用。

【用法用量】　煎服，5～10g；或浸酒、入丸、散服。

【现代研究】　本品主要含丁香苷、刺五加苷、β- 谷甾醇、β- 谷甾醇 -β-D- 葡萄糖苷、硬脂酸、亚麻酸、挥发油及维生素等。本品有抗炎、镇痛、镇静、降血糖、抗应激作用；能促进核酸的合成；有性激素样作用；还有抗肿瘤、抗诱变、抗溃疡、抗排异等作用。

千年健　Qiannianjian

（《本草纲目拾遗》）

【来源】　为天南星科植物千年健 *Homalomena occulta*（Lour.）Schott 的干燥根茎。主产于云南、广西等地。春、秋季采挖，洗净，除去外皮，晒干。切片，生用。

【性味归经】　苦、辛，温。归肝、肾经。

【功效】　祛风湿，壮筋骨。

【应用】

风寒湿痹，筋骨痿软　本品辛散温通苦燥，既能祛风湿，又能强筋骨，用于治疗风寒湿痹，腰膝冷痛，拘挛麻木，筋骨痿软，尤宜于老人。可浸酒服用，或配伍桑寄生、五加皮、牛膝等水煎服。

【用法用量】　煎服，5～10g；或浸酒服。

【现代研究】　本品含挥发油，主要为 α- 蒎烯、β- 蒎烯、柠檬烯、芳樟醇等。千年健甲醇提取物有明显的抗炎、镇痛作用；醇提液有抗组胺作用；水提液有较强的抗凝血作用。

鹿衔草　Luxiancao

（《滇南本草》）

【来源】　为鹿蹄草科植物普通鹿蹄草 *Pyrola decorata* H. Andres 和鹿蹄草 *Pyrola calliantha* H.Andres 的干燥全草。主产于浙江、安徽、贵州、陕西等地。全年均可采挖。鲜用；或晒至叶片较软时，再堆置至叶片变紫褐色，晒干。切段，生用。

【性味归经】　苦、甘，温。归肝、肾经。

【功效】　祛风湿，强筋骨，止血，止咳。

【应用】

1. 风湿痹证　本品苦燥祛湿，味甘补益，既能祛风湿，又入肝肾而强筋骨。善治风湿痹证兼肝肾亏虚所致肢体关节疼痛、腰膝无力等，常配伍独活、桑寄生、杜仲等。

2. 月经过多，崩漏，咯血，外伤出血　本品能收敛止血，可用于多种出血证。治崩漏、月经过多，配伍棕榈炭、煅龙骨、煅牡蛎等；肺痨咯血，配白及、阿胶、侧柏叶等；外伤出血，可用鲜草捣烂外敷，或配蒲黄、三七研末外敷。

3. 久咳劳嗽　本品能补益肺肾而止咳定喘，用治肺肾虚损之久咳虚喘证，常配蛤蚧、核桃肉、五味子等。

【用法用量】　煎服，9～15g；外用，适量。

【现代研究】　鹿蹄草含鹿蹄草素、N-苯基-2-萘胺、高熊果酚苷、伞形梅笠草素、没食子酸、原儿茶酸、没食子鞣质等；普通鹿蹄草含鹿蹄草素、山柰酚-3-O-葡萄糖苷、槲皮素-3-O-葡萄糖苷等。本品能扩张心、脑、脾、肾、四肢、耳血管，增加血流量；其水煎剂有抗炎、抗菌、降压作用；对多种细菌有抑制作用。

（马翠兰）

复习思考题

1. 简述祛风湿药的分类、适应证及使用注意。
2. 比较羌活与独活、桑寄生与五加皮的功用之异同。
3. 简述威灵仙、木瓜、秦艽、桑寄生、五加皮的功效与应用。
4. 本章有毒的药物有哪些？其用量用法及使用注意各是什么？

上0704

扫一扫，测一测

上0801
PPT课件

第八章　芳香化湿药

上0802
知识导览

学习目标

1. 掌握芳香化湿药的含义、性能特点、功效、适用范围。
2. 掌握广藿香与佩兰、苍术与厚朴、砂仁与豆蔻等相似药物的异同点。
3. 熟悉苍术、厚朴、砂仁炮制前后功效变化。
4. 熟悉砂仁、豆蔻的用法。
5. 了解常用芳香化湿药药的处方用名及别名。

化湿运脾为主要作用，治疗湿阻中焦证的药物，称为化湿药。因气味芳香，又称芳香化湿药。

本类药物辛香温燥，主入脾、胃经。辛能行气，香能畅脾，故有宣化湿浊，疏畅气机，醒脾开胃等作用，适用于脾为湿困，运化失常所致的湿阻中焦证，症见脘腹痞满、呕吐泛酸、纳呆、大便溏薄、食少体倦、舌苔白腻等。此外，部分药物具有发表解暑等作用，可用于外感暑湿、湿温证。

使用本类药物时，应根据湿困的不同情况及兼证，进行适当的配伍。如寒湿者，配温里药；湿热者，配清热燥湿药；湿阻气滞者，配行气药；脾虚生湿者，配补气健脾药。由于湿性黏滞，易阻滞气机，气滞不行，又反致湿邪不得运化，故使用本类药物时，最常配伍行气药，气行则湿行，气化则湿化。

芳香化湿药多辛温香燥，易伤阴耗气，故阴虚津少及气虚者应慎用。本类药物因其气味芳香，大多含挥发油，故入汤剂不宜久煎，以免降低药效。

🔥 思政元素

芳香化湿药在抗疫中的重要作用

芳香化湿药在新型冠状病毒感染防治中的重要作用包括：①芳香药具有辛香开散、善于走窜的特性，能够疏通气机，燥化湿邪，符合新型冠状病毒感染的核心病机，即以湿邪为核心的致病因素，以呼吸道症状为主要表现。②新型冠状病毒感染重症患者中超过六成出现"谵妄症"，乃湿邪蒙蔽心包所致，芳香药化湿醒神开窍，可用于治疗新型冠状病毒感染窍闭神昏诸症。③芳香药可以辟秽防疫，增强人体正气。我国各省、自治区、直辖市发布的新型冠状病毒感染诊治方案的处方中大量运用了芳香化湿药。

广藿香　Guanghuoxiang

（《名医别录》）

上0803

广藿香芳香化湿
抗疫临床研究
报道

【来源】　为唇形科植物广藿香 *Pogostemon cablin*（Blanco）Benth. 的干燥地上部分。主产于广东、海南等地，其中广东石牌产者，为道地药材。夏、秋季枝叶茂盛时采割，日晒夜闷，反复至干。切段，生用。

【性味归经】　辛，微温。归脾、胃、肺经。

【功效】　芳香化浊，和中止呕，发表解暑。

【应用】

1. 湿阻中焦证　本品气味芳香，作用温和，具有良好的芳化湿浊、醒脾悦胃功效，为芳香化湿要药。用于湿浊中阻所致的胸脘痞闷、纳呆、体倦等，与苍术、厚朴等同用，如不换金正气散。

2. 呕吐　本品善入脾胃，芳香辟浊，既能化湿，又能和胃止呕，可治多种呕吐，为止呕良药，尤以湿阻中焦呕吐最宜。治湿阻中焦之呕吐，可单用，或与陈皮、半夏等同用；若治胃寒呕吐，可与生姜、丁香等同用；治胃热呕吐，则与黄连、竹茹等同用；治脾胃虚弱之呕吐，可与党参、白术等同用；治妊娠呕吐，则配伍砂仁、紫苏梗等。

3. 暑湿表证、湿温初起　本品味辛性微温，外能辛散表邪，内能芳香化湿浊，且辛散而不峻，微温而不燥，为治暑月外感风寒，内伤湿滞而致恶寒发热、头痛、脘闷食少、腹痛吐泻之要药，常配紫苏、半夏、茯苓等，如藿香正气散。本品芳香化浊，与清热祛湿药黄芩、滑石等配伍，又可用于湿温病的治疗，如甘露消毒丹。

【用法用量】　煎服，3～10g。

【现代研究】　本品主要含挥发油1.5%，油中主要成分为广藿香醇，其他成分有苯甲醛、丁香油酚、桂皮醛等。本品能促进胃液分泌，增强消化，对胃肠道有解痉作用；对多种细菌、皮肤真菌有抑制作用；有防腐作用；能扩张微血管而略有发汗作用。

课堂互动

生姜、黄连、广藿香均有止呕的功效，在应用方面有何不同？

案例分析

刘某某，女，17岁。2天前因淋雨后，出现腹痛腹泻，大便稀水样，一日7～8次。大便前腹中肠鸣，脘腹痞闷，食少，伴有恶寒发热，头痛鼻塞，流清涕，小便正常。舌淡苔白腻，脉濡缓。

请问该患者可用藿香为主治疗吗？为什么？还可以配伍解表药中哪些药物？

佩兰　Peilan
（《神农本草经》）

【来源】　为菊科植物佩兰 *Eupatorium fortunei* Turcz. 的干燥地上部分。主产于浙江、江苏、河北等地。夏、秋二季分两次采割，晒干。切段，生用或鲜用。

【别名】　佩兰叶　省头草　醒头草

【性味归经】　辛，平。归脾、胃、肺经。

【功效】　芳香化湿，醒脾开胃，发表解暑。

【应用】

1. 湿阻中焦证　本品化湿作用与广藿香相似而稍弱，常相须配伍治湿阻中焦证。因本品性平偏凉，芳香清冽，故善治脾经湿热所致脾瘅证，症见口中甜腻、多涎、口臭等，可单用煎服，如兰草汤，或与栀子、滑石等配伍同用。

知识链接

脾瘅

脾瘅：病证名。出自《素问·奇病论》："有病口甘者……此五气之溢也，名曰脾瘅。夫五味入口，藏于胃，脾为之行其精气，津液在脾，故令人口甘也。"脾瘅证是指过食甘肥所致口中发甜的病证。日久可成消渴。

2. 暑湿表证，湿温初起　本品外能辛散表邪，内能化湿浊，性平不燥，可治外感暑湿及湿温病。治暑湿表证，可与广藿香、青蒿等同用；治湿温初起，多配伍滑石、薏苡仁等。

【用法用量】　煎服，3～10g。

【现代研究】　本品主要含挥发油，油中含对-聚伞花素、乙酸橙花醇酯、百里香酚甲醚等成分。佩兰挥发油对流感病毒有直接抑制作用，并有明显的抗炎作用和祛痰作用；水煎剂对多种细菌有抑制作用。

鉴别比较

广藿香
青风藤
　均有芳香化湿、发表解暑的作用，均可用于湿阻中焦证、暑湿表证。

广藿香：微温，化湿力较强，善止呕，长于治疗湿阻中焦证以及多种呕吐，发表解暑作用亦强于佩兰。

佩兰：性平偏凉，为治脾经湿热脾瘅证之要药，发表解暑力弱。

课堂互动

解表药中的香薷与本章药物广藿香、佩兰均有化湿、解表之功，如何区别使用？

苍术　Cangzhu

（《神农本草经》）

【来源】　为菊科植物茅苍术 *Atractylodes lancea*（Thunb.）DC. 或北苍术 *Atractylodes chinensis*（DC.）Koidz. 的干燥根茎。前者主产于江苏、湖北、河南等地，其中江苏茅山产者，称茅苍术，简称茅术，为道地药材；后者主产于内蒙古、山西、辽宁等地。春、秋二季采挖，除去泥沙，晒干、撞去须根。切片，生用、麸炒用或炒焦用。

【别名】　茅苍术

【处方用名】　苍术（生用，长于祛湿发汗）　炒苍术（麸炒，缓和辛燥之性，长于健脾和胃）焦苍术（炒焦，辛燥之性大减，长于固肠止泻）

【性味归经】　辛、苦，温。归脾、胃、肝经。

【功效】　燥湿健脾，祛风散寒，明目。

【应用】

1. 湿阻中焦证　本品辛香苦温，有较强的燥湿运脾之功，为治湿阻中焦证要药。对湿浊阻中所致脘腹胀闷、呕恶食少、泄泻、舌苔白腻等尤为适宜，常与厚朴、陈皮等同用，如平胃散。若治脾虚水湿内停所致痰饮、水肿、泄泻，可与茯苓、泽泻、白术等配伍同用，如胃苓汤。

2. 风湿痹痛，脚气痿躄　本品辛散苦燥，既能燥内湿，又可祛外湿，为治风湿痹证之常用药。因长于祛湿，故善治着痹，常与独活、威灵仙等配伍；若治热痹，则与石膏、知母等同用，如白虎加苍术汤；而湿热下注，脚气肿痛、痿软无力者，则配伍黄柏、薏苡仁、牛膝，如四妙散。本品若配苦参、白鲜皮等清热祛湿止痒之品，还可用于治疗湿疮、湿疹等。

3. 风寒感冒　本品辛散性燥，能开肌腠而发汗解表，长于胜湿，故可治疗风寒夹湿表证，症见恶寒发热、头身重痛、无汗，与羌活、防风等同用，如九味羌活汤。

4. 夜盲症、眼目昏涩　本品尚有明目作用，用于夜盲症、眼目昏涩，可单用，或与猪肝、羊肝蒸煮同食,或配决明子、枸杞子等。

【用法用量】　煎服,3~9g。

【现代研究】　本品主要含挥发油(油中主含苍术醇),尚含少量的苍术酮、维生素 A 样物质、维生素 B 及菊糖等。本品对胃肠道运动有调节作用。所含挥发油对中枢神经系统,小剂量呈镇静作用,大剂量则呈抑制作用;有保肝、降血糖及显著增加尿中的钠钾排泄等作用。苍术、艾叶烟熏消毒对结核分枝杆菌、金黄色葡萄球菌、大肠埃希菌、枯草杆菌和铜绿假单胞菌有明显抑制作用。

厚朴　Houpo
《神农本草经》

【来源】　为木兰科植物厚朴 *Magnolia officinalis* Rehd. et Wils. 或凹叶厚朴 *Magnolia officinalis* Rehd. et Wils. Var. *biloba* Rehd. et Wils. 的干燥干皮、根皮及枝皮。主产于四川、湖南、湖北等地,其中四川产者,为道地药材。4—6 月剥取根皮及枝皮直接阴干,干皮置沸水中微煮后,堆置阴湿处,"发汗"至内表面变紫褐色或棕褐色时,蒸软,取出,卷成筒状,干燥。切片,生用或姜汁炙用。

【别名】　川厚朴　紫油厚朴　川朴　赤朴　烈朴

【处方用名】　厚朴(生品,辛味峻烈,对咽喉有刺激性,故内服一般不生用)　姜厚朴(姜炙或姜煮,能消除对咽喉的刺激性,长于宽中和胃)

【性味归经】　苦、辛,温。归脾、胃、肺、大肠经。

【功效】　燥湿消痰,下气除满。

【应用】

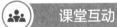

课堂互动

应用厚朴时,为何宜姜制?

1. 湿滞伤中,脘痞吐泻　本品苦辛温,长于燥湿、行气、除满,为消除湿滞痞满要药。用于治疗湿阻中焦之脘腹痞满、呕吐泄泻等,常配苍术、陈皮等,如平胃散。

2. 肠胃积滞证　本品既除无形之湿满,又下有形之实满,具有下气宽中、消积导滞作用,为治肠胃积滞证要药。治热结便秘,脘腹痞、满、燥、实,常与大黄、枳实等配伍,如大承气汤;气滞便秘,与枳实、大黄同用,如厚朴三物汤;食积气滞,可与莱菔子、麦芽等同用。

3. 痰饮咳喘　本品能燥湿消痰,降气平喘。治寒痰壅肺,胸闷喘咳痰多,配伍紫苏子、前胡等,如苏子降气汤;若素有喘咳,因外感风寒而发者,可与桂枝、苦杏仁等同用,如桂枝加厚朴杏子汤。

另外,利用本品消痰降气之功,与半夏、茯苓等配伍同用,还可用于痰气上逆交阻咽喉之梅核气的治疗,如半夏厚朴汤。

【用法用量】　煎服,3~10g。

【使用注意】　本品辛温苦燥,易耗气伤津,故气虚津亏者及孕妇慎用。

【现代研究】　本品主要含挥发油、少量的木兰箭毒碱、厚朴碱及鞣质等。煎剂小剂量时对小鼠肠管兴奋,大剂量抑制;对支气管有兴奋作用;有抗溃疡作用;可明显防止肝纤维化及肝硬化的形成;对多种细菌及皮肤真菌有抑制或杀灭作用;另有镇痛抗炎、降压等作用。

　鉴别比较

厚朴 ⎫
　　　⎬　均为辛苦温,具有燥湿作用,常相须为用,治疗湿阻中焦证。
苍术 ⎭

厚朴：以苦降为主，善下气消积除胀满，治胃肠气滞证，又消痰降气平喘，治痰饮咳喘证、梅核气等，既可除无形之湿满，又可消有形之实满，为行气降气，消除胀满要药。

苍术：以燥湿为主，为治湿阻中焦证要药，又可散寒祛外湿、明目，可治风湿痹证、外感风寒夹湿表证及夜盲症、眼目昏涩等。

草果 Caoguo
《本草品汇精要》

【来源】 为姜科植物草果 *Amomum tsao-ko* Crevost et Lemaire 的干燥成熟果实。主产于云南、广西、贵州等地。秋季果实成熟时采收，除去杂质，晒干或低温干燥。

【别名】 草果仁 草果子 姜草果 姜草果仁

【处方用名】 草果 草果仁 炒草果仁 姜草果仁 煨草果

【性味归经】 辛，温。归脾、胃经。

【功效】 燥湿温中，截疟除痰。

【应用】

1.脾胃寒湿、呕吐泄泻 本品辛温燥烈，入脾胃经，能燥湿健脾，温中和胃，善除寒湿而温燥中焦，为治脾胃寒湿之主药。常用于寒湿阻滞脾胃、中阳不运而致泛吐清涎，肢倦不温，身重酸楚，呕恶泄泻，脘腹冷痛，纳呆食少，口淡不渴，舌苔白或白腻，脉沉。湿重者，配伍苍术、厚朴、广藿香等芳香化湿药；寒重者，酌加吴茱萸、干姜等温中散寒之品。若脾寒不愈振寒少热，面青不食，大便溏泄，小便反多者，可配伍附子同用，并以姜枣汤送服，方如《济生方》之果附汤。

2.痰饮、疟疾 本品性温燥，有散寒燥湿涤痰，芳香化湿辟秽之功，对于山岚瘴气，秽浊湿邪所致之疟疾、痰饮之证，尤为适宜。截疟常与厚朴、槟榔、黄芩、知母等配伍，如《温疫论》之达原饮；也可配伍常山，如《太平惠民和剂局方》之常山饮；或与厚朴、青皮、陈皮、槟榔同用，如《杨氏家藏方》之截疟七宝饮。对于饮留于肠间之痰饮证亦宜运用，症见形体消瘦，饮食减少，脘部有振水音或肠鸣，呕吐清水痰涎，饮入易吐，心悸短气，舌苔白滑，脉弦或兼滑，可法《金匮要略》"当以温药和之"，配伍桂枝、白术、茯苓等。若阳虚水肿，症见下半身肿甚，胸腹胀满，手足不温，小便短少者，应配伍白术、木瓜、附子等，以温阳健脾，行气利水，方如《济生方》之实脾散。若邪热内侵而发瘅疟，热象较显，可配伍青皮、柴胡、黄芩、半夏、厚朴等，如《济生方》之清脾汤。

3.寒湿内聚、食积腹满 本品尚有温化湿浊，消食化积之功。用于寒湿直中，脾胃失和而见腹部胀满，按之不减，食欲不振、恶心呕吐、泄泻。可单以草果一味，酒煎服之，如《仁斋直指方论》中之治腹痛胀满方，也可伍用紫苏、高良姜、川芎、青皮、白芷、甘草，如《奇效良方》之草果饮。

【用法用量】 煎服，3～6g，去壳取仁，捣碎用。亦可入丸、散剂。

【使用注意】 本品温燥伤津，大耗元阳。凡阴虚血少者忌用，老弱虚怯者，亦当慎用。《本草备要》有忌铁的记载。

【现代研究】 本品主要含挥发油，其果实中含 1.6%，种子含 2.2%，果皮含 0.38%。此外还含有 Zn、Cu、Ni 等微量元素。试验表明，无论是生、炒、姜草果煎剂均对消化道有双向调节作用，其中以姜草果作用为佳；不同草果煎剂均可拮抗由 HAC 引起的小鼠腹痛，且以姜草果疗效最佳；在对 1 000 种中草药抑制肝炎病毒表面抗原的试验研究中发现，草果为高效的抑制乙型肝炎病毒的首选药物之一。

砂仁　Sharen

（《药性本草》）

【来源】　为姜科植物阳春砂 *Amomum villosum* Lour.、绿壳砂 *Amomum villosum* Lour. Var. *xanthioides* T.L. Wu et Senjen 或海南砂 *Amomum longiligulare* T.L. Wu 的干燥成熟果实。阳春砂主产于广东、广西、云南等地（产于广东阳春市者，个大饱满，为道地药材）；绿壳砂主产于越南、泰国、印度尼西亚等地；海南砂主产于广东、海南及湛江地区。夏、秋间果实成熟时采收，晒干或低温干燥。生用，用时打碎。

【别名】　缩砂仁　春砂仁　缩砂密

【处方用名】　砂仁（生品，味辛香，长于化湿行气、醒脾和胃）　盐砂仁（盐水炒，辛温之性略减，温而不燥，长于安胎）

【性味归经】　辛，温。归脾、胃经。

【功效】　化湿开胃，温脾止泻，理气安胎。

【应用】

> **课堂互动**
>
> 桑寄生、砂仁均具安胎之功，两者有何不同？

1. 湿阻中焦证，脾胃气滞证　本品辛散温通，气味芳香，入脾、胃经，具有良好的化湿醒脾开胃，行气温中之功，为中焦湿阻气滞证之良药。凡湿阻中焦或脾胃气滞所致脘痞不饥或脘腹胀痛等，均可应用，因其性温，尤宜于寒湿气滞者。治湿阻中焦证，可与厚朴、苍术等同用；治脾胃气滞证，可配伍枳实、木香等，如香砂枳术丸；若兼脾胃气虚者，则配人参、茯苓、白术等，如香砂六君子汤。

2. 脾胃虚寒证　本品性温，能温暖脾胃以止吐泻。治脾胃虚寒之吐泻，可单用研末吞服，或与干姜、附子等同用。

3. 妊娠恶阻，胎动不安　本品有芳香止呕、行气安胎的功效，可治妊娠恶阻及胎动不安病证。若妊娠呕吐，不能进食者，可单用本品炒熟研末服，或与紫苏梗、白术同用；若气血不足，胎动不安，则配人参、白术、熟地黄等，如泰山磐石散。

另外，利用本品行气调中之功，常将本品配入补益方中，可使补而不滞。

【用法用量】　煎服，3～6g；宜后下。

【使用注意】　阴虚血燥者慎用。

【现代研究】　本品主要含挥发油，并含皂苷及多种微量元素锌、铁、铜等。本品能促进胃肠运动、排除肠道内积气、促进消化，有抗血小板凝聚作用；水煎剂有明显镇痛作用。

豆蔻　Doukou

（《开宝本草》）

【来源】　为姜科植物白豆蔻 *Amomum kravanh* Pierre ex Gagnep. 或爪哇白豆蔻 *Amomum compactum* Soland ex Maton 的干燥成熟果实。前者主产于柬埔寨、泰国、越南等地，我国云南、广东、广西等地亦有栽培；后者习称印尼白蔻，原产印度尼西亚，我国海南、云南有栽培。秋季采收，晒干。生用，用时捣碎。

【性味归经】　辛，温。归肺、脾、胃经。

【功效】　化湿行气，温中止呕，开胃消食。

【应用】

1. 湿阻中焦证，脾胃气滞证　本品辛温芳香，能化湿行气，开胃消食，功用与砂仁相似，常与之相伍，用于治疗湿阻中焦证、脾胃气滞证，症见不思饮食、脘腹胀满疼痛或食积不消等，亦可与厚朴、陈皮等配伍同用。

2．湿温初起　本品温而不烈，既能入脾胃化湿浊，又能入肺宣化湿邪，可用治湿温初起，胸闷不饥。若湿重于热，常配苦杏仁、薏苡仁等宣肺、利湿之品，如三仁汤；若湿热并重者，则与黄芩、滑石等清热、利湿药同用，如甘露消毒丹。

3．呕吐　本品能化湿、温胃止呕，可用于呕吐病证的治疗，以寒湿呕吐最为适宜，可单用为末服，或配广藿香、半夏等，如白豆蔻汤。治小儿胃寒，吐乳不食，与砂仁、甘草等研细末服用。

【**用法用量**】　煎服，3～6g，宜后下。

【**现代研究**】　本品含挥发油，主要成分为 1,4-桉叶素、α-樟脑、葎草烯及其环氧化物。本品有促进胃液分泌，加速胃肠蠕动，制止肠内异常发酵，祛除胃肠积气等作用；对志贺菌属有抑制作用。

附：草豆蔻　Caodoukou

为姜科植物草豆蔻 *Alpinia katsumadai* Hayata 的干燥近成熟种子，主产于广西、广东等地。味辛，性温。归脾、胃经。具有燥湿行气，温中止呕的功效。用于寒湿中阻，脘腹胀满冷痛，嗳气呕逆，不思饮食。煎服，3～6g。

鉴别比较

砂仁 ⎫
⎬ 有化湿行气、温中止呕的功效，用于湿阻中焦证、脾胃气滞证及寒湿呕吐。
豆蔻 ⎭

砂仁：化湿行气力略胜，作用偏于中下焦，尚能安胎，可治妊娠恶阻、胎动不安。

豆蔻：作用偏于中上焦，尚能宣化湿邪，可治湿温初起。

（马翠兰）

？　复习思考题

1．简述化湿药的含义、性能特点、适应证及使用注意。

2．比较广藿香与佩兰、苍术与厚朴、砂仁与豆蔻功用之异同。

3．简述厚朴、苍术、砂仁的功用。

第九章 利水渗湿药

PPT课件

学习目标

1. 掌握利水渗湿药的含义、性能特点、功效、适用范围、分类、使用注意。
2. 掌握重点药物的性能特点、功效、应用、用法用量、使用注意及茯苓与薏苡仁、茯苓与猪苓等相似药物的功用鉴别。
3. 熟悉一般药物的性能特点、功效、应用及茯苓、泽泻、薏苡仁炮制前后功效变化。
4. 熟悉车前子、滑石、海金沙的用法用量。
5. 了解常用利水渗湿药的处方用名及别名。

知识导览

　　以通利小便、渗泄水湿为主要功效，用以治疗水湿内停病证的药物，称为利水渗湿药。

　　本类药物味多甘淡，主归膀胱与小肠经，具有利水消肿、利尿通淋、利湿退黄等功效，主要适用于小便不利、水肿、淋证、痰饮、湿温、黄疸、带下、湿痹、湿疮等水湿停滞所致的各种病证。

　　根据药物功效及临床应用的不同，本类药物可分为利水消肿药、利尿通淋药和利湿退黄药。

　　应用本类药物，须视不同病证，选择相应的药物，作适当配伍。如水肿骤起有表证者，配解表药；湿热蕴结者，配清热燥湿药；热伤血络而尿血者，配凉血止血药；湿痹者，配祛风湿药；水肿日久，脾肾阳虚者，配温补脾肾药。此外，气行则水行，故利水渗湿药还常与行气药配伍，以提高疗效。

　　本类药物易耗伤津液，阴亏津伤及肾虚遗精遗尿者应慎用或忌用。

知识链接

利水渗湿药的现代应用

　　现代研究表明：利水渗湿药有不同程度的利尿作用，能促进尿量、尿素氮化物及尿酸的排泄。部分药物还具有抑菌、解热、消炎、祛痰止咳、镇静降压、利胆等作用。多用于心源性水肿、肾性水肿、肝性水肿、泌尿系结石、胆石症及肝胆系统的炎症。部分药物可用于防治高血压、糖尿病、气管炎等。

第一节 利水消肿药

　　凡以通利小便，消退水肿为主要功效，用以治疗水肿、小便不利、泄泻、痰饮等证的药物，称利水消肿药。

　　本类药物性味甘淡平或微寒，主要归肾、膀胱、小肠经。淡能渗泄水湿，服药后能使小便通利，尿量增多，水肿消退，故具有利尿消肿作用。部分药物还具有健脾作用，临证时宜根据不同病机，适当配伍。

茯苓 Fuling

《神农本草经》

【来源】 为多孔菌科真菌茯苓 *Poria cocos*（Schw.）Wolf 的干燥菌核。寄生于松科植物赤松或马尾松等根上，野生或栽培。主产于云南、安徽、湖北、河南、四川等地，云南产者称"云苓"，质较优。多于 7—9 月采挖，除去泥沙，堆置"发汗"后，摊开晾至表面干燥，再"发汗"，反复数次至现皱纹、内部水分大部分散失后，阴干，称为"茯苓个"；或将鲜茯苓按不同部位切制，阴干，生用。

【别名】 云苓　安苓　松苓

【处方用名】 茯苓（生用，利水渗湿，健脾安神）　茯苓皮（为菌核的外皮，长于利水）　赤茯苓（为近外皮部的淡红色部分，长于渗利湿热）　茯神（为茯苓菌核生长中抱有松根者，长于宁心安神）　白茯苓（为其白色部分，长于健脾补中）　朱茯苓（为朱砂拌匀者，长于宁心安神）

【性味归经】 甘、淡，平。归心、肺、脾、肾经。

【功效】 利水渗湿，健脾，宁心。

【应用】

1. 水肿，小便不利，痰饮　本品甘淡，甘能健脾，淡能利水，既祛邪，又扶正，具有利水而不伤正，补而不滞的特点，为利水渗湿要药。因其药性平和，利水不伤正，对水湿为患之证，无论寒热虚实均可应用。治水湿内停之水肿、小便不利，常与泽泻、猪苓、白术、桂枝等配伍，如五苓散；治脾肾阳虚之水肿，可与附子、生姜等同用，如真武汤；治水热互结，阴虚小便不利之水肿，与泽泻、滑石、阿胶等合用，如猪苓汤；治痰饮之目眩心悸，配桂枝、白术、甘草等，如苓桂术甘汤；若饮停于胃而呕，则配半夏、生姜，如小半夏加茯苓汤。

> **课堂互动**
>
> 治心神不宁，选用何种茯苓，为什么？

2. 脾虚诸证　本品能健脾补中，可用于脾虚运化功能失常所致诸证。治脾胃气虚之食少便溏、倦怠乏力，常配人参、白术、甘草等，如四君子汤；治脾虚泄泻，常配山药、白术、薏苡仁等，如参苓白术散。

3. 心悸，失眠　本品能益心脾，安心神。治心脾两虚，气血不足之心悸、失眠健忘，常配黄芪、当归、远志等，如归脾汤；治水气凌心之心悸，则配桂枝、白术、生姜等，如茯苓甘草汤；治心气虚不能藏神，惊恐而不安卧者，用朱茯苓与人参、龙齿、远志等同用，如安神定志丸。

> **知识链接**
>
> **慎用朱茯苓**
>
> 传统将朱砂拌茯苓，称为"朱茯苓"，可增强宁心安神之效。但因朱砂含硫化汞（HgS）不溶于水，且不能煎煮加热，如经加热，易析出汞（Hg）而产生毒性。故朱茯苓只宜作丸、散剂服用，不宜作汤剂用。

【用法用量】 煎服，10～15g。

【现代研究】 本品含 β- 茯苓聚糖，约占干重的 93%，另含茯苓酸、蛋白质、脂肪、卵磷脂、麦角甾醇及胆碱等成分。茯苓煎剂、糖浆剂、醇提取物、乙醚提取物，均具有利尿、镇静、抗肿瘤、降血糖、增加心肌收缩力的作用。茯苓多糖有增强免疫功能的作用。茯苓提取物有护肝作用，能减少胃液分泌而对胃溃疡有抑制作用。

薏苡仁 Yiyiren

（《神农本草经》）

薏苡仁小知识

【来源】 为禾本科植物薏米 *Coix lacryma-jobi* L.var.*ma-yuen*（Roman.）Stapf 的干燥成熟种仁。主产于福建、河北、辽宁等地。秋季果实成熟时采收，晒干。生用或炒用。

【处方用名】 薏苡仁（生用，长于清热排脓，利水渗湿） 炒薏苡仁（炒黄，长于健脾止泻）

【性味归经】 甘、淡，微寒。归脾、胃、肺经。

【功效】 利水渗湿，健脾止泻，除痹，排脓，解毒散结。

【应用】

1. 水肿，小便不利，脚气 本品淡渗甘补，渗利水湿，兼能健脾，功似茯苓而稍逊，常相须为用，尤善治脾虚湿盛之证。用治脾虚湿盛之水肿腹胀、小便不利，多与茯苓、白术、黄芪等同用；治脚气浮肿，可与防己、木瓜、苍术同用。又因其性偏凉，亦可用于湿热淋证。

2. 脾虚泄泻 本品善除脾湿，能健脾止泻，尤宜治脾虚湿盛之泄泻，常与党参、白术、茯苓、山药等同用，如参苓白术散。

3. 风湿痹痛，筋脉拘急 本品能渗湿除痹，通利关节，以缓筋脉挛急，因其性微寒，尤宜于湿热痹证而见筋脉挛急者。治湿热郁蒸，蕴于经络，骨节烦痛，可配滑石、连翘，如宣痹汤；治风湿痹痛，筋脉挛急，常与麻黄、苦杏仁、甘草同用，如麻杏苡甘汤；治风湿久痹，筋脉挛急，用本品煮粥服，如薏苡仁粥；治寒湿痹痛，则配苍术、桂枝、独活等，如薏苡仁汤。

4. 肺痈，肠痈 本品清肺与大肠之热，且排脓消痈，为治内痈之常用药。治肺痈胸痛、咳吐脓痰，常配苇茎、桃仁、冬瓜仁等，如苇茎汤；治肠痈，则配附子、败酱草等，如薏苡附子败酱散。

【用法用量】 煎服，9～30g。本品力缓，用量宜大。亦可煮粥食用，为食疗佳品。

【现代研究】 本品含薏苡仁油、薏苡仁脂、薏苡仁多糖、脂肪油、氨基酸、维生素 B_1 等成分。薏苡仁油有抑制骨骼肌挛缩作用，对子宫有兴奋作用；其脂肪油能使血清钙、血糖含量下降，并有解热、镇静、镇痛作用；薏苡仁煎剂、醇及丙酮提取物对癌细胞有明显抑制作用。

案例分析

某患儿，女，8岁。高热咳嗽 3 日，无汗，微恶寒，口渴咽红，痰黄稠难咳，大便干，舌苔黄，脉滑。医生给予如下处方：

生麻黄 3g 苦杏仁 10g 生石膏先煎 20g 炙甘草 6g 薏苡仁 15g 川贝 6g 全瓜蒌 15g

请分析该处方中薏苡仁应给予生薏苡仁还是炒薏苡仁，为什么？

鉴别比较

茯苓 ⎤
　　⎬ 均味甘淡，能利水渗湿健脾，主治水肿、小便不利及脾虚诸证。
薏苡仁 ⎦

茯苓：性平，入心、脾经，能补益心脾，宁心安神，用治心脾两虚之心悸、失眠。

薏苡仁：性凉，入肺胃经，排脓消痈，清热除痹，用治肺痈、肠痈及湿热痹痛。

猪苓　Zhuling

（《神农本草经》）

【来源】　为多孔菌科真菌猪苓 *Polyporus umbellatus*（Pers.）Fries 的干燥菌核。寄生于桦树、枫树、柞树等的腐朽根上。主产于陕西、山西、河北、云南等地。春、秋二季采挖，去泥沙，晒干。切片，生用。

【别名】　木猪苓

【性味归经】　甘、淡，平。归肾、膀胱经。

【功效】　利水渗湿。

【应用】

水湿停滞所致的水肿，小便不利，泄泻，淋浊　本品性味、功用与茯苓相似，其利水之力强于茯苓，但无补益、安神之功，两者常相须为用，凡水湿停滞者均可选用。治水湿内停之水肿、小便不利，常与茯苓、白术、泽泻等同用，如四苓散、五苓散；治水湿泄泻，则配苍术、厚朴、茯苓等，如胃苓汤；治阴虚有热、水热互结之小便不利，淋浊，则配泽泻、滑石、阿胶等，如猪苓汤；治热淋，常配木通、滑石、生地黄等，如十味导赤汤。

【用法用量】　煎服，6～12g。

【现代研究】　本品主要含麦角甾醇、猪苓多糖、蛋白质及钾盐等成分。其水煎剂有较强的利尿作用，主要是抑制肾小管对水及电解质，特别是钾、钠、氯的重吸收；猪苓多糖具有抗肿瘤和防治肝炎的作用；猪苓提取物有增强机体免疫功能及促进血小板凝聚作用；其醇提取物对金黄色葡萄球菌、大肠埃希菌有抑制作用。

✎　鉴别比较

猪苓 ⎫
　　　⎬ 均有利水渗湿之功，用治水肿，小便不利等证。
茯苓 ⎭

猪苓：猪苓利水作用较强，无补益之功。

茯苓：能补能利，既能渗利水湿，又能健脾宁心。

泽泻　Zexie

（《神农本草经》）

【来源】　为泽泻科植物东方泽泻 *Alisma orientale*（Sam.）Juzep. 或泽泻 *Alisma plantago-aquatica* Linn. 的干燥块茎。主产于福建、四川、江西等地，其中福建产者，为道地药材。冬季茎叶开始枯萎时采挖，洗净，干燥，除去须根及粗皮，以水润透切片，晒干。生用、盐炒或麸炒用。

【处方用名】　泽泻（生用，长于利水泄热）　盐泽泻（盐炙，长于利水渗湿）　炒泽泻（麸炒，药性缓和，长于健脾利湿）

【性味归经】　甘、淡，寒。归肾、膀胱经。

【功效】　利水渗湿，泄热，化浊降脂。

【应用】

1. 水肿，小便不利，泄泻，痰饮　本品淡渗，入肾、膀胱经，利水作用强于茯苓，亦为利水渗湿常用药，因其性寒凉，能泄肾与膀胱之热，对水湿偏热者尤为适宜。治水湿停蓄之水肿、小便不利、泄泻，常配茯苓、猪苓、桂枝等，如五苓散；治水湿痰饮之眩晕，可配白术，如泽泻汤。

2. 湿热带下，淋浊，遗精 本品性寒善清下焦湿热。治疗湿热带下、小便淋浊，或湿热下注，扰动精室，常与车前子、龙胆等同用，如龙胆泻肝汤；若肾阴不足，相火偏亢之遗精，与熟地黄、山茱萸等同用，如六味地黄丸。

此外，现代多用本药治高脂血症。

【用法用量】 煎服，6～10g。

【现代研究】 本品主要含四环三萜酮醇衍生物、挥发油等成分。本品有显著的利尿作用，能增加尿量以及尿素和氯化物的排泄，对肾炎患者利尿作用更为明显；有降压、降血糖、抗血小板凝聚、抗脂肪肝作用；对金黄色葡萄球菌、肺炎链球菌、结核分枝杆菌有抑制作用。

香加皮 Xiangjiapi
（《救荒本草》）

【来源】 为萝藦科植物杠柳 *Periploca sepium* Bge. 的干燥根皮。主产于山西、河南、河北、山东等地。春、秋二季采挖，剥取根皮，晒干。生用。

【性味归经】 辛、苦，温；有毒。归肝、肾、心经。

【功效】 利水消肿，祛风湿，强筋骨。

【应用】

1. 水肿，小便不利 本品有利水消肿作用。治水肿，小便不利，一般单用，或与大腹皮、茯苓皮等配伍，加强利尿消肿作用。

2. 风湿痹痛 本品辛散苦燥，祛风湿、强筋骨，为治风湿痹证常用之药。用于风湿痹阻，关节拘挛疼痛，常与穿山龙、杜仲、羌活等同用；若肝肾不足，筋骨痿软无力，常与续断、杜仲、怀牛膝、木瓜等同用。

【用法用量】 煎服，3～6g。浸酒或入丸散，酌量。

【使用注意】 本品有毒，不宜过量服用。

【现代研究】 本品含十余种苷类化合物，其中最主要的是强心苷、杠柳毒苷等成分。醇提取物有强心、升压作用，以及兴奋神经系统、抗肿瘤、抗炎及杀虫作用。强心苷过量中毒引起心律失常，甚至死亡。

冬葵子 Dongkuizi
（《神农本草经》）

【来源】 为锦葵科植物冬葵 *Malva verticillata* L. 的成熟种子。全国各地均有分布。夏、秋二季果实成熟时采收，除去杂质，阴干。捣碎，入药。

【性味归经】 甘，寒。归大肠、小肠、膀胱经。

【功效】 利尿通淋，润肠通便、下乳。

【应用】

1. 小便不利，淋沥涩痛 本品甘寒滑利。具利水通淋之功，用于热淋涩痛，可单用冬葵子煎服，或酌加朴硝溶入煎液服之，方见《姚僧坦集验方》，本品也常与茯苓、石韦、泽泻、白术等配伍应用，即为《鸡峰普济方》葵子汤。若血淋尿血，用冬葵子合蒲黄、生地黄，方如《太平圣惠方》冬葵子散。若身体水肿，小便不利，本品配以茯苓为散，即为《金匮要略》葵子茯苓散。

2. 大便干燥难解 本品质润滑利，润肠而通便，用于肠燥便秘证，《太平圣惠方》用冬葵子末入乳汁调服。

3．产后乳汁不行，乳房胀痛　本品滑润利窍，配以砂仁等分为末，热酒送服，有下乳、消肿止痛之效。

【用法用量】　水煎服，或为散服，6～15g。

【使用注意】　脾虚便溏者忌服，孕妇慎用。

【现代研究】　本品种子含脂肪油及蛋白质，花含花青素类。鲜冬葵子含单糖 6.8%～7.4%，蔗糖 4.1%～4.6%，麦芽糖 4.5%～4.8%，淀粉 1.2%。本品有明显的利尿及增加乳汁分泌的作用。

第二节　利尿通淋药

本类药物性味多苦寒或甘淡寒。主入膀胱、肾经，善走下焦，尤能清利下焦湿热，长于利尿通淋，主要用于小便短赤，热淋、血淋、石淋及膏淋等。临床可酌情选用适当配伍，以提高药效。

车前子　Cheqianzi

（《神农本草经》）

【来源】　为车前科植物车前 *Plantago asiatica* L. 或平车前 *Plantago depressa* Willd. 的干燥成熟种子。前者分布于全国各地；后者分布于北方各地。夏、秋二季种子成熟时采收。生用，或盐水炙用。

【处方用名】　车前子（生用，长于利水通淋，清肺化痰）　盐车前子（盐炙后，引药入肾，增强利尿作用，泻热利尿而不伤阴）

【性味归经】　甘，寒。归肝、肾、肺、小肠经。

【功效】　清热利尿通淋，渗湿止泻，明目，祛痰。

【应用】

1．热淋，水肿，小便不利　本品甘寒而利，善通利水道，渗湿泄热。用治湿热下注于膀胱而致小便淋沥涩痛，常与木通、滑石等清热利湿药同用，如八正散；治水肿、小便不利，则与茯苓、猪苓、泽泻同用；若久病肾虚，腰重脚肿，可与牛膝、熟地黄、肉桂等同用，如济生肾气丸。

2．泄泻　本品能利水湿，分清泌浊而止泻，有利小便实大便之效。尤宜于湿盛小便不利之水泻，轻者可单用研末，米汤送服；若脾虚湿盛泄泻，可与茯苓、白术同用；若暑湿泄泻，可与香薷、猪苓、茯苓等同用，如车前子散。

3．目赤肿痛，目暗昏花　本品能清肝热而明目，无论虚实均可应用。用治肝热之目赤肿痛，常配菊花、夏枯草、决明子等；治肝肾阴虚之两目昏花，则配熟地黄、菟丝子等，如驻景丸。

4．痰热咳嗽　本品能清肺化痰止咳，治肺热咳嗽痰多，常与浙贝母、瓜蒌、枇杷叶等清肺化痰药同用。

【用法用量】　煎服，9～15g；宜包煎。

【现代研究】　本品主要含黏液质、琥珀酸、二氢黄酮苷、车前烯醇、车前子碱、胆碱、脂肪油等成分。本品有显著的利尿作用，能促进呼吸道黏液分泌，稀释痰液，因而有祛痰作用；对多种杆菌和葡萄球菌均有抑制作用。车前子提取液有预防肾结石形成的作用。

附：**车前草**　Cheqiancao

为车前科植物车前 *Plantago asiatica* L. 或平车前 *Plantago depressa* Willd. 的全草。夏季采挖，除去泥沙，晒干用或鲜用。本品性能功效与车前子相似，兼有清热解毒，止血的功效。多用于热毒痈肿，以及血热出血等。内服或用鲜品捣烂外敷。煎服，10～20g；鲜品加倍。外用适量。

滑石 Huashi

(《神农本草经》)

【来源】 为硅酸盐类矿物滑石族滑石，主含含水硅酸镁[$Mg_3 \cdot (Si_4O_{10}) \cdot (OH)_2$]。主产于山东、江西、山西等地。全年可采挖，除去泥沙及杂石，洗净，研粉或水飞用。

【性味归经】 甘、淡，寒。归膀胱、肺、胃经。

【功效】 利尿通淋，清热解暑。外用祛湿敛疮。

【应用】

1. 湿热淋证 本品性寒而滑，能清热利窍，为治湿热淋证常用药，尤善治石淋。治湿热淋证，常配车前子、木通等，如八正散；治石淋，则配海金沙、金钱草等，如二金排石汤。

2. 暑热，湿温 本品既渗利水湿，又清解暑热，为治暑湿证的常用药。治暑热之烦渴、小便不利，可配甘草，即六一散；治湿温初起及暑温夹湿之头痛恶寒、身重胸闷，则与薏苡仁、豆蔻、苦杏仁等配用，如三仁汤。

3. 湿疮，湿疹，痱子 本品外用能清热祛湿敛疮。治湿疮、湿疹，可单用或配枯矾、黄柏等研末，撒布患处；治痱子，可与薄荷、甘草等配制成粉剂外用。

【用法用量】 煎服，10～20g，宜包煎。外用适量。

【使用注意】 脾虚、热病津伤及孕妇忌用。

【现代研究】 本品含硅酸镁、氧化铝、氧化镍等成分。有吸附和收敛作用，内服能保护肠壁而发挥镇吐、止泻作用；外用有保护创面，吸收分泌物，促进结痂的作用；对伤寒杆菌、副伤寒杆菌、脑膜炎球菌有抑制作用。

知识链接

滑石粉的临床应用

滑石粉是化妆品与儿童夏季爽身粉的常用配方原料。特别是儿童爽身粉，目前全世界百分之九十的原料基质是滑石粉，滑石粉也有药用和非药用之分，绝大多数的婴儿爽身粉和化妆品都使用高温消毒、安全的药用滑石粉。

木通 Mutong

(《神农本草经》)

【来源】 为木通科植物木通 *Akebia quinata*（Thunb.）Decne.、三叶木通 *Akebia trifoliate*（Thunb.）Koidz. 或白木通 *Akebia trifoliate*（Thunb.）Koidz. var. *australis*（Diels）Rehd. 的干燥藤茎。木通主产于陕西、山东、江苏等地；三叶木通主产于河北、山西等地；白木通主产于西南地区。秋季采收，晒干。切片，生用。

【性味归经】 苦，寒。归心、小肠、膀胱经。

【功效】 利尿通淋，清心除烦，通经下乳。

【应用】

1. 湿热淋证 本品能利水消肿，下利湿热，使湿热之邪从小便而去。治热淋，常与滑石、车前子等同用，如八正散；治水肿，常配猪苓、桑白皮等。

2. 口舌生疮，心烦尿赤 本品苦寒通利清降，入心与小肠经，能导热下行而降心火，善治心火上炎，热移小肠之口舌生疮，心烦尿赤，常与生地黄、竹叶、甘草同用，如导赤散。

3. 经闭乳少　本品有通经下乳之功,用治产后乳汁稀少可与穿山甲、王不留行等同用,或与猪蹄同煮服用。

4. 湿热痹痛　本品清湿热,利血脉,通关节。治湿热痹痛,可与桑枝、薏苡仁、秦艽、防己等同用。亦可治血瘀经闭,常配红花、桃仁、丹参等。

【用法用量】　煎服,3～6g。

【现代研究】　本品主要含白桦脂醇、齐墩果酸、常春藤皂苷元、木通皂苷等成分。本品有利尿、抗菌作用;对志贺菌属、伤寒杆菌有抑制作用。

知识链接

慎别木通品种

　　在20世纪70年代木通入药,有木通科的木通、马兜铃科的关木通、毛茛科的川木通。其中关木通含有毒成分马兜铃酸,剂量过大可致急性肾功能衰竭,甚至死亡。我国历代本草所记载使用的木通为木通科之木通,而非马兜铃科之关木通。关木通为我国东北地区所习用,有100多年的历史,首载于《中华人民共和国药典》1963年版一部。近年来国内外出现大量有关关木通引起肾脏损害等不良反应的报道,2003年4月有关部门发布《关于取消关木通药用标准的通知》,要求2003年4月30日前将处方中的关木通替换为2000年版《中国药典》2002年增补本中收载的木通(木通科),以确保用药安全。

附: 川木通　*Chuanmutong*

　　为毛茛科植物小木通 *Clematis armandii* Franch. 或绣球藤 *Clematis Montana* Buch.-Ham. 的干燥藤茎。主产于四川、湖北、湖南、陕西等地。秋、冬二季采收,晒干。切片,生用。淡、苦,寒。归心、小肠、膀胱经。本品效用与木通相似,亦用治水肿,淋证,口疮,经闭,乳少,关节痹痛。副作用较小,对肝肾功能损害不明显。煎服,3～6g。

瞿麦　Qumai

(《神农本草经》)

【来源】　为石竹科植物瞿麦 *Dianthus superbus* L. 或石竹 *Dianthus chinensis* L. 的干燥地上部分。主产于河北、河南等地。夏、秋二季花果期采割,干燥。生用。

【性味归经】　苦,寒。归心、小肠经。

【功效】　利尿通淋,活血通经。

【应用】

1. 淋证　本品苦寒降泄,能清心与小肠火,利小便而导热下行,为治淋证之常用药,单用即效,或与滑石、车前子、萹蓄同用,如八正散;治血淋,则与栀子、甘草等同用;治石淋,与石韦、滑石、冬葵子配伍,如石韦散。

2. 闭经,月经不调　本品能活血通经,用于血热瘀阻之经闭或月经不调,常与桃仁、红花、赤芍等同用。

【用法用量】　煎服,9～15g。

【使用注意】　孕妇忌用。

【现代研究】　本品主要含花色苷、皂苷、水杨酸甲酯、生物碱、糖类、维生素A等成分。其煎剂有利尿作用,穗作用较茎强;对多种杆菌和金黄色葡萄球菌均有抑制作用;还有兴奋肠管与子宫平滑肌、抑制心脏、降低血压等作用。

萹蓄　Bianxu

（《神农本草经》）

【来源】　为蓼科植物萹蓄 *Polygonum aviculare* L. 的干燥地上部分。全国各地均产。夏季叶茂盛时采收，晒干。生用。

【性味归经】　苦，微寒。归膀胱经。

【功效】　利尿通淋驱虫，杀虫，止痒。

【应用】

1．淋证　本品主入膀胱经，善清膀胱湿热而利尿通淋，为治淋证常用之品。尤适用于湿热下注之热淋、石淋，常与车前子、木通、滑石等同用，如八正散；用于血淋，常与大蓟、小蓟、白茅根等同用。

2．湿疹，阴痒，虫证　本品善杀三虫（蛔虫、蛲虫、钩虫），可煎汤空腹服。外用止痒。治皮肤湿疹、阴痒，可单用煎汤外洗，亦可配伍地肤子、蛇床子、荆芥等煎汤外洗；治虫积腹痛，常配使君子、苦楝皮等，或加米醋煎服。

【用法用量】　煎服，9～15g；鲜品加倍。外用适量。

【使用注意】　脾虚者慎用。

【现代研究】　本品主要含萹蓄苷、槲皮苷、咖啡酸、硅酸、生物碱等成分。萹蓄有显著利尿作用；有驱蛔虫、蛲虫及缓下作用；对葡萄球菌、福氏志贺菌、铜绿假单胞菌及多种皮肤真菌均有抑制作用。其水及醇提取物能促进血液凝固，增强子宫张力，静脉注射有降压作用。

石韦　Shiwei

（《神农本草经》）

【来源】　为水龙骨科植物庐山石韦 *Pyrrosia sheareri*（Bak.）Ching、石韦 *Pyrrosia lingua*（Thunb.）Farwell 或有柄石韦 *Pyrrosia petiolosa*（Christ）Ching 的干燥叶片。主产于浙江、江苏、湖北等地。四季均可采收，除去根茎，晒干或阴干。生用。

【性味归经】　甘、苦，微寒。归肺、膀胱经。

【功效】　利尿通淋，清肺止咳，凉血止血。

【应用】

1．淋证　本品性微寒，具有良好的利尿通淋作用，兼可止血，故尤宜于血淋。用治血淋，常配蒲黄、小蓟、白茅根等；用治热淋，常配车前子、滑石等；用于石淋，常配金钱草、海金沙、车前子等。

2．肺热咳喘　本品入肺经，有清肺化痰，止咳平喘之功。用治肺热咳喘气急，可与鱼腥草、黄芩等同用。

3．血热出血　本品有凉血止血之功。对血热妄行之吐血、衄血、尿血、崩漏尤为适宜，可单用或配侧柏叶、地榆、小蓟、白茅根等同用。

【用法用量】　煎服，6～12g。

【现代研究】　本品含芒果苷、异芒果苷、绿原酸等成分。其煎剂有利尿作用，对金黄色葡萄球菌、大肠埃希菌等有不同程度的抑制作用；芒果苷有抑菌和抗单纯疱疹病毒作用；异芒果苷有镇咳祛痰作用；绿原酸有兴奋中枢神经系统作用；石韦对放疗和化疗引起的白细胞下降有升高作用。

通草　Tongcao

（《本草拾遗》）

【来源】　为五加科植物通脱木 *Tetrapanax papyriferus*（Hook.）K.Koch 的干燥茎髓。主产于贵州、云南、四川、台湾等地。多为栽培。秋季采收,趁鲜时取出茎髓,晒干。生用。

【别名】　白通草　通脱木

【性味归经】　甘、淡,微寒。归肺、胃经。

【功效】　清热利尿,通气下乳。

> **课堂互动**
>
> 你知道木通与通草的古今名称吗?

【应用】

1. 淋证,水肿　本品甘淡渗利,能清热利水渗湿,然清降力缓,常与其他清热利湿药同用。治热淋,可与车前子、滑石、瞿麦等同用;治石淋,可与金钱草、海金沙等同用;治血淋,可与石韦、白茅根等同用;用于水湿停蓄之水肿,可配猪苓、地龙等。

2. 产后乳汁不通　本品通乳作用与木通相似,为治乳汁不畅之常用品,常配猪蹄、穿山甲、王不留行等同用。

【用法用量】　煎服,3～5g。

【使用注意】　孕妇慎用。

【现代研究】　本品主要含肌醇、多聚戊糖、葡萄糖、谷氨酸等成分。本品有利尿和促进乳汁分泌作用;能促进肝脏及其他组织中的脂肪代谢,可作为肝脏疾病的辅助药;有降血脂作用。

萆薢　Bixie

（《神农本草经》）

【来源】　为薯蓣科植物绵萆薢 *Dioscorea septemloba* Thunb. 和福州薯蓣 *D.futschauensis* Uline ex R.Kunth 的干燥根茎。主产于浙江、湖北等地。秋、冬二季采挖,晒干。切片,生用。

【别名】　粉萆薢　绵萆薢

【性味归经】　苦,平。归肾、胃经。

【功效】　利湿去浊,祛风除痹。

【应用】

1. 膏淋,白浊　本品能利湿而分清泌浊,为治膏淋之要药。治下焦湿浊所致之膏淋,小便混浊,白如米泔,常与益智、乌药、石菖蒲等同用,如萆薢分清饮;治湿热下注之尿赤、白浊,常配黄柏、石菖蒲、茯苓等。

2. 风湿痹痛　本品能祛风湿而舒筋通络止痛。善治腰膝痹痛,筋脉屈伸不利。属寒湿者,常与附子、羌活、独活等同用;属湿热痹痛,则与黄柏、秦艽、防己等同用。

【用法用量】　煎服,9～15g。

【使用注意】　肾阴亏虚遗精滑泄者慎用。

【现代研究】　本品主要含薯蓣皂苷等多种甾体皂苷,还含鞣质、淀粉、蛋白质等。所含总皂苷有显著降低动脉粥样硬化斑块发生率的作用;所含薯蓣皂苷具有抗菌作用。

海金沙　Haijinsha

（《嘉祐本草》）

【来源】　为海金沙科植物海金沙 *Lygodium japonicum*（Thunb.）Sw. 的干燥成熟孢子。主产于广东、浙江等地。秋季孢子未脱落时采收,晒干。生用。

【性味归经】　甘、咸,寒。归膀胱、小肠经。

【功效】　清利湿热,通淋止痛。

【应用】

1.淋证　本品甘寒性降,善清小肠、膀胱湿热,尤善止尿道疼痛,为治诸淋涩痛之要药,尤以石淋、血淋为佳。治热淋,常与车前子、瞿麦等同用;治石淋,常与金钱草、石韦等同用;治血淋,常与小蓟、白茅根、琥珀等同用;治膏淋,常与萆薢同用。

2.水肿　本品能利尿消肿,治水肿多与猪苓、防己、泽泻等配伍。

【用法用量】　煎服,6～15g;包煎。

【使用注意】　肾阴亏虚者慎服。

【现代研究】　本品主要含海金沙素、对香豆酸、咖啡酸、脂肪油等成分。本品煎剂对金黄色葡萄球菌、铜绿假单胞菌、伤寒杆菌均有抑制作用;其静脉注射液有利尿排石作用;所含香豆酸有利胆作用。

地肤子　Difuzi

(《神农本草经》)

【来源】　为藜科植物地肤 *Kochia scoparia* (L.) Schrad. 的干燥成熟果实。全国大部分地区均产。秋季果实成熟时割取全草,晒干,打下果实。生用。

【性味归经】　辛、苦,寒。归肾、膀胱经。

【功效】　清热利湿,祛风止痒。

【应用】

1.淋证　本品清热利湿通淋作用平和,多用治湿热淋证与带下。用治湿热淋证,常配木通、瞿麦、冬葵子等,如地肤子汤;治湿热带下,与黄柏、苍术、车前子同用,以增清热除湿止带之功。

2.湿疹,风疹,皮肤瘙痒,阴痒　本品有清热利湿,祛风止痒之功,为皮肤科常用药。治湿疹、风疹、皮肤瘙痒,常与黄柏、蝉蜕、白鲜皮等同用;治下焦湿热之阴痒,可配苦参、蛇床子、龙胆等煎汤外洗。

【用法用量】　煎服,9～15g。外用适量。

【现代研究】　本品主要含三萜皂苷、维生素 A 等成分。本品煎剂有利尿、抑制单核吞噬细胞系统功能的作用;对多种皮肤真菌均有不同程度的抑制作用。

灯心草　Dengxincao

(《开宝本草》)

【来源】　为灯心草科植物灯心草 *Juncus effusus* L. 的干燥茎髓。主产于江苏、四川、云南、贵州等地。夏末或秋季采收,晒干。生用。

【性味归经】　甘、淡,微寒。归心、肺、小肠经。

【功效】　清心火,利小便。

【应用】

1.淋证　本品甘淡微寒,能清热利尿通淋,用治热淋,因其药力单薄,宜用于病情较轻者,或与木通、车前子、滑石等同用,如八正散。

2.心烦失眠,小儿夜啼　本品入心经,能清心除烦,并可利尿导热下行。治心火扰神之心烦失眠,可单味煎服,也可与木通、竹叶、栀子等同用;治小儿夜啼,可与淡竹叶同用,开水泡服,也可配车前草煎汤服。

此外,本品尚可治口舌生疮、咽痛、喉痹等证。

【用法用量】　煎服,1～3g;或入丸散。

【现代研究】　本品主要含纤维、脂肪油等成分。有利尿、止血作用。本品提取物在试管内对人癌细胞有抑制作用。

连钱草　Lianqiancao

（《赤脚医生手册》）

【来源】　为唇形科植物活血丹 *Glechoma longituba*（Nakai）Kupr. 的干燥地上部分。春至秋季采收,除去杂质,晒干。

【性味归经】　辛、微苦,微寒。归肝、肾、膀胱经。

【功效】　利湿通淋,清热解毒,散瘀消肿。

【应用】

1. 热淋、石淋　可单用大剂量煎水代茶,或配伍车前草、萹蓄、海金沙、石韦等以加强利水通淋之功。

2. 湿热黄疸　常与茵陈、栀子合用以清热利湿退黄。若系肝胆结石,则可配用郁金、大黄等利胆排石。

3. 风湿痹痛及跌打扭伤、瘀肿疼痛　浸酒服、与外敷相间应用,有舒筋活络的效果。

4. 外用治痈肿,丹毒,疔疮走黄,毒蛇咬伤　鲜连钱草、鲜车前草各等份,捣烂绞汁,加等量白酒,擦患处。

此外,内服还用于痰热咳嗽。

【用法用量】　内服:煎汤,10～15g,鲜品 30～60g;或浸酒、捣汁。外用:捣敷或绞汁涂。

【现代研究】　本品主含植物甾醇、氨基酸、挥发油、胆碱等成分。有利尿、利胆、抗溃疡、降压、抗菌等作用。

第三节　利湿退黄药

本类药物性味多苦寒,入脾、胃、肝、胆经。苦寒则能清泄湿热,故以利湿退黄为主要功效。主要适用于湿热黄疸,部分药物还可用治湿疮痈肿等。临床应用时,须根据湿热轻重而随证配伍。

茵陈　Yinchen

（《神农本草经》）

【来源】　为菊科植物滨蒿 *Artemisia scoparia* Waldst. et Kit. 或茵陈蒿 *Artemisia capillaris* Thunb. 的干燥地上部分。我国大部分地区有分布,以陕西产者质佳,为道地药材。春季幼苗高 6～10cm 时采收或秋季花蕾长成时采割,春季采收的习称"绵茵陈",秋季采割的称"茵陈蒿",除去杂质,晒干。生用。

【性味归经】　苦,辛,微寒。归脾、胃、肝、胆经。

【功效】　清利湿热,利胆退黄。

【应用】

1. 黄疸　本品苦而微寒,能清利肝胆湿热而功专退黄,为治黄疸之要药。无论阴黄、阳黄均可用之，尤适用于阳黄。治身目发黄、小便短赤之阳黄证，常配栀子、大黄，如茵陈蒿汤；若黄疸湿重于热者，则配茯苓、猪苓等，如茵陈五苓散；若治脾胃寒湿之阴黄，则配附子、干姜等，如茵陈四逆汤。

2. 湿温，湿疮瘙痒　本品能清热利湿而止痒。治湿温，常配黄芩、滑石、广藿香等，如甘露消毒丹；治湿疮瘙痒，可单味煎汤外洗，或与黄柏、苦参等同用。

【用法用量】　煎服。6～15g。外用适量。

【使用注意】　蓄血发黄者及血虚萎黄者慎用。

【现代研究】　本品主要含挥发油、茵陈素、茵陈黄酮、有机酸等成分。其煎剂有显著的利胆作用，以及保肝、解热、降血脂、降血压作用；其乙醇提取物对流感病毒有抑制作用；水提物有抗肿瘤作用；有机酸可提高 T 细胞的免疫活性，增强机体免疫力。

课堂互动

古有"三月茵陈四月蒿，五月茵陈当柴烧"之说，大家知道是为什么吗？

金钱草　Jinqiancao
（《本草纲目拾遗》）

【来源】　为报春花科植物过路黄 *Lysimachia christinae* Hance 的干燥全草。主产于四川。夏、秋二季采收，除去杂质，晒干。生用。

【性味归经】　甘、咸，微寒。归肝、胆、肾、膀胱经。

【功效】　利湿退黄，利尿通淋，解毒消肿。

【应用】

1. 湿热黄疸　本品有清热利湿退黄之功，为治黄疸之良药。治湿热黄疸，常与茵陈蒿、栀子等同用。

2. 石淋，热淋　本品有较强的排石通淋之功，为排石要药，善治石淋或肝胆结石。治石淋，可单用大剂量煎汤代茶饮，或配海金沙、鸡内金等，如二金排石汤；治热淋，常与车前子、瞿麦等同用；清肝胆湿热，消胆结石，配茵陈、大黄、郁金等，如利胆排石片。

3. 恶疮肿毒，毒蛇咬伤　本品能解毒消肿止痛，内服外用均有良效。可单用鲜品捣烂取汁饮，并以药渣外敷患处；或与金银花、白花蛇舌草等同用。

【用法用量】　煎服，15～60g；鲜品加倍。外用适量。

【现代研究】　本品主要含甾醇、槲皮素、氨基酸、鞣质、挥发油、胆碱等成分。其水煎液有显著利尿作用；并能明显促进胆汁分泌和排泄，使胆管泥沙结石易于排出，胆管堵塞和疼痛减轻，黄疸消退；有排石、镇痛、抑菌抗炎作用。

虎杖　Huzhang
（《名医别录》）

【来源】　为蓼科植物虎杖 *Polygonum cuspidatum* Sieb. et Zucc. 的干燥根茎和根。主产于江苏、江西、山东、四川等地。春、秋二季采挖，除去须根，洗净，趁新鲜切片，晒干。生用或鲜用。

【性味归经】　微苦，微寒。归肝、胆、肺经。

【功效】　利湿退黄，清热解毒，散瘀止痛，止咳化痰。

【应用】

1. 湿热黄疸，淋浊，带下　本品苦寒，能清利肝胆湿热而退黄。多用治湿热黄疸，可单用煎服，亦可与茵陈蒿、金钱草、栀子等同用；治淋浊带下，常与薏苡仁、萆薢等同用。

2. 痈疮肿毒, 毒蛇咬伤, 烧烫伤　本品有清热凉血解毒之功。治痈疮肿毒, 可单用煎汤内服或烧灰外用; 治毒蛇咬伤, 可煎汤内服或鲜品捣烂敷患处; 治烧烫伤, 可单用或与地榆、冰片共为末, 麻油调敷。

3. 血瘀经闭, 跌打损伤　本品入血分, 有活血祛瘀止痛之功, 可用治血瘀诸证。治瘀血阻滞之痛经、闭经, 常配益母草、当归、茜草等; 治跌打损伤疼痛, 常配乳香、没药、红花、三七等; 治癥瘕积聚, 多与三棱、莪术等同用。

4. 肺热咳嗽　本品入肺经, 能清热祛痰止咳。用治肺热咳嗽, 可单味煎服, 或配枇杷叶、苦杏仁等。

此外, 本品还有泻下通便作用, 可以用于热结便秘。

【用法用量】　煎服, 9～15g。外用适量。生用长于利胆退黄; 鲜用长于清热解毒。

【使用注意】　孕妇忌服。

【现代研究】　本品主要含蒽醌类化合物、虎杖苷、白藜芦醇苷、多糖和维生素等成分。本品煎剂有抗菌作用; 对多种病毒均有抑制作用; 其中蒽醌类化合物能明显降压和减慢心率; 白藜芦醇苷有降血脂、扩张毛细血管和护肝作用。此外, 虎杖还有泻下、祛痰止咳、抗肿瘤、降血糖、镇痛、止血等作用。

垂盆草　Chuipencao
（《本草纲目拾遗》）

【来源】　为景天科植物垂盆草 *Sedum sarmentosum* Bunge 的新鲜或干燥全草。全国各地均产。均为野生。夏、秋季采收, 切段, 晒干。生用或鲜用。

【处方用名】　垂盆草（生用, 长于利湿退黄）　鲜垂盆草（鲜用, 长于清热解毒）

【性味归经】　甘、淡, 凉。归肝、胆、小肠经。

【功效】　利湿退黄, 清热解毒。

【应用】

1. 湿热黄疸　本品甘凉入肝胆经, 有利湿退黄之功。治疗湿热黄疸, 可配金钱草、茵陈蒿、栀子等。

2. 痈疮肿毒、毒蛇咬伤、烧烫伤　本品有良好的清热解毒及消痈散肿作用。治疗痈肿疮疡, 可单用内服或外敷, 或配野菊花、紫花地丁等; 用于咽喉肿痛, 可与山豆根同用; 治毒蛇咬伤, 可与白花蛇舌草、鱼腥草合用; 治疗烧、烫伤, 可鲜品捣汁外涂。

【用法用量】　煎服, 15～30g; 鲜品加倍。外用适量。

【现代研究】　本品主要含生物碱、垂盆草苷等成分。本品有抗菌、保肝、降氨基转移酶作用。

（马翠兰）

扫一扫, 测一测

？　复习思考题

1. 简述利水渗湿药的含义、适应证、分类、使用注意及各类药物的性味特点。

2. 比较茯苓与薏苡仁、五加皮与香加皮功用的异同点。

3. 车前子、萆薢、金钱草均可治疗淋证, 各用于何种淋证?

第十章 温里药

PPT 课件

学习目标

1. 掌握温里药的含义、性能特点、功效、适用范围、使用注意。

2. 掌握重点药物的性能特点、功效、应用、用法用量、使用注意及附子与干姜、附子与肉桂等相似药物的功用鉴别。

3. 熟悉一般药物的性能特点、功效、应用及附子、吴茱萸炮制前后功效变化。

4. 熟悉附子、肉桂、丁香等的特殊用法用量及使用注意。

5. 了解常用温里药的处方用名及别名。

知识导览

凡以温里祛寒为主要作用，治疗里寒证的药物，称温里药，又称祛寒药。

本类药物均味辛而性温热，因其辛散温通，善走脏腑而能温里祛寒、温经止痛，故可用治里寒证。个别药物尚能助阳、回阳，用以治疗虚寒证、亡阳证。

本类药物因其归经不同而分别适用于不同脏腑的寒证。入脾胃经者，能温中散寒止痛，用治脾胃受寒或脾胃虚寒证，症见脘腹冷痛、呕吐泻痢、舌淡苔白等；入肺经者，能温肺化饮，用治肺寒痰饮证，症见痰鸣咳喘、痰白清稀、舌淡苔白滑等；入肝经者，能暖肝散寒止痛，用治寒侵肝经的少腹痛、寒疝腹痛或厥阴头痛等；入肾经者，能温肾助阳，用治肾阳不足，症见阳痿宫冷、腰膝冷痛、夜尿频多等；入心肾二经者，能温阳通脉，用治心肾阳虚，症见心悸怔忡、畏寒肢冷、小便不利、肢体浮肿等；有的药物还能回阳救逆，可用治亡阳厥逆，症见畏寒蜷卧、汗出神疲、四肢厥逆、脉微欲绝等。

使用本类药物，应根据不同证候作适当配伍。肺寒多饮者，宜配温化寒痰药；寒凝经脉兼气滞血瘀者，宜配行气活血药；脾肾阳虚者，宜配温补脾肾药；脾胃虚寒兼气虚者，宜配补气药；亡阳气脱者，则应与大补元气药同用。

本类药物多辛热燥烈，易耗阴动火，故天气炎热或素体火旺者当减少用量；热伏于里，真热假寒者禁用；凡实热证、阴虚火旺、津血亏虚者忌用；孕妇慎用。

知识链接

温里药的现代应用

现代研究温里药能增加胃液分泌、增强消化功能，具有不同程度的镇痛、镇静、健胃、抗溃疡等作用。部分药物具有强心、抗休克、调节胃肠运动等作用。多用于慢性胃炎、慢性肠炎、痢疾、疝气、慢性支气管炎等疾病，部分药物还可用于心衰、休克等。

附子 Fuzi

（《神农本草经》）

【来源】 为毛茛科植物乌头 *Aconitum carmichaelii* Debx. 的子根的加工品。主产于四川、湖北、湖南等地,其中四川产者,习称"川附子",品质最优,为道地药材。6月下旬至8月上旬采挖,除去母根、须根及泥沙,习称"泥附子"。经过加工炮制后入药。

【处方用名】 生附子(生用,毒性较强,只供外用) 附子(炮制加工品,毒性降低,便于内服) 黑顺片、白附片(炮制后,毒性降低,可直接入药) 炮附片(炒制,长于温肾暖脾) 淡附片(将盐附子浸漂,与甘草、黑豆水煮,长于回阳救逆,散寒止痛)

【性味归经】 辛、甘,大热;有毒。归心、肾、脾经。

【功效】 回阳救逆,补火助阳,散寒止痛。

【应用】

1. 亡阳证 本品辛热而燥烈,其性走而不守,能温暖周身的阳气,因效迅速,故有显著的回阳救逆之功,为"回阳救逆第一要药"。凡阳气衰微,阴寒内盛,或大汗、大吐、大泻所致的亡阳证,常配伍干姜、甘草,如四逆汤;若久病气虚欲脱,或出血过多,气随血脱者,每与人参配伍,如参附汤。

2. 阳虚证 本品能上助心阳以通脉,中温脾阳以散寒,下补肾阳以益火,有峻补元阳、益火消阴之功,凡肾、脾、心诸脏阳气衰弱者均可选用。治肾阳不足,命门火衰所致的腰膝冷痛、阳痿、宫寒不孕、夜尿频多,常配桂枝、山茱萸、熟地黄等,如肾气丸;治脾肾阳虚,寒湿内盛所致之脘腹冷痛、大便溏泻,常配人参、干姜、白术等,如附子理中丸;治脾肾阳虚,水气内停所致小便不利、肢体浮肿,多配白术、茯苓等,如真武汤;若心阳衰弱,胸阳不振之胸痹心痛、心悸气短,可与人参、桂枝等同用;治阳虚兼外感风寒者,常与麻黄、细辛同用,如麻黄附子细辛汤。

3. 寒痹证 本品药性辛热,能温通经络,有较强的散寒止痛作用,尤善治寒痹痛剧者,常配桂枝、白术、甘草等,如甘草附子汤。

【用法用量】 煎服,3～15g,宜先煎0.5～1小时,至口尝无麻辣感为度。

【使用注意】 本品辛热燥烈,非阴盛阳虚之证不宜服用,孕妇及阴虚阳亢者忌用。不宜与半夏、瓜蒌、瓜蒌皮、瓜蒌子、天花粉、川贝母、浙贝母、白蔹、白及同用。畏犀角。生品外用。因有毒,内服必须经过炮制。若炮制、配伍、煎法不当或用量过大可引起中毒。

【现代研究】 本品主要含乌头碱、中乌头碱、次乌头碱、消旋去甲乌药碱、新乌头碱、乌胺及尿嘧啶等。本品水煎液有抗休克、抗凝、抗血栓形成、抗炎、抗溃疡作用;消旋去甲乌药碱有明显的强心和抗心肌缺血缺氧作用;中乌头碱、乌头碱和次乌头碱有镇痛作用;附子注射液对垂体-肾上腺皮质系统有兴奋作用。最近研究表明,附子能增强机体抗氧化能力,具有抗衰老作用。

【不良反应】 附子含多种乌头碱类化合物,具有较强的毒性,尤其表现为心脏的毒性,表现为心律失常、血压下降、体温降低、呼吸抑制,肌肉麻痹和中枢神经功能紊乱等。附子大剂量粗制生物碱可导致多种动物全身性及呼吸麻痹症状,症状表现为呼吸停止先于循环紊乱。

干姜 Ganjiang

(《神农本草经》)

【来源】 为姜科植物姜 *Zingiber officinale* Rosc. 的干燥根茎。主产于四川、广东、广西、湖北等地。冬季采挖,切片晒干或低温烘干。生用。

【性味归经】 辛,热。归脾、胃、肾、心、肺经。

【功效】 温中散寒,回阳通脉,温肺化饮。

【应用】

1. 脾胃寒证 本品主入脾胃经,长于温暖中焦脾阳而散寒,凡中焦寒证,无论外寒内侵之实寒证,还是阳气不足之虚寒证,均为要药。治胃寒呕吐,脘腹冷痛,单用本品研末冲服有效,或配高良姜,如二姜丸;治脾胃虚寒,脘腹冷痛、呕吐泄泻,常配人参、白术等,如理中丸。

2. 亡阳证　本品辛热,有温阳守中,回阳通脉之功,常与附子相须为用,既助附子回阳救逆,又降低附子的毒性,古有"附子无姜不热"之说。常用治心肾阳虚,阴寒内盛之亡阳厥逆,脉微欲绝,如四逆汤。

3. 寒饮喘咳　本品温肺散寒化饮之力较强,又能温运脾阳以消痰。治寒饮喘咳,形寒背冷,痰多清稀之证,常与细辛、麻黄、五味子等同用,如小青龙汤。

【用法用量】　煎服,3～10g。

【使用注意】　本品辛热燥烈,阴虚内热、血热妄行者忌用。

【现代研究】　本品含挥发油,主要成分为姜烯、水芹烯、莰烯、姜烯酮、姜辣素、姜酮、龙脑、姜醇、柠檬醛等。其醇提液有镇静、镇痛、抗炎及短暂升高血压的作用,能明显增加大鼠胆汁分泌量,能兴奋心脏,有强心作用;其水浸剂有显著的止呕作用;干姜挥发油及水提物有抗血小板聚集、抑制血栓形成的作用。

鉴别比较

附子
干姜
{ 均能温里祛寒,回阳救逆。均可用于亡阳证及中焦寒证。

附子:回阳救逆力强,主温肾阳,多用治中、下二焦虚寒证,为回阳救逆要药,尚能散寒止痛,用于寒痹证。

干姜:温中力强,主温脾阳,兼能温肺化痰,多用治中、上二焦虚寒证,为温补脾阳要药。

肉桂　Rougui
(《神农本草经》)

【来源】　为樟科植物肉桂 *Cinnamomum cassia* Presl 的干燥树皮。主产于广东、广西、海南、云南等地。多于秋季剥取,刮去栓皮,阴干。切片,生用。

【性味归经】　辛、甘,大热。归肾、脾、心、肝经。

【功效】　补火助阳,引火归原,散寒止痛,温通经脉。

【应用】

1. 肾阳不足证　本品辛甘大热,善补命门之火而助阳,为治命门火衰要药。用治肾阳不足,命门火衰之畏寒肢冷、阳痿宫冷、腰膝冷痛、夜尿频多等,常与附子、熟地黄、山茱萸等同用,如肾气丸、右归丸;若下元虚冷,虚阳上浮而见面赤、虚喘、汗出、心悸、脉微弱者,用之能引火归原,常与山茱萸、五味子、人参、牡蛎等同用。

2. 中焦寒盛证　本品甘热入脾,能温暖脾阳,治寒邪内侵,脘腹冷痛、呕吐泄泻,可单用研末吞服,亦可配丁香,如丁桂散,或配高良姜、厚朴等,如桂心散;治脾胃虚寒,食少便溏、完谷不化,可配附子、干姜等,如桂苓丸。

3. 寒凝诸痛证　本品温热入血分,以通血脉,散寒止痛为其特长。治寒湿痹痛,常配独活、桑寄生、杜仲等,如独活寄生汤;治寒疝少腹作痛,牵引睾丸,常配小茴香、乌药等,如暖肝煎;治胸阳不振,寒邪内侵之胸痹心痛,可与附子、干姜等同用;治冲任虚寒,寒凝血滞之闭经、痛经,常配当归、川芎、小茴香等,如少腹逐瘀汤;治阳虚寒凝之阴疽,常配鹿角胶、芥子、炮姜等,如阳和汤。

此外,久病体虚气血不足者,在大队补气益血方中,加入少量肉桂,能鼓舞气血生长,如十全大补汤、人参养营汤等。

【用法用量】　煎服，1～5g，宜后下；研末冲服，每次1～2g。

【使用注意】　阴虚火旺，里有实热，血热妄行出血及孕妇忌用；畏赤石脂。

【现代研究】　本品含挥发油，主要成分为桂皮醛、肉桂醇、肉桂酸、香豆素、鞣质等。其水煎剂对外周血管有扩张作用，能够促进血液循环，增加冠脉及脑血流量，抑制血小板聚集，保护肾上腺皮质功能等；水提物和醚提物有保护胃黏膜及抗溃疡作用；桂皮醛、肉桂酸钠具有镇静、镇痛、解热和抗惊厥作用；桂皮油能促进肠运动，使消化道分泌增加，排除胃肠积气，缓解胃肠痉挛，引起子宫充血，并有抑菌作用。

知识链接

肉桂的入药部位

樟科植物肉桂因入药部位不同而其药名不同，相应的性味功效也不尽相同。

树皮入药，称为肉桂，性味辛甘大热，有补火助阳、散寒止痛、温经通脉、引火归原之功。

幼树（栽培5～6年）树皮入药，称为官桂，性味功效与肉桂相似而力稍逊。

嫩枝入药，名桂枝，性味辛甘温，有发汗解肌、温通经脉、助阳化气之功。

带宿萼的未成熟果实入药，名桂子，又名肉桂子、桂丁香，性味辛甘温，有温中止痛之功。

鉴别比较

附子
肉桂　}均为辛甘大热之品，均能补肾助阳，散寒止痛，以治下焦虚寒，阳气不足之证。

附子：辛热燥烈，长于回阳救逆，温补脾肾，用治脉微欲绝之亡阳证及脾肾阳虚等证。

肉桂：甘热温和，以温补肾阳为主，又能引火归原，温经通脉，用治肾阳不足，命门火衰之下焦虚寒证及虚阳上浮、阴疽、胸痹等证。

吴茱萸　Wuzhuyu

（《神农本草经》）

【来源】　为芸香科植物吴茱萸 *Evodia rutaecarpa*（Juss.）Benth.、石虎 *Evodia rutaecarpa*（Juss.）Benth. var. *officinalis*（Dode）Huang 或疏毛吴茱萸 *Evodia rutaecarpa*（Juss.）Benth. var. *bodinieri*（Dode）Huang 的干燥近成熟果实。主产于贵州、广西、湖南、云南、浙江、四川等地。8—11月果实尚未开裂时采收，晒干或低温干燥。生用或制用。

【处方用名】　吴茱萸（生用有小毒，多外用，散寒止痛力强）　制吴茱萸（用甘草煎液浸泡后，炒制晒干，能降低毒性，缓和燥性）

【性味归经】　辛、苦，热；有小毒。归肝、脾、胃、肾经。

【功效】　散寒止痛，降逆止呕，助阳止泻。

【应用】

1. 寒凝疼痛　本品辛热入肝经，能疏肝开郁，行气止痛，为治肝寒气滞诸痛之要药。治寒凝肝脉，疝气疼痛，常配小茴香、川楝子等，如导气汤；治冲任虚寒，瘀血阻滞之行经腹痛，常配当归、桂枝等，如温经汤；治寒湿脚气肿痛，常配槟榔、木瓜等，如鸡鸣散；治厥阴头痛，常配人参、生姜等，如吴茱萸汤。

2. 呕吐吞酸　本品既能和中降逆止呕，又能疏肝制酸止痛。用治中焦虚寒之脘腹冷痛、呕吐泛酸、泄泻等,常配人参、生姜等,如吴茱萸汤;治肝郁化火,肝胃不和之呕吐吞酸、胁痛口苦等,取其疏肝降逆止呕之功,常与黄连同用,如左金丸。

3. 虚寒泄泻 本品能温脾益肾,助阳止泻,为治脾肾阳虚,五更泄泻之常用药,多与补骨脂、肉豆蔻、五味子等同用,如四神丸。

此外,以本品研末,米醋调敷足心,可治高血压;调敷双脚涌泉穴,可治口舌生疮;调敷脐部,可治腹泻。

【用法用量】 煎服,2～5g。外用适量。

【使用注意】 本品辛热燥烈,易耗气动火,不宜多用、久服。阴虚火旺者忌服。

【现代研究】 本品主要含挥发油,油中的主要成分为吴茱萸烯、罗勒烯、月桂烯等,还含吴茱萸碱、吴茱萸次碱、吴茱萸酸,吴茱萸苦素等。其水煎剂有止呕、抗溃疡、保肝作用;本品注射液静脉滴注有明显升压作用,煎剂或颗粒剂有降压作用;水煎醇沉提取物能抑制血小板聚集,抗血栓形成;吴茱萸苦素和挥发油有健胃作用;吴茱萸碱等有镇痛作用。

【不良反应】 大量吴茱萸可引起视力障碍、神经错觉。

上1003

抗疫中药吴茱萸
的故事

小茴香 Xiaohuixiang

(《新修本草》)

【来源】 为伞形科植物茴香 *Foeniculum vulgare* Mill. 的干燥成熟果实。全国各地均有栽培。秋季果实初熟时采收,晒干。生用或盐水炙用。

【处方用名】 小茴香(生用,长于理气和胃) 盐小茴香(盐炙,长于温肾散寒止痛)

【性味归经】 辛,温。归肝、肾、脾、胃经。

【功效】 散寒止痛,理气和胃。

【应用】

1. 疝痛,睾丸偏坠胀痛,少腹冷痛,痛经 本品能温肾暖肝,散寒止痛,为治寒疝腹痛、睾丸偏坠胀痛之佳品。治寒疝腹痛,可单用本品炒热,布裹温熨腹部;亦可配乌药、青皮、高良姜等,如天台乌药散;治肝气郁滞,睾丸偏坠胀痛,可配橘核、山楂等,如香橘散;治肝经受寒之少腹冷痛,或冲任虚寒之痛经,可与当归、川芎、肉桂等同用。

2. 中焦寒凝气滞证 本品能温中散寒,善理脾胃之气而和胃止呕。治胃寒气滞所致脘腹胀痛,可与高良姜、香附、乌药等同用,以散寒行气止痛;治脾胃虚寒的脘腹胀痛、呕吐食少,则与陈皮、白术、生姜等同用。

【用法用量】 煎服,3～6g。外用适量。

【使用注意】 阴虚火旺者慎用。

【现代研究】 本品含挥发油,油中主要成分为反式茴香脑、柠檬烯、月桂烯等;还含有脂肪油,脂肪酸如岩芹酸、亚油酸、油酸等。本品能促进实验动物肠蠕动;有利胆、抗溃疡等作用。小茴香挥发油对真菌、孢子菌、鸟型结核分枝杆菌、金黄色葡萄球菌有杀灭作用。从小茴香中分离得到的植物聚多糖有抗癌作用。

花椒 Huajiao

(《神农本草经》)

【来源】 为芸香科植物花椒 *Zanthoxylum bungeanum* Maxim. 或青椒 *Zanthoxylum schinifolium* Sieb. et Zucc. 的干燥成熟果皮。以四川产者为佳,故名川椒、蜀椒。秋季采收,晒干,除去种子及杂质。生用或炒用。

【处方用名】 花椒（生品辛热之性甚强，外用杀虫止痒作用较强）　炒花椒（炒后辛散作用稍缓，长于温中散寒，驱虫止痛）

【性味归经】 辛，温。归脾、胃、肾经。

【功效】 温中止痛，杀虫止痒。

【应用】

1. 中寒腹痛，寒湿吐泻　本品辛热入脾胃经，善散阴冷，长于温胃而止痛，暖脾而止泻。治外寒内侵，胃寒腹痛呕吐，常与生姜、豆蔻等同用；治脾胃虚寒，脘腹冷痛，常配伍人参、干姜等，如大建中汤；治寒湿内阻之泄泻、腹痛，可与苍术、厚朴等同用。

2. 湿疹，阴痒，蛔虫腹痛　本品有杀虫止痒作用。治湿疹瘙痒、阴痒，可单用，或配伍苦参、地肤子、黄柏等煎汤外洗；治虫积腹痛，手足厥冷，常与乌梅、干姜、黄连等同用，如乌梅丸。

【用法用量】 煎服，3～6g。外用适量。

【现代研究】 本品主要含挥发油、生物碱、木脂素、香豆素和脂肪酸等。本品有抗溃疡、保肝、止泻作用；其水提物及醚提物有抗血栓形成作用；其水煎剂对多种细菌有不同程度的抑制作用，能杀疥螨；20%花椒挥发油有近似普鲁卡因的局麻作用。

丁香　Dingxiang

（《药性论》）

【来源】 为桃金娘科植物丁香 *Eugenia caryophyllata* Thunb. 的干燥花蕾，习称"公丁香"。主产于坦桑尼亚、马来西亚、印度尼西亚，我国广东、海南也有栽培。通常于9月至次年3月，花蕾由绿转红时采收，晒干。生用。

【性味归经】 辛，温。归脾、胃、肺、肾经。

【功效】 温中降逆，补肾助阳。

【应用】

1. 胃寒呕吐、呃逆　本品辛温芳香，善温中降逆止呕、止呃，为治疗胃寒呃逆、呕吐之要药。治胃寒呕吐，可与半夏、生姜等同用；治胃寒呃逆，常与柿蒂同用。

2. 脘腹冷痛　本品温中散寒止痛，用治胃寒脘腹冷痛，常与延胡索、五灵脂等同用。

3. 肾虚阳痿　本品温肾助阳，治肾阳虚衰之阳痿、腰痛等，多与附子、肉桂等补肾助阳药同用。

【用法用量】 煎服，1～3g。

【使用注意】 热证及阴虚内热者忌用。不宜与郁金同用。

【现代研究】 本品主要含挥发油，油中主要成分为丁香酚、乙酰丁香酚、丁香烯；尚含水杨酸甲酯、α-丁香烯等。本品具有促进胃液分泌、缓减腹部胀气、抗溃疡、止泻、抗缺氧作用；其水提物或丁香油可预防血栓形成，抑制血小板聚集；丁香酚有镇痛抗炎及显著镇静作用；其水提物及醇、醚提物或挥发油对多种细菌、致病真菌有抑制作用，并有较好的杀螨作用。

高良姜　Gaoliangjiang

（《名医别录》）

【来源】 为姜科多年生草本植物高良姜 *Alpinia officinarum* Hance 的干燥根茎。主产于广东、广西等地。夏末秋初采挖生长4～6年的根茎，晒干。生用。

【性味归经】 辛，热。归脾、胃经。

【功效】 温胃止呕，散寒止痛。

【应用】

1. 胃寒冷痛 本品能温散脾胃寒邪而止痛，为治胃寒脘腹冷痛之常用药，多与炮姜相须为用，如二姜丸；治胃寒肝郁，脘腹胀痛，每与香附同用，以温中疏肝理气止痛，如良附丸。

2. 胃寒呕吐 本品能温胃散寒，和胃止呕。治寒邪内侵，呕吐泄泻，常配半夏、生姜等；治虚寒呕吐，每与人参、茯苓、白术等同用。

【用法用量】 煎服，3～6g；研末服，每次3g。外用适量。

【现代研究】 本品主要含挥发油，主要成分有桉叶素、桂皮酸甲酯、丁香油脂等，尚含高良姜酚、高良姜素等。本品能促进胃液分泌，有止泻、镇痛作用；水提物有抗血栓、抗凝血、抗血小板聚集作用；其煎液对多种细菌有不同程度的抑制作用。

荜茇 Bibo
《开宝本草》

【来源】 为胡椒科植物荜茇 *Piper longum* L. 的干燥近成熟或成熟果穗。果穗由绿变黑时采收，除去杂质，晒干。

【性味归经】 辛，热。归胃、大肠经。

【功效】 温中散寒，下气止痛。

【应用】

1. 胃寒脘腹冷痛、呕吐、泄泻、呃逆等证 本品辛散温通，能温中散寒止痛、降胃气、止呕呃，可用治胃寒脘腹冷痛、呕吐、泄泻、呃逆等证，可单用或配伍干姜、厚朴、附子等同用，如《圣济总录》荜茇丸。

2. 风虫牙痛 本品味辛性热，能散寒止痛，可用治风虫牙痛，可以本品与胡椒等分研末为丸，如麻子大，填塞于痛处，如《圣济总录》荜茇丸。

3. 妇女痛经、月经不调 本品辛散温通，亦可用治妇人血气不和，疼痛不止，以及下血无时，月水不调，可以本品与蒲黄等分为末，炼蜜和丸服，如《普济方》二神丸。

【用法用量】 1～3g。外用适量，研末塞龋齿孔中。

【现代研究】 本品主要含胡椒碱、丁香烯、芝麻素等。本品有抗菌、抗惊厥、扩张血管、抗心律失常作用。

（马翠兰）

？ 复习思考题

1. 简述温里药的含义、性能功效、适应证及使用注意。

2. 试述肉桂的功能与主要临床应用。

3. 试述吴茱萸的功效，并说明在应用方面有何特点。

4. 分析附子中毒的原因。

上1004

扫一扫，测一测

第十一章 理 气 药

1. 掌握理气药的含义、性能特点、功效、适用范围、使用注意。
2. 掌握陈皮、青皮、枳实、木香、香附的性能特点、功效、应用、用法用量、使用注意，以及陈皮与青皮、枳实与枳壳等相似药物的功用鉴别。
3. 熟悉青皮、枳实、木香、香附、川楝子、荔枝核炮制前后功效变化。
4. 熟悉青皮、枳实、沉香、川楝子等特殊的用法用量及使用注意。
5. 了解常用理气药的别名。

凡以疏理气机为主要作用，用于治疗气滞或气逆证的药物，称为理气药，又称行气药。其中行气力强者，又称为破气药。

理气药性味多为辛香苦温，主归脾、胃、肝、肺经。因其味辛能行，味苦能泄，芳香能走窜，性温能通行，故有疏理气机的作用，包括理气健脾、疏肝解郁、理气宽胸、行气止痛、破气散结等功效。

理气药主要用于治疗脾胃气滞所致脘腹胀痛、呕恶泛酸、大便失调等；肝郁气滞所致情志不舒、胁肋胀痛，乳房胀痛、疝气疼痛、月经不调等；肺气壅滞所致胸闷胸痛、咳嗽气喘等。

使用本类药物，须针对具体病证选用相应的药物，并针对病因进行必要的配伍。如脾胃气滞因饮食积滞者，配消食药或泻下药；湿邪中阻者，配芳香化湿药；脾胃气虚者，配补中益气药；若气滞兼寒兼热，配温里药或清热药；肝郁气滞因肝血不足者，配养血柔肝药；兼瘀血郁滞者，配活血化瘀药；肺气壅滞者，由外邪客肺所致者，配伍宣肺解表药，由痰饮阻肺所致者，配伍祛痰化饮药。

本类药物大多辛温香燥，易耗气伤阴，故阴亏气虚者慎用。破气药对孕妇应慎用。本类药物多含挥发油，不宜久煎，以免影响疗效。

陈皮 Chenpi

《神农本草经》

【来源】 为芸香科植物橘 *Citrus reticulata* Blanco 及其栽培变种的干燥成熟果皮。主产于广东、福建、四川、浙江、江西等地，以广东新会所产者为道地药材，称为"新会皮"或"广陈皮"。秋末冬初果实成熟时采收果皮，晒干或低温干燥。以陈久者为佳，故称陈皮。切丝，生用。

【处方用名】 橘皮 陈皮 广陈皮 新会皮（洗净，晒干，切碎用） 炒橘皮（麸皮拌炒）

【性味归经】 苦、辛，温。归肺、脾经。

【功效】 理气健脾，燥湿化痰。

【应用】

1.脾胃气滞证 本品气味芳香入脾，长于行脾胃气滞，有行气止痛、健脾和中之功，为理气健脾之良药，凡脾胃气滞所致诸证均可应用。因其苦温而燥，故尤宜于寒湿中阻引起的脾胃气滞证，常与苍术、厚朴等同用，如平胃散；若脾虚气滞，常配党参、白术、茯苓等，如异功散；若食积气滞，常配山楂、神曲同用，如保和丸。

2.痰湿壅滞证 本品辛温苦燥，既能行气燥湿化痰，又能宣利肺气除壅滞，为治痰要药。用治湿痰壅肺咳嗽、痰多，常与半夏、茯苓等同用，如二陈汤；治寒痰咳嗽，可配伍干姜、细辛、五味子等，如苓甘五味姜辛汤；用治痰湿中阻之脘痞呕恶，常配苍术、厚朴等，如平胃散。

3.呕吐、呃逆 本品能升降中焦气机，和中调胃止呕，凡呕吐、呃逆无论寒热虚实均可用之。治胃寒呕吐，常与生姜同用；治胃热呕吐，常与竹茹、黄连同用；治胃虚有热，气逆不降之呃逆或干呕，常与竹茹、人参同用；治外感风寒，内伤湿滞之呕吐、泄泻，常与广藿香、紫苏同用。

此外，在补益方中常少佐本品，以助脾运，使补而不腻。

【用法用量】 煎服，3～10g。

【使用注意】 陈皮偏于温燥，有干咳无痰、口干舌燥等症状的阴虚体质者不宜多食。

【现代研究】 本品主要含挥发油，尚含橙皮苷、新橙皮苷、川陈皮素、黄酮化合物、对羟福林等。其小剂量煎剂可增强心脏收缩力，大剂量则有抑制作用。所含挥发油对胃肠道有缓和的刺激作用，有利于胃肠积气的排出，并使胃液分泌增多，有助于消化；还有刺激性祛痰作用。所含橙皮苷有维生素P样作用，可降低毛细血管的通透性、防止毛细血管出血、抗血栓形成。此外，本品还有利胆、降低血清胆固醇、抗菌、抗病毒、抗氧化及抗突变等作用。

附：橘红 Juhong

为芸香科植物橘 *Citrus reticulata* Blanco 及其栽培变种的干燥外层果皮。性味归经同陈皮，功能理气宽中，燥湿化痰。用于咳嗽痰多，食积伤酒，呕恶痞闷。煎服，3～10g。

附：化橘红 Huajuhong

为芸香科植物化州柚 *Citrus grandis* 'Tomentosa' 或柚 *Citrus grandis*（L.）Osbeck 的未成熟或近成熟的干燥外层果皮。性味归经同陈皮，功能理气宽中，燥湿化痰。用于咳嗽痰多，食积伤酒，呕恶痞闷。煎服，3～6g。

知识链接

陈皮与橘皮的联系与区别

陈皮与橘皮来源于同一植物，但作用有别。陈皮是由成熟橘子的果皮经晒干或晾干而成。通常认为放得越久越好，放至隔年后，使其气味缓和，辛温而不燥烈，故名"陈皮"。现代研究发现，久放可使其挥发油含量大为减少，黄酮类化合物含量相对增加，这时理气、健胃、止呕、祛痰、镇咳等作用才体现出来。而鲜橘皮含挥发油较多，不具备陈皮那样的药用功效，因此鲜橘皮不能代替陈皮入药。

上1103

中药"六陈"

青皮　Qingpi

（《本草图经》）

【来源】　为芸香科植物橘 *Citrus reticulata* Blanco 及其栽培变种的干燥幼果或未成熟果实的果皮。产地同陈皮。5—6 月收集自落的幼果，晒干，习称"个青皮"；7—8 月采收未成熟的果实，在果皮上纵剖成四瓣至基部，晒干，习称"四花青皮"。切厚片或丝，生用或醋炙用。

【处方用名】　青橘皮　青柑皮　青皮（生品性烈，行气力强）　醋青皮（醋炙，增强疏肝止痛作用）

【性味归经】　苦、辛，温。归肝、胆、胃经。

【功效】　疏肝破气，消积化滞。

【应用】

1. 肝郁气滞证　本品入肝胆经，行气力强，善于疏肝破气散结，用于各种肝气郁结之证。治肝郁气滞之胸胁胀痛，常配伍柴胡、郁金、香附等；用治乳房胀痛或结块，可配柴胡、浙贝母、橘叶等；用治乳痈初起，常配瓜蒌、金银花、蒲公英等；用治疝气肿痛，常配橘核、乌药、小茴香等，如天台乌药散。

2. 食积气滞证　本品行散降泄，有消积化滞之功。用治食积气滞证，常配山楂、麦芽、神曲等，如青皮丸；若食积气滞之脘腹胀痛较甚者，常配木香、槟榔或莪术、枳实、大黄等。

此外，本品破气散结之力较强，用治气滞血瘀之癥瘕痞块，常与丹参、三棱、莪术同用。

【用法用量】　煎服，3～10g。

【使用注意】　气虚者慎用。

【现代研究】　本品所含主要成分与陈皮相似，但其对羟福林的含量比陈皮高。所含挥发油对胃肠道有温和的刺激作用，能促进消化液的分泌和肠内积气排出；其煎剂能抑制肠管及胆囊平滑肌，并有利胆作用；青皮水煎醇沉液有明显的升压作用，且能兴奋呼吸；青皮注射液对心肌兴奋性、收缩性、传导性及自律性均有明显正性作用；挥发油中柠檬烯有扩张支气管、祛痰平喘作用。

鉴别比较

陈皮 ⎫
　　⎬ 源于一物，皆可理中焦之气而健脾胃，用于脾胃气滞证。
青皮 ⎭

陈皮：性温而不峻，行气力缓，长于理脾气，故脾胃气滞者常用，且质轻上浮，兼入肺经而燥湿化痰，故又可用于湿痰咳嗽。

青皮：性较峻烈，行气力猛，长于破气而疏肝经郁滞，主治肝郁诸症，并有散结消滞之功，用于食积气滞证，其破气散积化滞之力较强，但健脾作用不及陈皮。

枳实　Zhishi

（《神农本草经》）

【来源】　为芸香科植物酸橙 *Citrus aurantium* L. 及其栽培变种或甜橙 *Citrus sinensis* Osbeck 的干燥幼果。主产于四川、江西、福建、江苏等地，其中产于江西者，品质好，为道地药材。5—6 月采集自落的果实，自中部横切为两半，晒干或低温干燥。切薄片，生用或麸炒用。

【处方用名】 枳实(生用性较峻烈，破气化痰力强) 炒枳实(麸炒，性较平和，散结消痞力强)

【性味归经】 苦、辛、酸，微寒。归脾、胃经。

【功效】 破气消积，化痰散痞。

【应用】

1. 食积或气滞证 本品性沉降而下行，善破气消痞、导积滞下行，作用峻烈，为破气消痞之要药，常用于胃肠积滞重证。用治食积不化，常配山楂、神曲等消食之品；若治脾虚食积，常配白术，以消补兼施，如枳术丸；用治热结便秘，常与大黄、芒硝、厚朴等同用，如大承气汤；若治湿热泻痢之里急后重，常配大黄、黄连等，如枳实导滞丸。

2. 痰浊阻滞，胸脘痞满证 本品善破气消痰，除痞止痛。用治胸阳不振、痰阻胸中之胸痹，常与薤白、桂枝、瓜蒌等同用，如枳实薤白桂枝汤；用治痰热结胸，常与黄连、瓜蒌、半夏同用，即小陷胸加枳实汤；用治脾虚痰滞，寒热互结，心下痞满，食欲不振者，常与半夏曲、厚朴等同用，如枳实消痞丸。

此外，本品又可用于气虚下陷所致的子宫脱垂、脱肛、胃下垂等脏器下垂之证，常与黄芪、柴胡等补气升阳药同用。

【用法用量】 煎服，3～10g。

【使用注意】 脾胃虚弱者及孕妇慎用。

【现代研究】 本品含挥发油、黄酮苷(主要为橙皮苷、新橙皮苷、柚皮苷等)、N-甲基酪胺、对羟福林、去甲肾上腺素、色胺诺林、脂肪、蛋白质、糖类、胡萝卜素、核黄素等成分。本品能缓解乙酰胆碱或氯化钡所致的小肠痉挛，可使胃肠收缩节律增加；能使胆囊收缩、奥迪括约肌张力增加；有抑制血栓形成、抗溃疡作用。其煎剂对已孕、未孕小鼠离体子宫有抑制作用，对已孕、未孕家兔离体、在位子宫均呈兴奋作用；其煎剂或酊剂静脉注射有强心作用。枳实静脉注射能增加冠状动脉、脑、肾血流量，降低脑、肾血管阻力。

附：**枳壳** Zhiqiao

为芸香科植物酸橙及其栽培变种的干燥未成熟果实。生用或麸炒用。性味、归经、功用与枳实相似，但作用较缓和，长于理气宽胸、消胀除痞，用于胸腹气滞、痞满胀痛等证。用法用量同枳实。孕妇慎用。

佛手 Foshou
(《滇南本草》)

【来源】 为芸香科植物佛手 *Citrus medica* L.var. *sarcodactylis* Swingle 的干燥果实。主产于广东、福建、四川、云南等地。秋季果实尚未变黄或刚变黄时采收，纵切成薄片，晒干或低温干燥。生用。

【处方用名】 佛手柑 佛手香橼 佛手

【性味归经】 辛、苦、酸，温。归肝、脾、胃、肺经。

【功效】 疏肝理气，和胃止痛，燥湿化痰。

【应用】

1. 肝郁气滞证 本品药性平和，温而不燥，善于疏肝解郁、行气止痛。用治肝气郁结之胁痛，常与柴胡、香附、郁金等同用。

2. 脾胃气滞证 本品气味芳香，能醒脾开胃，理气和中。用治脾胃气滞之脘腹胀痛、呕恶食少等，常与木香、香附、砂仁等同用。

3. 痰湿壅肺证 本品芳香醒脾，苦温能燥湿化痰，因兼理气宽胸之功，多用治痰湿壅肺之咳嗽、痰多、胸闷，常与半夏、陈皮等配伍。

【用法用量】　煎服,3～10g。

【现代研究】　本品主要含挥发油、香豆精类化合物,主要成分有佛手内酯、柠檬内酯、橙皮苷、布枯叶苷等。本品醇提物对肠道平滑肌有明显的抑制作用;有扩张冠状血管,增加冠脉血流量的作用,高浓度时抑制心肌收缩力,减缓心率,降低血压,保护实验性心肌缺血;有一定的平喘、祛痰作用。佛手多糖对多环节免疫功能有明显促进作用。另外,本品尚有催眠、镇痛、抗惊厥作用。

香橼　Xiangyuan
《名医别录》

【来源】　为芸香科植物枸橼 *Citrus medica* L. 或香圆 *Citrus wilsonii* Tanaka 的干燥成熟果实。主产于四川、云南、福建、江苏、浙江。秋季果实成熟时采收,趁鲜切片,晒干或低温干燥。香圆亦可整个或对剖两半后,晒干或低温干燥。生用。

【别名】　枸橼　钩缘干　香泡树

【性味归经】　辛、苦、酸,温。归肝、脾、肺经。

【功效】　疏肝理气,宽中,化痰。

【应用】

1. 肝郁胸胁胀痛　本品辛能行散,苦能疏泄,入肝经而能疏理肝气而止痛。治肝郁胸胁胀痛,常配柴胡、郁金、佛手等同用。该品功同佛手,但效力较逊。

2. 气滞脘腹胀痛　本品气香醒脾,辛行苦泄,入脾胃以行气宽中。用治脾胃气滞之脘腹胀痛,嗳气吞酸,呕恶食少,可与木香、砂仁、广藿香等同用。

3. 痰饮咳嗽,胸膈不利　本品苦燥降泄以化痰止咳,辛行入肺而理气宽胸。用治痰多、咳嗽、胸闷等,常配伍生姜、半夏、茯苓等。

【用法用量】　煎服,3～10g。

【现代研究】　本品含有挥发油类、黄酮类成分以及少量香豆素类、生物碱类、萜类等生物活性良好的化合物。现代药理研究表明香橼具有抗氧化、抗菌、抗炎、抗过敏、治疗偏头痛、心脏保护以及抗肿瘤等活性。香橼精油成分复杂,挥发性强,有较强的自由基清除能力。同时对黑曲霉、青霉、酿酒酵母、大肠杆菌、金黄色葡萄球菌、枯草芽孢杆菌等有良好的抑制作用。香橼精油中少量的单萜类化合物即可破坏细胞膜的渗透性,使蛋白质变性,破坏细菌的酶系统,抑制微生物生长。香圆中的柚皮苷可阻断 NF-κB 的信号传导,从而减轻脂多糖诱导的小鼠急性肺损伤;柚皮素可抑制多种类型细胞(如脂肪细胞、肝细胞、巨噬细胞等)的促炎信号通路,显著抑制肿瘤坏死因子 α(TNF-α)、IL-33、IL-6、IL-1β 等炎症因子的产生。

木香　Muxiang
《神农本草经》

【来源】　为菊科植物木香 *Aucklandia lappa* Decne. 的干燥根。木香产于印度、巴基斯坦、缅甸者,称"广木香"。现我国已栽培成功,主产于云南、广西者,称"云木香";秋、冬二季采挖,除去泥沙及须根,切段,大的再纵剖成瓣,干燥后撞去粗皮。生用或煨用。

【处方用名】　南木香　广木香　云木香　木香(生用,行气作用强)　煨木香(行气作用缓,止泻作用增强)

【性味归经】　辛、苦,温。归脾、胃、大肠、三焦、胆经。

【功效】　行气止痛,健脾消食。

【应用】

1. 脾胃气滞证 本品香味浓郁,善行脾胃之滞气,既为行气止痛之要药,又为健脾消食之佳品。用治脾胃气滞,脘腹胀痛,常配砂仁、广藿香等,如木香调气散;用治脾虚气滞,常配党参、白术等,如香砂六君子汤。

2. 大肠气滞,里急后重 本品辛行苦降,善行大肠之滞气,为治湿热泻痢里急后重之常用药,常与黄连配伍,如香连丸;治食积气滞,腹满胀痛或泻痢后重,多与枳实、槟榔等配伍,如木香槟榔丸。

3. 肝胆气滞证 本品气香醒脾,味辛能行,既能行气健脾,又能疏肝利胆。用治湿热郁蒸、气机阻滞之胁痛、黄疸等,常配郁金、大黄、茵陈等;用治寒疝腹痛及睾丸偏坠疼痛,常配川楝子、小茴香等。

4. 气滞血瘀之胸痹 本品辛行苦泄,性温通行,能通畅气机,气行则血行,故可止痛。用治寒凝气滞心痛,可与赤芍、姜黄、丁香等同用,如二香散;若治气滞血瘀之胸痹,可配郁金、甘草等同用,如颠倒木金散。

此外,本品芳香能醒脾开胃,舒畅气机,在补益方剂中常用,使之补而不滞。

【用法用量】 煎服,3~6g。

【现代研究】 本品含挥发油,其中主要成分为木香醇、木香烯内酯等,尚含木香内酯等。本品煎剂有促进胃液分泌、促进胃肠蠕动、促进胆囊收缩、抗消化性溃疡作用;其提取液可使离体兔肠蠕动幅度和肠肌张力明显增强,能对抗肠肌痉挛、支气管痉挛。本品还有镇痛、抗菌、利尿、降血糖和促进纤维蛋白溶解等作用。

香附 Xiangfu

（《名医别录》）

【来源】 为莎草科植物莎草 *Cyperus rotundus* L. 的干燥根茎。全国大部分地区均产,主产于山东、浙江、四川等地。秋季采挖,燎去毛须,置沸水中略煮或蒸透后晒干,或燎后直接晒干。生用或醋炙用。

【处方用名】 香附(生用,长于理气解郁) 醋香附(醋制,专入肝经,疏肝止痛作用增强)

【别名】 香附子 莎草根 雷公头 三棱草根 香附米

【性味归经】 辛、微苦、微甘,平。归肝、脾、三焦经。

【功效】 疏肝解郁,理气宽中,调经止痛。

> **课堂互动**
>
> 香附与柴胡均能疏肝,其性能及临床应用有何异同?

【应用】

1. 肝郁气滞证 本品入肝经,行气力缓,长于疏肝解郁,行气止痛,为治疗肝郁气滞证之要药。用治肝气郁结之胁肋胀痛,常配柴胡、川芎、枳壳等同用,如柴胡疏肝散;用治寒凝气滞、肝气犯胃之脘腹胀痛,常与高良姜同用,即良附丸;用治寒疝腹痛,常与小茴香、乌药、吴茱萸等同用。

2. 月经不调、痛经 本品辛行苦泄,善于疏肝理气,调经止痛,为妇科调经止痛之要药,李时珍称其为"气病之总司,女科之主帅"。用治肝气郁结之月经不调、痛经、乳房胀痛等,常与柴胡、川芎、当归等同用,如香附归芎汤;治子宫虚寒,月经不调,常与艾叶、肉桂配伍,如艾附暖宫丸。

【用法用量】 煎服,6~10g。

【现代研究】 本品含挥发油,其主要成分为β- 蒎烯、香附子烯、α- 香附酮、β- 香附酮等。尚含生物碱、强心苷、黄酮类等。其挥发油有轻度雌激素样作用;5% 香附浸膏对实验动物离体子宫有抑制作用,能降低其收缩力和张力;香附水煎剂可明显增加胆汁流量,并对肝细胞功能有保护作用；其水煎剂还有降低肠管紧张性和拮抗乙酰胆碱的作用。

鉴别比较

木香
香附
｝均有理气止痛之功，并能宽中消食，均用于治疗脾胃气滞、脘腹胀痛、食少诸症，两者可配伍应用。

木香：药性偏燥，主入脾胃，善治脾胃气滞之食积不化，脘腹胀痛，泻痢里急后重，兼可用于治疗胁痛、黄疸、疝气疼痛以及胸痹心痛，为理气止痛之要药。

香附：性质平和，主入肝经，以疏肝解郁、调经止痛见长，主治肝气郁结之胁肋胀痛、乳房胀痛、月经不调、癥瘕疼痛等症，为妇科调经之要药。

沉香　Chenxiang
《名医别录》

【来源】　为瑞香科植物白木香 *Aquilaria sinensis*（Lour.）Gilg 含有树脂的木材。主产于海南、广东、云南、台湾等地。全年均可采收，割取含树脂的木材，除去不含树脂的部分，阴干，打碎或研成细粉。生用。

【处方用名】　蜜香　沉水香　沉香

【性味归经】　辛、苦，微温。归脾、胃、肾经。

【功效】　行气止痛，温中止呕，纳气平喘。

【应用】

1.寒凝气滞之胸腹胀痛　本品辛散温通，善散胸腹间阴寒而行气止痛。用治寒凝气滞之胸腹胀痛，常配乌药、木香等，如沉香四磨汤；用治脾胃虚寒之脘腹冷痛，常配肉桂、附子等，如沉香桂附丸；用治湿阻气滞之胸痞、脘腹胀痛，常配半夏、木香等。

2.胃寒呕吐　本品质重沉降，善温胃降逆止呕。用治寒邪犯胃之呕吐，常与陈皮、胡椒等同用，如沉香丸；用治脾胃虚寒之呕吐呃逆，常与丁香、豆蔻、柿蒂等同用。

3.虚喘证　本品性温下行入肾，既能温肾纳气，又能降逆平喘。用治下元虚冷、肾不纳气之虚喘，常与肉桂、附子、补骨脂等同用，如黑锡丹；用治上盛下虚之痰饮咳喘，常与紫苏子、半夏、厚朴等配伍。

【用法用量】　煎服，1～5g，后下。

【现代研究】　本品主要含挥发油，油中主要成分为沉香醇、苄基丙酮、对甲氧基苄基丙酮等。尚含氢化桂皮酸、对甲氧基氢化桂皮酸等。本品对家兔离体小肠运动有抑制作用；其水煎剂对多种细菌有抗菌作用；所含挥发油能促进消化液分泌及胆汁分泌，并有麻醉、止痛、肌松等作用。

薤白　Xiebai
《神农本草经》

【来源】　为百合科植物小根蒜 *Allium macrostemon* Bge. 或薤 *Allium chinense* G.Don 的干燥鳞茎。全国各地均有分布，主产于江苏、浙江等地。夏、秋二季采挖，洗净，除去须根，蒸透或置沸水中烫透，晒干。生用。

【别名】　薤根　野蒜　薤白头

【性味归经】 辛、苦,温。归心、肺、胃、大肠经。

【功效】 通阳散结,行气导滞。

【应用】

1. 胸痹 本品辛开苦降温通,能温散寒痰开闭结,宣通胸阳止痹痛,有行气宽胸之功,为治胸痹之要药。用治寒痰阻滞、胸阳不振之胸痹,常与瓜蒌、半夏、枳实等配伍,如瓜蒌薤白半夏汤、瓜蒌薤白白酒汤、枳实薤白桂枝汤;用治痰瘀胸痹,常配瓜蒌、丹参、川芎等行气宽胸、活血化瘀药。

2. 胃肠气滞证 本品辛行苦降,有行气导滞之功。用治胃肠气滞之脘腹痞满胀痛,常与砂仁、木香等同用;用治湿热壅滞肠胃、泻痢后重,常与木香、黄柏等配伍。

【用法用量】 煎服,5～10g。

【现代研究】 本品主要含挥发油,主要成分为二甲基二硫、二甲基三硫等。尚含薤白苷甲等多种甾体皂苷、前列腺素、有机酸以及大蒜氨酸、甲基大蒜氨酸、大蒜糖等。薤白提取物能明显降低血清过氧化脂质含量,抗血小板凝集,并有预防实验性动脉粥样硬化作用。薤白煎剂对志贺菌属、金黄色葡萄球菌、肺炎链球菌有抑制作用。

大腹皮 Dafupi

（《开宝本草》）

【来源】 为棕榈科植物槟榔 *Areca catechu* L. 的干燥果皮。又称槟榔衣。主产于海南、广西、云南等地。冬季至次春采收未成熟的果实,煮后干燥,纵剖两半,剥取果皮,称"大腹皮";春末至秋初采收的成熟果实,煮后干燥,剥取果皮,打松,晒干,称"大腹毛"。生用。

【处方用名】 大腹皮 槟榔衣 大腹毛

【性味归经】 辛,微温。归脾、胃、大肠、小肠经。

【功效】 行气宽中,行水消肿。

【应用】

1. 肠胃气滞证 本品辛能行散,主入脾胃经,能行气导滞,为宽中行气之常用药。用治湿阻气滞之脘腹胀满,可与广藿香、陈皮、厚朴等同用;用治食积气滞之脘腹痞胀、嗳气吞酸、大便秘结或泻而不爽等,可与山楂、麦芽、枳实等同用。

2. 水肿,脚气 本品味辛,能开宣肺气而行水消肿。用治水肿、小便不利,可与茯苓皮、五加皮等同用,如五皮散;用治脚气肿痛,可与桑白皮、木通、牵牛子等同用。

【用法用量】 煎服,5～10g。

【现代研究】 本品含槟榔碱、槟榔次碱、α-儿茶素等。本品有兴奋胃肠平滑肌、促胃肠动力、促进纤维蛋白溶解作用。

川楝子 Chuanlianzi

（《神农本草经》）

【来源】 为楝科植物川楝 *Melia toosendan* Sieb. et Zucc. 的干燥成熟果实。全国各地均产,以四川产者为佳。冬季果实成熟时采收,除去杂质,干燥。用时捣碎,生用或麸炒用。

【处方用名】 金铃子 川楝子(生用,有小毒,长于杀虫、疗癣) 炒川楝子(炒后可缓和苦寒之性,降低毒性,长于疏肝理气止痛)

【性味归经】 苦,寒;有小毒。归肝、小肠、膀胱经。

【功效】 疏肝泄热,行气止痛,杀虫。

【应用】

1. 气滞诸痛证　本品主入肝经，善于行气疏肝以止痛，用治气机郁滞所致多种痛证。因其苦寒性降，能清肝火、泄郁热，以治诸痛兼有热象者为宜。用治肝郁气滞或肝郁化火之胸腹诸痛，常与延胡索配伍，即金铃子散；用治寒疝腹痛，常配伍暖肝散寒之品，如小茴香、吴茱萸等，如导气汤。

2. 虫积腹痛　本品苦寒有毒，能驱杀肠道寄生虫。用治蛔虫腹痛，常与槟榔、使君子等同用。

此外，本品又能清热燥湿，杀虫疗癣，可用本品焙黄研末，以油调膏，外涂治头癣、秃疮等。

【用法用量】　煎服，5～10g。外用适量。

【使用注意】　本品有毒，不宜过量或持续服用，以免中毒。因其性寒，脾胃虚寒者慎用。

【现代研究】　本品含川楝素、异川楝素等多种三萜类成分。尚含川楝紫罗兰酮苷甲、川楝紫罗兰酮苷乙、楝树碱、山柰醇及脂肪油等。本品能兴奋肠管平滑肌，有利胆作用；所含川楝素对猪蛔虫、水蛭等有明显的杀灭作用；川楝子油具有体外杀精作用。此外，本品尚有抑菌、抗炎、抗肿瘤等作用。

乌药　Wuyao

（《本草拾遗》）

【来源】　为樟科植物乌药 *Lindera aggregata*（Sims）Kosterm. 的干燥块根。主产于浙江、安徽、江苏、陕西等地，其中产于浙江天台山者，为道地药材。全年均可采挖，除去细根，洗净，趁鲜切片，晒干。生用。

【处方用名】　天台乌药（为道地药材）　乌药

【性味归经】　辛，温。归肺、脾、肾、膀胱经。

【功效】　行气止痛，温肾散寒。

【应用】

1. 寒凝气滞胸腹诸痛证　本品辛散温通，疏通气机，散寒止痛力强。凡寒凝气滞之胸腹胁肋闷痛，均可应用，常与香附、甘草等同用，如小乌沉汤；治气滞脘腹胀痛，常配伍木香、青皮等，如乌药散；治寒疝腹痛，常配小茴香、青皮、高良姜，如天台乌药散；治寒凝气滞痛经，常与当归、香附等同用，如乌药汤。

2. 下元虚冷之尿频、遗尿　本品味辛性温，下达肾与膀胱经，能温肾散寒，缩尿止遗。用治肾阳不足、膀胱虚冷之尿频、遗尿，常与益智、山药等同用，如缩泉丸。

【用法用量】　煎服，6～10g。

【现代研究】　本品含生物碱及挥发油，油中的主要成分为乌药烷、乌药烃、乌药醇、乌药酸、乌药醇酯等。本品对胃肠道平滑肌有双向调节作用，能促进消化液的分泌；挥发油内服能兴奋大脑皮质，促进呼吸，兴奋心肌，加速血液循环，升高血压及发汗；外涂能使局部血管扩张，血液循环加速，缓和肌肉痉挛疼痛。此外，本品尚有保肝、镇痛、抗炎、抗菌、抗凝、抗组胺、抗肿瘤等作用。

甘松　Gansong

（《本草拾遗》）

【来源】　为败酱科植物甘松 *Nardostachys jatamansi* DC. 的干燥根及根茎。主产于四川、甘肃、青海等地。春、秋二季采挖，除去泥沙及杂质，晒干或阴干。切段，生用。

【处方用名】　甘松　香松

【性味归经】 辛、甘,温。归脾、胃经。

【功效】 理气止痛,开郁醒脾,外用祛湿消肿。

【应用】

1. 中焦寒凝气滞证 本品甘而不滞,温而不热,芳香醒脾,行气散寒止痛。用治寒凝气滞之脘腹胀痛、不思饮食等,常与木香、砂仁、陈皮等同用。

2. 脾胃不和证 本品善开脾郁、行胃气,为醒脾开胃之常用药。用治思虑伤脾、气机郁滞之纳呆、腹胀,常与柴胡、郁金、豆蔻等同用。

3. 脚气肿毒 本品尚具祛湿消肿之功,单用或与他药配合外用,可治疗脚气肿毒。

此外,本品有良好的止痛作用,单用本品泡汤漱口,可治牙痛。

【用法用量】 煎服,3～6g。外用适量,泡汤漱口或煎汤洗脚或研末敷患处。

【现代研究】 本品主要含马兜铃烯、甘松醇、德比酮、缬草酮、广藿香醇等成分。本品有中枢性镇静、降血压、抗心肌缺血、抗溃疡、抑菌等作用;甘松提取物对离体平滑肌有拮抗作用。

荔枝核 Lizhihe

(《本草衍义》)

【来源】 为无患子科植物荔枝 *Litchi chinensis* Sonn. 的干燥成熟种子。主产于福建、广东、广西等地。夏季采摘成熟果实,除去果皮及肉质假种皮,洗净,晒干。用时捣碎,生用或盐水炙用。

【处方用名】 大荔核 荔枝核(生用,长于治疗心腹胃脘疼痛) 盐荔枝核(盐炙,长于疗疝止痛)

【性味归经】 甘、微苦,温。归肝、肾经。

【功效】 行气散结,祛寒止痛。

【应用】

1. 疝气疼痛,睾丸肿痛 本品辛温苦泄,主入肝经,有疏肝理气,散结止痛之功。为治肝经寒凝气滞之疝气疼痛、睾丸肿痛之要药,常与小茴香、青皮等同用,如荔核散。

2. 痛经,产后腹痛 本品入肝经血分,善行血中之气,并能温经散寒止痛。用治气滞血瘀之痛经、产后腹痛等,常与香附、川芎等同用。

此外,本品尚可治疗肝胃不和之胃脘疼痛,常配木香研末服,如荔香散。

【用法用量】 煎服,5～10g。

【现代研究】 本品主要含脂肪油,其主要成分为油酸、棕榈酸等;尚含蛋白质、还原糖、皂苷、鞣质、氨基酸等。本品干浸膏或水和醇两种提取物,能降低实验性糖尿病动物的血糖,有类似双胍类降糖药的作用;能调节内、外源性血脂代谢紊乱,并具有抗氧化作用;尚有保肝、抗乙肝病毒作用。

柿蒂 Shidi

(《本草拾遗》)

【来源】 为柿树科植物柿 *Diospyros kaki* Thunb. 的干燥宿萼。主产于四川、广东、广西、福建等地。冬季果实成熟时采收,晒干。生用。

【性味归经】 苦、涩,平。归胃经。

【功效】 降逆止呃。

【应用】

呃逆证 本品味苦降泄,专入胃经,善降胃气而止呃逆,为止呃逆要药,又因其性平和,故凡胃气上逆所致各种呃逆均可应用。用治胃寒呃逆，常与丁香、生姜等同用，如柿蒂散；用治虚寒呃逆，常与人参、丁香同用，如丁香柿蒂汤；用治胃热呃逆，常配伍黄连、竹茹等；用治痰浊内阻之呃逆，常配伍半夏、陈皮、厚朴等。

【用法用量】 煎服，5～10g。

【现代研究】 本品含鞣质、羟基三萜酸、糖类、金丝桃苷等黄酮苷及有机酸等。本品提取物能对抗三氯甲烷诱发的小鼠心房颤动以及乌头碱、氯化钡所致的大鼠心律失常；有镇静、催眠作用；尚有一定的抗生育作用。

玫瑰花 Meiguihua
（《本草纲目拾遗》）

【来源】 为蔷薇科植物玫瑰 *Rosa rugosa* Thunb. 的干燥花蕾。主产于江苏、浙江、福建、山东、四川、河北等地。春末夏初花将开放时分批采摘，及时低温干燥。生用。

【性味归经】 甘、微苦，温。归肝、脾经。

【功效】 行气解郁，和血，止痛。

【应用】

1. 肝胃气痛 本品气味清香，善能疏肝理气而解郁，主要适用于肝气郁结、胸闷疼痛及肝胃不和、脘腹胀痛、嗳气则舒等症，可配合白残花、佛手片等药同用；对于经前乳房胀痛可配青皮、橘叶、川楝子等同用。

2. 月经不调，跌仆伤痛等症 本品又入血分，具有和血散瘀作用，治疗月经不调，以及损伤瘀血等症，可配合当归、川芎、泽兰叶等药同用。

【用法用量】 煎服，3～6g。

【现代研究】 本品含挥发油、槲皮素、有机酸等。本品提取物对人免疫缺陷病毒、白血病病毒和T细胞白血病病毒均有抗病毒作用。水煎剂能解除小鼠口服锑剂的毒性反应，但仅对口服酒石酸锑钾有效，且同时使其抗血吸虫作用消失，故这一作用可能由于玫瑰花煎剂改变了酒石酸锑钾的结构所致。玫瑰油对大鼠有促进胆汁分泌的作用。儿茶精类物质有烟酸样作用，可用于放射病的综合治疗，并有抗肿瘤作用。

梅花 Meihua
（《神农本草经》）

【来源】 为蔷薇科植物梅 *Prunus mume*（Sieb.）Sieb. et Zucc. 的干燥花蕾。白梅花主产于江苏、浙江等地；红梅花主产于四川、湖北等地。初春花未开放时采摘，及时低温干燥。生用。

【处方用名】 绿萼梅 绿梅花 白梅花。

【性味归经】 微酸，平。归肝、胃、肺经。

【功效】 疏肝和中，化痰散结。

【应用】

1. 梅核气、瘰疬疮毒 本品芳香走窜，具有疏肝解郁、理气化痰的功效。因此，可以用于治疗肝气郁滞、痰气凝结导致的梅核气、瘰疬痰核。

2. 肝胃气痛 本品芳香行气，入肝、胃经，具有疏肝解郁、理气和胃的功效，治疗肝气郁滞、肝胃不和导致的胁肋胀痛、郁闷心烦、脘腹痞满、胀痛、嗳气纳呆，可与柴胡、香附、佛手、木香等中药一起配伍使用。

【用法用量】 煎服，3～5g。

【现代研究】　本品主含挥发油,具有抗抑郁、抗氧化、干扰黑色素形成、抑制醛糖还原酶活性、抑制凝血酶诱导的血小板聚集作用。本品乙醇提取物对模型小鼠具有一定的抗抑郁作用,其抗抑郁作用的物质基础可能是乙醇提取物中的黄酮类化合物。本品的提取物中富含多酚物质,自由基清除能力及还原力较强。此外,本品总黄酮含量较高,对酪氨酸酶活性有明显抑制作用,且呈量效关系,可能通过抑制酪氨酸酶活性来干扰黑色素的生物合成,减轻皮肤色素沉着,改善肤色。

案例分析

　　某患者,女,因邻里关系不和致心情不畅,自感胸胁胀满不适,烦躁易怒,2天前又因小事与家人发生争吵,次日即感胸闷善叹息,胁肋疼痛,饮食减少,嗳气频作,今日就诊。请问在处方中应选用理气药中哪些药物,为什么?

（骆莉莉）

? 复习思考题

1. 何谓理气药?其主要适应证及使用注意有哪些?
2. 分别说出陈皮、青皮、枳实、木香、香附、沉香、薤白、川楝子、乌药的功效、主要应用。
3. 分别比较陈皮与青皮、枳实与枳壳、川楝子与荔枝核的功效、主治的异同。

上1104

扫一扫,测一测

上1201
PPT 课件

上1202
知识导览

第十二章 消 食 药

凡以消化食积为主要作用,主治食积证的药物,称为消食药,又称消导药。

消食药多味甘性平,主归脾胃二经。具有消食化积、健脾开胃作用。主要用于饮食积滞所致脘腹胀满、嗳腐吞酸、恶心呕吐、不思饮食、大便失常等,以及脾胃虚弱之消化不良。

本类药物多属渐消缓散之品,适用于病情较缓、积滞不甚者。临床应用应根据食积的性质及其兼证,选择合适的药物,并予以适当配伍。若宿食内停,气机阻滞,需配理气药;若兼中焦虚寒者,则配温中健脾之品;积滞化热者,当配苦寒清热药;兼湿阻中焦者,当配芳香化湿药;因脾胃素虚,运化无力而致食积内停者,须配健脾益气之品。

消食药以祛邪为主,虽作用较为缓和,但仍有耗气之弊,故气虚而无积滞者慎用。消食药不宜过用久服,以免耗伤正气。

山楂 Shanzha

（《新修本草》）

【来源】 为蔷薇科植物山里红 Crataegus pinnatifida Bge. var. major N. E. Br. 或山楂 Crataegus pinnatifida Bge. 的干燥成熟果实。全国大部分地区均产,主产于山东、河南、河北等地。秋季果实成熟时采收,切片,晒干。生用、炒用或炒焦用。

【处方用名】 山楂(生用,活血祛瘀力强) 炒山楂(炒用,可缓和对胃的刺激性,消食化积作用强) 焦山楂(炒焦,消食止泻作用强)

【性味归经】 酸、甘,微温。归脾、胃、肝经。

【功效】 消食健胃,行气散瘀,化浊降脂。

【应用】

1. 食积证 本品酸甘,微温不热,消食化积力强,能消一切饮食积滞,为消化油腻肉食积滞之要药。用治饮食积滞所致脘腹胀满、嗳腐吞酸等,常配麦芽、神曲等,如保和丸;治食积气滞,脘腹胀痛较甚者,可配青皮、枳实等同用,如匀气散;治脾虚食滞之食少难消,脘腹痞闷,配人参、白术,如健脾丸。

2. 泻痢腹痛 本品健脾消食,其味酸而有收敛止泻、止痛之功。用治泻痢腹痛,可单用焦山楂水煎服,或用山楂炭研末服;亦可配木香、槟榔等。用治痢疾初起,里急后重、身热腹痛,常配黄连、苦参等同用。

3.血瘀证 本品性温,入肝经血分,有活血祛瘀止痛之功。用治瘀滞胸胁痛、胸痹心痛等,常配川芎、桃仁、红花等;用治产后瘀阻腹痛、恶露不尽或痛经、经闭,可单用,或配伍当归、香附、红花等。

4.高脂血症 本品能化浊降脂,可用治高脂血症,常与杭菊、决明子等同用。

【用法用量】 煎服,9~12g。

【使用注意】 多食本品可引起胃酸过多,故胃酸分泌过多、脾胃虚弱无积滞者当慎用。

【现代研究】 本品主要含黄酮类,其主要成分为槲皮素、牡荆素、金丝桃苷、芦丁等。尚含齐墩果酸等有机酸、亚油酸等脂肪酸,鞣质,糖类,蛋白质及维生素 C 等。山楂能增加胃中的酶类及胃酸分泌量,促进消化;山楂提取物有强心、降压、增加冠脉血流量及抗心律失常作用;山楂总黄酮和三萜酸类均有降压、降血脂和抗动脉粥样硬化作用。山楂水煎醇沉制成的注射液皮下注射给药,可增加家兔血清溶菌酶含量及血 T 淋巴细胞转化率。此外,本品尚有收缩子宫、抗氧化、抗肿瘤、抗菌及利尿等作用。

【不良反应】 山楂食之过多可引起胃酸过多,亦有报道食之过量可造成胃石症和小肠梗阻。

莱菔子 Laifuzi

(《日华子本草》)

【来源】 为十字花科植物萝卜 *Raphanus sativus* L. 的干燥成熟种子。全国各地均产。夏季果实成熟时采割植株,晒干,搓出种子,除去杂质。捣碎,生用或炒用。

【别名】 萝卜子 萝菔子

【处方用名】 莱菔子(生用,化痰力强) 炒莱菔子(炒黄,消食下气作用强)

【性味归经】 辛、甘,平。归肺、脾、胃经。

【功效】 消食除胀,降气化痰。

【应用】

1.食积气滞证 本品味辛行散,既消食化积,又行气除胀。善治食积气滞之脘腹胀满、嗳气吞酸等,常配伍山楂、神曲、陈皮等,如保和丸;若兼脾虚者,可加白术,以攻补兼施,如大安丸。

2.痰盛咳喘证 本品味辛行气,能下气消痰,止咳平喘。用治痰壅咳喘,喘逆上气、胸闷食少等,常与芥子、紫苏子同用,如三子养亲汤。

3.泻痢后重 本品能行气除胀,可用治泻痢后重,常与白芍、木香等同用

【用法用量】 煎服,5~12g。

【使用注意】 本品辛散耗气,故气虚及无食积、痰滞者慎用。不宜与人参同用。

【现代研究】 本品主要含脂肪油,其主要成分为芥子酸、亚油酸、亚麻酸、硬脂酸等。尚含芥子碱、挥发油等。本品能增强兔离体回肠的节律性收缩,抑制胃排空,提高胃幽门部环形肌紧张性和降低胃底纵行肌紧张性;其提取物有明显的降血压作用;炒莱菔子的水提物有一定的镇咳、祛痰作用;其提取物谷甾醇能降低血清胆固醇水平,防止冠状动脉粥样硬化;其水提物有抑菌作用。

山楂小知识

鸡内金 Jineijin

(《神农本草经》)

【来源】 为雉科动物家鸡 *Gallus gallus domesticus* Brisson 的干燥砂囊内壁。全国各地均产。杀鸡后,取出鸡肫,立即剥下内壁,洗净,干燥。生用、炒用或醋制用。

【处方用名】　鸡内金（生用，攻积、通淋化石力强）　炒鸡内金（炒黄，健脾消积作用强）醋鸡内金（醋炒，矫正不良气味，疏肝健脾力强）

【性味归经】　甘，平。归脾、胃、小肠、膀胱经。

【功效】　健胃消食，涩精止遗，通淋化石。

【应用】

1. 食积证，小儿疳积　本品能健脾运胃，有较强的消食化积作用，广泛用于多种食积证。食滞轻者，单味研末服即有效；食滞重者，可配山楂、麦芽等；用治小儿疳积，常配伍白术、山药、山楂等。

2. 肾虚遗精，遗尿　本品有固精缩尿止遗之功。用治肾虚遗精，可单用本品炒焦研末内服或与芡实、菟丝子等同用；用治遗尿，常与菟丝子、桑螵蛸等同用。

3. 石淋涩痛　本品尚能化坚消石，用治泌尿系结石、胆结石，常与金钱草、海金沙等配伍。

【用法用量】　煎服，3～10g。

【现代研究】　本品含胃激素、淀粉酶、角蛋白、微量胃蛋白酶、多种氨基酸、维生素、微量元素等。本品能使胃液分泌量增加，酸度升高，胃运动加强，排空加快；水煎剂或酸提取物能加速从尿中排泄放射性锶。

神曲　Shenqu

（《药性论》）

【来源】　为面粉或麸皮和其他药物混合后经发酵而成的加工品。全国各地均产。其制法是：以面粉或麸皮与杏仁泥、赤小豆粉，以及鲜青蒿、鲜苍耳、鲜辣蓼自然汁，混合拌匀，使干湿适宜，做成小块，放入筐内，复以麻叶或楮叶，保温发酵1周，长出黄菌丝时取出，切成小块，晒干即成。以陈久、无虫蛀者为佳。生用或炒用。

【处方用名】　六神曲　神曲（生用，健脾开胃作用强，兼发散之功）　炒神曲（麸炒，消食和胃作用强）　焦神曲（炒焦，消食止泻力强）

【性味归经】　甘、辛，温。归脾、胃经。

【功效】　健脾和胃，消食化积。

【应用】

食积证　本品味辛行散，作用温和，有消食化积，健脾和胃之功，可用于多种食积证，尤善治食滞胀满，肠鸣腹泻，常炒焦与焦山楂、焦麦芽同用，习称"焦三仙"。因本品味辛，略兼解表之功，可用治食积兼有外感表证者；用治食滞常与山楂、莱菔子等同用，如保和丸。

此外，丸剂中若有金石、贝壳类药物，难以消化，常用神曲糊丸以护脾胃、助消化。

【用法用量】　煎服，6～12g。

【现代研究】　本品为酵母制剂，含酵母菌、淀粉酶、维生素B复合体、麦角甾醇、蛋白质、脂肪、挥发油等。本品有促进消化液分泌，增进食欲，维持正常消化功能等作用。

知识链接

焦三仙

"焦三仙"是由山楂、神曲、麦芽三药炒焦后合用，可明显增强消食化积功能，堪称中药中助消化的"仙药"，故称为"焦三仙"。且炒焦后，可发挥消积化滞与止泻的双重作用，对食积不消，腹胀食少，泄泻尤为适宜。

麦芽　Maiya

（《药性论》）

【来源】　为禾本科植物大麦 *Hordeum vulgare* L. 的成熟果实经发芽干燥的炮制加工品。全国各地均产。将麦粒用水浸泡后，保持适宜温、湿度，待幼芽长至约 0.5cm 时，晒干或低温干燥。生用、炒焦或炒黄用。

【处方用名】　大麦芽　麦芽（生用，能健脾和胃，疏肝行气）　炒麦芽（炒黄，增强行气消食回乳作用）　焦麦芽（炒焦，消食化滞力强）

【性味归经】　甘，平。归脾、胃经。

【功效】　行气消食，健脾开胃，回乳消胀。

【应用】

1. 食积证　本品甘平，健脾消食，尤能促进淀粉性食物的消化，故尤宜治疗米、面类食积。用治食积证，常与焦山楂、焦神曲等同用；若治脾虚食积，常配伍人参、白术等健脾之品，如健脾丸。

2. 断乳及乳房胀痛　本品有回乳消胀之功。用治妇女哺乳期断乳，单用大剂量生麦芽或炒麦芽煎服即效；用治乳汁郁积之乳房胀痛，常与柴胡、青皮等同用。

此外，本品具升发之性，有一定的疏肝作用，可用于肝郁气滞证。但其疏肝之力较弱，仅作辅助用药。

【用法用量】　煎服，10～15g；回乳炒用 60g。

【使用注意】　哺乳期妇女忌用。

【现代研究】　本品主要含酶类，其主要成分为淀粉酶、转化糖酶等。尚含大麦芽碱等多种生物碱、卵磷脂、α- 生育三烯酚、大麦胚苷等。本品有助消化、降血糖作用；麦芽含有类似溴隐亭类物质，能抑制催乳素分泌。大麦碱具有类似麻黄碱作用，并有抗真菌作用。此外，本品还有降血脂、保肝等作用。

知识链接

麦芽功效的双向性

麦芽既可回乳，又可催乳，其回乳与催乳的双向作用主要取决于剂量的大小，小剂量有催乳作用，大剂量有回乳作用，故抑制乳汁分泌时，用量应在 60g 以上。

稻芽　Daoya

（《名医别录》）

【来源】　为禾本科植物稻 *Oryza sativa* L. 的成熟果实经发芽干燥的炮制加工品。我国南部和中部地区广为栽培。将稻谷用水浸泡后，保持适宜的温、湿度，待须根长至约 1cm 时，干燥。生用、炒用或炒焦用。

【处方用名】　稻芽（生用，能健脾开胃）　炒稻芽（炒黄，产生香气，偏于消食）　焦稻芽（炒焦，善化积滞）

【性味归经】　甘，温。归脾、胃经。

【功效】　消食和中，健脾开胃。

【应用】

饮食积滞　本品有消食和胃之功，其作用似麦芽而力稍缓，两者常相须为用。用治食积证，常配伍山楂、神曲、麦芽等，以增强消食之功；治脾虚食少，常与党参、白术、甘草同用。

【用法用量】 煎服，9～15g。

【现代研究】 本品主要含淀粉酶、维生素 B，以及淀粉、蛋白质、脂肪油、麦芽糖、腺嘌呤、胆碱、聚胺氧化酶等。本品所含的 β 淀粉酶能将糖淀粉完全水解成麦芽糖，α 淀粉酶则使之分解成短直链缩合葡萄糖，但本品所含的 α 和 β 淀粉酶量较少，其消化淀粉的功能不及麦芽，所含淀粉酶能帮助消化。实验表明，稻芽可通过抑制肥大细胞组胺释放而具有抗过敏活性。

知识链接

稻芽、粟芽、谷芽

过去曾以稻、粟、黍等植物的果实发芽作为谷芽入药，认为它们药效相似。1985 年版《中国药典》始将粟芽以谷芽为正名收载，同时亦将稻芽单列收载。

（骆莉莉）

扫一扫，测一测

复习思考题

1. 何谓消食药？其功效和适应证分别是什么？
2. "焦三仙"是指哪三味药？三者功效主治有何异同？

第十三章 驱 虫 药

PPT课件

知识导览

学习目标

1. 掌握驱虫药的含义、性能特点、功效及适用范围。
2. 掌握使君子、苦楝皮、槟榔与雷丸等相似药物的功用异同点。
3. 熟悉使君子、槟榔、苦楝皮等的性能特点，以及炮制前后功效变化。
4. 熟悉使君子、槟榔、雷丸、南瓜子、鹤草芽的用法用量及使用注意。
5. 了解常用驱虫药的别名。

凡以驱除或杀灭人体寄生虫为主要作用，治疗虫证的药物，称为驱虫药。

驱虫药多具有毒性，主入脾、胃、大肠经，对人体内的寄生虫，特别是肠道寄生虫，有杀灭或麻痹作用，并促使虫体排出体外。因此，驱虫药主要用于治疗肠道寄生虫，如蛔虫病、绦虫病、钩虫病、蛲虫病、姜片虫病等。某些驱虫药兼有消积、行气、利水、润肠、止痒等作用，随证配伍可治疗食积气滞、小儿疳积、尿少水肿、大便秘结、疥癣瘙痒等。

肠道寄生虫病，多由饮食不洁，食入虫卵或蚴虫侵入人体所致。虫居肠道，壅滞气机，久则伤及气血，损伤脾胃。因此虫证患者多表现为绕脐腹痛、不思饮食或多食善饥、嗜食异物等；迁延日久，则见面黄肌瘦、精神萎靡、腹大胀满、青筋浮露、周身浮肿，小儿则见疳积等。不同的虫证又有各自的特征，如蛔虫病可见脐周阵痛、时吐清涎、睡眠不安、睡中磨牙等；绦虫病可见纳食减少、大便不调、便中有白色节片状虫体等；钩虫病可见面色萎黄、爪甲不荣、毛发稀疏易脱等；蛲虫病可见夜间肛门或会阴奇痒等。也有部分患者无明显症状，但检查粪便时可发现虫卵。凡此，均当服用驱虫药物，以求根治。

使用驱虫药时，须辨明寄生虫的种类、患者体质强弱、病情缓急及兼夹证候，选择适宜的驱虫药物，并进行适当的配伍。如便秘者，配泻下药；有积滞者，可与消食药同用；脾胃虚弱者，当配伍健脾药。应用驱虫药时，最宜配伍泻下药，以促使虫体排出体外。

驱虫药多具有毒性，易损伤人体正气，故临床应用时要按照正确的用法用量，应控制剂量，以免中毒或损伤正气；服药宜空腹服，以使药物充分作用于虫体而发挥疗效。年老体弱、孕妇等亦当慎用；发热或腹痛剧烈者，暂时不宜驱虫，待症状缓解后，再应用驱虫药物。

使君子 Shijunzi

《开宝本草》

古今中外著名的
驱虫药——
使君子

【来源】 为使君子科植物使君子 *Quisqualis indica* L. 的干燥成熟果实。主产于广东、广西、云南、四川等地。秋季果皮变紫黑色时采收，除去杂质，干燥。用时捣碎，或去壳取仁。生用或炒用。

【处方用名】 使君子（完整果实捣碎生用，杀虫力强，多入煎剂） 使君子仁（除去外壳的种仁，生用，功同使君子，多入丸、散或嚼食） 炒使君子仁（炒香，健脾消积作用强，亦能杀虫）

【性味归经】 甘，温。归脾、胃经。

【功效】　杀虫消积。

【应用】

1. 蛔虫病,蛲虫病　本品味甘气香而不苦,性温又入脾胃经,有良好的驱杀蛔虫、蛲虫作用,因质润多脂,具滑利通肠之性,故为驱虫要药,尤宜于小儿。轻证可单用本品炒香嚼服;重证可与苦楝皮、槟榔等同用,如使君子散。

2. 小儿疳积　本品甘温,既能驱虫,又健脾开胃消疳积。用治小儿疳积之面色萎黄、形体消瘦、不思饮食或多食善饥、腹部胀大、腹痛有虫,常与槟榔、神曲、麦芽等同用,如肥儿丸。

【用法用量】　煎服,9～12g,捣碎入煎剂;使君子仁6～9g,多入丸、散或单用,作1～2次分服。小儿每岁1～1.5粒,炒香嚼服,1日总量不超过20粒。

【使用注意】　大剂量服用可引起呃逆、眩晕、呕吐、腹泻等反应;若与热茶同服,亦能引起呃逆、腹泻,故服用时忌饮热茶。

【现代研究】　本品主要含使君子酸钾和脂肪油。脂肪油的主要成分为油酸、棕榈酸等。尚含胡芦巴碱等生物碱、使君子氨酸、糖类及氨基酸等。本品对猪蛔虫有较强的驱除作用,使君子酸钾及脂肪油是驱蛔的有效成分;还有一定的驱蛲虫作用。其水提取物对细粒棘球绦虫的原头蚴也有杀灭作用;其水浸剂在体外对某些皮肤真菌有抑制作用。

槟榔　Binglang

(《名医别录》)

【来源】　为棕榈科植物槟榔 *Areca catechu* L. 的干燥成熟种子。主产于海南、福建、云南、广西、台湾等地。春末至秋初采收成熟果实,用水煮后,干燥,除去果皮,取出种子,晒干。浸透切片或捣碎用。

【别名】　大腹子　海南子　大白

【处方用名】　槟榔(生用,作用峻猛,常用于驱虫及水肿、脚气)　炒槟榔(炒黄,缓和药性,消食导滞作用强)　焦槟榔(炒焦,作用同炒槟榔,药性更缓)

【性味归经】　苦、辛,温。归胃、大肠经。

【功效】　杀虫,消积,行气,利水,截疟。

【应用】

1. 多种肠道寄生虫病　本品为广谱驱虫药,对绦虫、蛔虫、蛲虫、钩虫、姜片虫等肠道寄生虫均有驱杀作用,并以其缓泻作用驱除虫体为其优点,以驱杀绦虫疗效最佳。用治绦虫病,可单用本品60g,捣为末,以槟榔皮煎水调服,或与南瓜子配伍;用治蛔虫病、蛲虫病,可单用,或与雷丸、苦楝皮等配伍;用治钩虫病,常与贯众、榧子等配伍;用治姜片虫病,可与乌梅、甘草等配伍。

2. 食积气滞,泻痢后重,小儿疳积　本品苦泄辛行,入胃肠经,行气消积作用较为显著,兼能缓泻通便。用治食积气滞、腹胀便秘及泻痢里急后重等,常与木香、青皮等同用,如木香槟榔丸;用治痢疾泻下、里急后重,常与木香、黄连、赤芍等同用,如芍药汤;用治湿热虫积、饮食不节而致疳积者,可单用本品,或配伍芦荟、使君、胡黄连等,如芦荟肥儿丸。

3. 水肿,脚气肿痛　本品辛温,能行气利水。用治水肿实证,二便不利,常与商陆、泽泻、木通等同用,如疏凿饮子;用治寒湿脚气肿痛,常与木瓜、吴茱萸、陈皮等配伍,如鸡鸣散。

4. 疟疾　本品有截疟之功,用治疟疾,可配伍常山、草果等,如截疟七宝饮。

【用法用量】　煎服,3～10g;驱绦虫、姜片虫可用30～60g。

【使用注意】　脾虚便溏或气虚下陷者忌用;孕妇慎用。

【现代研究】　本品主要含生物碱,其主要成分为槟榔碱、槟榔次碱、去甲基槟榔次碱、去甲基槟榔碱等。尚含脂肪油、儿茶素、无色花青素及皂苷等。本品对猪肉绦虫有较强的驱杀作用，可使全虫体麻痹；对牛肉绦虫仅能麻痹头部和未成熟节片；对蛲虫、蛔虫、钩虫、鞭毛虫、姜片虫等亦有驱杀作用；对血吸虫感染有一定预防作用。其水浸液对皮肤真菌、流感病毒有抑制作用。

南瓜子　Nanguazi
（《滇南本草》）

【来源】　为葫芦科植物南瓜 *Cucurbita moschata*（Duch.）Poiret 的干燥种子。全国各地均产，主产于浙江、江苏、河北、山东、山西、四川等地。夏、秋二季果实成熟时采收，取子，晒干。生用。

【处方用名】　南瓜子　南瓜仁　白瓜子

【性味归经】　甘，平。归胃、大肠经。

【功效】　杀虫。

【应用】

绦虫病　本品甘平，杀虫而不伤正气，用治绦虫病，常与槟榔同用。如验方驱绦方：用本品60～120g 研粉，冷开水调服，2 小时后服槟榔 60～120g 煎剂，再过 0.5 小时服玄明粉 15g，促其泻下，以利于虫体排出。

此外，本品亦可用治血吸虫病，但剂量应大（120～200g），长期服用方可取效。

【用法用量】　研粉，冷开水调服，60～120g。

【现代研究】　本品含南瓜子氨酸，为其驱虫的主要有效成分。尚含脂肪油、蛋白质、维生素、胡萝卜素等。本品对牛肉绦虫和猪肉绦虫的中段和后段节片都有麻痹作用，并与槟榔有协同作用；对血吸虫幼虫有抑制和杀灭作用。

苦楝皮　Kulianpi
（《名医别录》）

【来源】　为楝科植物川楝 *Melia toosendan* Sieb. et Zucc. 或楝 *Melia azedarach* L. 的干燥树皮和根皮。川楝树主要分布于四川、贵州、湖南、湖北等地，楝树全国大部分地区均有分布。春、秋二季剥取根皮或干皮，或去栓皮，晒干。生用。

【处方用名】　苦楝皮　苦楝根皮

【性味归经】　苦，寒；有毒。归肝、脾、胃经。

【功效】　杀虫，疗癣。

【应用】

1.蛔虫，蛲虫，钩虫病　本品苦寒有毒，对多种肠道寄生虫均有较强的驱杀作用，为广谱驱虫药。用治蛔虫病，可单用煎服或熬膏服，亦可配使君子、槟榔、大黄等，如化虫丸；用治蛲虫病，常与百部、乌梅同煎，取浓缩液于晚间做保留灌肠，连用 2～4 天；用治钩虫病，常与石榴皮同煎，如楝榴二皮饮。

2.疗癣　本品苦寒，能清热燥湿，杀虫止痒。用治疥疮、头癣、体癣、湿疮、湿疹瘙痒等，可单用研末，以醋或猪脂调涂患处即可，或配伍皂角以猪脂调涂。

【用法用量】　煎服，3～6g。外用适量，研末，用猪脂调敷患处。

【使用注意】　本品有毒，不宜过量和持续服用；孕妇及肝肾功能不良者忌用。

【现代研究】　本品主要含三萜类化合物，其主要成分为苦楝素（川楝素）、苦楝内酯等。尚含鞣质、树脂、山柰酚、苦楝碱、糖类等。本品煎剂与醇提取物均对猪蛔虫有麻痹作用，川楝素为驱虫有效成分，异川楝素也能抑制猪蛔虫活动；高浓度水煎液或醇提取物具有麻痹蛲虫、抗血吸

思政元素　人民群众是历史的创造者，"人定胜天"

虫、抑制多种致病性真菌等作用；其醇提取物有抗溃疡、止泻、利胆、镇痛、抗炎和抗血栓形成的作用。

【不良反应】　苦楝皮的毒性成分为川楝素和异川楝素。中毒表现为恶心呕吐、腹痛剧烈、腹泻、头痛头晕、视力模糊、全身麻木、心律不齐、呼吸困难、血压下降、神志恍惚、狂躁或萎靡、震颤或惊厥，最后因呼吸困难或循环衰竭而死亡。

雷丸　Leiwan

《《神农本草经》》

【来源】　为白蘑科真菌雷丸 *Omphalia lapidescens* Schroet. 的干燥菌核。主产于四川、贵州、云南、湖北等地。秋季采挖，洗净，晒干。生用。

【处方用名】　雷丸　雷实

【性味归经】　微苦，寒。归胃、大肠经。

【功效】　杀虫消积。

【应用】

1. 绦虫病，钩虫病，蛔虫病　本品有毒，功专杀虫，可驱杀多种肠道寄生虫，尤以驱杀绦虫为佳。用治绦虫，可单用研粉吞服，每次 20g，日服 3 次，连用 3 天，一般在服药后第 2～3 天内，虫体可全部或分段排下，亦可与南瓜子、槟榔等同用；用治钩虫病、蛔虫病，常配伍槟榔、苦楝皮等，如追虫丸；用治蛲虫，常与大黄、牵牛子同用；用治脑囊虫，常与半夏、茯苓等同用。

2. 小儿疳积　本品苦寒，有杀虫消积之功。用治小儿疳积，常与使君子、鹤虱、榧子、槟榔同用，如雷丸散。

【用法用量】　入丸、散，15～21g；研粉服，一次 5～7g，饭后用温开水调服，一日 3 次，连服 3 天。

【使用注意】　不宜入煎剂。因本品含蛋白酶，加热至 60℃左右即易破坏而失效。虫积而兼脾胃虚寒者慎用。

【现代研究】　本品主要含雷丸素，为糖蛋白巯基酶。尚含雷丸多糖等。本品浸出液能通过溶蛋白酶作用使蛋白质分解、破坏，虫头不能附于肠壁而排出，可使自然排出的绦虫节片死亡；其醇提物有抑蛔作用；雷丸多糖对机体非特异性和特异性免疫功能都有增强作用，还有明显的抗炎作用。

鹤草芽　Hecaoya

《《中华医学杂志》》

【来源】　为蔷薇科植物龙芽草 *Agrimonia pilosa* Ledeb. 的干燥冬芽。全国各地均产，主产于湖北、浙江、江苏等地。冬、春新株萌发前挖取根茎，去老根及棕褐色绒毛，留取幼芽，晒干。研粉用。

【处方用名】　鹤草芽　龙芽草

【性味归经】　苦、涩，凉。归肝、小肠、大肠经。

【功效】　驱虫。

【应用】

绦虫病　本品善驱杀绦虫，并有泻下作用，有利于虫体的排出。用治绦虫病，可单用本品研粉，早晨空腹一次服下，一般于服药后 5～6 小时即可排出虫体。近年来用鹤草芽浸膏及其提取物鹤草酚结晶、鹤草酚粗晶片，治疗绦虫病，均取得了良好疗效。

【用法用量】 研粉吞服，每日 30～45g，小儿 0.7～0.8g/kg。每日 1 次，晨起空腹服。

【使用注意】 本品有效成分不溶于水，故不宜入煎剂。部分患者服药后偶见恶心、呕吐、头晕、冷汗等症状，一般可自行缓解。

【现代研究】 本品含鹤草酚、仙鹤草内酯、仙鹤草醇、芹黄素、儿茶酚、鞣质等。本品所含鹤草酚主要作用于绦虫的头节；本品对猪肉绦虫、羊肉绦虫、短小膜壳绦虫及莫氏绦虫也有直接杀灭作用；鹤草酚对血吸虫、蛔虫也有驱杀作用，还可抗疟、杀灭精子及阴道滴虫；本品醇提取物有抗肿瘤作用。

 课堂互动

雷丸与鹤草芽内服均不入煎剂，为什么？应如何服用？

榧子 Feizi

(《神农本草经》)

【来源】 为红豆杉科植物榧 *Torreya grandis* Fort. 的干燥成熟种子。全国各地均产，主产于浙江、福建等地。秋季种子成熟时采收，除去肉质假种皮，洗净，晒干。生用或炒制用。

【别名】 香榧 玉榧 木榧

【性味归经】 甘，平。归肺、胃、大肠经。

【功效】 杀虫消积，润肺止咳，润燥通便。

【应用】

虫积腹痛 本品药性温和、药力可靠，广泛用于驱除多种肠道寄生虫。治钩虫病，配百部等，如榧子杀虫丸，疗效较确定（对绦虫也有驱虫作用）。又可配使君子，对蛔虫、钩虫复合感染，有一定疗效，小儿黄瘦而有虫积腹痛者可用。

【用法用量】 煎服，9～15g。

【使用注意】 本品大便溏薄、肺热咳嗽者不宜用。

【现代研究】 本品含脂肪油（棕榈酸、硬脂酸、油酸、亚油酸的甘油酯、甾醇等），还含有草酸、葡萄糖、多糖、挥发油、鞣质等。榧子浸膏在试管内对猪蛔、蚯蚓无作用，有报道其能驱除猫绦虫。

（骆莉莉）

? **复习思考题**

1. 驱虫药的适应证、服药方法及使用注意是什么？
2. 治疗绦虫病，可选用哪些驱虫药？
3. 比较雷丸、鹤草芽、南瓜子的功用异同点。

上1305

扫一扫，测一测

第十四章 止 血 药

凡以制止体内外出血为主要作用，用以治疗出血证的药物，称为止血药。

止血药均入血分，以归心、肝、脾经为主。本类药物能制止出血，适用于各种出血证，上部的出血证，如咯血、吐血、衄血；下部的出血证，如便血、尿血、崩漏、月经过多；外部的出血证，如紫癜、外伤出血等。

因其药性有寒、温、散、敛的不同，其作用又有凉血止血、化瘀止血、收敛止血、温经止血之分。根据止血药的药性和功效不同，相应分为凉血止血药、化瘀止血药、收涩止血药和温经止血药四类。

应用止血药时，必须根据出血证的病因和病情，作合理选择，并进行相应配伍。如血热妄行之出血，应选用凉血止血药并配伍清热凉血药；气虚不能摄血之出血，应选用收涩止血药并配伍补气药；瘀滞出血，应选用化瘀止血药并配伍活血药和行气药；虚寒性出血，应选用温经止血药，配伍温阳健脾药；阴虚阳亢出血者，应配伍滋阴潜阳药；前人有"下血必升举，吐衄必降气"之说，故对便血、崩漏等下部出血病证可配伍升举之品，对吐血、衄血等上部出血病证则可配伍降气之品。

对出血兼瘀者，不宜单独使用凉血止血药和收涩止血药，宜少佐行气、活血之品，以防凉遏恋邪留瘀之弊。若出血过多，气随血脱者，急当投以大补元气之品，以挽救气脱危候。

知识链接

止血药的现代药理研究

现代研究表明，止血药的作用机制广泛，包括促进凝血因子生成，缩短凝血时间；或使局部血管收缩止血；或改善血管壁功能、降低血管通透性而止血。用于肺出血、胃及十二指肠溃疡性出血、血液病出血、妇科病出血、外伤性出血等。对各种疾病发展过程中出现的出血症均有一定的治疗作用。

第一节　凉血止血药

本类药物药性寒凉，多入血分，能清泄血分之热而止血，主要用于血热妄行出血证。

应用本类药物时，常配伍清热凉血药，以增强凉血止血作用；若血热夹瘀之出血，宜与化瘀止血药同用，或少佐行气化瘀之品；急性大出血，可配收涩止血药，以增强止血之功；虚寒性出血，原则上不宜用本类药物。

因本类药物药性寒凉，易凉遏伤阳留瘀，用当中病即止，不宜过量久服。

大蓟　Daji
《名医别录》

【来源】　为菊科植物蓟 *Cirsium japonicum* Fisch.ex DC. 的干燥地上部分。全国人部分地区均产。夏、秋二季花开时采割地上部分，除去杂质，晒干。生用或炒炭用。

【处方用名】　大蓟（生用，凉血消肿力强）　大蓟炭（炒炭后凉性减弱，收敛止血作用增强）

【性味归经】　甘、苦，凉。归心、肝经。

【功效】　凉血止血，散瘀解毒消痈。

【应用】

1. 血热出血证　本品苦甘而凉，入心肝血分，长于凉血止血。用治血热妄行之吐血、咯血、衄血、崩漏、尿血等，尤多用于吐血，咯血及崩漏，可单用浓煎服，或用鲜品捣汁服，亦可配小蓟、侧柏叶等，如十灰散。

2. 热毒疮痈　本品性凉苦泄，能散瘀解毒消痈，无论内外痈肿均可应用，为治痈肿疮毒常用之品。用治痈肿疮毒，可单用鲜品捣汁服或外敷患处，亦可与其他清热解毒药同用。

【用法用量】　煎服，9～15g。

【现代研究】　本品主要含挥发油，其主要成分为单紫杉烯、香附子烯等。尚含黄酮、α- 香树脂等三萜、甾醇及多糖等。大蓟水煎剂能显著缩短凝血时间，其水浸剂、乙醇 - 水浸出液和乙醇浸出液均有降低血压作用，乙醇浸剂对人型结核分枝杆菌有抑制作用，水提物对单纯疱疹病毒有明显的抑制作用。

小蓟　Xiaoji
《名医别录》

【来源】　为菊科植物刺儿菜 *Cirsium setosum*（Willd.）MB. 的干燥地上部分。全国大部分地区均产。夏、秋二季花开时采割，晒干。生用或炒炭用。

【处方用名】　小蓟（生用，凉血消肿力强）　小蓟炭（炒炭后凉性减弱，收敛止血作用增强）

【性味归经】　甘、苦，凉。归心、肝经。

【功效】　凉血止血，散瘀解毒消痈。

【应用】

1. 血热出血证　本品性能功用似大蓟而力稍逊，用于血热妄行之多种出血证。治吐血、咯血、衄血，常配大蓟、白茅根等，如十灰散；因兼能利尿通淋，故尤宜于尿血、血淋，常与生地黄、滑石同用，如小蓟饮子。

 课堂互动

大蓟与小蓟是同一种植物吗？两者功效有何异同？

2. 热毒疮痈　本品苦甘而凉,有清热消痈之功。用治热毒疮痈,可单用本品内服,亦可取鲜品捣敷患处。

【用法用量】　煎服,5~12g。

【现代研究】　本品主要含芦丁等黄酮、蒲公英甾醇等三萜、生物碱、绿原酸等有机酸、甾醇等。本品能通过收缩血管,升高血小板数量,促进血小板聚集及提高凝血酶活性,抑制纤维蛋白溶解,从而加速止血。体外试验表明,小蓟煎剂对多种细菌有一定的抑制作用。此外,本品尚能降脂、利胆、利尿、强心、升压等。

✎ 鉴别比较

大蓟 ⎫
⎬ 均甘凉,入心、肝经,均具有凉血止血、散瘀消肿之功,治血热所致各类出血证及热毒疮痈。
小蓟 ⎭

大蓟:凉血止血、散瘀消肿之力均强于小蓟,多用治吐血、咯血、崩漏及热毒疮痈。

小蓟:药力次于大蓟,因兼利尿通淋之功,善治尿血、血淋。

地榆　Diyu
《神农本草经》

【来源】　为蔷薇科植物地榆 *Sanguisorba officinalis* L. 或长叶地榆 *Sanguisorba officinalis* L. var. *longifolia*(Bert.)Yü et Li 的干燥根。前者主产于东北、内蒙古、山东、山西、陕西等地;后者习称"绵地榆",主产于安徽、浙江、江苏、江西等地。春季将发芽时或秋季植株枯萎后采挖,除去须根,洗净;或趁鲜切片,干燥。生用或炒炭用。

【处方用名】　地榆(生用,清热凉血力胜)　地榆炭(炒炭用,止血力强)

【性味归经】　苦、酸、涩,微寒。归肝、大肠经。

【功效】　凉血止血,解毒敛疮。

【应用】

1. 血热出血证　本品苦寒降泄,味酸收敛,长于泄热凉血,收涩止血,可用治多种血热出血证。又因其性降,善治下部出血,尤其为治疗痔血、便血、崩漏下血常用之品。用治下痢脓血、里急后重,常配黄连、木香等;用治便血、痔血,常配槐花、栀子等;用治崩漏,常配生地黄、黄芩等。

2. 烧烫伤,湿疹,疮疡肿毒　本品既能解毒,又能收敛生肌,为治水火烫伤之要药。亦可用于湿疹,皮肤溃烂,痈疽肿毒。用治烧烫伤,可单用研末麻油调敷,或配大黄粉,或配黄连、冰片研末调敷;用治湿疹及皮肤溃烂,可单用浓煎,亦可与苦参、大黄同煎,以纱布浸药外敷;用治疮痈肿毒,可单用捣敷或配清热解毒药。

【用法用量】　煎服,9~15g。外用适量,研末涂敷患处。

【使用注意】　本品性寒酸涩,凡虚寒性便血、下痢、崩漏及出血有瘀者慎用。地榆含有水解型鞣质,易被身体大量吸收,而引起中毒性肝炎,所以大面积烧伤患者,不宜使用地榆制剂外敷。

【现代研究】　本品主要含鞣质,其主要成分为没食子儿茶精、地榆素等。尚含地榆皂苷等三萜皂苷、没食子酸等酚酸。本品煎剂可缩短出血、凝血时间,并能收缩血管,故有止血作用;水提物涂抹伤口,可促进伤口的愈合;外用炒地榆粉可使犬或家兔皮肤烫伤渗出减少,组织水肿减轻,感染率与死亡率降低;其醇提物对多种细菌均有明显的抑制作用;本品还有镇吐、止泻、抗溃疡、抗氧化等作用。

槐花 Huaihua

《日华子本草》

【来源】 为豆科植物槐 *Sophora japonica* L. 的干燥花及花蕾。前者习称"槐花",后者习称"槐米"。南北各地均多栽培,尤以黄土高原及华北平原最为常见。夏季花开放或花蕾形成时采收,及时干燥。生用、炒用或炒炭用。

【处方用名】 槐花(生用,长于清热凉血,清肝泻火) 炒槐花(炒用,清热凉血作用较弱) 槐花炭(炒炭,长于止血)

【性味归经】 苦,微寒。归肝、大肠经。

【功效】 凉血止血,清肝泻火。

【应用】

1. 血热出血证 本品苦寒清降,能清泄血分之热,可用治多种血热出血证。因善清大肠之火,故尤擅治便血、痔血等下部出血。用治便血、痔血,常与地榆相须为用,亦可配荆芥、侧柏叶等,如槐花散;用治咯血、衄血,常与白茅根、侧柏叶等同用。

2. 肝火上炎之目赤、头痛 本品味苦性寒,能清肝泻火而明目。用治肝火上炎之目赤、头痛等,可单用本品煎汤代茶,或配夏枯草、菊花等。

现代用槐花煎汤代茶,治疗高血压和预防脑出血有效。

【用法用量】 煎服,5～10g。止血多炒炭用,清热泻火宜生用。

【现代研究】 本品主要含黄酮,其主要成分为芦丁、槲皮素等。尚含槐花皂苷I等多种皂苷以及白桦脂醇、植物凝集素等。本品能缩短凝血时间,炒炭后作用增强;能降低毛细血管的通透性,增强毛细血管的抵抗力;能扩张冠状动脉,增强心肌收缩力,减慢心率,降低血压,防治动脉硬化;水浸剂对多种皮肤真菌有抑制作用。

鉴别比较

地榆 ⎫
      ⎬ 味苦性微寒,主入肝、大肠经,均具凉血止血之功,可用治血热出血证,且两药皆
槐花 ⎭ 善清大肠之火,多用于大肠火盛所致的便血、痔血,常相须为用。

地榆:又善清下焦血分之热,且具收敛之性,止血之力较强,善治妇女血热崩漏、月经过多;另兼解毒敛疮之功,可治疗烧烫伤、湿疹。

槐花:又清肝火,常用治肝火上炎之头痛、目赤。

白茅根 Baimaogen

《神农本草经》

【来源】 为禾本科植物白茅 *Imperata cylindrica* Beauv. var. *major*(Nees)C. E. Hubb. 的干燥根茎。全国大部分地区均有分布。春、秋二季采挖,晒干。生用或炒炭用。

【处方用名】 白茅根(生用,长于凉血,清热利尿) 茅根炭(炒炭用,止血作用增强)

【性味归经】 甘,寒。归肺、胃、膀胱经。

【功效】 凉血止血,清热利尿。

【应用】

1. 血热出血证　本品甘寒,功善凉血止血,广泛用于血热妄行导致的多种出血证。可单用大剂量煎服,或与其他止血药同用。如吐血、衄血、咯血等,可配大蓟、小蓟等凉血止血之品,如十灰散;又因其性寒而降,入膀胱经,兼能利尿,故对膀胱蕴热之尿血、血淋,可收两者兼顾之效,常与小蓟、滑石同用,如小蓟饮子。

2. 热淋,水肿　本品甘寒,入膀胱经,有清热利尿而不伤阴之特点。为治热淋、水肿之良药。治热淋及血淋,常与小蓟、蒲黄等同用;用治水肿、小便不利,常与车前子、赤小豆等同用。

此外,本品还能清泄肺胃蕴热,可用于热病烦渴、胃热呕哕、肺热咳嗽等证。

【用法用量】　煎服,9～30g。

【现代研究】　本品主要含淀粉及糖类,尚含有柠檬酸等有机酸、白茅素等三萜及白头翁素等。本品能显著缩短出凝血时间,有利尿作用,对结核分枝杆菌、肺炎链球菌、卡他球菌等均有抑制作用,还有一定抗 HBV 病毒能力。

侧柏叶　Cebaiye
(《名医别录》)

【来源】　为柏科植物侧柏 *Platycladus orientalis*(L.)Franco 的干燥枝梢及叶。除新疆、西藏外,几乎遍布全国。多于夏、秋二季采收,阴干。生用或炒炭用。

【处方用名】　侧柏叶(生用,凉血止血作用强)　侧柏炭(炒炭,收敛止血力强)

【性味归经】　苦、涩,寒。归肺、肝、脾经。

【功效】　凉血止血,化痰止咳,生发乌发。

【应用】

1. 各种出血证　本品性凉味涩,清热凉血之中,兼能收敛止血,适用于各种出血证,而以血热出血为佳。用治血热吐衄,常配伍生地黄、艾叶等,如四生丸;用治肠风痔血或血痢,常配槐花、地榆等;用治虚寒性出血,常配艾叶、炮姜等。

2. 咳嗽痰多　本品有清泄肺热,祛痰止咳之功。用治肺热咳嗽,痰黄稠难咳出者,常配黄芩、瓜蒌等。

此外,本品还能生发乌发,用治脱发及须发早白,可用本品制成酊剂外涂,或配伍何首乌、熟地黄等养血乌发之品。

【用法用量】　煎服,6～12g。外用适量。止血多炒炭用,祛痰止咳生用。

【现代研究】　本品主要含挥发油,其主要成分为 α- 侧柏酮、侧柏烯、小茴香酮等。尚含侧柏双黄酮类、脂肪酸及其酯等。本品煎剂可显著缩短出血时间及凝血时间,止血的有效成分为槲皮苷及鞣质;对金黄色葡萄球菌、卡他球菌、志贺菌属等多种细菌均有抑制作用;其煎剂、醇提物及水提取物中黄酮成分均有镇咳、祛痰、平喘作用。

苎麻根　Zhumagen
(《名医别录》)

【来源】　为荨麻科植物苎麻 *Boehmeria nivea*(L.)Gaud. 的干燥根和根茎。主产于江苏、山东、陕西等地。冬、春二季采挖,晒干。切片,生用。

【性味归经】　甘,寒。归心、肝经。

【功效】　凉血止血,安胎,清热解毒。

【应用】

1. 血热出血证 本品甘寒,入心肝血分,有凉血止血之功。用治血热妄行之吐血、衄血、尿血、崩漏、紫癜等,可单用煎服,亦可随证配伍。

2. 胎漏下血,胎动不安 本品有清热止血安胎之功,凡胎热不安、胎漏下血者,每视为要药,可单用,或配当归、阿胶等,如苎根汤。近代常用治疗习惯性流产。

3. 热毒疮疡 本品能清热解毒。用治热毒疮疡,可用鲜根捣烂外敷,或配清热解毒药。

此外,本品还有利尿作用,可用于小便不利、水肿、淋证等。

【用法用量】 煎服,9～30g。外用适量,捣敷患处。

【现代研究】 本品主要含酚类、三萜(或甾醇)、绿原酸、咖啡酸等。本品口服、静脉或腹腔注射给药,均可显著缩短出凝血时间;所含咖啡酸也有止血作用。此外,本品尚有安胎、抗辐射等作用。

第二节 化瘀止血药

本类药物既能止血,又能化瘀,具有止血而不留瘀的特点。主要用于因瘀血阻滞而血不循经之出血证。此外,部分药物还可用于跌打损伤、瘀滞心腹疼痛、经闭、痛经等证。

本类药物具行散之性,对于出血而无瘀者及孕妇宜慎用。

三七 Sanqi

(《本草纲目》)

三七药名解析

【来源】 为五加科植物三七 *Panax notoginseng*(Burk.)F.H.Chen 的干燥根和根茎。主产于云南、广西等地,为道地药材。秋季花开前采挖,洗净,分开主根、支根及根茎,干燥。生用。支根习称"筋条",根茎习称"剪口"。

【别名】 参三七 田七

【性味归经】 甘、微苦,温。归肝、胃经。

【功效】 散瘀止血,消肿定痛。

【应用】

1. 各种出血证 本品味甘微苦性温,入肝经血分,功善止血,兼能化瘀,且药效卓著,具有止血不留瘀的特点,可广泛用于体内外各种出血证,对出血兼有瘀滞者尤为适宜。且内服外用均有良效,若内伤出血,可单味研末吞服;亦可与花蕊石、血余炭等同用,即化血丹。用治外伤出血,可研末外敷,能止血定痛。

2. 跌打损伤,瘀滞肿痛 本品能活血化瘀而消肿止痛,为伤科之要药,凡跌打损伤、瘀血肿痛、骨断筋折,皆为首选之品。用治跌打损伤,可单用内服外敷,亦可配当归、红花、土鳖虫等,如跌打丸。

此外,本品还可用治胸痹心痛、瘀血中风、血瘀经闭、痛经等瘀血诸证。

【用法用量】 煎服,3～9g;研粉吞服,每次1～3g。外用适量。

【使用注意】 孕妇慎用。

【现代研究】 本品主要含四环三萜皂苷活性成分,其主要成分为三七皂苷。尚含止血有效成分田七氨酸(三七素)、挥发油、甾醇及糖类。本品有显著的止血作用,能缩短凝血时间;能抑制血小板聚集,促进纤维蛋白溶解,并使全血黏度下降;能增加麻醉动物冠脉血流量,降低心肌耗氧量,增加心输出量并有抗心律失常作用;能扩张脑血管,增加脑血流量。此外,还有促进肾上腺皮质功能、镇静、镇痛、抗炎、调节糖代谢、保肝、抗衰老、抗肿瘤、耐缺氧、抗休克等作用。

【不良反应】　口服给药,少数患者出现胃肠道不适,或少量出血,一般在治疗中可减轻或消失。个别患者出现过敏性药疹,大剂量使用可引起房室传导阻滞。

茜草　Qiancao
《神农本草经》

【来源】　为茜草科植物茜草 *Rubia cordifolia* L. 的干燥根及根茎。主产于陕西、江苏、安徽等地。春、秋二季采挖,干燥。生用或炒炭用。

【别名】　血见愁

【处方用名】　茜草(生用,长于凉血止血,活血祛瘀)　茜草炭(炒炭,寒性降低,收敛止血作用增强)

【性味归经】　苦,寒。归肝经。

【功效】　凉血,祛瘀,止血,通经。

【应用】

1. 血热出血证　本品苦寒降泄,专入肝经血分,既能凉血止血,又能活血祛瘀,可用治血热出血证,尤善治血热兼瘀之出血证。用治血热妄行之吐血、衄血,常与大蓟、侧柏叶等同用,如十灰散;用治血热崩漏,可与生地黄、蒲黄等同用。

2. 血瘀经闭,跌打损伤,痹证　本品有活血通经之功,尤宜于妇科血瘀证。治血瘀经闭、痛经,常配当归、红花等;治跌打损伤,可单用本品泡酒服,或与三七、乳香、没药同用;治风湿痹痛,可与鸡血藤、海风藤等同用。

【用法用量】　煎服,6～10g。止血炒炭用,活血通经生用或酒炒用。

【现代研究】　本品主要含蒽醌,其主要成分为茜草素、茜草色素、黑茜素等。尚含萘醌类、氢醌类、环己肽类、三萜类及多糖。本品能缩短实验动物出血时间,对凝血过程三个阶段均有促进作用;大叶茜草素对家兔血小板聚集有抑制作用;茜草素同血液内钙离子结合,有轻度抗凝作用;其水提取液有升高白细胞及兴奋子宫作用。此外,本品还有抗实验性心肌梗死、抗肿瘤、抑制细菌及皮肤真菌等作用。

蒲黄　Puhuang
《神农本草经》

【来源】　为香蒲科植物水烛香蒲 *Typha angustifolia* L.、东方香蒲 *Typha orientalis* Presl 或同属植物的干燥花粉。主产于江苏、浙江、安徽、山东等地。夏季采收蒲棒上部的黄色雄花序,晒干,碾轧,筛取花粉。生用或炒炭用。

【处方用名】　蒲黄(生用,化瘀通淋作用强)　蒲黄炭(炒炭,收敛止血作用增强)

【性味归经】　甘,平。归肝、心包经。

【功效】　止血,化瘀,通淋。

【应用】

1. 各种出血证　本品既止血,又行瘀,有止血不留瘀之特点。因甘平而无寒热之偏,无论因寒因热,有无瘀血之出血证,均可随证配伍应用,但以出血属实夹瘀者尤宜。用治出血证,既可单味冲服,亦可配伍其他止血药;用治外伤出血,可单用外敷患处。

2. 血瘀诸痛证　本品能行血通经,化瘀止痛。凡瘀滞胸痛、胃脘疼痛、产后瘀阻腹痛、痛经等皆可应用,尤为妇科所常用,常与五灵脂同用,即失笑散。

3. 血淋 本品能化瘀止血,利尿通淋。用治血淋,常配冬葵子、生地黄等,如蒲黄散。

【用法用量】 煎服,5～10g,包煎。外用适量,敷患处。止血多炒用,化瘀、利尿多生用。

【使用注意】 孕妇慎用。

【现代研究】 本品主要含黄酮,其主要成分为香蒲新苷、异鼠李素、柚皮素、槲皮素等。尚含琥珀酸等有机酸、氨基酸、蛋白质及多糖等。本品对凝血过程的作用,多认为是抑制血液凝固的过程,有抗血小板聚集作用;蒲黄花粉提取物能增加家兔冠脉血流量,并有降压、扩张大血管、改善微循环作用;有降血脂、兴奋子宫及肠道平滑肌作用;对免疫系统的作用,小剂量无明显影响,中剂量抑制免疫,大剂量则增强免疫功能。此外,还有抗炎、镇痛、利胆、抑菌等作用。

鉴别比较

三七
├ 均能化瘀止血,有止血不留瘀的特点,既善治瘀血阻滞所致出血证,又用于血瘀经闭、痛经、产后瘀阻、心腹瘀痛及外伤肿痛。
蒲黄

三七:善治体内外多种出血,又常用于跌打损伤,为止血、化瘀、止痛之良药,也为伤科要药。

蒲黄:性平,血瘀出血证不论因寒因热均可用之,生用活血化瘀止血,兼利尿作用,尤善治尿血、血淋;炒炭则收涩止血,止血作用较强。

案例分析

王某,主诉:咳嗽咳痰,痰中带血2个月,近2日咳血加重,到医院就诊。检查:患者面颊红赤,咳血血色鲜红,舌红而干,脉数。X线检查:右肺上野有模糊阴影。**中医诊断**:咳血(血热妄行);**西医诊断**:肺结核。

中医治宜:凉血止血。

处方:大蓟 9g 小蓟 9g 荷叶 9g 侧柏叶 9g 白茅根 9g 茜草根 9g 栀子 9g 大黄 9g 牡丹皮 9g 棕榈皮 9g

请分析该方药物应选用何种炮制方法,为什么?

第三节　收涩止血药

本类药物多具涩味,或为炭类,或质黏,有收敛止血之功,广泛用于各种出血证。

然本类药物易留瘀恋邪,应用当以出血而无瘀滞者为宜。对于瘀血阻滞之出血,当慎用或配伍活血化瘀祛邪之品,使止血而不留瘀。

白及　Baiji

（《神农本草经》）

【来源】 为兰科植物白及 *Bletilla striata*（Thunb.）Reichb.f. 的干燥块茎。主产于四川、贵州、湖南、湖北、河南、浙江等地。夏、秋二季采挖,除去须根,洗净,置沸水中煮或蒸至无白心,晒至半干,除去外皮,晒干。生用。

【处方用名】　白芨　白根　白及

【性味归经】　苦、甘、涩，微寒。归肺、肝、胃经。

【功效】　收敛止血，消肿生肌。

【应用】

1. 各种出血证　本品性涩质黏，为收敛止血之要药，对体内外诸出血证均有较好的止血作用，因主入肺胃经，善治肺胃出血。可单味研末，米汤调服；用治咯血，常配伍枇杷叶、阿胶等，如白及枇杷丸；用治吐血，常与海螵蛸同用，如乌及散；治外伤出血，研细末或鲜品捣烂外敷。

2. 疮疡肿痛，手足皲裂，肛裂　本品能消肿散结，生肌敛疮，用治疮疡不论已溃未溃均可使用。治疮疡初起，可单用外敷，或配伍金银花、天花粉以消肿散结，如内消散；用治痈肿已溃，久不收口者，可单用本品研末外敷，以生肌敛疮；用治手足皲裂，肛裂，用白及粉、麻油调涂患处。

现代用本品治疗上消化道出血及肺结核空洞出血，不仅有良好的止血作用，而且对促进溃疡愈合、结核病灶的吸收、空洞闭合、痰菌转阴等均有良好效果。

【用法用量】　煎服，6～15g；研末吞服，3～6g。外用适量。

【使用注意】　不宜与川乌、制川乌、草乌、制草乌、附子同用。

【现代研究】　本品主要含黏液质，其主要成分为白及甘露聚糖等。尚含挥发油、淀粉、蒽醌类等。本品有缩短凝血时间及抑制纤维蛋白溶解作用；可减轻盐酸对大鼠胃黏膜的损伤，有保护胃黏膜作用；体外实验对结核分枝杆菌有明显的抑制作用。另外，还有抗肿瘤作用。

仙鹤草　Xianhecao

（《滇南本草》）

【来源】　为蔷薇科植物龙芽草 *Agrimonia pilosa* Ledeb. 的干燥地上部分。主产于浙江、江苏、湖南、湖北等地。夏、秋二季茎叶茂盛时采割，干燥。生用或炒炭用。

【处方用名】　狼牙草　仙鹤草

【性味归经】　苦、涩，平。归心、肝经。

【功效】　收敛止血，截疟，止痢，解毒，补虚。

【应用】

1. 多种出血证　本品苦涩性平，具有较好的收敛止血作用，用治出血证，不论寒热虚实皆可应用。用治咳血、吐血、尿血、崩漏等，属血热妄行者，常配伍生地黄、牡丹皮等；用治虚寒性出血，常配黄芪、艾叶、炮姜等。

2. 泻痢　本品能收敛止泻、止痢、止血。故治慢性泻痢、血痢尤为适宜，单用，或配伍地榆、铁苋菜等同用。

3. 阴道滴虫，疟疾　本品有杀虫作用。用治疟疾，可单用本品大剂量水煎服；用治滴虫性阴道炎，可煎取浓汁，冲洗阴道。

此外，本品又有补虚强壮作用，可用治脱力劳伤之症，民间称之为"脱力草"，常与大枣同煎服。

【用法用量】　煎服，6～12g。外用适量。

鉴别比较

仙鹤草 }
白及 } 均具收敛止血之功，可用治咯血、吐血、尿血、便血等多种出血证。

仙鹤草：味涩能敛，收敛止血作用较强，广泛应用于各种出血证，又兼止痢、杀虫作用，可用治泻痢、阴道滴虫、疟疾等。

白及：质黏而涩，多用于肺、胃出血证，又兼消肿生肌作用，可用治疮疡肿痛及手足皲裂等。

【现代研究】 本品主要含仙鹤草素等止血成分，其主要成分为鹤草甲素、乙素等。尚含仙鹤草酚等间苯三酚缩合体、黄酮、有机酸、内酯、香豆素、鞣质、皂苷及挥发油等。本品有促进凝血、抗菌及抗阴道滴虫、抗疟作用；对癌细胞有抑制作用；尚有调整心率，降低血糖、镇痛等作用。

棕榈 Zonglü

（《本草拾遗》）

【来源】 为棕榈科植物棕榈 *Trachycarpus fortunei*（Hook.f.）H.Wendl. 的干燥叶柄。主产于长江以南各地。全年可采，晒干。煅炭用。

【处方用名】 棕榈 棕榈炭

【性味归经】 苦、涩，平。归肺、肝、大肠经。

【功效】 收敛止血。

【应用】

多种出血证 本品苦涩性平，炒炭后收涩之性较强，为收敛止血之要药，可用治多种出血而无瘀滞者，尤多用于崩漏。用治吐血、便血、尿血、崩漏等，单用即效，亦可配伍血余炭、侧柏叶等；用治血热妄行之出血，可配大蓟、侧柏叶等，如十灰散；用治阳虚失血，常与艾叶、炮附子等同用；用治脾不统血，冲任不固之崩漏，常与黄芪、白术等同用。

此外，因其有收涩之功，尚可止泻、止带，用于久泻久痢、妇女带下等证。

【用法用量】 煎服，3～9g，一般炮制后用。

【现代研究】 本品主要含大量纤维素、鞣质等成分。棕榈水煎剂及混悬液等均可缩短小鼠出血、凝血时间；棕榈水煎液无止血作用，但其炭的水煎液及混悬液有明显止血作用，临床应以煅炭入药为宜。

血余炭 Xueyutan

（《神农本草经》）

【来源】 为人发制成的炭化物。全国各地皆产。取头发，除去杂质，碱水洗去油垢，清水漂净，晒干，焖煅成炭，放凉。

【处方用名】 血余炭 人发灰

【性味归经】 苦，平。归肝、胃经。

【功效】 收敛止血，化瘀，利尿。

【应用】

多种出血证 本品广泛用于治疗各种出血。但较多用于崩漏和吐血。例如月经过多者可配莲蓬炭、侧柏叶加补中益气汤，或配当归炭、首乌、益母草等，方如血余归母汤。治虚证吐血也可用此方加减。

【用法用量】 煎服，5～10g，一般炮制后用。

【现代研究】 本品主要化学成分为钙、铜等金属的氧化物或盐类。动物实验证实本品水煎剂能缩短出血、凝血时间和血浆再钙化时间,对金黄色葡萄球菌、伤寒杆菌、甲型副伤寒杆菌及福氏志贺菌有较强的抑制作用。另外,本品还有利尿作用。

紫珠叶　Zizhuye

（《本草拾遗》）

【来源】　为马鞭草科植物杜虹花 *Callicarpa formosana* Rolfe 的干燥叶。主产于长江以南各地。夏、秋二季枝叶茂盛时采摘,干燥。生用。

【处方用名】　紫珠　紫珠叶

【性味归经】　苦、涩,凉。归肝、肺、胃经。

【功效】　凉血收敛止血,散瘀解毒消肿。

【应用】

1. 各种出血证　本品苦涩性凉,既能凉血止血,又能收敛止血,可广泛用于体内外各种出血证,尤多用于肺胃出血证。用治呕血、咯血、衄血、尿血、崩漏等,可单用,亦可配伍侧柏叶、大蓟等;用治外伤出血,可单用研末外敷患处。

2. 疮痈肿毒,毒蛇咬伤,水火烫伤等　本品能清热解毒,生肌敛疮。用治热毒疮疡、毒蛇咬伤,可用鲜品捣汁内服,或外敷患处;用治水火烫伤,可用本品煎液湿敷或研粉外敷创面。

【用法用量】　煎服,3~15g;研末服,每次 1.5~3g。外用适量,敷于患处。

【现代研究】　本品含氨基酸、酚类、鞣质、黄酮和内酯等。尚含植物甾醇类及其葡萄糖苷等。本品注射液均可使人、兔的血小板增加,出血时间、血块收缩时间和凝血酶原时间均缩短,对纤维蛋白溶解也有显著的抑制作用;杜虹花的花、叶、根、皮及茎均有抑菌作用,以叶效果最好。其煎液对多种细菌均有抑制作用。

藕节　Oujie

（《药性论》）

【来源】　为睡莲科植物莲 *Nelumbo nucifera* Gaertn. 的干燥根茎节部。主产于浙江、江苏、安徽、湖南等地。秋、冬二季采挖,晒干。生用或炒炭用。

【处方用名】　藕节(生用,散瘀力强)　藕节炭(炒炭,收敛止血作用增强)

【性味归经】　甘、涩,平。归肝、肺、胃经。

【功效】　收敛止血,化瘀。

【应用】

多种出血证　本品甘涩能收敛止血,又兼能化瘀,故有止血而不留瘀的特点,但本品止血力缓,常须配伍其他止血药,以增强止血作用。用治各种血热出血证,尤以呕血、咯血等上部出血为宜。可用鲜品,常配伍生地黄、大蓟等;用治虚寒性出血,可炒炭用,常配伍艾叶、炮姜等;治血淋、尿血,常配小蓟、滑石、蒲黄,如小蓟饮子。

【用法用量】　煎服,9~15g。

【现代研究】　本品主要含鞣质、氨基酸、淀粉等成分。本品能缩短出凝血时间。

鸡冠花　Jiguanhua

（《嘉祐本草》）

【来源】　为苋科植物鸡冠花 *Celosia cristata* L. 的干燥花序。全国大部分地均有栽培。秋季花盛开时采收,晒干。生用或炒炭用。

【别名】 鸡公花 鸡冠头

【处方用名】 鸡冠花(生用,性凉,收涩之中兼有清热作用) 鸡冠花炭(炒炭,凉性减弱,收涩作用增强)

【性味归经】 甘、涩,凉。归肝、大肠经。

【功效】 收敛止血,止带,止痢。

【应用】

1. 便血,痔血,崩漏等症 本品为收敛止血的药物,配生槐花、生地榆,可治便血;配防风炭,可治痔血;配万年青根、土牛膝,可治疗崩漏。

2. 白带,痢疾等症 本品有止带、涩肠功效。配白槿花、海螵蛸、白术、茯苓等,可治疗白带;配椿皮等,可治疗久痢。

【用法用量】 煎服,3～12g。

【现代研究】 本品含山柰苷、苋菜红苷、松醇及大量硝酸钾等。现代研究表明,鸡冠花具有止血、抗肿瘤、抗病原微生物、抗疲劳、抗氧化、延缓衰老、保护肝脏、增强免疫、降脂等作用。试管法证明,本品煎剂对人阴道毛滴虫有抑制作用,虫体与药液接触5～10分钟后即趋消失。本品10%注射液对孕鼠、孕豚鼠、孕家兔等宫腔内给药有中期引产作用。

第四节　温经止血药

本类药物性多温热,主入肝脾二经而能温经止血,适用于脾不统血,冲任不固之虚寒性出血,如便血、崩漏、紫癜等。

应用时,出血属脾不统血者,当配伍益气健脾药;属肾虚冲脉失固者,宜配伍益肾暖宫之品。本类药物性温热,血热妄行及阴虚火旺之出血证当慎用。

艾叶　Aiye
《名医别录》

【来源】 为菊科植物艾 *Artemisia argyi* Lévl. et Vant. 的干燥叶。主产于湖北、山东、安徽、河北等地。以湖北蕲州产者为佳,称"蕲艾"。春末夏初花未开时采摘,晒干。生用、捣绒或炒炭用。

【处方用名】 艾蒿 蕲艾 艾叶(生品性燥,祛寒燥湿力强,但对胃有刺激性,故多外用或捣绒做成艾卷或艾炷用) 醋艾炭(醋炙,温而不燥,能缓和对胃的刺激性,增强散寒止痛的作用)艾叶炭(炒炭,辛散之性大减,温经止血作用增强)

【性味归经】 辛、苦,温;有小毒。归肝、脾、肾经。

【功效】 温经止血,散寒止痛,安胎;外用祛湿止痒。

【应用】

1. 虚寒出血证 本品辛温,能温经止血,善治虚寒性出血证,尤宜于妇女崩漏或胎漏下血。用治崩漏下血,常配阿胶、生地黄等,如胶艾汤;用治血热妄行之衄血、咯血,常与生地黄、生侧柏叶、生荷叶等同用,如四生丸。

2. 虚寒性腹痛 本品辛散温通,有温经散寒止痛之功。用治脾胃虚寒之脘腹冷痛,常配伍干姜、肉桂等。现代多用熟艾叶入布袋置于脐部,或将艾绒制成艾条、艾炷,点燃温灸,能起到温煦气血、透达经络、散寒止痛的作用。

3. 虚寒性月经不调、胎动不安 本品能调经止痛,止血安胎,为妇科调经、安胎要药。用治虚寒性的月经不调、痛经、宫冷不孕，常配香附、当归等，如艾附暖宫丸；用治下焦虚寒，冲任不固之胎动不安、胎漏下血，常与川续断、桑寄生等同用。

4．泻痢霍乱，妇女带下及湿疹，疥癣　本品苦温燥湿，能祛湿止痒。用治寒湿下注之泻痢、带下，单用即效，或配伍干姜、苍术等苦温燥湿之品；用治湿疹、疥癣，可单用，或与黄柏、花椒、防风等煎水外洗，或配枯矾研末外敷。

【用法用量】　煎服，3～9g。外用适量，供灸治或熏洗用。温经止血宜炒炭用，其余生用。

【现代研究】　本品主要含挥发油，其主要成分为柠檬烯、香叶烯、β-蒎烯、龙脑等。尚含萜类、黄酮醇、甾醇等。本品煎剂能使兔血浆凝血活酶时间、凝血酶原时间及凝血酶时间延长，并有促纤维蛋白溶解作用；对兔离体子宫有兴奋作用。生艾叶煎剂对小鼠凝血时间无影响，艾叶炭则可缩短凝血时间；艾叶浸剂及提取物能抑制血小板聚集；艾叶油有明显的平喘、镇咳、祛痰作用，并有抗过敏作用；艾叶水浸剂及煎剂对多种致病菌及病毒有抑制作用。此外，本品尚有强心、镇静、利胆等作用。

炮姜　Paojiang

（《珍珠囊》）

【来源】　为姜科植物姜 *Zingiber officinale* Rosc. 的干燥根茎的炮制加工品。主产于四川、贵州等地。冬季采挖，除去须根。以砂烫至鼓起，表面呈棕褐色，或炒炭至外表色黑，内里棕褐色入药。

【处方用名】　炮姜（砂烫至鼓起而未成炭，偏于温中散寒）　姜炭（炒至成炭，专于温经止血）

【性味归经】　苦、辛、涩，温。归脾、胃、肾经。

【功效】　温经止血，温中止痛，止泻。

【应用】

1．虚寒性出血　本品苦涩而温，能温经止血，为治脾阳不足、脾不统血之虚寒性出血证要药。可单用为末服，亦可与艾叶、侧柏叶等止血药同用，或与人参、黄芪、附子等同用，以增强温阳健脾摄血之功。

2．虚寒性腹痛、腹泻　本品能温暖脾胃，有温中止痛、止泻、止呕之功。单用即有效，或配伍他药以增强疗效。用治中焦虚寒之腹痛、吐泻，常与人参、白术等同用；用治脾肾阳虚之腹痛久泻，常配伍炮附子、肉豆蔻等；若治产后血虚寒凝之小腹疼痛，常与当归、川芎等同用，如生化汤。

【用法用量】　煎服，3～9g。

【现代研究】　本品主要含挥发油，其主要成分为姜烯、姜烯酮、姜辣素、姜酮、龙脑、姜醇等。尚含树脂、淀粉等。本品醚提物灌胃，能显著缩短小鼠凝血时间，而生姜、干姜的醚提取物则无此作用；其水煎剂、混悬剂灌胃，亦可缩短出血、凝血时间；炮姜水煎剂灌胃，对应激性、幽门结扎型及醋酸诱发的小鼠胃溃疡均有抑制作用，而干姜无此作用。小鼠急性毒性试验表明，炮姜水煎液灌胃毒性较干姜增大，表明干姜经加热炮制后水溶性毒性成分可能有某些变化。

鉴别比较

干姜
生姜　源于一物，药性温热，均能祛寒，因其鲜、干质量与炮制的不同，其性能亦异。
炮姜

干姜：辛温，长于发散风寒，又温中止呕，为呕家之圣药，用于风寒感冒及胃寒呕吐。

生姜：辛热，温燥之性较强，长于温中回阳，温肺化饮，用于中焦虚寒之呕吐泻利、脘腹冷痛，肢冷脉微及痰饮喘咳。

炮姜：炮制后性苦温，辛散作用大减，能温中止痛、止泻，止血，用于虚寒性腹痛、腹泻、出血。

古人有"生姜走而不守，干姜能走能守，炮姜守而不走"之说。

（骆莉莉）

上1404

扫一扫，测一测

？ ｜ **复习思考题**

1. 止血药分为哪几类？其适应证分别是什么？

2. 论述小蓟、地榆、三七的性能功效及适应证。

3. 比较白及与仙鹤草、三七与蒲黄在性味、功效与主治证方面的异同。

第十五章 活血化瘀药

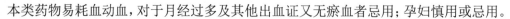

┌─────────── 学习目标 ───────────┐

1. 掌握活血化瘀药的含义、性能特点、功效、适用范围及分类。

2. 掌握郁金与姜黄、乳香与没药、桃仁与红花、莪术与三棱等相似药物的功用异同点。

3. 熟悉延胡索、郁金、乳香、没药、桃仁、牛膝、王不留行、马钱子、莪术、三棱、水蛭、斑蝥、穿山甲炮制前后功效变化。

4. 熟悉郁金、五灵脂、马钱子、儿茶、水蛭、斑蝥等特殊的用法用量、使用注意；桃仁、红花、马钱子的不良反应。

5. 了解常用活血化瘀药的处方用名。

└─────────────────────────────┘

凡以通畅血行、消散瘀血为主要作用，治疗瘀血证的药物，称为活血化瘀药，又称活血祛瘀药，简称活血药或化瘀药。其中作用较强者，又称破血药、逐瘀药。

活血化瘀药味多辛苦，主归肝、心经，入血分，有活血化瘀之功，并通过活血化瘀而产生止痛、调经、消癥、利痹、消肿疗伤等作用。适用于各种瘀血证，如内科的胸、腹、头诸痛，痛如针刺，部位固定，体内癥瘕痞块，中风后半身不遂、肢体麻木以及关节痹痛等；妇科的经闭、痛经或产后恶露不尽，出血色紫，夹有瘀块；伤科的跌打损伤，瘀肿疼痛；外科的痈肿疮疡等。

根据作用特点和主治的不同，活血化瘀药可分为活血止痛药、活血调经药、活血疗伤药、破血消癥药四类。

活血化瘀药的选用，可针对病因病机，依据其不同特点，进行适当的配伍。如瘀热互结者，可配清热凉血药；寒凝血瘀者，可配温里散寒药；风湿痹阻，经脉不通者，可配祛风湿药；癥瘕积聚者，可配软坚散结药；久瘀体虚或因虚而致瘀者，可配补益药。此外，根据"气行则血行"的理论，常配伍理气药，以提高活血祛瘀之效。

本类药物易耗血动血，对于月经过多及其他出血证又无瘀血者忌用；孕妇慎用或忌用。

第一节 活血止痛药

本类药物大多具有辛散之性，既入血分，又入气分，活血兼行气，有良好的止痛作用，主治气滞血瘀所致的痛证，如头痛，心腹痛，胸胁痛，痛经，产后腹痛，痹痛及跌打损伤瘀痛等，也可用于其他瘀血证。

川芎 Chuanxiong

（《神农本草经》）

【来源】 为伞形科植物川芎 *Ligusticum chuanxiong* Hort. 的干燥根茎。主产于四川、贵州、云南,以产于四川者质优,为道地药材。夏季采挖,晒后炕干,用时润透切片。生用或酒炙用。

【处方用名】 川芎(临床多生用) 酒川芎(酒炙,能引药上行,增强活血行气止痛作用)

【性味归经】 辛,温。归肝、胆、心包经。

【功效】 活血行气,祛风止痛。

【应用】

1. 血瘀气滞诸证 本品辛散温通,既能活血,又能行气,为"血中气药",能"下调经水,中开郁结"。用治多种血瘀气滞证,尤善治妇女月经不调、经闭、痛经及产后瘀阻腹痛等,为妇科活血调经之要药。治血瘀痛经、经闭,常配桃仁、赤芍等,如少腹逐瘀汤;若寒凝血滞者,与肉桂、当归等同用,如温经汤;治产后恶露不尽,瘀滞腹痛,常配当归、桃仁等,如生化汤;治肝郁胁痛,常与柴胡、香附等同用,如柴胡疏肝散;若心脉瘀阻,胸痹心痛者,常配丹参、桂枝、檀香等;治中风偏瘫,肢体麻木,与黄芪、地龙等同用,如补阳还五汤;治跌仆损伤,瘀血肿痛,与乳香、没药、三七等同用;治疮疡痈肿,脓成难溃者,配当归、皂角刺等,如透脓散。

2. 头痛 本品辛温升散,能"上行头目",祛风止痛,为治头痛之要药,无论风寒、风热、风湿、血虚、血瘀之头痛,均可配伍应用,故有"头痛必用川芎"之说。治风寒头痛,常配白芷、细辛等,如川芎茶调散;治风热头痛,与菊花、石膏等同用,如川芎散;治风湿头痛,与羌活、藁本等配伍,如羌活胜湿汤;治血虚头痛,与熟地黄、芍药等同用;治血瘀头痛,与桃仁、麝香等配伍,如通窍活血汤。

3. 风湿痹痛、肢体麻木 本品能"旁通络脉",具有祛风活血止痛作用,用治风湿痹痛、肢体麻木,常配羌活、独活等,如蠲痹汤。

【用法用量】 煎服,3～10g;研末吞服,1～1.5g。

【使用注意】 阴虚阳亢之头痛忌用。月经过多,多汗者慎用。

【现代研究】 本品主要含川芎嗪等多种生物碱,阿魏酸等酚性物质,藁本内酯、川芎内酯等多种挥发油。本品提取物有扩张冠脉,增加冠脉血流量,降低心肌耗氧量,改善微循环,降低血小板表面活性,抑制血小板聚集等作用;川芎嗪能对抗血栓形成,对缺血性脑血管病有显著预防作用。水煎剂对动物中枢神经有镇静、降压作用,可加强子宫收缩,甚至痉挛,大剂量则转为抑制,使之收缩停止;水煎剂还对小肠平滑肌有抑制作用。阿魏酸可提高丙种球蛋白及 T 淋巴细胞的免疫作用,对各种致病菌及病毒有抑制作用。

延胡索 Yanhusuo

(《雷公炮炙论》)

【来源】 为罂粟科植物延胡索 *Corydalis yanhusuo* W.T.Wang 的干燥块茎。主产于浙江、江苏、湖北、湖南等地,以浙江东阳、磐安等地产者质量最佳,为道地药材。夏初采挖,晒干,切厚片或捣碎。生用或醋炙用。

【处方用名】 延胡索 元胡(生用止痛有效成分不易煎出,故临床多用醋制品) 醋延胡索(醋制,行气止痛作用增强)

【性味归经】 辛、苦,温。归肝、脾经。

【功效】 活血,行气,止痛。

【应用】

血瘀气滞诸痛证 本品辛散温通,既能活血,又善行气,"能行血中气滞,气中血滞,故专治一身上下诸痛"。其活血作用温和,止痛作用优良,无论何种痛证,均可配伍应用,为止痛之要药。如治心血瘀阻,胸痹心痛,常与丹参、川芎、瓜蒌、薤白等同用。治胃脘痛,若偏寒者,配桂枝、高良姜;偏热者,配栀子、川楝子;偏气滞者,配木香、香附;偏血瘀者,配丹参、五灵脂。治肝郁气滞,胸胁胀痛,配柴胡、郁金

> 课堂互动
>
> 延胡索为什么是止痛要药?

等；治痛经、产后瘀滞腹痛，与当归、红花等同用；治疝气痛，配橘核、川楝子等；治跌打损伤，与乳香、没药等配伍；治风湿痹痛，与秦艽、桂枝等同用。

现代临床用治多种内脏痉挛性或非痉挛性疼痛，均有较好疗效。

【用法用量】　煎服，3～10g；研末吞服，一次1.5～3g。

【使用注意】　本品辛温助热，易伤阴动血，凡外感热病、阴虚阳盛、血热妄行等均当忌用。孕妇及月经过多者慎用。

【现代研究】　本品主要含延胡索甲素、乙素、丙素、丁素、丑素、辛素等生物碱，尚含少量挥发油等。本品各种制剂均有明显的止痛作用；醇提物能显著扩张冠状血管，降低冠脉阻力，增加血流量，对某些实验性心律失常有效；延胡索乙素有镇静、催眠作用。

郁金　Yujin
(《药性论》)

【来源】　为姜科植物温郁金 *Curcuma wenyujin* Y.H.Chen et C.Ling、姜黄 *Curcuma longa* L.、广西莪术 *Curcuma kwangsiensis* S.G.Lee et C.F.Liang 或蓬莪术 *Curcuma phaeocaulis* Val. 的干燥块根。前两者分别习称"温郁金"和"黄丝郁金"，其余按形状不同习称"桂郁金"或"绿丝郁金"。温郁金主产于浙江，以温州地区最有名，为道地药材；黄郁金及绿丝郁金（蓬莪术）主产于四川；广西莪术主产于广西。冬季采挖，蒸或煮至透心，干燥，切片或打碎。生用或醋炙用。

【处方用名】　郁金（生用，善疏肝行气以解郁，活血祛瘀以止痛）　醋郁金（醋炙，引药入血，增强疏肝止痛作用）

【性味归经】　辛、苦，寒。归肝、胆、心经。

【功效】　活血止痛，行气解郁，清心凉血，利胆退黄。

【应用】

1. 血瘀气滞的胸胁腹痛　本品辛散能行，既入气分以行气解郁，又入血分以活血止痛，为血中之气药，因其性寒，尤以血瘀气滞而兼有郁热者为宜。治胸腹胁痛，常与木香、香附等同用；治痛经属肝郁有热者，常配柴胡、当归、栀子等，如宣郁通经汤。

2. 热病神昏，癫痫　本品辛苦寒，入心经，有清心解郁开窍之功。治湿温病，湿浊蒙蔽清窍，配石菖蒲、栀子等，如菖蒲郁金汤；治痰火蒙心癫痫、癫狂，与白矾同用，即白金丸。

3. 血热出血证　本品寒能清热，苦能降泄，能顺气降火而凉血止血，尤善治吐血、衄血、妇女倒经，常配生地黄、牡丹皮等，如生地黄汤；若治尿血、血淋常配小蓟、生地黄，如郁金汤。

4. 肝胆湿热证　本品性寒入肝胆经，能清热利胆退黄。治湿热黄疸，常配茵陈、栀子等；治胆石症，与金钱草等同用。

【用法用量】　煎服，3～10g；研末服，2～5g。

【使用注意】　不宜与丁香、母丁香同用。

【现代研究】　本品主要含挥发油，尚含少量姜黄素、淀粉、脂肪油等。本品有轻度镇痛作用，能减轻主动脉、冠状动脉及其分支内膜斑块的形成和脂质沉积；姜黄素对肝脏损伤有保护作用，能促进胆汁分泌和排泄，还能影响免疫功能而表现为抗炎作用。

鉴别比较

香附
郁金　　皆能疏肝解郁、活血调经，临床上常相互配伍。

香附：药性偏温，止痛之力较佳。

郁金：性偏寒凉，止痛之力较缓，且能化痰湿、凉血热、利胆退黄。

姜黄　Jianghuang

（《新修本草》）

【来源】　为姜科植物姜黄 *Curcuma longa* L. 的干燥根茎。主产于浙江、四川、福建等地，产于浙江者为道地药材。冬季采挖，煮或蒸至透心，晒干。切片生用。

【性味归经】　辛、苦，温。归肝、脾经。

【功效】　破血行气，通经止痛。

【应用】

1. 血瘀气滞痛证　本品辛散温通，既入血分活血行瘀，又入气分行气止痛，用治血瘀气滞诸痛证。治心腹痛者，常配当归、乌药等，如姜黄散；治胸胁疼痛，与枳壳、桂心、炙甘草等同用；治经闭、痛经，常配莪术、川芎等，如姜黄丸；治跌打损伤，常与桃仁、苏木等同用，如姜黄汤。

2. 风寒湿痹　本品外散风寒湿邪，内行气血，通经止痛，尤善于行肢臂而通痹止痛。治风寒湿痹肩臂疼痛，常与羌活、防风等同用，如蠲痹汤。

此外，本品配白芷、细辛可治牙痛；配大黄、天花粉等外敷可治疮疡痈肿。

【用法用量】　煎服，3～10g。外用适量。

【现代研究】　本品主要含挥发油，其主要成分为姜黄酮、姜烯、水芹烯、龙脑等。本品提取物有明显的降血脂、增加心肌营养性血流量、增强纤溶酶活性、抑制血小板聚集等作用；可增加胆汁分泌，加强胆囊收缩，其作用弱而持久。其煎剂对子宫有兴奋作用。

知识链接

姜黄素的作用

姜黄素是从郁金 *Curcuma aromatica* Salisb. 的块根、姜黄 *Curcuma longa* L. 的根茎等姜科植物中提取的一种色素，为酸性多酚类物质，主链为不饱和脂肪族及芳香族基团。姜黄素的主要药理作用有抗氧化、抗炎、抗凝、降脂、抗动脉粥样硬化、抗衰老、消除自由基及抑制肿瘤生长等作用。姜黄素还可以防止关节肿大、关节炎，对心血管疾病、癌症等效果显著。

鉴别比较

郁金
姜黄 为同一植物的不同药用部位，均能活血散瘀、行气止痛，用治气滞血瘀证。

郁金：药用块根，质重降泄，行气力强，且苦寒凉血，善治血热瘀滞，又能利胆退黄，清心解郁，用于湿热黄疸、热病神昏。

姜黄：药用其根茎，质轻行散，祛瘀力强，善治寒凝气滞血瘀，又能通经止痛而用于风湿痹痛。

乳香　Ruxiang

(《名医别录》)

【来源】　为橄榄科植物卡氏乳香树 *Boswellia carterii* Birdw. 及同属植物 *Boswellia bhaw dajiana* birdw. 树皮渗出的树脂。主产于非洲的索马里、埃塞俄比亚和阿拉伯半岛南部等地。春、夏将树干的皮部由下向上顺序切伤,使树脂由伤口渗出,数天后凝成硬块,收集即得。可打碎生用,内服多炒用。

【处方用名】　乳香(生用,活血消肿止痛力强,对胃的刺激较强,易引起呕吐,胃弱者慎用)醋乳香(醋制,减缓刺激性,利于服用,便于粉碎,矫臭矫味,增强活血止痛、收敛生肌之功)

【性味归经】　辛、苦,温。归心、肝、脾经。

【功效】　活血定痛,消肿生肌。

【应用】

1. 血瘀诸痛证　本品辛散苦泄,既入气分,又入血分,并能透达经络,能活血行气止痛,可用于一切气滞血瘀之痛证。治胃脘疼痛,与没药、延胡索、香附等同用,如手拈散;治心腹疼痛,癥瘕积聚,常配川芎、丹参等;治痛经、经闭、产后瘀阻腹痛,配当归、丹参、没药等,如活络效灵丹;治风寒湿痹,与羌活、独活、秦艽等同用,如蠲痹汤;治跌打损伤,配血竭、红花等,如七厘散。

2. 疮疡痈肿,瘰疬　本品苦泄入血,既能活血止痛消肿,又能去腐生肌,为外伤科要药。治疮痈初起,常配金银花、没药等,如仙方活命饮;用于疮疡溃后久不收口,与没药配伍,名海浮散;治痈疽、瘰疬、痰核,坚硬疼痛,与雄黄、麝香、没药等同用,如醒消丸。

【用法用量】　煎服或入丸、散剂,3~9g,宜炒去油用。外用适量,研末外敷。

【使用注意】　本品味苦,易致呕吐,胃弱者慎用。无瘀滞者及孕妇忌用。

【现代研究】　本品含有树脂、树胶、挥发油。本品有镇痛、消炎作用;口服本品能促进多核白细胞增加,加速炎症渗出的吸收,促进伤口愈合。

【不良反应】　本品对胃肠道有较强的刺激性,可引起呕吐、腹痛、腹泻。还能引起过敏反应,表现为胃脘不适、乏力、发热、皮肤潮红、红疹瘙痒、烦躁不安等。

没药　Moyao

(《药性论》)

【来源】　为橄榄科植物地丁树 *Commiphora myrrha* Engl. 或哈地丁树 *Commiphora molmol* Engl. 的干燥树脂。主产于非洲索马里、埃塞俄比亚以及印度等地。采集由裂缝处渗出的白色油胶树脂,于空气中变成红棕色而坚硬的圆块,去除杂质,打碎。生用或醋炙用。

【处方用名】　没药（生品，对胃有一定的刺激性，易引起呕吐，多外用）　醋没药（醋制，缓和刺激性，矫臭矫味，增强活血止痛、收敛生肌之功）

【性味归经】　苦、辛，平。归心、肝、脾经。

【功效】　散瘀定痛，消肿生肌。

【应用】

瘀血阻滞证　本品功用主治与乳香相似，既能活血止痛，又能消肿生肌。用治跌打损伤，疮疡不敛，以及瘀血心腹诸痛等证，常与乳香相须为用。

【用法用量】　煎服，3～5g，炮制去油，多入丸、散用。外用适量。

【使用注意】　本品味苦，易致呕吐，胃弱者慎用。孕妇及无瘀滞者忌用。

【现代研究】　本品含树脂、树胶、挥发油等。本品水浸剂对多种致病真菌有不同程度的抑制作用；所含油脂能降低雄兔高胆固醇血症的血胆固醇含量，防止动脉内膜粥样斑块形成。

鉴别比较

乳香┐
　　├ 均能活血止痛，消肿生肌，能内治血瘀气滞心腹诸痛，外治痈疽疮肿，跌打损伤，
　　│ 临床常相须为用。
没药┘

乳香：长于行气伸筋，多用治痹证。

没药：偏于散瘀止痛，多用治血瘀气滞较重之胃痛。

五灵脂　Wulingzhi
（《开宝本草》）

【来源】　为鼯鼠科动物复齿鼯鼠 *Trogopterus xanthipes* Milne-Edwards 的干燥粪便。主产于河北、山西、甘肃等地，以河北、山西等地产者为最佳。全年均可采收，采得后除去杂质，晒干，根据外形的不同，一般分为"灵脂块"（糖灵脂）与"灵脂米"两类。生用。

【性味归经】　苦、甘，温。归肝、脾经。

【功效】　活血止痛，化瘀止血。

【应用】

课堂互动

五灵脂应如何炮制？

1. **瘀血内阻诸痛证**　本品入肝经血分，功善通利血脉，活血止痛，为治血瘀诸痛之要药，常与蒲黄相须为用，即失笑散；治脘腹刺痛，常配延胡索、香附等，如手拈散；治骨折肿痛，常与乳香、没药等同用；治经闭、痛经，常配当归、益母草等。

2. **瘀血内阻之出血证**　本品炒用有化瘀止血之功。治血瘀崩漏，月经过多，可炒后研末，温酒调服，亦可配蒲黄、三七等。

【用法用量】　煎服，3～10g，宜包煎；或入丸、散剂服。外用适量。

【使用注意】　血虚无瘀及孕妇慎服。不宜与人参同用。

【现代研究】　本品主要含三萜类，其主要成分为五灵脂三萜酸Ⅰ、Ⅱ、Ⅲ等。本品水提物能显著抑制腺苷二磷酸（ADP）、胶原所诱导的家兔血小板聚集，其抑制作用与剂量相关；能降低全血黏度，血浆黏度；增强正常机体免疫功能，改善实验性微循环。

第二节　活血调经药

丹参　Danshen
《神农本草经》

【来源】　为唇形科植物丹参 *Salvia miltiorrhiza* Bge. 的干燥根及根茎。主产于四川、江苏、安徽、河北等地，以产于四川者为道地药材。春、秋两季采挖，洗净，晒干。生用或酒炙用。

【处方用名】　丹参(生用，有祛瘀止痛、清心除烦、通血脉之功)　酒丹参(酒炙，寒凉之性缓和，活血祛瘀、调经止痛之力增强)

【性味归经】　苦，微寒。归心、肝经。

【功效】　活血祛瘀，通经止痛，凉血消痈，清心除烦。

【应用】

1. 血滞痛经，经闭，月经不调，产后瘀滞腹痛　本品性微寒而缓和，功善活血祛瘀、通经止痛，对血瘀有热或妇女经脉不调最宜，为妇科调经要药。单用，名丹参散，或配伍益母草、当归、泽兰、川芎等，如宁坤至宝丹。

2. 血瘀之心腹疼痛及癥瘕积聚，风湿痹痛，疮痈　本品能活血祛瘀、消癥散结，为活血化瘀之要药，广泛用于各种瘀血证。治心腹刺痛，常配砂仁、檀香等，如丹参饮；治癥瘕积聚，与三棱、莪术等同用；治热痹，配没药、当归等；治疮痈肿痛，与蒲公英、金银花、连翘等同用；治冠心病心绞痛，常配川芎、红花等。

3. 温热病热入营血，烦躁不安及心悸失眠　本品入心经，能凉血清心，除烦安神。治温热病热入心营，烦躁不安，配生地黄、玄参等，如清营汤；治心阴血不足，虚热扰动心神，失眠心悸，与酸枣仁、柏子仁等同用，如天王补心丹。

【用法用量】　煎服，10～15g。

【使用注意】　不宜与藜芦同用。

【现代研究】　本品主要含丹参酮Ⅰ及隐丹参酮等，尚含少量丹参素、原儿茶酸等。本品能扩张冠状动脉、增加冠脉血流量、减慢心率，减轻心肌缺血性损伤程度；能促进纤维蛋白溶解并有抗凝作用，对缺血后脑组织有明显的保护作用；能调整体液免疫和细胞免疫，且有抗菌、抗炎、解热、镇静、抗过敏、降血糖、降胆固醇、抗肿瘤等作用。

【不良反应】　本品能抑制消化液分泌，可出现胃痛、食欲减少、口咽干燥等。

益母草　Yimucao
《神农本草经》

【来源】　为唇形科植物益母草 *Leonurus japonicus* Houtt. 新鲜或干燥的地上部分。全国各地均有分布。夏季采割，切段晒干。生用或酒炙用。

【处方用名】　益母草　鲜益母草(生用或鲜品，具有活血调经，利水消肿之功)　酒益母草(酒炙，活血祛瘀，调经止痛之力增强)

【性味归经】　辛、苦，微寒。归肝、心、膀胱经。

【功效】　活血调经，利尿消肿，清热解毒。

【应用】

1. 妇女血瘀经产诸证　本品辛散苦泄，主入血分，善于活血祛瘀调经，为妇科经产要药。善治血滞月经不调、经闭、痛经、产后瘀滞腹痛、恶露不尽等,可单用熬膏服,如益母草膏;或配当归、川芎等,如益母丸;治跌打损伤,瘀血作痛,配乳香、没药等。

2.水肿,小便不利 本品能活血利水消肿,故对水瘀互结之水肿尤为适宜,可单用或配白茅根、鱼腥草、泽兰等。现代常用于急、慢性肾炎水肿。

3.疮痈肿毒,皮肤痒疹 本品有清热解毒消肿之功。可单用鲜品捣敷或煎汤外洗,也可配苦参、黄柏等。

【用法用量】 煎服,9～30g;鲜品12～40g;或熬膏、入丸剂用。外用适量,捣敷或煎汤外洗。

【使用注意】 孕妇忌用。

【现代研究】 本品主要含益母草碱、水苏碱、益母草定等,尚含少量苯甲酸、月桂酸等。本品煎液及提取物对多种动物的子宫有兴奋作用,使子宫收缩频率、幅度增加;其注射液能增加冠脉血流量,减慢心率;煎液能改善微循环,对实验性血栓形成有抑制作用,并有利尿和抑制皮肤真菌作用。

桃仁 Taoren

(《神农本草经》)

【来源】 为蔷薇科植物桃 *Prunus persica*(L.)Batsch 或山桃 *Prunus davidiana*(Carr.)Franch. 的干燥成熟种仁。主产于山东、四川、陕西等地,以产于山东者质量最佳,为道地药材。7—9月采收,晒干。生用或炒用。

【处方用名】 桃仁(生用,行血祛瘀力强) 燀桃仁(燀制,去皮,除去非药用部位,使有效成分易于煎出,提高药效) 炒桃仁(炒用,偏于润燥和血)

【性味归经】 苦、甘,平;有小毒。归心、肝、大肠经。

【功效】 活血祛瘀,润肠通便,止咳平喘。

【应用】

1.多种瘀血证 本品入心肝血分,善泄血滞,祛瘀之力较强,又称破血药。治血瘀经闭、痛经、癥瘕,常配当归、红花等,如桃红四物汤;治产后恶露不尽,小腹冷痛,与炮姜、川芎等同用,如生化汤;治癥瘕,常配桂枝、牡丹皮等,如桂枝茯苓丸;治跌打损伤,配红花、大黄等,如复元活血汤。

2.肺痈、肠痈 本品能活血祛瘀消痈,与清热解毒药配伍,可治肺痈、肠痈等证。治肺痈配冬瓜仁、薏苡仁等,如苇茎汤;治肠痈配大黄、牡丹皮等,如大黄牡丹汤。

3.肠燥便秘 本品为种仁,富含油脂,能润肠通便,与当归、火麻仁等同用,如润肠丸。

4.咳嗽气喘 本品味苦,能降肺气,有止咳平喘之功,常与苦杏仁同用,称双仁丸。

【用法用量】 煎服,5～10g。

【使用注意】 孕妇忌用。便溏者慎用。本品有毒,不可过量。

【现代研究】 本品主要含脂质体、甾体、黄酮及糖类,尚含少量苦杏仁苷、蛋白质等。本品能促进初产妇子宫收缩;对炎症初期有较强的抗渗出作用;能增加脑血流量,降低脑血管阻力;对呼吸中枢呈镇静作用。

【不良反应】 本品所含杏仁苷在体内可分解成氢氰酸,致延髓呼吸中枢麻痹,过量可致中毒。中毒反应表现为头晕头痛、心率加快,继之呼吸困难,甚者可致呼吸衰竭、心跳停止而死亡。

红花 Honghua

(《新修本草》)

【来源】 为菊科植物红花 *Carthamus tinctorius* L. 的干燥花。主产于河南、湖北、云南、四川等地,以产于河南者质优,为道地药材。夏季花色由黄变红的时候采收,阴干或晒干。生用。

【性味归经】　辛,温。归心、肝经。

【功效】　活血通经,祛瘀止痛。

【应用】

1. 血瘀经闭,痛经,产后瘀滞腹痛　本品辛散温通,专入血分,能活血祛瘀,通经止痛,为妇产科血瘀诸证的常用药,常与桃仁、当归、川芎等同用,如桃红四物汤、膈下逐瘀汤。

2. 癥瘕痞块,跌打损伤,心腹瘀滞疼痛　本品能活血祛瘀消癥,通畅血脉,消肿止痛。治癥瘕,常配三棱、莪术等;治跌打损伤,配苏木、乳香、没药等;或制成红花油、红花酊涂擦;治胸痹心痛,与桂枝、丹参、瓜蒌等同用;治瘀滞腹痛,与桃仁、柴胡同用。

3. 血热瘀滞斑疹紫暗　本品有活血化瘀消斑之功,常与当归、紫草等同用,如当归红花散。

【用法用量】　煎服,3～10g。

【使用注意】　孕妇及月经过多者忌用。

【现代研究】　本品主要含红花黄素及红花苷、新红花苷等,尚含少量花生酸、油酸等。本品水提取物有轻度兴奋心脏、增加冠脉血流量及心肌营养性血流量作用,有抑制血小板聚集和增加纤维蛋白溶解作用;煎剂对动物子宫有兴奋作用,对已孕子宫尤为明显。

【不良反应】　本品应用不当会出现中毒反应。表现腹部不适、胃肠出血、妇女月经过多。重则精神萎靡,甚则可致惊厥,呼吸先兴奋后抑制,致循环、呼吸衰竭;少数患者可出现皮疹或一过性荨麻疹。

附:**西红花**　*Xihonghua*

为鸢尾科植物番红花 *Crocus sativus* L. 的花柱头。原产于欧洲及中亚地区,以往多由印度、伊朗经我国西藏输入,现我国已有栽培,又名"番红花""藏红花"。常于9—10月选晴天早晨采收花朵,摘下柱头,烘干用。味甘,性微寒,归心、肝经。功用与红花相似,但药力较强,又兼凉血解毒之功,尤宜于温热病热入营血,发斑发疹,色紫而不红活者。煎服,1.5～3g。孕妇忌用。

鉴别比较

桃仁　⎫
　　　⎬　均能活血化瘀,治瘀血所致的经闭、痛经、产后瘀血腹痛、跌打损伤等,相须为用。
红花　⎭

桃仁:兼能润肠通便,治肠燥便秘。

红花:兼治血热瘀滞所致的斑疹紫暗。

牛膝　*Niuxi*

（《神农本草经》）

【来源】　为苋科植物牛膝 *Achyranthes bidentata* Bl. 的干燥根。主产于河南、四川等地,以产于河南焦作(古怀庆府)者为道地药材,称"怀牛膝"。冬季采挖,晒干。生用或酒炙用。

【处方用名】　牛膝(生用,长于祛瘀通经,引血下行,利尿通淋)　酒牛膝(酒炙,补肝肾,强筋骨、祛瘀止痛之功增强)　川牛膝(产于四川者,偏于活血化瘀)　怀牛膝(产于河南焦作者,偏于补肝肾强筋骨)

【性味归经】　苦、酸、甘,平。归肝、肾经。

【功效】　逐瘀通经,补肝肾,强筋骨,引血下行,利尿通淋。

【应用】

1. 瘀血阻滞的经闭、痛经、产后腹痛、月经不调及跌打损伤　本品性善下行,活血通经力强,

> **课堂互动**
>
> 牛膝引血下行的功能主要表现在哪些方面?

尤多治妇科经产瘀血诸证。治疗阻经闭、痛经、月经不调、产后腹痛，常与当归、桃仁、红花等同用，如血府逐瘀汤；治跌打损伤，配续断、当归、乳香、没药等，如舒筋活血汤。

2．肝肾不足，腰膝酸软无力　本品制用能补肝肾，强筋骨，又兼能祛风除湿，尤以怀牛膝效优。治肝肾虚损，腰痛膝软者，常配杜仲、续断等，如续断丸；若痹痛日久，损及肝肾，腰膝酸痛者，常配独活、桑寄生等，如独活寄生汤。

3．上部火热证　本品味苦降泄，有导热引血下行之功。治胃火上炎，牙龈肿痛，口舌生疮，常配熟地黄、石膏、知母等，如玉女煎；治气火上逆，血热妄行之吐血衄血，常配栀子、赭石、白茅根等；治肝阳上亢之头痛眩晕，常配赭石、牡蛎等，如镇肝熄风汤。

4．淋证，水肿，小便不利　本品性善下行，能利尿通淋，导膀胱湿热下行。治热淋、血淋、石淋等，常与瞿麦、滑石、冬葵子等同用，如牛膝汤；治水肿，小便不利，常配熟地黄、泽泻、车前子等，如济生肾气丸。

【用法用量】　煎服，6～12g。

【使用注意】　孕妇及月经过多者忌用。下元不固，遗精滑泄者慎用。

【现代研究】　本品含对动物子宫平滑肌有活性的三萜皂苷和有抗肿瘤活性的多糖，并含少量昆虫变态激素等。本品所含昆虫变态激素能促进蛋白质合成；其醇浸剂对大鼠甲醛性关节炎有明显的抑制作用；煎剂能使子宫收缩幅度增强，频率加快。

鉴别比较

牛膝
川牛膝
}　均能逐瘀通经，通利关节，利尿通淋。

牛膝：偏于补肝肾，强筋骨。

川牛膝：偏于活血祛瘀。

鸡血藤　Jixueteng
（《本草纲目拾遗》）

【来源】　为豆科植物密花豆 *Spatholobus suberectus* Dunn 的干燥藤茎。主产于广西、广东、海南、云南等地。秋、冬二季采收，切片晒干。生用或熬膏用。

【性味归经】　苦、微甘，温。归肝、肾经。

【功效】　活血补血，调经止痛，舒筋活络。

【应用】

1．血瘀或血虚月经不调、痛经、经闭　本品药性和缓，苦温而不燥烈，既能活血，又能补血，对于血瘀、血虚之证均可应用。因血瘀者，常配川芎、红花等；因血虚者，常配熟地黄、当归等。

2．风湿痹痛，手足麻木，肢体瘫痪，血虚萎黄　本品能养血活血而舒筋活络，为治疗经脉不畅，络脉不和病证的常用药。治风湿痹痛，常配牛膝、杜仲等；治中风后肢体瘫痪，配黄芪、红花、地龙等；治血虚萎黄，与黄芪、当归等同用。

【用法用量】　煎服，9～15g；大剂量可用至30g；或熬膏服。

【现代研究】　本品主要含甾体、异黄酮类等，尚含少量三萜、查耳酮等。其煎剂对实验性家兔贫血有补血作用，又有抗炎作用；小剂量能增强子宫节律性收缩，较大剂量收缩更明显。其制剂可增加实验动物股动脉血流量，降低血管阻力，对血小板聚集有明显的抑制作用。

王不留行　Wangbuliuxing

（《神农本草经》）

【来源】　为石竹科植物麦蓝菜 *Vaccaria segetalis*（Neck）Garcke 的干燥成熟种子。除华南外，广布于我国各地。夏季采收，晒干。生用或炒用。

【处方用名】　王不留行（生用，长于消痈肿）　炒王不留行（炒后爆裂体泡，有效成分易煎出，走散力较强，长于活血通经，下乳，通淋）

【性味归经】　苦，平。归肝、胃经。

【功效】　活血通经，下乳消肿，利尿通淋。

【应用】

1. 血瘀经闭、痛经　本品能通利血脉，活血通络，走而不守，用于经行不畅、痛经及经闭，常与当归、川芎、红花等同用。

2. 产后乳汁不下或乳痈　本品行而不留，能行血脉，通乳汁，为治疗产后乳汁不下之常用品。用治产后乳汁不通，配通草、穿山甲等；治产后气血亏虚，乳汁稀少者，与当归、猪蹄等同用；治乳痈初起，常配瓜蒌、蒲公英等。

3. 热淋、血淋、石淋　本品性善下行，有利尿通淋作用，善治多种淋证，常配石韦、瞿麦等。

【用法用量】　煎服，5～10g。

【使用注意】　孕妇慎用。

【现代研究】　本品含王不留行皂苷等多种皂苷、单糖等。其水煎剂对动物子宫有明显的兴奋作用，其醇浸液作用更强；有抗着床、抗早孕作用。

干漆　Ganqi

（《神农本草经》）

【来源】　为漆树科植物漆树 *Toxicodendron vernicifluum*（Stokes）F.A.Barkl. 的树脂经加工后的干燥品。主产于福建、江西、安徽、四川等地。一般收集盛漆器具底流下的漆渣，干燥。

【性味归经】　辛、苦，温；有毒。归肝、胃经。

【功效】　破瘀通经，消积，杀虫。

【应用】

1. 妇女闭经，瘀血癥瘕　本品温通行滞，性善下行而破瘀通经以消癥，凡瘀血阻滞难消之证均可用之，但因本品有毒，其味厚浊，临床应用需配伍养血之品，并多入丸剂使用，使破瘀而不伤正。治妇女月水不通，小腹坚痛，常与当归、芍药等养血活血药同用，如干漆汤；若经闭、癥瘕，常与行血之牛膝为末，以滋养阴血之生地黄汁为丸服，如万病丸。

2. 虫积、疳积　本品有杀虫消积之功，又治虫积腹痛，可与苦楝皮、鹤虱、槟榔等同用；治小儿疳积，除配伍杀虫消疳药外，再配养胃理气之陈仓米、陈皮，可防止干漆损伤胃气之虞，如干漆丸。

【用法用量】　煎服，2～5g。

【使用注意】　孕妇及体虚无瘀者慎用。

月季花　Yuejihua

【来源】　蔷薇科植物月季 *Rosa chinensis* Jacq. 的干燥花。主产于江苏、山东、河南等地。全年均可采收，花微开时采摘，阴干或低温干燥。

【性味归经】　甘,温。归肝经。

【功效】　活血调经,疏肝解郁。

【应用】

1.月经不调,经闭痛经　本品甘温通利,为活血调经之药品,适用于肝郁不疏、经脉阻滞、月经不调、经闭痛经等症,常与丹参、茺蔚子、当归、香附等同用。

2.瘰疬　本品能活血消肿而散结,用于瘰疬肿痛,可与夏枯草、牡蛎等同用。

【用法用量】　煎服,3～6g。

【使用注意】　脾胃虚弱者慎用;月经过多及孕妇忌服。

第三节　活血疗伤药

本类药物性味多辛、苦、咸,主归肝、肾经,善于活血化瘀,消肿止痛,续筋接骨,止血生肌敛疮。主要用于跌打损伤的瘀肿疼痛,骨折筋损,金疮出血等伤科疾患。也可用于其他血瘀病证。

骨碎补　Gusuibu
(《药性论》)

【来源】　为水龙骨科植物槲蕨 *Drynaria fortunei* (Kunze) J.Sm 的干燥根茎。主产于江西、浙江、福建、台湾及中南、西南等地,以产于江西者质量最佳。随时可采,除去叶及鳞片,洗净,切片,干燥。生用或砂炒用。

【处方用名】　骨碎补(骨碎补密被鳞片,不易除净,且质地坚硬而韧,不利于粉碎和煎出有效成分,故临床多用其炮制品)　制骨碎补(砂炒用,质地松脆,易于煎出有效成分,便于调剂和制剂)

【性味归经】　苦,温。归肝、肾经。

【功效】　疗伤止痛,补肾强骨;外用消风祛斑。

【应用】

1.跌打损伤,筋伤骨折,瘀肿疼痛　本品能行血脉,续筋骨,专于疗伤止痛,为伤科的常用药,尤宜于骨折伤筋之证。治跌仆损伤,可单用本品浸酒服,并可外敷;治金疮伤筋断骨,常配自然铜、没药等,如骨碎补散。

2.肾虚腰痛脚弱,耳鸣耳聋,牙痛,久泻　本品入肝、肾经,有温补肾阳,强筋骨,益虚损之功。治肾虚腰痛脚弱,常与补骨脂、牛膝等同用;治肾虚耳鸣耳聋,牙痛,常配熟地黄、山茱萸等;治肾虚久泻,可单用本品研末,入猪肾中煨熟食之或配肉豆蔻、山药等。

此外,本品尚可治疗斑秃、白癜风。

【用法用量】　煎服,3～9g。外用适量。临床多用其炮制品,砂炒用。

【使用注意】　阴虚内热或无瘀血者慎用。

【现代研究】　本品含骨碎补二氢黄酮、柚皮苷等异黄酮,尚含少量淀粉等。其水煎液能促进骨对钙的吸收,并提高血钙和血磷水平,有利于骨折的愈合;可改善软骨细胞,推迟骨细胞的退行性病变。骨碎补多糖和骨碎补双氢黄酮苷有降血脂和抗动脉硬化的作用。

【不良反应】　本品大量煎服会引起中毒,表现为口干、多语、有恐惧感、心悸胸闷,继而神志恍惚、胡言乱语、时而欣快、时而悲泣。

马钱子　Maqianzi

（《本草纲目》）

【来源】　为马钱科植物马钱 *Strychnos nux-vomica* L. 的干燥成熟种子。主产于印度、斯里兰卡和东南亚各国。冬季采收成熟果实，取出种子，晒干，砂烫至鼓起，并显棕色或深棕色。研末用。

【处方用名】　马钱子（生用，毒性剧烈，质地坚硬，仅供外用）　制马钱子（制用，毒性降低，质地酥脆，可供内服，常制成丸、散应用）

【性味归经】　苦，温；有大毒。归肝、脾经。

【功效】　通络止痛，散结消肿。

【应用】

1. 风湿顽痹，跌打肿痛　本品既能搜筋骨间风湿，有较强的通络止痛之功，又善散结消肿止痛，为伤科疗伤止痛之佳品。治风湿顽痹，可与麻黄、乳香、地龙等同用；治跌打损伤，骨折肿痛，常配三七、乳香、没药等同用，如九分散。

2. 痈疽肿痛　本品苦寒有毒，长于散结消肿止痛。治痈疽肿毒，可单用为末，香油调涂；或与穿山甲、僵蚕等同用，即青龙丸。

此外，近年以其试治各种癌肿，取得一定疗效。

【用法用量】　炮制后入丸、散，每次 0.3～0.6g。外用适量，研末调涂。

【使用注意】　孕妇禁用；不宜多服久服及生用；运动员慎用；有毒成分能经皮肤吸收，外用不宜大面积涂敷。内服须严格控制用量与炮制方法。

【现代研究】　本品含马钱子碱、番木鳖碱、异马钱子碱及异番木鳖碱等生物碱。本品有中枢兴奋、镇痛、镇咳、麻痹感觉神经末梢及促进淋巴细胞有丝分裂作用，并对一些皮肤真菌或细菌有抑制作用。

【不良反应】　本品有大毒，服用过量，早期表现为头痛头昏、烦躁不安，继则可引起肢体颤动、惊厥、呼吸困难，甚至昏迷等中毒症状。

血竭　Xuejie

（《雷公炮炙论》）

【来源】　为棕榈科植物麒麟竭 *Daemonorops draco* Bl. 果实渗出的树脂经加工制成。主产于印尼、马来西亚、伊朗等国，我国广东、台湾等地亦有种植。秋季采果实，置蒸笼内蒸煮，使树脂渗出；或将树干砍破，使树脂自然流出，凝固而成。打碎研末用。

【性味归经】　甘、咸，平。归心、肝经。

【功效】　活血定痛，化瘀止血，生肌敛疮。

【应用】

1. 跌打损伤，瘀滞心腹疼痛　本品入血分，有化瘀止痛、活血疗伤之功，为伤科要药。治跌打损伤，常配乳香、没药、儿茶等，如七厘散；治产后瘀阻腹痛、痛经、经闭或瘀血心腹刺痛，常与三棱、莪术、当归等同用。

2. 外伤出血及疮疡不敛　本品外用，能化瘀止血，生肌敛疮。治外伤出血，常配乳香、没药、儿茶等，研末外敷，如七厘散；治疮疡久溃不敛，常与乳香、没药等同用，如血竭散。

【用法用量】　内服多研末或入丸、散，每次 1～2g。外用适量，研末撒敷或入膏药敷贴。

【现代研究】　本品主要含血竭红素、血竭素、去甲基血竭红素、去甲基血竭素等。本品对多种致病真菌有不同程度的抑制作用，对烫伤所致的炎症能加速结痂，促进伤口愈合；注射剂能降低血细胞比容,加快红细胞及血小板的电泳速度,缩短血浆再钙化时间,抑制血小板聚集,防止血栓形成。

儿茶 Ercha

（《饮膳正要》）

【来源】 为豆科植物儿茶 *Acacia catechu*（L.f）Willd. 的去皮枝、干的干燥煎膏。主产于云南、广西等地。冬季采收枝、干,除去外皮,砍成大块,加水煎煮,浓缩。打碎,生用。

【性味归经】 苦、涩,微寒。归肺、心经。

【功效】 活血止痛,止血生肌,收湿敛疮,清肺化痰。

【应用】

1. 跌打伤痛,出血 本品苦涩,既能活血散瘀,又能止血生肌,可用于多种内外伤出血病证。治外伤出血,配血竭、降香、白及等,如止血散;治内伤出血,如吐血、便血、崩漏等,既可单用内服,又可配大黄、虎杖等同用。

2. 疮疡,湿疮,痔 本品苦燥性微寒,能解毒收湿,敛疮生肌,外用治疗多种疮疡、痔等。治疮疡溃烂,久不收口,配乳香、没药等同用,研末外敷,如腐尽生肌散;治皮肤湿疮,配龙骨、轻粉等;治痔疮肿痛,以本品为末,配少许麝香,调敷患处。

3. 肺热咳嗽 本品性凉苦降,内服能清肺化痰,治肺热咳嗽,配桑叶、紫苏子、硼砂等,如安肺宁嗽丸。

【用法用量】 内服 1～3g,包煎;多入、丸散剂;入煎剂可适当加量。外用适量,研末外撒或调敷。

【现代研究】 本品主要含酚酸性成分,尚含少量黄酮醇、低聚脂等。本品体外试验对多种皮肤真菌、金黄色葡萄球菌、多种杆菌有不同程度的抑制作用;并能抑制链激酶对纤维蛋白的溶解作用。

土鳖虫 Tubiechong

（《神农本草经》）

【来源】 为鳖蠊科昆虫地鳖 *Eupolyphaga sinensis* Walker 或冀地鳖 *Steleophaga plancyi*（Boleny）的雌虫干燥体。主产于湖南、湖北、江苏、河南等省。野生或人工饲养,置沸水中烫死。晒干或焙干。生用。

【性味归经】 咸,寒;有小毒。归肝经。

【功效】 破血逐瘀,续筋接骨。

【应用】

1. 跌打损伤,筋骨折伤,瘀肿疼痛 本品咸寒入血,长于活血疗伤、续筋接骨,为骨伤科常用药,尤多用于骨折筋伤之证。治骨折伤痛,可单用研末吞服,或配乳香、自然铜、骨碎补等,如接骨紫金丹。

2. 产后瘀滞腹痛,血瘀经闭,癥瘕 本品入肝经血分,能破血逐瘀,通经消癥。治血滞经闭,产后瘀阻腹痛,常与大黄、桃仁等同用,如下瘀血汤;治干血成痨,经闭腹痛,常配水蛭、虻虫等,如大黄䗪虫丸;治癥瘕,常配柴胡、鳖甲、桃仁等,如鳖甲煎丸。

【用法用量】 煎服,3～10g;研末服 1～1.5g,以黄酒送服为佳。

【使用注意】 孕妇忌用。

【现代研究】 本品主要含谷氨酸、丙氨酸等多种氨基酸,尚含少量生物碱、脂肪醇等。本品水提取物可提高心肌和脑对缺血的耐受力，并降低心、脑组织的耗氧量；降低总胆固醇，延缓动脉粥样硬化的形成；有抗血栓作用。

苏木　Sumu

（《新修本草》）

【来源】　为豆科植物苏木 *Caesalpinia sappan* L. 的干燥心材。我国广东、广西、台湾、云南等地均有分布。多于秋季采伐，除去白色边材，干燥。用时劈成薄片或研成粗末。

【性味归经】　甘、咸，平。归心、肝、脾经。

【功效】　活血祛瘀，消肿止痛。

【应用】

1. 跌打损伤，筋伤骨折，瘀滞肿痛　本品辛散入血分，能活血散瘀、消肿止痛，为骨伤科常用药。治疗上述诸证，常配乳香、没药、自然铜等，如八厘散。

2. 血瘀痛经、经闭，产后瘀滞腹痛，心腹瘀痛，痈肿疮毒　本品能祛瘀通经止痛，为妇科瘀滞经产诸证及其他瘀滞病证的常用药。治妇科瘀滞经产诸证，常配当归、川芎、红花等，如通经丸；治心腹瘀痛，配川芎、丹参、延胡索等；治疮痈，与金银花、连翘、白芷等同用。

【用法用量】　煎服，3～9g。外用适量，研末撒敷。

【使用注意】　孕妇慎用。

【现代研究】　本品含巴西苏木素、苏木查耳酮、挥发油、鞣质等。本品煎剂有镇静催眠作用，可使离体蛙心收缩力增强；水提液有抗癌、抑菌作用。

自然铜　Zirantong

（《雷公炮炙论》）

【来源】　为硫化物类矿物黄铁矿族黄铁矿，主含二硫化铁（FeS_2）。主产于四川、广东、湖南等地。采挖后，除去杂质，反复煅淬两三次至黑褐色，质地酥脆。研末或水飞用。

【处方用名】　自然铜　煅自然铜（煅制用，增强散瘀止痛作用）

【性味归经】　辛，平。归肝经。

【功效】　散瘀止痛，续筋接骨。

【应用】

跌打损伤，骨折筋伤，瘀肿疼痛　本品味辛而散，善活血散瘀止痛，能接骨以疗折伤，尤长于促进骨折愈合，为伤科接骨续筋要药。内服常与乳香、没药等配伍，如自然铜散；外用与土鳖虫、骨碎补研末，白蜜调敷患处。

【用法用量】　煎服，3～9g，宜先煎；多入丸、散服，每次0.3g。外用适量。

【现代研究】　本品主要含二硫化铁，尚含微量铜等。本品煎液可使骨痂生长加快，促进骨折愈合；可促进骨髓自身及周围血液中网状细胞和血红蛋白的增生；还有抗真菌作用。

刘寄奴　Liujinu

（《新修本草》）

【来源】　为菊科植物奇蒿 *Artemisia anomala* S. Moore 的全草。主产于江苏、浙江、江西等地。夏、秋二季花开时采收，连根拔起，洗净，鲜用，或晒干，打成捆备用，防夜露雨淋变黑。生用。

【处方用名】　金寄奴　九里光

【性味归经】 辛、苦,温。归心、肝、脾经。

【功效】 破瘀通经,止血消肿,消食化积。

【应用】

1. 跌打损伤,创伤出血 本品辛苦而温,入心、肝二经,有破血通经,散瘀止痛之功。可单用研末以酒调服,又常与骨碎补、延胡索等同用,治跌打损伤所致瘀滞肿痛,如流伤饮(《伤科秘方》);可单用鲜品捣烂外敷,又可与茜草、五倍子等同用,治金疮出血。

2. 血滞经闭,产后瘀阻腹痛 本品辛散苦泄,既可破瘀通经,又能化瘀止痛。可与当归、川芎、桃仁等同用,治血滞经闭;可与活血通经药益母草、桃仁等同用,治产后瘀阻腹痛。

3. 食积证 本品芳香醒脾,消食助运。可单用煎服,亦可与鸡内金、山楂、白术等同用,用治食积。

【用法用量】 煎服,3~10g;外用适量,研末调敷,亦可用鲜品捣烂外敷。

【使用注意】 孕妇慎用。

【现代研究】 本品主要含二硫化铁,尚含微量铜等。本品缩煎液可使醋酸棉酚引起的大鼠高血清谷丙转氨酶明显下降;对麻醉犬和大鼠有明显的利胆作用;对多种杆菌有抑制作用。

附:北刘寄奴 Beiliujinu

为玄参科植物阴行草 *Siphonostegia chinensis* Benth. 的干燥全草。主产于东北,以及河北、河南、山东等地。秋季采收,除去杂质,晒干。味苦,性寒。归脾、胃、肝、胆经。功能活血祛瘀,通经止痛,凉血,止血,清热利湿。用于跌打损伤,外伤出血,瘀血经闭,月经不调,产后瘀痛,癥瘕积聚,血痢,血淋,湿热黄疸,水肿腹胀,白带过多。用量以 6~9g 为宜。

第四节 破血消癥药

本类药物味多辛苦,药性强烈,能破血逐瘀而消癥积。尤以虫类药占多,主治瘀血程度较重的癥瘕积聚为其特点,亦可用于血瘀经闭、瘀肿疼痛、偏瘫等症。

莪术 Ezhu
(《药性论》)

【来源】 为姜科植物蓬莪术 *Curcuma phaeocaulis* Val.、广西莪术 *Curcuma kwangsiensis* S.G. Lee et C.F. Liang 或温郁金 *Curcuma wenyujin* Y.H.Chen et C.Ling 的干燥根茎。主产于浙江、广西、四川等地,以产于浙江者为道地药材。冬季采挖,蒸或煮至透心,晒干或低温干燥,切片。生用或醋制用。

【处方用名】 莪术(生用,行气止痛,破血祛瘀力强,为气中血药) 醋莪术(醋制,入肝经血分,散瘀止痛作用增强)

【性味归经】 辛、苦,温。归肝、脾经。

【功效】 行气破血,消积止痛。

【应用】

1. 气滞血瘀所致的经闭,癥瘕积聚,心腹刺痛 本品辛散苦泄温通,既入气分,又入血分,既能破血逐瘀,又能行气止痛。治经闭腹痛,与当归、三棱等同用,如莪术散;治癥瘕积聚,配柴胡、鳖甲等,现代常用本品治肝脾肿大、肝硬化;治心腹刺痛,与丹参、川芎等同用。

2. 食积气滞,脘腹胀痛 本品有较强的破气消积止痛之功,治食积脘腹胀痛甚者,常配槟榔、木香等,如莪术丸。

此外,取其化瘀消肿止痛之功,还可用于跌打损伤,瘀肿疼痛。

【用法用量】　煎服,6～9g。

【使用注意】　月经过多者及孕妇忌用。

【现代研究】　本品主要含挥发油,尚含少量棕榈酸、姜黄素等。本品有抗癌作用,除直接作用外,还可使宿主特异性免疫功能增强而获得明显的免疫保护效应;其挥发油能抑制多种致病菌的生长;水提液有抑制血小板聚积、抗血栓形成作用。

三棱　Sanleng

（《本草拾遗》）

【来源】　为黑三棱科植物黑三棱 *Sparganium stoloniferum* Buch.-Ham. 的干燥块茎。主产于江苏、河南、山东、江西等地。冬季至次春采挖,晒干,用时润透切片。生用或醋炙用。

【处方用名】　三棱(生用,为血中气药,破血行气之力较强)　醋三棱(醋炙,主入血分,破瘀散结、止痛作用增强)

【性味归经】　辛、苦,平。归肝、脾经。

【功效】　破血行气,消积止痛。

【应用】

1. 气滞血瘀经闭,心腹刺痛,癥瘕积聚　与莪术相须为用,如三棱丸。

2. 食积气滞,脘腹胀痛　配麦芽、青皮等,如三棱煎。

【用法用量】　煎服,5～10g。

【使用注意】　月经过多者及孕妇忌服,不宜与芒硝、玄明粉同用。

【现代研究】　本品含挥发油、有机酸、胡萝卜苷、刺芒柄花素等。其煎剂可抑制血小板聚集,使动物血栓形成时间明显延长;可直接破坏肿瘤细胞,对实验动物肿瘤模型有一定抑制作用。

鉴别比较

莪术

三棱

均有破血行气,消积止痛之功,同为破血消癥之要药,均可治疗癥瘕积聚,脘腹胀痛,血瘀经闭,二药常相须为用。

莪术:长于行气,偏于破气消积。

三棱:长于行血,偏于破血通经。

水蛭　Shuizhi

（《神农本草经》）

【来源】　为水蛭科动物蚂蟥 *Whitmania pigra* Whitman、水蛭 *Hirudo nipponica* Whitman 或柳叶蚂蟥 *Whitmania acranulata* Whitman 的干燥全体。全国各地均产。夏、秋两季捕捉,用开水烫死,晒干或低温干燥。生用或用滑石粉烫后用。

【处方用名】　水蛭(生品有毒,多入煎剂,破血逐瘀为主)　烫水蛭(用滑石粉烫至微鼓起,降低毒性,质地酥脆,利于粉碎,多入丸剂)

【性味归经】　咸、苦,平;有小毒。归肝经。

【功效】　破血通经,逐瘀消癥。

【应用】

1. 癥瘕痞块，血瘀经闭　本品咸苦入血分，善于破血逐瘀消癥，且力峻效宏。治癥瘕、经闭，常与虻虫相须为用，也常配三棱、桃仁等，如抵当汤。

2. 跌打损伤，心腹疼痛　本品有破血逐瘀之功。治跌打损伤，配苏木、自然铜，如接骨火龙丹；治瘀血内阻，心腹疼痛，与大黄、牵牛子等同用，如夺命丹。

【用法用量】　煎服，1～3g；研末服，0.3～0.5g。以入丸、散或研末服为宜。

【使用注意】　孕妇忌服。

【现代研究】　本品含水蛭素、蛋白质、肝素、抗血栓素及组胺样物质。水蛭素能抑制纤维蛋白原转化为纤维蛋白，也能抑制凝血因子的活化及凝血酶诱导的血小板反应，抗凝作用极强大；还能防止血栓形成，对已形成的血栓有溶解作用。其水煎液能使血中胆固醇和甘油三酯含量降低；其注射液能促进脑内血肿及皮下血肿吸收。

?　复习思考题

1. 试述活血化瘀药的含义、功效、适应证、分类、配伍方法及使用注意。
2. 分析比较桃仁与红花、三棱与莪术、乳香与没药的功用异同点。
3. 独活、桑寄生、牛膝都能治疗腰膝疼痛，根据功效加以区别。
4. 简述延胡索的作用特点。

上1504

扫一扫，测一测

第十六章　化痰止咳平喘药

学习目标

1. 掌握化痰止咳平喘药的含义、性能特点、功效、适用范围及分类。

2. 掌握半夏与天南星、川贝母与浙贝母、白前与前胡、紫苏子与苦杏仁、桑白皮与葶苈子、紫菀与款冬花等相似药物的功用异同点。

3. 熟悉半夏、天南星、白附子、瓦楞子、葶苈子等炮制前后功效变化。

4. 熟悉半夏、旋覆花、白附子、川贝母、瓜蒌、竹沥、苦杏仁、白果等的用法用量及使用注意。

5. 了解常用化痰止咳平喘药的别名。

凡以祛痰或消除痰涎为主要作用的药物，称化痰药；以制止或减轻咳嗽和喘息为主要作用的药物，称止咳平喘药。因咳喘每多夹痰，痰多必致咳喘，痰、咳、喘三者常相互兼杂；而化痰药每兼止咳平喘作用，止咳平喘药又每兼化痰功效，治疗时化痰药与止咳平喘药常相互配伍应用，故将化痰药与止咳平喘药合并一章介绍。

痰，既是病理产物，又是致病因素，可"随气升降，无处不到"，故痰之为病其证甚多。如痰阻于肺之咳喘痰多或咳痰不爽；痰停于胃之恶心、呕吐、胃脘痞满；痰气凝结咽喉之喉中如物梗阻，吐之不出，咽之不下；痰蒙心窍或引动肝风之昏厥、癫痫、中风、惊厥；痰蒙清阳之头晕、目眩；痰火扰心之睡卧不安；肝风夹痰之中风、惊厥；痰阻经络之肢体麻木，半身不遂、口眼㖞斜；痰气互结之瘰疬、瘿瘤；痰凝肌肉，流注骨节之阴疽流注等，其病机均与痰密切相关，皆可用化痰药治疗。止咳平喘药主治外感、内伤所致的各种咳嗽和喘息。

因脾为生痰之源，肺为贮痰之器，故本类药物主归脾、肺二经，且味多辛、苦、甘，药性有寒凉与温燥之分。根据药物的性味、功效及临床应用的不同，本章药物可分为温化寒痰药、清热化痰药和止咳平喘药三类。

应用本类药物时，除应根据病证不同，有针对性地选择相应的化痰药及止咳平喘药外，并须根据痰、咳、喘之成因和证型作适当的配伍，以治病求本，标本兼顾。如兼表证者，配解表药；里热者，配清热泻火药；里寒者，配温里药；虚劳者，配补虚药；阴虚火旺者，配滋阴降火药；脾虚湿阻者，配健脾燥湿药。此外，如眩晕、癫痫、惊厥、中风痰迷者，配平肝息风、开窍、安神药；瘿瘤、瘰疬、痰核者，配软坚散结药；阴疽流注者，配温阳散寒通滞药。因痰饮形成的病机为气化失司，水液停滞，气机失调，故历代医家强调治痰之要在于调气，气行则水行，气降则痰降，临证时应配伍行气、降气药，以加强化痰之功。又因脾虚则运化无权，津液不归正化而聚湿生痰，故常配伍健脾燥湿药，以标本兼顾。

应用本章药物时必须注意，药性温燥的温化寒痰药，一般不宜用于热痰、燥痰；药性寒凉的清热化痰药，一般不宜用于寒痰、湿痰；凡咳嗽兼咯血或痰中带血等有出血倾向者，不宜使用作用强烈而有刺激性的化痰药，以免加重出血；麻疹初起有表邪之咳嗽，当以疏解清宣为主，不宜单投止咳药，尤其是温性或有收敛功效的止咳药应当忌用，以免遏伏疹毒而影响麻疹之透发；有毒性的药物，应注意其炮制、用法、用量及不良反应的防治。

第一节　温化寒痰药

本类药物，味多辛苦，性多温燥，主归肺、脾、肝经，有温肺祛寒、燥湿化痰之功，主治寒痰、湿痰证，症见咳嗽、气喘、痰多清稀、色白呈泡沫状、舌苔白腻等，以及由寒痰、湿痰所致的眩晕、肢体麻木、瘿瘤、瘰疬、痰核、阴疽流注等。临床应用时，多与温肺散寒、燥湿健脾药同用，以期达到温化寒痰、湿痰的目的。温燥之性较强的温化寒痰药，不宜用于热痰、燥痰证。

半夏　Banxia

《神农本草经》

【来源】　为天南星科植物半夏 *Pinellia ternata*(Thunb.)Breit. 的干燥块茎。全国大部分地区均有，主产于四川、湖北、江苏、安徽等地。夏、秋二季采挖，洗净，除去外皮及须根，晒干，为生半夏。一般用姜汁、明矾制过入煎剂。

【处方用名】　半夏（因生半夏辛烈有毒，不宜内服，故处方中单写半夏者，应付给炮制品，一般多付给姜半夏或法半夏）　清半夏（用 8% 的白矾溶液炮制，长于燥湿化痰）　法半夏（用甘草、石灰水炮制，长于燥湿化痰且温性较弱）　姜半夏（用生姜、白矾炮制，长于降逆止呕）　半夏曲（用法半夏与赤小豆、苦杏仁和鲜青蒿、鲜辣蓼、鲜苍耳草及面粉经加工发酵而成，长于化痰消食）　竹沥半夏（姜半夏用竹沥拌透晒干，长于清热化痰）　生半夏（生品有毒，只供外用，长于消肿散结止痛）

【性味归经】　辛，温；有毒。归脾、胃、肺经。

【功效】　燥湿化痰，降逆止呕，消痞散结；外用消肿止痛。

【应用】

1. 湿痰、寒痰证　本品辛温而燥，为燥湿化痰、温化寒痰之要药，尤善治脏腑之湿痰，并兼止咳之功。治疗湿痰咳嗽，痰多胸闷，常配伍陈皮、茯苓等，如二陈汤；治疗寒痰咳嗽，痰多清稀，常配伍细辛、干姜等，如小青龙汤；治疗湿痰上犯清阳之头痛、眩晕，甚则呕吐痰涎者，常配伍天麻、白术等，如半夏白术天麻汤；治疗痰饮内盛，胃失和降之夜寐不安者，配伍秫米以化痰和胃安神，如半夏秫米汤。

2. 多种呕吐　本品苦降，具有良好的止呕作用，为止呕要药，用治多种原因引起的呕吐，尤宜于痰饮或胃寒之呕吐，常与生姜配伍，既增强止呕之力，又降其毒性，如小半夏汤；治疗胃热呕吐，常配伍黄连、竹茹等，如黄连橘皮竹茹半夏汤；治疗胃气虚呕吐，常配伍人参、白蜜等，如大半夏汤；治疗胃阴虚呕吐，常配伍麦冬、粳米等，如麦门冬汤。现代以本品制成注射液肌注，用治各种呕吐。

3. 结胸，心下痞，梅核气，胸痹　本品辛散温通，能化痰消痞。治疗痰热结胸之胸腹满闷、吐痰黄稠，常配伍黄连、瓜蒌等，如小陷胸汤；治疗寒热互结之心下痞满，常配伍干姜、黄连、黄芩等，如半夏泻心汤；治疗气郁痰凝之梅核气，常配伍紫苏、厚朴、茯苓等，如半夏厚朴汤；治疗痰浊阻滞，胸阳不振之胸痹心痛，常配伍瓜蒌、薤白等，如瓜蒌薤白半夏汤。

4. 瘿瘤，痰核，痈疽肿毒，毒蛇咬伤　本品内服能消痰散结，外用可消肿止痛。治疗痰湿凝结之瘿瘤、痰核，常配伍昆布、海藻、浙贝母等；治痈疽肿毒、毒蛇咬伤，可生品研末调敷或鲜品捣烂外敷。

此外，对创伤出血，用生半夏细粉外敷伤口，有良好的止血、止痛作用。

【用法用量】　内服一般炮制后使用，3～9g。外用适量，磨汁涂或研末以酒调敷患处。

【使用注意】　不宜与川乌、制川乌、草乌、制草乌、附子同用；生品内服宜慎。阴虚燥咳、血证、热痰、燥痰应忌用或慎用。

【现代研究】　本品含挥发油、β-谷甾醇及胆碱、葡萄糖苷、多种氨基酸、皂苷、辛辣性醇类、左旋盐酸麻黄碱等生物碱及少量脂肪、淀粉等。半夏各种炮制品对实验动物均有明显的镇咳作用，并能抑制呕吐中枢而镇吐；能显著抑制胃液分泌，对多原因所致的胃溃疡有显著的预防和治疗作用。此外，还具有抗肿瘤、抗心律失常、降血脂、镇静催眠、抗生育和抗早孕等作用。

【不良反应】　生半夏对口腔、喉头和消化道黏膜有强烈的刺激性，可导致失音、呕吐、水泻等副反应，严重的喉头水肿可致呼吸困难，甚至窒息。但这种刺激作用可能通过煎煮而除去。

案例分析

某患者，男，41岁。7日前因感受风寒，出现感冒症状，自行服用药物后，症状消除，但出现晨起咳嗽有痰，痰多色白质稠，胸膈满闷，夜间尤甚情况，前来就诊。**中医诊断**：咳嗽属痰湿证，**西医诊断**：急性呼吸道感染。

中医治宜：燥湿化痰。

处方：二陈丸。

陈皮9g　半夏（制）6g　茯苓5g　甘草3g

请分析该处方中半夏应如何炮制为宜？

天南星　Tiannanxing
（《神农本草经》）

【来源】　为天南星科植物天南星 *Arisaema erubescens*（Wall.）Schott、异叶天南星 *Arisaema heterophyllum* Bl. 或东北天南星 *Arisaema amurense* Maxim. 的干燥块茎。天南星主产于河南、河北、四川等地；异叶天南星主产于江苏、浙江等地；东北天南星主产于辽宁、吉林等地。秋、冬二季茎叶枯萎时采挖，除去须根及外皮，干燥，为生南星；用姜汁、明矾制过用，为制南星。

【处方用名】　天南星（生品有毒，不宜内服，故处方中单写天南星者，应付制南星）　制南星（制后用，长于燥湿化痰）　生天南星（生品有毒，多外用，长于消肿散结止痛）

【性味归经】　苦、辛，温；有毒。归肺、肝、脾经。

【功效】　燥湿化痰，祛风止痉。外用消肿散结止痛。

【应用】

1. 湿痰、寒痰证　本品性温而燥，燥湿化痰功似半夏而温燥毒性烈于半夏，故治湿痰、寒痰一般不如半夏常用，多用治顽痰咳嗽及痰湿壅滞、胸膈胀闷等。治疗湿痰阻肺，咳喘痰多，胸膈胀闷，常配伍半夏、枳实等，如导痰汤；治疗寒痰咳嗽，痰白清稀，常配伍半夏、肉桂等，如姜桂丸；治疗热痰咳嗽，痰黄黏稠，常配伍黄芩等，如小黄丸。

2. 风痰眩晕，中风，癫痫，破伤风　本品化痰之中善祛经络之风痰而止痉，长于治疗风痰诸证。治疗风痰眩晕，常配伍半夏、天麻等；治疗中风痰滞经络之半身不遂，手足顽麻，口眼㖞斜，常配伍半夏、川乌等，如青州白丸子；治疗癫痫，常配伍半夏、全蝎等，如五痫丸；治疗破伤风之角弓反张，牙关紧闭，常配伍白附子、天麻、防风等，如玉真散。

3. 痈疽肿痛，毒蛇咬伤，跌打伤痛　生品外用能消肿散结止痛。治疗痈疽肿痛，可研末醋调外敷；治疗毒蛇咬伤，可配伍雄黄外敷；治疗跌打伤痛，单用研末，以米泔水（或醋）磨浓汁外涂。

【用法用量】　煎服，3～9g，内服一般用制南星。生品外用适量，研末以醋或酒调敷患处，或鲜品捣敷患处。

【使用注意】 孕妇慎用；生品内服宜慎。阴虚燥痰忌用。

【现代研究】 本品含三萜皂苷、安息香酸、氨基酸、D-甘露醇等，其毒性成分为苛辣性毒素。本品煎剂具有祛痰、抗惊厥、镇静、镇痛及抗癌等作用。水提取液对肉瘤 S_{180}、HCA（肝癌）实体型、子宫瘤 U_{14} 有明显抑制作用；二酮哌嗪类生物碱能对抗乌头碱所致的实验性心律失常，并能延长心肌细胞动作电位的有效不应期。

【不良反应】 天南星对皮肤、黏膜均有强刺激性，人口嚼生天南星，可使舌、咽、口腔麻木和肿痛，出现黏膜糜烂、音哑、张口困难，甚至呼吸缓慢、窒息等；皮肤接触可致过敏性瘙痒。尚有报道长期使用天南星可引起智力发育障碍。

附：胆南星 Dannanxing

为制天南星的细粉与牛、羊或猪胆汁经加工而成，或为生天南星细粉与牛、羊或猪胆汁经发酵加工而成。味苦、微辛，性凉。归肝、胆、脾经。功效清热化痰，息风定惊。适用于痰热咳嗽、咳痰黄稠、头风眩晕、中风痰迷、癫狂惊痫等。煎服，3～6g。

鉴别比较

半夏 ⎱
天南星 ⎰ 辛温有毒，均有燥湿化痰、消肿散结之功，善治湿痰、寒痰及痰核、瘰疬、痈疽。

半夏：性偏辛散，主入脾、肺二经，重在治疗脏腑之湿痰，为治寒痰、湿痰之要药，且能降逆止呕，用治多种呕吐。

天南星：温燥之性强于半夏，善走经络，长于祛风化痰止痉，为治风痰之要药，常用治风痰眩晕、癫痫及中风痰滞经络之半身不遂。

白附子 Baifuzi

《中药志》

【来源】 为天南星科植物独角莲 *Typhonium giganteum* Engl. 的干燥块茎。又名禹白附。主产于河南、甘肃、湖北等地。秋季采挖，除去须根及外皮，用硫黄熏1～2次晒干。生用或用白矾、生姜制后用。

【处方用名】 白附子 制白附子（均付制品，毒性降低，增强祛风痰止痉作用） 生白附子（生品有毒，一般多外用，长于解毒散结止痛）

【性味归经】 辛，温；有毒。归胃、肝经。

【功效】 祛风痰，定惊搐，解毒散结，止痛。

【应用】

1. 中风口眼㖞斜，惊风癫痫，破伤风，偏头痛 本品功似天南星，其性上行，善祛头面风痰而解痉止痛，为治头面风痰之要药。治疗中风口眼㖞斜，常配伍全蝎、僵蚕等，如牵正散；治风痰壅盛之惊风、癫痫，常配伍半夏、天南星等；治破伤风，常配伍防风、天麻等，如玉真散；治疗偏头痛，常配伍白芷、川芎等。

课堂互动

附子与白附子是同一种中药吗？两者来源、功效有何不同？

2. 瘰疬痰核，毒蛇咬伤 本品有解毒散结止痛之功。治瘰疬痰核，可单用鲜品捣烂外敷；治毒蛇咬伤，可单用生品捣汁内服并外敷，亦可配伍其他解毒药。

【用法用量】 煎服，3～6g；研末服，0.5～1g。内服一般宜炮制后用。外用生品适量捣烂，熬膏或研末以酒调敷患处。

【使用注意】　本品辛温燥烈，孕妇及阴虚血虚动风、热盛动风者均不宜用。生品一般不内服。

【现代研究】　本品主含皂苷、生物碱、肌醇、β-谷甾醇及葡萄糖苷、胆碱、黏液质等。本品具有明显的镇静、抗惊厥及镇痛作用，注射液对结核分枝杆菌有一定抑制作用，煎剂或混悬液对实验动物关节肿均表现较强的抗炎作用。本品尚有止咳祛痰、抗破伤风毒、抗癌等作用。

【不良反应】　误服、过量服用本品，可出现口舌麻辣，咽喉部灼热并有梗死感，舌体僵硬，语言不清，继则四肢发麻，头晕眼花，恶心呕吐，流涎，面色苍白，神志呆滞，唇舌肿胀青紫，口腔黏膜及咽部红肿，严重者可导致呼吸、循环衰竭而死亡。

旋覆花　Xuanfuhua
《神农本草经》

【来源】　为菊科植物旋覆花 *Inula japonica* Thunb. 或欧亚旋覆花 *Inula britannica* L. 的干燥头状花序。主产于河南、河北、江苏、浙江、安徽等地。夏、秋二季花开时采收，除去杂质，阴干或晒干。生用或蜜炙用。

【处方用名】　旋覆花（生用，长于降气化痰止呕）　蜜旋覆花（蜜炙，长于润肺止咳）

【性味归经】　苦、辛、咸，微温。归肺、脾、胃、大肠经。

【功效】　降气，消痰，行水，止呕。

【应用】

1. 咳喘痰多，胸膈痞满　本品微温苦降，降气化痰平喘之中而又除痞满，无论寒、热咳喘，皆可应用。治寒痰咳喘，常配伍紫苏子、半夏等；治热痰咳喘，常配伍桑白皮、瓜蒌等；治痰饮蓄结，胸膈痞满，常配伍海浮石、蛤壳等。

2. 噫气，呕吐　本品善降胃气而止呕噫。治疗痰浊中阻、胃气上逆之噫气、呕吐，常配伍赭石、半夏等，如旋覆代赭汤。

此外，本品配伍香附等，可治疗气血不和所致的胸胁疼痛，如香附旋覆花汤。

> **课堂互动**
>
> 旋覆花内服为什么要包煎？

【用法用量】　煎服，3～9g。包煎。

【使用注意】　阴虚劳嗽、津伤燥咳者忌用。因本品有绒毛，易刺激咽喉作痒而致呛咳、呕吐，故须布包入煎。

【现代研究】　本品主要成分为旋覆花次内酯、天人菊内酯等多种内酯，多种黄酮苷等。本品有明显的镇咳、祛痰作用，对豚鼠因组胺引起的支气管痉挛性哮喘有明显的保护作用，并有轻微的利尿作用。煎剂对金黄色葡萄球菌、炭疽杆菌和福氏志贺菌Ⅱa株有明显的抑制作用，欧亚旋覆花内酯对阴道滴虫和阿米巴原虫均有强大的杀灭作用。此外，旋覆花对免疫性肝损伤有保护作用，天人菊内酯有抗癌作用。

芥子　Jiezi
《名医别录》

【来源】　为十字花科植物白芥 *Sinapis alba* L. 或芥 *Brassica juncea*（L.）Czern. et Coss. 的干燥成熟种子。前者习称"白芥子"，后者习称"黄芥子"。主产于安徽、河南、四川等地。夏末秋初果实成熟时采割植株，晒干，打下种子，除去杂质。生用或炒用。

【处方用名】　芥子　白芥子（生用，辛散力强，长于散结通络止痛）　炒白芥子（炒用，药性缓和，长于温肺化痰利气）

【性味归经】　辛，温。归肺经。

【功效】　温肺豁痰，利气散结，通络止痛。

【应用】

1. 寒痰喘咳，悬饮　本品辛散利气，能温肺散寒，化痰逐饮。治疗寒痰壅肺之咳喘胸闷，痰多清稀，常配伍紫苏子、莱菔子，如三子养亲汤；治疗悬饮咳喘，胸胁胀痛，可配伍甘遂、大戟等，如控涎丹。

2. 阴疽流注，肢体麻木，关节肿痛　本品善温通经络，逐痰散结消肿，长于疏散凝聚于经络之痰，尤善治"皮里膜外"之痰。治疗阴疽流注，常配伍鹿角胶、肉桂等，如阳和汤；治疗痰湿阻滞经络之肢体麻木，关节肿痛，常配伍马钱子、没药等，如白芥子散。

此外，若冷哮日久，可用本品配细辛、甘遂、麝香等研末，于夏令外敷肺俞、膏肓等穴，即张石顽白芥子涂法。

【用法用量】　煎服，3～9g；用炒制品并研粉入药效果更好。外用适量，用散剂或膏剂外敷。

【使用注意】　内服用量不宜过大，久咳肺虚及阴虚火旺者忌用；有消化道溃疡、出血者及皮肤过敏者忌用。

【现代研究】　本品含芥子油苷、白芥子苷、芥子酶、芥子碱、脂肪油及多种氨基酸等。小剂量能引起反射性气管分泌增加，而有恶心性祛痰作用，白芥子苷水解产物白芥油可致皮肤充血、发疱。白芥子粉能使唾液分泌，淀粉酶活性增加，小量可刺激胃黏膜，增加胃液、胰液的分泌，发挥健胃、助消化作用，有时可缓解顽固性呃逆；大量可迅速引起呕吐，可用于麻醉性药物中毒之治疗。

【不良反应】　芥子油对皮肤黏膜刺激性很强，能引起充血、灼痛，甚至发疱，内服过量可引起呕吐、腹痛、腹泻。

白前　Baiqian

（《名医别录》）

【来源】　为萝藦科植物柳叶白前 *Cynanchum stauntonii*（Decne.）Schltr. ex Lévl. 或芫花叶白前 *Cynanchum glaucescens*（Decne.）Hand.-Mazz. 的干燥根茎及根。主产于浙江、安徽、河南、山东等地。秋季采挖，洗净，晒干。生用或蜜炙用。

【处方用名】　白前（生用，长于降气化痰止咳）　蜜白前（蜜炙用，缓和对胃的刺激性，增强润肺止咳作用）

【性味归经】　辛、苦，微温。归肺经。

【功效】　降气消痰止咳。

【应用】

咳嗽痰多，胸满喘急　本品作用平和，温而不燥，专入肺经，长于祛痰降肺平喘。凡肺气壅实、肺失宣降之咳嗽痰多，胸满喘急，无论寒热新久、外感内伤均可应用，尤以痰湿或寒痰阻肺者为宜。治外感风寒咳嗽，咳痰不爽，常配伍荆芥、桔梗等，如止嗽散；治内伤肺热咳喘，常配伍桑白皮、葶苈子等，如白前丸；治咳喘浮肿，喉中痰鸣，不能平卧，常配伍紫菀、半夏、大戟等，如白前汤。

【用法用量】　煎服，3～10g；或入丸、散剂。

【使用注意】　生品内服对胃有刺激，用量不可过大，有胃溃疡和出血倾向者慎服。

【现代研究】　柳叶白前根茎中含 β- 谷甾醇、高级脂肪酸及华北白前醇。芫花叶白前根中含有白前皂苷 A～K，白前皂苷元 A、B，白前新皂苷 A、B 及白前二糖。芫花叶白前各种提取物均有明显的镇咳作用，水、醇提取物又具有明显的祛痰作用。本品水提取物对乙酰胆碱和组胺混合液诱发的豚鼠哮喘有明显的预防作用，还具有非常显著的抗炎作用。此外，还有镇痛及抗血栓形成作用。

第二节　清热化痰药

本类药物多属苦寒或甘寒质润之品,有清热化痰、润化燥痰功效;部分药物味咸,兼能软坚散结。适用于热痰证,症见咳嗽气喘,痰黄质稠,舌红苔黄腻等;或用于燥痰证,症见咳嗽气喘,痰少黏稠,咳痰不爽,咽喉干燥等。也可用治痰热所致的癫痫、中风、惊厥及瘿瘤、瘰疬等。

桔梗　Jiegeng
《神农本草经》

【来源】　为桔梗科植物桔梗 *Platycodon grandiflorum*（Jacq.）A.DC. 的干燥根。全国大部分地区均有。以东北、华北地区产量较大,华东地区质量较优。春、秋二季采挖,除去须根,刮去外皮或不去外皮,干燥。生用、炒用或蜜炙用。

【处方用名】　桔梗(生品,长于宣肺利咽祛痰)　炒桔梗(炒制品,长于理肺祛痰)　蜜桔梗(蜜炙品,长于润肺祛痰)

【性味归经】　苦、辛,平。归肺经。

【功效】　宣肺,利咽,祛痰,排脓。

【应用】

1.咳嗽痰多,胸闷不畅　本品辛散上行,专入肺经,善开宣肺气、祛痰利咽,凡咳嗽痰多、胸闷不畅,无论寒热皆可应用。治疗风寒咳嗽,痰白清稀,配伍紫苏、苦杏仁等,如杏苏散;治疗风热或温病初起,发热、咳嗽、痰黄稠,配伍桑叶、菊花等,如桑菊饮;治疗痰滞气喘,胸膈痞闷,常配伍枳壳、瓜蒌皮等。

2.咽喉肿痛,失音　本品善宣肺利咽开音,凡外邪犯肺之咽痛失音,均可应用,尤以外感风热所致者最为适宜。治疗风热犯肺之咽痛失音,常配伍甘草、牛蒡子等,如桔梗汤;治疗热毒壅盛之咽喉肿痛,常配伍射干、板蓝根等。

3.肺痈吐脓　本品性散上行,为祛痰排脓治肺痈之良药。治肺痈胸痛发热,咳吐脓血,痰黄腥臭,常配伍鱼腥草、冬瓜仁等。

此外,本品可开宣肺气以通利二便,也常用于治疗癃闭、便秘时。本品药性升散,可载药上行,临床常作为治疗上部病变的引经药。

【用法用量】　煎服,3～10g;或入丸、散剂。

【使用注意】　本品性升散,凡气机上逆之呛咳、呕吐、眩晕及阴虚火旺咳血等不宜用;胃、十二指肠溃疡者慎服。用量过大易致恶心呕吐。

【现代研究】　本品主要含桔梗皂苷,其主要成分为桔梗皂苷元、昆布双糖苷等。尚含菊糖、植物甾醇、蛋白质、脂肪油及维生素等。桔梗皂苷通过对口腔、咽喉部位、胃黏膜的直接刺激,能反射性地增加支气管黏膜分泌亢进从而使痰液稀释,易于排出,并有镇咳作用;桔梗皂苷还有增强抗炎和免疫作用。桔梗粗皂苷有镇静、镇痛、解热作用,又能降血糖、降胆固醇、松弛平滑肌。

【不良反应】　本品内服刺激胃黏膜,剂量过大,可引起轻度恶心,甚至呕吐;有胃及十二指肠溃疡者慎用。

上1603

桔梗总皂苷镇咳
祛痰作用机制

川贝母　Chuanbeimu

（《神农本草经》）

【来源】　为百合科植物川贝母 *Fritillaria cirrhosa* D. Don、暗紫贝母 *Fritillaria unibracteata* Hsiao et K.C.Hsia.、甘肃贝母 *Fritillaria przewalskii* Maxim.、梭砂贝母 *Fritillaria delavayi* Franch.、太白贝母 *Fritillaria taipaiensis* P.Y.Li 或瓦布贝母 *Fritillaria unibracteata* Hsiao et K. C. Hsia var. *wabensis*（S.Y.Tang et S. C. Yue）Z. D. Liu, S. Wang et S. C. Chen 的干燥鳞茎。按性状不同分别习称"松贝""青贝""炉贝"和"栽培品"。主产于四川、云南、甘肃、青海、西藏等地。夏、秋二季或积雪融化时采挖，除去须根、粗皮及泥沙，晒干或低温干燥。生用。

【处方用名】　川贝母　川贝　松贝　青贝　炉贝

【性味归经】　苦、甘，微寒。归肺、心经。

【功效】　清热润肺，化痰止咳，散结消痈。

【应用】

课堂互动

半夏与川贝母均为治痰要药，如何区别使用？

1. 肺热燥咳，阴虚久咳　本品甘寒清润，入肺经，既能清肺化痰，又能润肺止咳，可用于多种咳嗽，尤宜于肺热燥咳及肺阴虚久咳。治肺热、肺燥咳嗽，常与知母同用，如二母丸；治肺阴虚劳嗽，久咳有痰，常配伍沙参、麦冬、天冬等；治疗肺肾阴虚久咳，痰少带血，常配伍百合、麦冬、熟地黄等，如百合固金汤。

2. 瘰疬，乳痈，肺痈，疮痈　本品能清热化痰，开郁散结。治疗痰火郁结之瘰疬，常配伍玄参、牡蛎等，如消瘰丸；治疗热毒郁结之乳痈、肺痈，常配伍蒲公英、鱼腥草等。

【用法用量】　煎服，3～10g；研粉冲服，每次1～2g。

【使用注意】　不宜与川乌、制川乌、草乌、制草乌、附子同用。寒痰、湿痰不宜用。

【现代研究】　本品主含多种生物碱。如川贝母含青贝碱、松贝碱甲和松贝碱乙，还含川贝母碱和西贝素。生物碱有镇咳、祛痰、解痉，以及抑制大肠埃希菌和金黄色葡萄球菌的生长繁殖的作用。此外，西贝母碱能使豚鼠离体子宫张力增加，有解痉作用；川贝碱、西贝碱有降压作用；贝母碱能增加子宫张力；贝母总碱有抗溃疡作用。

浙贝母　Zhebeimu

（《本草正》）

【来源】　为百合科植物浙贝母 *Fritillaria thunbergii* Miq. 的干燥鳞茎。原产于浙江宁波市象山县，现主产于浙江宁波鄞州。此外，江苏、安徽、湖南、江西等地亦产。初夏植株枯萎时采挖，洗净。大者除去芯芽，习称"大贝"；小者不去芯芽，习称"珠贝"。分别撞擦，除去外皮，拌以煅过的贝壳粉，吸去擦出的浆汁，干燥；或取鳞茎，大小分开，洗净，除去芯芽，趁鲜切成厚片，洗净，干燥，习称"浙贝片"。生用。

【处方用名】　浙贝母　浙贝　象贝　大贝　珠贝

【性味归经】　苦，寒。归肺、心经。

【功效】　清热化痰止咳，解毒散结消痈。

【应用】

1. 风热、痰热咳嗽　本品功似川贝母而偏苦泄，长于清热化痰、降气止咳，善治风热犯肺及痰热壅肺之咳嗽。治疗风热咳嗽，常配伍桑叶、前胡等；治疗痰热咳嗽痰黄稠，常配伍瓜蒌、知母等。

2. 瘰疬，瘿瘤，肺痈，乳痈，疮毒　本品苦寒以清热解毒、散结消痈。治疗痰火瘰疬，常配伍玄参、牡蛎等，如消瘰丸；治疗瘿瘤，常配伍海藻、昆布等；治疗肺痈，常配伍鱼腥草、芦根等；治疗乳痈、疮毒，常配伍连翘、蒲公英等。

【用法用量】 煎服，5～10g。

【使用注意】 不宜与川乌、制川乌、草乌、制草乌、附子同用。寒痰、湿痰不宜用。

【现代研究】 本品主要含生物碱，其主要成分为浙贝母碱、去氢浙贝母碱等。浙贝母碱及去氢浙贝母碱有明显镇咳作用，还有中枢抑制作用，能镇静、镇痛，尚有较强的抗急性渗出性炎症及抗腹泻作用。此外，大剂量可使血压中等程度降低，呼吸抑制，小剂量可使血压微升。

✏️ 鉴别比较

川贝母 ⎫
⎬ 均能化痰止咳，清热散结，可治热痰咳嗽及瘰疬、瘿瘤、肺痈、乳痈、疮毒等。
浙贝母 ⎭

川贝母：以甘味为主，性偏于润，肺热燥咳，虚劳咳嗽用之为宜。

浙贝母：以苦味为主，性偏于泄，风热犯肺或痰热壅肺之咳嗽用之为宜，其清热散结之功较川贝母为胜。

🌐 知识链接

其他种类的贝母

2020 年版《中国药典》除收录川贝母、浙贝母外，还收录有平贝母、伊贝母、湖北贝母和土贝母。

平贝母为百合科植物平贝母 *Fritillaria ussuriensis* Maxim. 的干燥鳞茎。春季采挖，除去外皮、须根及泥沙，晒干或低温干燥。苦、甘，微寒。归肺、心经。清热润肺，化痰止咳。用于肺热燥咳，干咳少痰，阴虚劳嗽，咳痰带血。

伊贝母为百合科植物新疆贝母 *Fritillaria walujewii* Regel 或伊犁贝母 *Fritillaria pallidiflora* Schrenk 的干燥鳞茎。5—7 月间采挖，除去泥沙，晒干，再去须根和外皮。苦、甘，微寒。归肺、心经。清热润肺，化痰止咳。用于肺热燥咳，干咳少痰，阴虚劳嗽，咳痰带血。

湖北贝母为百合科植物湖北贝母 *Fritillaria hupehensis* Hsiao et K. C. Hsia 的干燥鳞茎。夏初植株枯萎后采挖，用石灰水或清水浸泡，干燥。微苦，凉。归肺、心经。清热化痰，止咳，散结。用于热痰咳嗽，瘰疬痰核，痈肿疮毒。

土贝母为葫芦科植物土贝母 *Bolbostemma paniculatum*（Maxim.）Franquet 的干燥块茎。秋季采挖，洗净，掰开，煮至无白心，取出，晒干。苦，微寒。归肺、脾经。解毒，散结，消肿。用于乳痈，瘰疬，痰核。

┃ 瓜蒌 Gualou ┃
（《神农本草经》）

【来源】 为葫芦科植物栝楼 *Trichosanthes kirilowii* Maxim. 或双边栝楼 *Trichosanthes rosthornii* Harms 的干燥成熟果实。全国大部分地区均产。主产于河北、河南、安徽、浙江等地。秋季果实成熟时，连果梗剪下，置通风处阴干。生用。

【处方用名】 瓜蒌 栝蒌实 全瓜蒌（皮、子合用） 瓜蒌皮（单用果皮，长于清热化痰，利气宽胸） 瓜蒌子（单用种子，长于润肺化痰，滑肠通便）

【性味归经】　甘、微苦，寒。归肺、胃、大肠经。

【功效】　清热涤痰，宽胸散结，润燥滑肠。

【应用】

1. 痰热咳喘　本品甘寒清润，善清肺润燥化痰。治疗痰热咳嗽，痰黄稠难咳，常配伍黄芩、胆南星、枳实等，如清气化痰丸；治疗燥热伤肺，干咳无痰或痰少质黏，咳吐不利，常配伍川贝母、天花粉、桔梗等，如贝母瓜蒌散。

2. 胸痹，结胸　本品利气化痰以通胸膈之闭塞，为治胸痹证之要药。治疗痰浊痹阻，胸阳不通之胸痹心痛，常配伍薤白、半夏，如瓜蒌薤白白酒汤、瓜蒌薤白半夏汤；治疗痰热结胸之胸膈痞满，按之则痛，常配伍黄连、半夏等，如小陷胸汤。

3. 乳痈，肺痈，肠痈　本品能清热散结消痈。治疗乳痈初起，红肿热痛，常配伍当归、乳香、没药，如神效瓜蒌散，或配伍蒲公英、金银花、牛蒡子等；治疗肺痈咳吐脓血，常配伍鱼腥草、芦根、桃仁等；治疗肠痈腹痛，常配伍败酱、大血藤、薏苡仁等。

4. 肠燥便秘　瓜蒌子质润多脂，长于润肠通便。治疗津亏血少之肠燥便秘证，常与火麻仁、郁李仁等润肠通便药同用。

【用法用量】　煎服，全瓜蒌9～15g，瓜蒌皮6～10g，瓜蒌子9～15g。

【使用注意】　不宜与川乌、制川乌、草乌、制草乌、附子同用。本品甘寒而滑，脾虚便溏及寒痰、湿痰证忌用。

【现代研究】　本品果实含三萜皂苷、有机酸及盐类、树脂、糖类等。果皮含少量挥发油、饱和脂肪醇混合物及多种氨基酸等。种子主含油脂、甾醇、三萜皂苷等。所含皂苷及皮中总氨基酸有祛痰作用；瓜蒌注射液除对豚鼠离体心脏有扩冠、保护心肌、降血脂作用外，还对金黄色葡萄球菌、肺炎链球菌、铜绿假单胞菌、溶血性链球菌及流感杆菌等有抑制作用。瓜蒌子有致泻作用。

竹茹　Zhuru

（《名医别录》）

【来源】　为禾本科植物青秆竹 *Bambusa tuldoides* Munro、大头典竹 *Sinocalamus beecheyanus*（Munro）McClure var. *pubescens* P.F.Li 或淡竹 *Phyllostachys nigra*（Lodd.）Munro var. *henonis*（Mitf.）Stapf ex Rendle 的茎秆的干燥中间层。主产于长江流域和南方各地。全年均可采制，取新鲜茎，刮去外层青皮，将稍带绿色的中间层刮成丝条，或削成薄片，捆扎成束，阴干。前者称"散竹茹"，后者称"齐竹茹"。生用或姜汁炙用。

【处方用名】　竹茹（生品，长于清热化痰，除烦）　姜竹茹（姜汁炙，增强止呕作用）

【性味归经】　甘，微寒。归肺、胃、心、胆经。

【功效】　清热化痰，除烦止呕。

【应用】

1. 肺热咳嗽，痰热心烦不寐　本品甘寒性润，善清热化痰除烦。治疗肺热咳嗽，吐痰黄稠，常配伍黄芩、瓜蒌等；治疗痰火内扰，心烦不寐，常配伍陈皮、茯苓、半夏等，如温胆汤。

2. 胃热呕吐　本品善清胃热，降逆止呕，为治胃热呕吐之要药，常配伍黄连、半夏等，如黄连竹茹橘皮半夏汤。治疗胃虚有热之呕吐，常配伍陈皮、生姜、人参等，如橘皮竹茹汤；治疗胎热恶阻呕逆，胎动不安，常配伍紫苏叶、枇杷叶、陈皮等。

此外，本品还有凉血止血作用，可用治吐衄、崩漏等。

【用法用量】　煎服，5～10g。

【现代研究】　本品主含生物碱、鞣质、皂苷、氨基酸等。竹茹粉体外对白色葡萄球菌、枯草杆菌、大肠埃希菌、伤寒杆菌均有较强的抑制作用。

竹沥　Zhuli
（《名医别录》）

【来源】　来源、分布同竹茹。为新鲜的淡竹和青秆竹等竹秆经火烤而沥出的淡黄色澄清液汁。现一般用安瓿密封保存备用，也可熬膏瓶贮，称竹沥膏。

【性味归经】　甘，寒。归心、肺、肝经。

【功效】　清热豁痰，定惊利窍。

【应用】

1. 痰热咳喘　本品性寒滑利，祛痰力强，善治痰热咳喘、痰稠难咳及顽痰胶结，常配伍半夏、黄芩等，如竹沥达痰丸。

2. 中风痰迷，惊痫癫狂　本品入心肝经，有较强的涤痰泄热、开窍定惊之功。治疗痰热郁闭清窍之中风口噤、癫狂，以本品配姜汁灌服；治疗小儿惊风，常配伍胆南星、牛黄等。

【用法用量】　冲服，15～30ml。

【使用注意】　本品药性寒滑，对寒痰及脾胃虚寒便溏者忌用。

【现代研究】　本品主含愈创木酚等酚性成分、甲酸等酸性成分、谷氨酸等多种氨基酸。竹沥具有明显的镇咳、祛痰作用，其镇咳的主要成分为氨基酸。尚有增高血糖和增加尿中氯化物的作用。

天竺黄　Tianzhuhuang
（《蜀本草》）

【来源】　为禾本科植物青皮竹 *Bambusa textilis* McClure 或华思劳竹 *Schizostachyum chinense* Rendle 等秆内的分泌液干燥后的块状物。主产于云南、广东、广西等地。秋、冬二季采收，砍破竹秆，取出生用。

【性味归经】　甘，寒。归心、肝经。

【功效】　清热豁痰，清心定惊。

【应用】

1. 痰热咳喘　本品清热化痰，治疗痰热咳喘，常配伍瓜蒌、贝母、桑白皮等。

2. 小儿痰热惊风，痰热癫痫，中风痰壅，热病神昏　本品性寒，善清热豁痰，其清心定惊之功胜于竹沥，为治小儿痰热惊风之要药。治疗小儿痰热惊风，四肢抽搐，常配伍麝香、胆南星等，如抱龙丸；治疗痰热癫痫、中风痰壅之昏仆抽搐，气粗痰多，常配伍黄连、石菖蒲、郁金等；治疗热病神昏谵语，常配伍牛黄、连翘、竹叶卷心等。

【用法用量】　煎服，3～9g；研粉冲服，每次0.6～1g；或入丸、散剂。

【现代研究】　本品含甘露醇、硬脂酸、竹红菌甲素、竹红菌乙素等。具有抑菌、镇痛、抗炎等作用。竹红菌乙素具有明显的镇痛、抗炎作用，提高痛阈强度要优于吲哚美辛。竹红菌甲素对革兰氏阳性菌有很好的抑制作用，对培养的人癌细胞和小鼠移植性实体肿瘤有显著的光动力治疗作用。

鉴别比较

竹茹
天竺黄　} 均性寒，有清热化痰之功，可治痰热咳喘。
竹沥

竹茹：长于清心除烦，多用治痰热扰心之心烦、不寐。

天竺黄：定惊之力尤胜，多用于小儿惊风，热病神昏。

竹沥：性寒滑利，清热涤痰力强，惊痫中风、肺热顽痰胶结难咳者多用。

前胡　Qianhu
（《名医别录》）

【来源】　为伞形科植物白花前胡 *Peucedanum praeruptorum* Dunn 的干燥根。主产于浙江、河南、湖南等地。冬季至次春茎叶枯萎或未抽花茎时采挖，除去须根，洗净，晒干或低温干燥。生用或蜜炙用。

【处方用名】　前胡（生用，长于降气化痰，宣散风热）　蜜前胡（蜜炙，长于润肺化痰止咳）

【性味归经】　苦、辛，微寒。归肺经。

【功效】　降气化痰，散风清热。

【应用】

1. 痰热喘咳　本品辛散苦降，善清肺降气化痰。治疗痰热壅肺，肺失宣降之咳喘胸满，咳痰黄稠量多，常配伍桑白皮、贝母、苦杏仁等，如前胡散。亦可用治寒痰、湿痰证，常与白前相须为用。

2. 风热咳嗽　本品味辛性微寒，又能宣散风热，化痰止咳。以治外感风热咳嗽痰多为宜，常配伍桑叶、牛蒡子、桔梗等。也可用治风寒咳嗽，常配伍苦杏仁、紫苏等，如杏苏散。

【用法用量】　煎服，3～10g。

【现代研究】　白花前胡含挥发油及白花前胡内酯甲、乙、丙、丁；紫花前胡含挥发油、前胡苷、前胡素、伞形花内酯等。紫花前胡有较好的祛痰作用，其效力与桔梗相当；其甲醇总提取物能抑制炎症初期血管通透性，对溃疡有明显抑制作用，还有解痉作用；紫花前胡甲醇总提取物还能延长巴比妥钠的睡眠时间，有镇静作用。

课堂互动

白前、前胡均能降气化痰，治疗肺气上逆之咳嗽痰多，临床如何区别使用？

鉴别比较

白前
前胡
　均能降气化痰，治疗肺气上逆之咳嗽痰多，常相须为用。

白前：性偏温，祛痰作用较强，多用于内伤寒痰咳喘。

前胡：性偏寒，兼能宣散风热，多用于痰热喘咳及外感风热有痰之证。

海藻　Haizao
（《神农本草经》）

【来源】　为马尾藻科植物海蒿子 *Sargassum pallidum*（Turn.）C. Ag. 或羊栖菜 *Sargassum fusiforme*（Harv.）Setch. 的干燥藻体。前者习称"大叶海藻"，主产于山东、辽宁等沿海地区；后者习称"小叶海藻"，主产于浙江、福建、广西等沿海地区。夏，秋二季采捞，除去杂质，洗净，晒干。生用。

【性味归经】　苦、咸，寒。归肝、胃、肾经。

【功效】　消痰软坚散结,利水消肿。

【应用】

1. 瘿瘤,瘰疬,睾丸肿痛　本品性味咸寒,能清热消痰、软坚散结。治疗瘿瘤,常配伍昆布、贝母、青皮等,如海藻玉壶汤;治疗瘰疬,常配伍夏枯草、连翘、玄参等,如内消瘰疬丸。因其入肝经,能解郁散结,用治睾丸肿痛,常配伍橘核、昆布、川楝子等,如橘核丸。

2. 脚气浮肿,痰饮水肿　本品有利水消肿功效,但作用较弱。治疗脚气浮肿及痰饮水肿,常与茯苓、猪苓、泽泻等利尿药同用,以增强疗效。

【用法用量】　煎服,6～12g。

【使用注意】　不宜与甘草同用。

【现代研究】　羊栖菜和海蒿子均含褐藻酸、甘露醇、钾、碘等。海蒿子还含马尾藻多糖、岩藻甾醇等。羊栖菜还含羊栖菜多糖 A、B、C 及褐藻淀粉。海藻因含碘化物,对缺碘引起的地方性甲状腺肿大有治疗作用,并对甲状腺功能亢进、基础代谢率增高有暂时抑制作用。褐藻酸硫酸酯有抗高脂血症作用;褐藻酸钠可用于制作血浆代用品,其扩容力与右旋糖酐相似,对肝、脾、肾、骨髓无伤害,能增强造血功能。

昆布　Kunbu
(《名医别录》)

【来源】　为海带科植物海带 *Laminaria japonica* Aresch. 或翅藻科植物昆布 *Ecklonia kurome* Okam. 的干燥叶状体。主产于山东、辽宁、浙江等沿海地区。夏、秋二季采捞,除去杂质,漂净,切宽丝,晒干。生用。

【性味归经】　咸,寒。归肝、胃、肾经。

【功效】　消痰软坚散结,利水消肿。

【应用】

1. 瘿瘤,瘰疬,睾丸肿痛　本品咸寒,具有良好的消痰散结之功,尤善治痰滞经络、郁结成肿块诸证,为治瘿瘤、瘰疬之要药。治疗瘿瘤,常与海藻相须为用,如海藻玉壶汤;治疗痰火郁结之瘰疬,常配伍夏枯草、玄参等,如内消瘰疬丸;治疗睾丸肿痛,常配伍橘核、川楝子等,如橘核丸。

2. 脚气浮肿,痰饮水肿　本品利水消肿作用较弱。治疗脚气浮肿及痰饮水肿,常与茯苓、猪苓、泽泻等利尿药同用。

【用法用量】　煎服,6～12g。

【现代研究】　本品含藻胶素、藻胶酸、海带聚糖等多糖,尚含海带氨酸等多种氨基酸、维生素等。本品所含碘和碘化物,有防治缺碘性甲状腺肿的作用;海带氨酸及钾盐有降压作用;藻胶酸和海带氨酸有降血清胆固醇的作用;所含核酸类物质有良好的抗肿瘤活性。此外,有明显促进机体免疫功能、降血糖及镇咳等作用,并对胃出血有物理止血效果。

　鉴别比较

海藻 ⎱
昆布 ⎰ 均能消痰软坚,利水消肿,治疗瘰疬、瘿瘤、脚气浮肿及痰饮水肿等,常相须为用。

海藻:药力较缓。

昆布:药力较强。

瓦楞子　Walengzi

（《名医别录》）

【来源】　为蚶科动物毛蚶 *Arca subcrenata* Lischke、泥蚶 *Arca granosa* Linnaeus 或魁蚶 *Arca inflata* Reeve 的贝壳。主产于山东、浙江、福建、广东等沿海地区。秋、冬至春季捕捞，洗净置沸水中略煮，去肉，干燥。生用或煅用，用时打碎。

【处方用名】　瓦楞子（生用，长于消痰软坚、化瘀散结）　煅瓦楞子（煅后用，长于制酸止痛）

【性味归经】　咸，平。归肺、胃、肝经。

【功效】　消痰化瘀，软坚散结；煅用制酸止痛。

【应用】

1. 顽痰积结，瘰疬，瘿瘤　本品味咸质硬，有消痰软坚散结之功。治疗顽痰积结，痰稠难咳，常配伍海浮石、海蛤壳、胆南星等；治疗瘰疬，瘿瘤，常配伍海藻、昆布等，如含化丸。

2. 癥瘕痞块　本品有化瘀散结消痰之功，适用于气滞血瘀及痰积所致的癥瘕痞块，可单用，醋淬为丸服，如瓦楞子丸；也可与莪术、三棱、鳖甲等行气活血、消癥软坚之品配伍。

此外，煅用可制酸止痛，可用治肝胃不和，胃痛吐酸，单用或与甘草配伍研末服。

【用法用量】　煎服，9～15g，宜打碎先煎。研末服，每次 1～3g。

【现代研究】　本品主含碳酸钙，并含有机质及少量铁、镁、硅酸盐、硫酸盐和氯化物等；煅烧后产生氯化钙，有机质则被破坏。碳酸钙具有中和胃酸、减轻胃溃疡疼痛等作用。

蛤壳　Geqiao

（《神农本草经》）

【来源】　为帘蛤科动物文蛤 *Meretrix meretrix* Linnaeus 或青蛤 *Cyclina sinensis* Gmelin 的贝壳。各沿海地区均产。夏、秋二季自海滩泥沙中淘取，去肉，洗净，干燥。生用或煅用，捣末或水飞用。

【处方用名】　海蛤壳　蛤壳（生用，长于清热化痰、软坚散结）　煅蛤壳（煅用，长于制酸止痛、收敛）

【性味归经】　苦、咸，寒。归肺、肾、胃经。

【功效】　清热化痰，软坚散结，制酸止痛；外用收湿敛疮。

【应用】

1. 肺热、痰热咳喘　本品咸寒，长于清肺化痰。治疗肺热咳喘，痰稠色黄，常配伍桑白皮、黄芩、海浮石等；治疗痰火内郁，灼伤肺络之咳嗽，胸胁疼痛，痰黄带血，常与青黛同用，如黛蛤散。

2. 瘿瘤，瘰疬，痰核　本品清热化痰、软坚散结。治疗痰火郁结之瘿瘤、瘰疬、痰核，常配伍海藻、昆布、瓦楞子等，如含化丸。

此外，本品有利尿消肿功效，可治水肿、小便不利等。煅后内服制酸止痛，可治胃痛泛酸；外用收湿敛疮，可治湿疮、烫伤等。

【现代研究】　本品主含碳酸钙、壳角质、氨基酸等，尚含多种微量元素。本品有抗衰老作用，能明显降低动物过氧化脂质，明显提高超氧化物歧化酶活性。另外，本品有抗炎、止血作用。

课堂互动

煅后内服制酸止痛，可治胃痛泛酸的化痰药有哪些？

海浮石　Haifushi

（《本草拾遗》）

【来源】　为胞孔科动物脊突苔虫 *Costazia aculeata* Canu et Bassler 或瘤苔虫 *Costazia costazii* Audouim 的骨骼，习称"石花"，主产于福建、浙江、江苏、广东等沿海地区。夏、秋二季捞起，清水洗去盐质及泥沙，干燥。或为火山喷出的岩浆形成的多孔状石块，习称"浮石"，主产于辽宁、福建、山东、广东等沿海地区。全年可采，捞出洗净，干燥。生用或煅用，用时捣碎。

【处方用名】　海浮石（生用，长于清热化痰）　煅海浮石（煅用，长于软坚散结）

【性味归经】　咸，寒。归肺经。

【功效】　清肺化痰，软坚散结。

【应用】

1．痰热咳喘　本品性寒能清肺降火，味咸能软坚化痰。治疗肺热咳喘，痰黄黏稠，胶结成块，常配伍瓜蒌、贝母、胆南星等，如清膈煎；治疗痰火内郁、灼伤肺络之咳嗽、胸胁疼痛，痰黄带血，可配伍瓜蒌、青黛、栀子等，如咳血方。

2．瘰疬，瘿瘤　本品清热化痰、软坚散结。治疗痰火郁结之瘰疬、瘿瘤，常配伍海藻、牡蛎、浙贝母等。

此外，尚有利尿通淋功效，可治疗热淋、血淋、石淋等，单味研末或配伍小蓟、蒲黄、木通等。

【用法用量】　煎服，10～15g。宜打碎先煎。

【现代研究】　石花主含碳酸钙，并含少量镁、铁及酸不溶物质等；浮石主含铝、钾、钠组成的硅酸盐，尚含氯、镁等物质。本品具有促进尿液排泄及祛除支气管分泌物等作用。

青礞石　Qingmengshi

（《嘉祐本草》）

【来源】　为变质岩类黑云母片岩或绿泥石化云母碳酸盐片岩。主产于江苏、浙江、湖南、湖北等地。全年可采，除去杂质和泥沙。煅用。

【性味归经】　甘、咸，平。归肺、心、肝经。

【功效】　坠痰下气，平肝镇惊。

【应用】

1．顽痰，老痰胶结，气逆喘咳实证　本品味咸质重性烈，功专坠降、软坚，长于坠痰下气，善治顽痰、老痰胶固之证，症见老痰胶结，气逆喘咳，痰壅难咳，大便秘结，常与沉香、黄芩、大黄等配伍，如礞石滚痰丸。

2．惊痫，癫狂　本品攻积消痰，平肝镇惊，为治惊痫之良药。治疗痰热壅盛之惊风抽搐，单用煅礞石为末，以薄荷汁和白蜜调服，如夺命散；治疗痰热惊痫、癫狂，大便秘结，可与沉香、黄芩、大黄等配伍，如礞石滚痰丸。

【用法用量】　多入丸、散服，3～6g；煎服，10～15g，宜打碎布包先煎。

【使用注意】　本品重坠性猛，非痰热内结不化之实证不宜使用。脾胃虚弱、小儿慢惊及孕妇忌用。

【现代研究】　青礞石主要成分为硅酸盐，尚含镁、铝、铁及结晶水等。青礞石能促进阳离子交换，产生吸附作用，这是其化痰利水作用机制之一。

 课堂互动

宜打碎先煎的化痰药有哪些？

胖大海　Pangdahai
（《本草纲目拾遗》）

【来源】　为梧桐科植物胖大海 *Sterculia lychnophora* Hance 的干燥成熟种子。主产于越南、泰国、柬埔寨、马来西亚等国。4—6 月果实成熟开裂时,采收种子,晒干。生用。

【处方用名】　安南子　大海子

【性味归经】　甘,寒。归肺、大肠经。

【功效】　清热润肺,利咽开音,润肠通便。

【应用】

1. 肺热声哑,咽喉肿痛　本品甘寒质轻入肺经,善开宣肺气,清热化痰,利咽开音。用治肺热音哑,咽喉肿痛,单味泡服即效,或与桔梗、甘草等利咽之品同用。

2. 热结便秘　本品甘寒入大肠经,能清泄火热,润肠通便。用治热结便秘,可单味泡服,或配伍清热泻下药,以增强疗效。

【用法用量】　沸水泡服或煎服,2～3 枚。

【现代研究】　种子外层主要成分为胖大海素,果皮含半乳糖、戊糖等成分。本品所含胖大海素对血管平滑肌有收缩作用,能改善黏膜炎症,减轻痉挛性疼痛。水浸液具有缓泻和降压作用。

第三节　止咳平喘药

本类药物味多苦、辛、甘,其性或温或寒,主归肺经,均具止咳平喘功效,适用于肺气不降,咳嗽、喘息。由于药物性味不同,质地润燥有异,止咳平喘药又有宣肺、清肺、润肺、降肺、敛肺及化痰之别。其中有的药物偏于止咳,有的偏于平喘,有的则兼而有之。

咳喘之证,病情复杂,从病邪分,有燥、热、寒、湿之异;从病因分,有外感、内伤之别;从性质分,又有虚、实之不同。故在临床应用时,切不可单纯地见咳治咳,见喘治喘,须根据不同的证型,选用适宜的药物,并加以相应的配伍。外感表证或麻疹初起,当以疏解宣发为主,少佐止咳药物;切忌单投止咳药,更不能过早使用敛肺止咳药。个别麻醉镇咳定喘药,因易成瘾,易敛邪,用之宜慎。

苦杏仁　Kuxingren
（《神农本草经》）

【来源】　为蔷薇科植物山杏 *Prunus armeniaca* L. var. *ansu* Maxim.、西伯利亚杏 *Prunus sibirica* L.、东北杏 *Prunus mandshurica*（Maxim.）Koehne 或杏 *Prunus armeniaca* L. 的干燥成熟种子。主产于我国东北、华北、西北及长江流域各地。夏季采收成熟果实,除去果肉及核壳,取出种子,晒干。生用或燀、炒用,用时捣碎。

【处方用名】　苦杏仁　杏仁(生用,有小毒,长于润肺止咳,润肠通便)　燀杏仁(燀后可降低毒性,除去非药用部分,便于有效成分煎出,作用与生杏仁相同)　炒杏仁(炒后用,毒性减弱,具有温肺散寒功效)

【性味归经】　苦,微温;有小毒。归肺、大肠经。

【功效】　降气止咳平喘,润肠通便。

【应用】

1. 咳嗽气喘　本品苦降入肺经，降泄肺气兼有宣肺止咳平喘之功效，为治咳喘之要药，无论新久、寒热咳喘均可应用。治疗风寒咳喘，常配伍麻黄、甘草，如三拗汤；治疗风热咳嗽，常配伍桑叶、菊花等，如桑菊饮；治疗燥热咳嗽，常配伍桑叶、贝母、沙参等，如桑杏汤、清燥救肺汤；治疗肺热咳喘，配伍麻黄、石膏等，如麻杏甘石汤。

2. 肠燥便秘　本品质润多脂，味苦下气，有降气润肠通便作用。治疗肠燥津枯便秘或产后血亏便秘，常配伍火麻仁、当归、枳壳等，如润肠丸。

此外，本品外用有美容作用，能软化皮肤，预防皱纹；亦可治疗蛲虫病及外阴瘙痒等。

【用法用量】　煎服，5～10g，生品入煎剂后下。

【使用注意】　本品有小毒，内服不宜过量，以免中毒；婴儿慎用；阴虚咳喘、大便溏泄者忌用。

【现代研究】　本品主含苦杏仁苷及脂肪油、蛋白质、各种氨基酸等。尚含苦杏仁酶、苦杏仁苷酶、绿原酸、肌醇、苯甲醛、芳樟醇等。苦杏仁苷口服后，能抑制咳嗽中枢而起镇咳平喘作用；体外试验证实苦杏仁苷及其水解生成的氢氰酸和苯甲酸有微弱抗癌作用；苦杏仁油有润滑性通便作用。此外，苦杏仁苷有抗突变作用，所含蛋白质成分还有明显的抗炎及镇痛作用。

【不良反应】　误服过量苦杏仁可产生氢氰酸中毒，使延髓各生命中枢先抑制后麻痹，并抑制细胞色素氧化酶的活性而引起组织窒息。临床表现为眩晕、心悸、恶心、呕吐等中毒反应，重者出现昏迷、惊厥、瞳孔散大、对光反应消失，最后因呼吸麻痹而死亡。

案例分析

某患者，女，62岁。近日体温突然高达38.5℃，伴有发热重，微恶寒，肌肉酸痛，鼻塞流涕，咳嗽，头痛，咽干咽痛，舌偏红，苔黄腻等。**中医诊断：时疫感冒；西医诊断：流行性感冒。**

中医治宜： 清瘟解毒，宣肺泄热。

处方： 连花清瘟胶囊。

请分析该处方中苦杏仁应炒制的目的是什么，为什么？

附：甜杏仁　Tianxingren

为蔷薇科植物杏或山杏的某些栽培种而其味甘甜的成熟种子。性味甘平，功效与苦杏仁类似，药力较缓，且偏于润肺止咳。主要用于虚劳咳嗽或津伤便秘。煎服，5～10g。

百部　Baibu
（《名医别录》）

【来源】　为百部科植物直立百部 *Stemona sessilifolia*（Miq.）Miq.、蔓生百部 *Stemona japonica*（B1.）Miq. 或对叶百部 *Stemona tuberosa* Lour. 的干燥块根。主产于华东、中南、华南等地。春、秋二季采挖，除去须根，洗净，入沸水中略烫或蒸至无白心，取出，晒干。生用或蜜炙用。

【处方用名】　百部（生用，长于止咳化痰，杀虫灭虱）　蜜百部（蜜炙，长于润肺止咳）

【性味归经】　甘、苦，微温。归肺经。

【功效】　润肺下气止咳，杀虫灭虱。

【应用】

1. 新久咳嗽，肺痨咳嗽，顿咳　本品甘润苦降，微温不燥，功专润肺止咳，为治咳嗽要药，无论寒热虚实、外感内伤之暴咳、久咳均可用之，尤以久咳劳嗽、百日咳为佳，宜蜜炙用。治疗风寒咳嗽，常配伍荆芥、桔梗、紫菀等，如止嗽散；治疗久咳不已，气阴两虚，常配伍黄芪、沙参、麦冬等，如百部汤；治疗肺痨咳嗽，痰中带血，常配伍天冬、麦冬、阿胶等，如月华丸；治疗肺热咳嗽，痰黄稠，常配伍知母、川贝母等；治疗顿咳，单用或配伍川贝母、紫菀、白前等。

2．蛲虫，阴道滴虫，头虱体虱，疥癣　本品有杀虫灭虱作用，以治蛲虫病为佳，可单用生品煎取浓汁，睡前保留灌肠；治疗阴道滴虫，可单用生品，或与蛇床子、苦参等煎汤坐浴外洗；治疗头虱、体虱及疥癣，可制成20%的醇浸液，或50%水煎剂外搽。

【用法用量】　煎服，3～9g。外用适量，水煎或酒浸。

【现代研究】　本品主含多种生物碱，如百部碱、百部定碱、原百部碱、次百部碱、直立百部碱、对叶百部碱、蔓生百部碱等。百部所含生物碱有中枢性镇咳作用，能降低呼吸中枢兴奋性，抑制咳嗽反射；对人型结核分枝杆菌有完全抑制作用，对白喉杆菌、志贺菌属、流行性感冒病毒、皮肤真菌等均有抑制作用。其水浸液对体虱、阴虱有杀灭作用。

紫苏子　Zisuzi
（《名医别录》）

【来源】　为唇形科植物紫苏 *Perilla frutescens* (L.) Britt. 的干燥成熟果实。主产于江苏、安徽、河南等地。秋季果实成熟时采收，除去杂质，晒干。生用或微炒用，用时捣碎。

【处方用名】　紫苏子（生用，长于降气化痰，润肠通便）　炒紫苏子（炒用，药性缓和，长于降气平喘）

【性味归经】　辛，温。归肺经。

【功效】　降气化痰，止咳平喘，润肠通便。

【应用】

1．咳喘痰多　本品辛温性降，长于降气化痰、止咳平喘，为治痰壅气逆咳喘要药。治疗咳喘痰多不能平卧者，常配伍芥子、莱菔子，如三子养亲汤。治疗上盛下虚之久咳痰喘，常配伍肉桂、当归、厚朴等，如苏子降气汤。

2．肠燥便秘　本品富含油脂，能润燥滑肠，借降肺气以助大肠传导。治疗津枯肠燥便秘，常配伍火麻仁、瓜蒌仁、苦杏仁等，如紫苏麻仁粥。

【用法用量】　煎服，3～10g；或入丸、散剂。

【使用注意】　阴虚喘咳及脾虚便溏者慎用。

【现代研究】　本品主含脂肪油，其主要成分为亚油酸、亚麻酸及不饱和脂肪酸等，尚含蛋白质、维生素 B_1、氨基酸类等。紫苏油有明显的降血脂作用，并可提高实验动物的学习能力；紫苏子尚有抗癌作用。

课堂互动

紫苏叶、紫苏梗和紫苏子同出于紫苏一物。请分别说出其性味、功效和主治。

鉴别比较

紫苏子 ┐
　　　├均能止咳平喘、润肠通便，主治咳喘证及肠燥便秘证，常相须为用。
苦杏仁 ┘

紫苏子：辛温，偏降气化痰，善治咳喘痰多证，为治痰壅气逆咳喘要药。

苦杏仁：微温，兼宣发肺气，可治各种喘咳证，为治咳喘要药。

桑白皮　Sangbaipi

（《神农本草经》）

【来源】　为桑科植物桑 *Morus alba* L. 的干燥根皮。全国大部分地区均产，主产于安徽、河南、浙江、江苏等地。秋末叶落时至次春发芽前挖根，刮去黄棕色粗皮，纵向剖开，剥取根皮，晒干。生用或蜜炙用。

【处方用名】　桑白皮　桑根白皮　白桑皮（生用，长于泻肺利水，平肝清火）　蜜桑皮（蜜炙，长于润肺止咳）

【性味归经】　甘，寒。归肺经。

【功效】　泻肺平喘，利水消肿。

【应用】

1. 肺热咳喘　本品甘寒而降，入肺经，清泻肺火兼泻肺水而平喘。治疗肺热咳喘，常配伍地骨皮、甘草、粳米等，如泻白散；治疗水饮停肺，胀满喘急不得卧，常配伍麻黄、苦杏仁、葶苈子等；治疗肺虚有热之咳喘，可配伍人参、五味子、熟地黄等，如补肺汤。

2. 水肿　本品能肃降肺气、通调水道而利水消肿，尤宜用于风水、皮水等阳水实证。治疗水肿、小便不利者，常配伍茯苓皮、大腹皮、陈皮等，如五皮散。目前临床常用治急性或慢性肾炎。

此外，本品还有平肝清火功效，可用治肝阳上亢、肝火偏旺之头晕目眩、面红目赤，常配伍黄芩、夏枯草等。现代用治高血压属肝阳上亢者。

【用法用量】　煎服，6～12g。

【现代研究】　本品含多种黄酮类衍生物，其主要成分为桑皮素、桑皮色烯素、桑根皮素等，尚含伞形花内酯、东莨菪素等。本品有轻度止咳作用，并有利尿作用，能使尿量及钠、钾、氯化物的排出量均增加；有不同程度的降压作用，并有镇静、抗惊厥、镇痛、降温作用；对肠和子宫有兴奋作用；对子宫颈癌 JTC-26、肺癌细胞有抑制作用。近年研究表明，本品尚有抗艾滋病毒作用。

葶苈子　Tinglizi

（《神农本草经》）

【来源】　为十字花科植物播娘蒿 *Descurainia sophia*（L.）Webb. ex Prantl. 或独行菜 *Lepidium apetalum* Willd. 的干燥成熟种子。前者习称"南葶苈子"，主产于江苏、安徽、山东、浙江等地；后者习称"北葶苈子"，主产于河北、辽宁、内蒙古、吉林等地。夏季果实成熟时，割取全株，晒干，打下或搓下种子，除去杂质。生用或炒用。

【处方用名】　葶苈子（生用，长于利水消肿）　炒葶苈子（炒用，药性缓和，长于泻肺平喘）

【性味归经】　辛，苦，大寒。归肺、膀胱经。

【功效】　泻肺平喘，行水消肿。

【应用】

1. 痰涎壅盛咳喘实证　本品性寒沉降，入肺、膀胱经，专泻肺中水饮及痰火而平喘咳，性较桑白皮为峻，为泻肺平喘之要药，善治咳喘痰多证，常佐大枣以缓其药性，如葶苈大枣泻肺汤；治疗肺热停饮，面目浮肿，喘咳不得平卧，常配伍桑白皮、地骨皮、大腹皮等，以增强泻肺逐饮平喘之效。

2. 胸腹积水实证　本品善泄肺气之壅闭而通调水道、利水消肿，为治胸腹积水之常用药。治疗湿热蕴阻之腹水肿满，配伍防己、椒目、大黄等，如己椒苈黄丸；治疗痰热结胸之胸胁积水，常配伍苦杏仁、大黄、芒硝等，如大陷胸丸。

【用法用量】　煎服，3～10g，包煎；研末服，每次 3～6g。

【使用注意】　肺虚喘咳及脾虚肿满者不宜用。

【现代研究】　北葶苈子含芥子苷、脂肪油、蛋白质、糖类等；南葶苈子含强心苷、脂肪油等。两种葶苈子提取物均有强心作用，能使心肌收缩力增强，心率减慢，对衰弱的心脏可增加输出量，降低静脉压。尚有利尿作用。葶苈子的苄基芥子油具有广谱抗菌作用。此外，葶苈子在很低剂量，即可发挥显著的抗癌效果。

【不良反应】　葶苈子过敏反应表现为全身皮肤丘疹伴瘙痒，偶发过敏性休克，见胸闷憋气，恶心呕吐，心慌，继之皮肤瘙痒，烦躁不安，颈项胸腹满布皮疹，甚则面色口唇苍白，冷汗出，呼吸困难，血压下降。

鉴别比较

桑白皮 ⎫
　　　⎬ 均能泻肺平喘、利水消肿，治疗痰饮咳喘及水肿，常相须为用。
葶苈子 ⎭

桑白皮：甘寒，药性较缓，长于清泻肺热，降肺火，善治肺热咳喘及皮肤水肿。

葶苈子：力峻，长于降泄肺中水气、痰涎，善治痰涎壅盛喘咳实证，且利水作用较强，常用治胸腹积水实证。

紫菀　Ziwan
（《神农本草经》）

【来源】　为菊科植物紫菀 *Aster tataricus* L.f. 的干燥根及根茎。主产于河南、安徽、黑龙江、江西等地。春、秋二季采挖，除去有节的根茎（习称"母根"）和泥沙，编成辫状晒干，或直接晒干。生用，或蜜炙用。

【处方用名】　紫菀（生用，长于下气化痰）　蜜紫菀（蜜炙，长于润肺止咳）

【性味归经】　辛、苦，温。归肺经。

【功效】　润肺下气，消痰止咳。

【应用】

咳嗽有痰　本品甘润苦泄，温而不热，润而不燥，长于润肺下气，为止咳化痰之良药。凡咳嗽痰多，无论新久、寒热虚实皆可用之。治疗肺虚久咳，劳嗽咯血，常配伍阿胶、川贝母等，如紫菀汤；治疗风寒犯肺，咳嗽咽痒，常配伍荆芥、桔梗、白前等，如止嗽散；治疗肺热咳嗽，痰黄稠，常配伍浙贝母、黄芩等。

此外，本品还可治疗肺痈、胸痹及小便不利等，皆取其开宣肺气功效。

【用法用量】　煎服，5～10g。

【现代研究】　本品含紫菀皂苷、紫菀苷、紫菀酮、紫菀五肽、紫菀氯环五肽、丁基 -D- 核酮糖苷、槲皮素、无羁萜、表无羁萜醇及挥发油等。紫菀皂苷、槲皮素能显著增加呼吸道分泌，使痰液稀释易咳出，故有祛痰、镇咳作用，并能兴奋心肌，有利尿作用。

款冬花　Kuandonghua
（《神农本草经》）

【来源】　为菊科植物款冬 *Tussilago farfara* L. 的干燥花蕾。主产于河南、甘肃、山西、陕西等地。12月或地冻前当花尚未出土时采挖,除去花梗,阴干。生用或蜜炙。

【处方用名】　款冬花(生用,长于化痰止咳)　蜜款冬花(蜜炙,长于润肺止咳)

【性味归经】　辛、微苦,温。归肺经。

【功效】　润肺下气,止咳化痰。

【应用】

咳喘证　本品辛温质润,功似紫菀而止咳力强,对于咳喘无论寒热虚实,皆可随证配伍。治疗肺寒咳嗽,常配伍干姜、紫菀、五味子等,如款冬煎;治疗肺热咳喘,常配伍知母、桑叶、川贝母等,如款冬花汤;治疗肺气虚弱,咳嗽不已,常配伍人参、黄芪等;治疗阴虚燥咳,常配伍沙参、麦冬等;治疗喘咳日久,痰中带血,常配伍百合等,如百花膏;治疗肺痈咳吐脓痰,常配伍桔梗、薏苡仁等,如款花汤。

【用法用量】　煎服,5～10g。

【现代研究】　本品主含金丝桃苷等黄酮类及生物碱、香芹酚等。尚含三萜皂苷、款冬酮、精油、氨基酸及鞣质等。本品煎剂及乙醇提取物有镇咳作用;乙酸乙醇提取物有祛痰作用;醚提取物能抑制胃肠平滑肌,有解痉作用,小剂量略有支气管扩张作用;醇、醚提取物有呼吸兴奋作用;醇提取物及煎剂有升血压作用。

鉴别比较

款冬花
紫菀
}　均能润肺下气、化痰止咳,且微温质润不燥,对于寒热虚实咳嗽有痰者皆可应用;两者同用可增强润肺止咳化痰功效。

款冬花:重在止咳。

紫菀:重在祛痰。

白果　Baiguo

(《日用本草》)

【来源】　为银杏科植物银杏 *Ginkgo biloba* L. 的干燥成熟种子。全国各地均有栽培。秋季种子成熟时采收,除去肉质的外种皮,洗净,稍蒸或略煮后烘干。用时打碎取种仁,生用或炒用。

【处方用名】　白果(生用有毒,内服用量宜小。生用、炒用功效相似)　炒白果仁(炒后毒性降低)

【性味归经】　甘、苦、涩,平;有毒。归肺、肾经。

【功效】　敛肺定喘,止带缩尿。

1. 哮喘痰嗽　本品味涩而敛肺定喘,且兼一定化痰功效,为治喘咳痰多的常用药。治疗咳喘属外感风寒者,常与麻黄同用,如鸭掌散;治疗外感风寒而内有痰热之咳喘,常配伍麻黄、黄芩等,如定喘汤;治疗肺肾两虚之虚喘,常配伍五味子、胡桃肉等;治疗肺热燥咳,喘咳无痰者,常配伍天冬、麦冬、款冬花等。

2. 带下,白浊,遗精,尿频,遗精　本品性涩而固下焦,有止带、固精缩尿之功。治疗妇女带下,属脾肾亏虚,色清质稀者最宜,常配伍山药、莲子等;治疗湿热带下,色黄腥臭,常配伍黄柏、车前子等,如易黄汤;治疗小便白浊,单用或配伍萆薢、益智等;治疗遗尿、尿频、遗精,常配伍熟地黄、山茱萸、覆盆子等。

【用法用量】　煎服,5～10g,捣碎。

【使用注意】 本品有毒，忌生食，亦不可多用，小儿尤当注意。

【现代研究】 本品主要含黄酮类，其主要成分为山奈黄素、槲皮黄素、芦丁、白果素、穗花双黄酮等。尚含奎宁酸等有机酸、白果酸等酚类、银杏内酯 A、银杏内酯 B 及白果酮等。本品能抑制结核分枝杆菌的生长，体外对多种细菌及皮肤真菌有不同程度的抑制作用；乙醇提取物有祛痰作用，对气管平滑肌有微弱的松弛作用。此外，本品有短暂的降压作用，还有抗衰老、免疫抑制及抗过敏作用。

【不良反应】 白果毒性成分为银杏毒及白果中性素（白果酸、白果醇及白果酚等）。银杏毒有溶血作用，服用量过大，易中毒，生品毒性更大，以绿色胚芽最毒。白果的毒性成分能溶于水，加热可被破坏，故本品熟用毒性小。一般中毒症状为恶心呕吐、腹痛腹泻、发热、烦躁不安、惊厥、精神委顿、呼吸困难、发绀、昏迷、瞳孔对光反应迟钝或消失；严重者可因呼吸中枢麻痹而死亡。

附：银杏叶 Yinxingye

为银杏 *Ginkgo biloba* L. 的干燥叶。秋季叶尚绿时采收，及时干燥。味甘、苦、涩，性平。归心、肺经。功能活血化瘀、通络止痛、敛肺平喘、化浊降脂。用于瘀血阻络、胸痹心痛、中风偏瘫、肺虚咳喘、高脂血症等。煎服，9～12g；或制成片剂、注射剂等。有实邪者忌用。

马兜铃 Madouling

（《药性论》）

【来源】 为马兜铃科植物北马兜铃 *Aristolochia contorta* Bge. 或马兜铃 *Aristolochia debilis* Sieb. et Zucc. 的干燥成熟果实。前者主产于黑龙江、吉林、河北等地；后者主产于江苏、安徽、浙江等地。秋季果实由绿变黄时采摘，干燥。生用或蜜炙用。

【处方用名】 马兜铃（生用，长于清肺化痰，止咳平喘，清肠消痔） 蜜马兜铃（蜜炙能缓和苦寒之性，增强润肺止咳作用，并可矫味，减少呕吐的副作用）

【性味归经】 苦，微寒。归肺、大肠经。

【功效】 清肺降气，止咳平喘，清肠消痔。

【应用】

1. 肺热咳喘 本品味苦性寒质轻，主入肺经，长于清肺热、降肺气、化痰平喘，善治痰热壅肺之喘咳痰多色黄，常配伍桑白皮、黄芩、枇杷叶等；治疗肺虚火盛，喘咳咽干，或痰中带血者，常配伍阿胶等，如补肺阿胶散。

2. 痔疮肿痛或出血 本品又入大肠经，能清除大肠积热而治痔疮肿痛或出血，常配伍生地黄、白术等，亦可配伍地榆、槐角煎汤熏洗患处。

此外，又能清热平肝降压，可治疗高血压属肝阳上亢者。

【用法用量】 煎服，3～9g。外用适量，煎汤熏洗。

【使用注意】 虚寒喘咳及脾虚便溏者慎服。本品含马兜铃酸，易引起肾损害，肾炎、肾功能不全者忌用。剂量不宜过大，以免引起呕吐。

【现代研究】 本品主含马兜铃碱、木兰花碱、马兜铃酸、次马兜铃酸等。本品煎剂对麻醉兔有微弱祛痰作用；对金黄色葡萄球菌、肺炎链球菌、志贺菌属和皮肤真菌有抑制效果。本品还有避孕、抗肿瘤作用，有温和而持久的降压作用，适用于较早期的高血压。1% 浸剂可使支气管舒张，并能缓解多种原因引起的气管痉挛。

【不良反应】 服用马兜铃 30～90g 可引起中毒反应，所含木兰花碱，对神经节有阻断作用，并具有箭毒样作用。临床表现为频繁恶心、心烦、呕吐、头晕、气短等症状，严重者可出现出血性下痢，知觉麻痹，嗜睡，瞳孔散大，呼吸困难，由肾炎而引起蛋白尿及血尿。

枇杷叶　Pipaye

《名医别录》

【来源】　为蔷薇科植物枇杷 *Eriobotrya japonica*（Thunb.）Lindl. 的干燥叶。主产于广东、江苏、浙江、福建、湖北等地。全年均可采收，晒至七八成干时，扎成小把，再晒干。生用或蜜炙用。

【处方用名】　枇杷叶（生用，长于清肺止咳，降逆止呕）　蜜枇杷叶（蜜炙，长于润肺止咳）

【性味归经】　苦，微寒。归肺、胃经。

【功效】　清肺止咳，降逆止呕。

【应用】

1. 肺热咳喘　本品性寒苦降，善清泄肺热而化痰下气，治疗肺热咳嗽，气逆喘急，可单味制膏内服，或与黄芩、桑白皮、栀子等同用，如枇杷清肺饮；治疗燥热咳嗽，咳痰不爽，口干舌红，常配伍桑叶、麦冬、阿胶等，如清燥救肺汤。

2. 胃热呕吐，呃逆　本品清泄苦降，善清胃降逆止呕、止呃。治疗胃热呕吐、呃逆，常与陈皮、竹茹、芦根等同用。

【用法用量】　煎服，6～10g。

【现代研究】　本品含皂苷、熊果酸、齐墩果酸、苦杏仁苷、丁香素、柠檬酸、鞣质、维生素 B、维生素 C、山梨糖醇等；新鲜叶中含挥发油，主要为橙花椒醇和金合欢醇。本品有镇咳、平喘作用及轻度祛痰作用；煎剂在体外对金黄色葡萄球菌有抑制作用，对白色葡萄球菌、肺炎链球菌及志贺菌属亦有抑制作用；乙醚冷浸提取物及所含熊果酸有抗炎作用。此外，还有降血糖作用。国外研究报道，枇杷叶中所含的苦杏仁苷有抗癌作用。

洋金花　Yangjinhua

《本草纲目》

【来源】　为茄科植物白花曼陀罗 *Datura metel* L. 的干燥花。主产于广东、江苏、浙江、福建等地。4—11月花初开时采收，晒干或低温干燥。

【处方用名】　曼陀罗　羊惊花　山茄花

【性味归经】　辛，温；有毒。归肺、肝经。

【功效】　平喘止咳，解痉定痛。

【应用】

1. 咳喘　为麻醉镇咳平喘药，止咳平喘之力较强。用治咳喘无痰或痰少而他药乏效者，可散剂单用，或配烟叶制成卷烟吸入。

2. 诸痛证　本品有良好的麻醉止痛作用，可广泛用于多种疼痛病症。用治心腹疼痛、风湿痹痛、跌打损伤等，单用即效，或配伍川乌、草乌、姜黄等。

3. 癫病，小儿慢惊风　本品有解痉止搐之功。治疗惊风、癫痫，常与全蝎、天麻、天南星等配伍。

此外，本品古时就已用作麻醉药，常与川乌、草乌、姜黄等配伍，如整骨麻药方。近代以本品为主，制成中药麻醉剂，广泛用于各种外科手术麻醉，疗效满意。

【用法用量】　0.3～0.6g，宜入丸散；亦可作卷烟分次燃吸（一日量不超过1.5g）。外用适量。

【使用注意】　孕妇、外感及痰热咳喘、青光眼、高血压及心动过速患者禁用。

【现代研究】　本品所含东莨菪碱对大脑皮质和皮质下某些部位有抑制作用，但对延髓、脊髓则有不同程度的兴奋作用，有一定的镇痛作用，有阿托品样解痉作用，可抗休克，还有散瞳、调节眼麻痹及抑制汗腺分泌作用。所含生物碱小剂量能兴奋迷走神经而使心率减慢，大剂量则阻滞心脏 M 胆碱受体，使心率加快。

　　【不良反应】　本品中毒时主要表现为口干、皮肤潮红、无汗、瞳孔散大、呕吐、眩晕、狂躁不安等。

上1604

扫一扫，测一测

? ⬛ 复习思考题

　　1. 简述化痰药的分类及各类药的药性、功效和适应证。

　　2. 生半夏、清半夏、法半夏、姜半夏在临床上如何区别应用？

　　3. 简述川贝母与浙贝母、白前与前胡的功用异同。

　　4. 半夏与天南星均为治痰要药，其药性、功效及所治痰证有何异同？

第十七章 安　神　药

学习目标

1. 掌握安神药的含义、性能特点、功效、适用范围及分类。
2. 掌握朱砂与磁石、酸枣仁与柏子仁等相似药物的功用异同点。
3. 熟悉龙骨、磁石炮制前后功效变化。
4. 熟悉朱砂、龙骨、磁石、琥珀、珍珠的用法用量及使用注意。
5. 了解常用安神药的处方用名及别名。

凡以安定神志为主要作用,治疗神志不安的药物,称为安神药。

心藏神,主神志;肝藏魂,主疏泄。人体神志的变化与心、肝二脏功能活动密切相关。故本类药物多入心、肝二经,具有安定神志功效。某些药物还兼有清热解毒、平肝潜阳、纳气平喘、敛汗、润肠、祛痰等功效。

安神药主要治疗神志不安,症见心悸怔忡、失眠多梦、健忘、惊悸不安、烦躁易怒等;亦可作为惊风、癫痫、狂妄等病证的辅助药物。某些安神药还可用治热毒疮肿、肝阳眩晕、自汗盗汗、肠燥便秘、痰多咳喘等。

安神药多以矿石、贝壳或植物的种子入药。矿石、贝壳类药物,质重沉降,故有重镇安神作用,适用于神志不安属实证者;而植物种子类药物,质润滋养,多有养心安神作用,适用于神志不安属虚证者。依据药性和临床应用不同,安神药可分为重镇安神药与养心安神药两类。

应用安神药,应针对神志不安的病因、病机,选用适宜的安神药,并作相应配伍。如心火炽盛或邪热内扰所致实证,宜选重镇安神药,并配伍清泻心火药;因痰所致者,则与祛痰、开窍药配伍;因血瘀所致者,则与活血化瘀药配伍;肝阳上亢者,则与平肝潜阳药配伍;癫狂、惊风等,应以化痰开窍或平肝息风药为主,本类药物多作为辅药应用。若阴虚血少,心神失养之虚证,宜选养心安神药,若血虚阴亏者,须与补血、养阴药配伍;心脾两虚者,则与补益心脾药配伍;心肾不交者,常与滋阴降火、交通心肾药配伍。

本类药物多属对症治标之品,特别是矿石类安神药,易伤脾胃,故不可久服。若作丸、散剂内服时,须酌情配伍养胃健脾之品,且只宜暂服;入煎剂应打碎先煎、久煎。部分药物具有毒性,更须慎用,以防中毒。

第一节　重镇安神药

重镇安神药多为矿石、化石类药物,具有质重沉降之性,重则能镇,重可祛怯,故有重镇安神、平惊定志功效,适用于心火炽盛、痰火扰心、惊吓等引起的心神不宁、心悸失眠及惊痫、癫狂、肝阳上亢等属实证者。部分药物还兼有平肝潜阳功效,可用治肝阳上亢之头晕目眩。

朱砂 Zhusha

（《神农本草经》）

【来源】 为硫化物类矿物辰砂族辰砂，主含硫化汞（HgS）。主产于湖南、四川、贵州、云南等地。以产于古之辰州（今湖南沅陵）者为道地药材。随时可采。采挖后，选取纯净者，用磁铁吸净含铁的杂质，再用水淘去杂石和泥沙，照水飞法研成极细粉末，晾干或40℃以下干燥。

【处方用名】 朱砂 辰砂 丹砂 飞朱砂 水飞朱砂

【性味归经】 甘，微寒；有毒。归心经。

【功效】 清心镇惊，安神，明目，解毒。

【应用】

1. 心神不安，惊悸失眠 本品甘寒质重，专入心经，既可重镇安神，又能清心定志，为镇心、清火、安神定志之良药，适用于各种神志不安的病证，尤以心火亢盛之心神不宁最为常用，多与黄连、栀子、磁石等配伍；若心火亢盛兼阴血不足者，多与当归、生地黄、炙甘草等同用，如朱砂安神丸；治疗血虚心悸、失眠健忘，可与当归、柏子仁、酸枣仁等同用。

2. 惊风，癫痫 本品质重而镇，略有镇惊止痉之功。治疗温热病，热入心包或痰热内闭所致的高热烦躁，神昏谵语，惊厥抽搐，常与牛黄、麝香等同用，如安宫牛黄丸；治疗小儿急惊风，常与牛黄、全蝎、钩藤等配伍，如牛黄散；治疗癫痫，猝昏抽搐，常与磁石同用，如磁朱丸。

3. 疮疡肿毒，咽喉肿痛，口舌生疮 本品甘寒，善清热解毒，常用治热毒疮疡、咽痛、口疮，不论内服、外用均有疗效，因其有毒，故以外用为宜。治疗疮疡肿毒，常与雄黄、山慈菇、大戟等同用，如紫金锭；治疗咽喉肿痛，口舌生疮，可配冰片、硼砂等制成散剂外用，如冰硼散。

此外，本品可用治目昏暗不明，如磁朱丸。亦可作丸剂的外衣，有防腐作用。

【用法用量】 内服，只宜入丸、散服，每次0.1～0.5g；不入煎剂。外用适量。

【使用注意】 本品有毒，内服不宜过量或持续服用，以防汞中毒。孕妇及肝肾功能不全者禁用。忌火煅，火煅则析出水银，有剧毒。

【现代研究】 本品主要成分为硫化汞（HgS），含量不少于96%，尚含雄黄、磷灰石等。本品能降低大脑中枢神经的兴奋性，有镇静催眠、抗惊厥、抗心律失常等作用；有解毒、防腐作用，外用有抑制和杀灭细菌、寄生虫作用。朱砂为汞的化合物，汞进入体内，主要分布在肝肾，易致肝肾损害。当浓度过高时，可抑制酶的活性，并透过血脑屏障，直接损害中枢系统。

【不良反应】 本品用量过大，可引起中毒。急性中毒的症状表现为尿少或尿闭、浮肿，甚至昏迷抽搐、血压下降，或因肾功能衰竭而死亡。慢性中毒患者，口中有金属味，流涎增多，口腔黏膜充血、溃疡、牙龈肿痛、出血、恶心、呕吐、腹痛腹泻、手指或全身肌肉震颤；肾脏损害可表现为血尿、蛋白尿、管型尿等。

案例分析

王某，女，55岁，1个月来晚上入睡困难，醒后难以入睡，多有噩梦，平时伴有心烦，怔忡，惊悸，胸中烦热，舌红，脉细数。根据病例请分析下列处方是否合适，并说出理由。

处方组成：水飞朱砂1g 黄连5g 炙甘草5g 生地黄5g 当归5g

龙骨　Longgu

（《神农本草经》）

【来源】　为古代大型哺乳动物如三趾马、犀类、鹿类、牛类、象类等的骨骼化石。主产于山西、内蒙古、河南、河北、陕西、甘肃等地。全年可采，挖出后，除去泥土及杂质，贮于干燥处。生用或煅用。用时打碎。

【处方用名】　龙骨（生用，长于镇惊安神、平肝潜阳）　煅龙骨（煅用，长于收敛固涩）

【性味归经】　甘、涩，平。归心、肝、肾经。

【功效】　镇惊安神，平肝潜阳；煅用收敛固涩。

【应用】

1. 心神不宁，心悸失眠，惊痫癫狂　本品质重，入心、肝经，长于镇惊安神，为重镇安神的常用药，可用治各种神志不安。治疗心肝血虚之心神不宁，心悸失眠，健忘多梦，常配伍朱砂、酸枣仁等；治疗痰热内盛之惊痫抽搐，癫狂发作，常配伍牛黄、胆南星、羚羊角等。

2. 肝阳眩晕　本品生用质重沉降，入肝经，有较强的平肝潜阳作用，故常用治肝阴不足，肝阳上亢所致的头晕目眩，烦躁易怒，常配伍赭石、牡蛎、白芍等，如镇肝熄风汤。

3. 滑脱诸证　本品煅后有较好的收敛固涩之功，用治多种体虚滑脱证。治疗肾虚遗精、滑精，常配伍牡蛎、沙苑子、芡实等，如金锁固精丸；治疗心肾两虚，尿频、遗尿，常配伍桑螵蛸、龟甲、茯神等，如桑螵蛸散；治疗气虚不摄，冲任不固之崩漏、带下，常配伍黄芪、海螵蛸、五味子等，如固冲汤；治疗表虚自汗，阴虚盗汗，常配伍牡蛎、生地黄、黄芪等。

4. 湿疮痒疹，疮疡久溃不敛　煅龙骨研末外用，有收湿、敛疮、生肌之效。治疗湿疮痒疹，常配伍煅牡蛎研粉外敷；治疗疮疡溃久不敛，常与枯矾等份，共研细末，撒敷患处。

【用法用量】　煎服，15～30g，宜打碎先煎。外用适量。

【使用注意】　湿热积滞者不宜使用。

【现代研究】　本品主要含碳酸钙、磷酸钙。尚含少量铁、钾、钠、氯、铜、锰等。所含钙离子能促进血液凝固，降低血管壁通透性，并可抑制骨骼肌的兴奋性。

磁石　Cishi

（《神农本草经》）

【来源】　为氧化物类矿物尖晶石族磁铁矿的矿石，主含四氧化三铁（Fe_3O_4）。主产于河北、山东、辽宁、江苏等地。采挖后，除去杂石，选择吸铁能力强者（习称"灵磁石"或"活磁石"）入药。生用，或取净磁石，照煅淬法煅至红透，醋淬，碾成粗粉用。

【处方用名】　磁石（生用，长于镇惊安神、平肝潜阳）　煅磁石（醋淬，长于聪耳明目、纳气平喘）

【性味归经】　咸，寒。归肝、心、肾经。

【功效】　镇惊安神，平肝潜阳，聪耳明目，纳气平喘。

【应用】

1. 心神不宁，惊悸失眠，癫痫　本品质重咸寒，具有镇心安神，益肾平肝之功。治疗肾虚肝旺，肝火上扰心神或惊恐气乱，神不守舍所致的心神不宁、惊悸失眠或癫痫，常配伍朱砂、神曲，如磁朱丸；治疗小儿惊痫，以磁石炼水饮之。

2. 肝阳眩晕，急躁易怒　本品质重入肝，善平肝潜阳，味咸入肾，又益肾补阴，常用治阴虚阳亢之头晕目眩、急躁易怒等，常配伍石决明、珍珠、牡蛎等。

3.耳聋耳鸣,目昏目暗　本品能补益肝肾,具有良好的聪耳明目之功。用治肾虚耳聋耳鸣,常配伍熟地黄、山茱萸、五味子等,如耳聋左慈丸;治疗肝肾不足,视物昏花、目暗不明,常配伍枸杞子、女贞子、菊花等。

4.肾虚喘促　本品质重入肾经,有益肾纳气平喘之功。治疗肾气不足,摄纳无权之喘促,常配伍赭石、五味子、胡桃仁等。

【用法用量】　煎服,9～30g,宜打碎先煎;入丸、散剂,每次1～3g。

【使用注意】　因本品不易消化,故入丸、散不可多用。脾胃虚弱者慎用。

【现代研究】　本品主要含四氧化三铁(Fe_3O_4),尚含钙、镁、钾、钠、铬、锰、镉、铜、锌、砷等元素。本品能抑制中枢神经系统而镇惊、抗惊厥,且炮制后作用明显增强;对缺铁性贫血有补血作用,还有抗炎、镇痛、促凝血作用。

鉴别比较

磁石
朱砂 } 二药均质重性寒入心经,能镇惊安神,可治心神不安、惊悸、失眠。

磁石:益肾阴、潜肝阳,主治肾虚肝旺,肝火扰心之心神不安。

朱砂:镇心、清心而安神,善治心火亢盛之心神不安。

知识链接

磁石制后大不同

磁石经炮制后,不仅性状发生显著变化,而且其物理性质、化学成分也有较大变化:含铁量变化不明显,但煅制后水溶性铁元素溶出增加;重金属及有害元素总量减少,水溶性重金属及有害元素的溶出率下降;新增了氧化铁的物相。

琥珀　Hupo

（《名医别录》）

【来源】　为古代松科植物,如枫树、松树的树脂埋藏地层中经年久转化而成的化石样物质。主产于云南、广西、河南、辽宁等地。随时可采,从地下或煤层中挖出后,除去砂石、泥土等杂质,用时揭碎,研末用。

【性味归经】　甘,平。归心、肝、膀胱经。

【功效】　镇惊安神,活血散瘀,利尿通淋。

【应用】

1.心神不宁,心悸失眠,癫痫,惊风　本品质重,具有镇惊安神功效。治疗心神不宁、心悸失眠、健忘多梦,常配伍石菖蒲、远志、茯神等,如琥珀定志丸;治疗心血亏虚之惊悸怔忡、夜卧不安,常配伍酸枣仁、人参、当归等,如琥珀养心丸;治疗癫痫发作及小儿惊风,常配伍天南星、天竺黄等,如琥珀抱龙丸。

2.多种瘀血证　本品入心肝血分,有活血通经、散瘀消癥功效,可用于内、妇科多种瘀血证。治疗血瘀气阻之痛经、经闭,常配伍当归、莪术、乌药等,如琥珀散;治疗心血瘀阻之心腹刺痛,常与三七同用,研末内服;治疗癥瘕积聚,常配伍三棱、鳖甲、大黄等。

3. 淋证，癃闭　本品为金石药中之利尿通淋良药，可治各种淋证及癃闭，又因活血散瘀，尤宜于血淋。治疗淋证尿频、尿痛及癃闭，可单用琥珀为散，灯心草煎汤送服；治疗石淋，常配伍金钱草、木通、海金沙等。

【用法用量】　研末冲服，或入丸、散剂，每次 1.5～3g。不入煎剂。忌火煅。外用适量。

【现代研究】　本品主含树脂、挥发油等，尚含琥珀氧松香酸、琥珀松香酸、琥珀银松酸、琥珀脂醇、琥珀松香醇及琥珀酸等。琥珀酸具有中枢抑制、抗惊厥、镇静、镇痛及降低体温等作用。

珍珠　Zhenzhu

《药性论》

【来源】　为珍珠贝科动物马氏珍珠贝 *Pteria martensii*（Dunker）、蚌科动物三角帆蚌 *Hyriopsis cumingii*（Lea）或褶纹冠蚌 *Cristaria plicata*（Leach）等双壳类动物受刺激形成的珍珠。天然珍珠主产于广东、广西、台湾等地；淡水养殖珍珠主产于江苏、黑龙江、安徽及上海等地。天然珍珠全年可采，以 12 月为多。淡水养殖 2～3 年，秋末后采收。自动物体内取出，洗净，干燥。水飞或研成极细粉用。

【性味归经】　甘、咸，寒。归心、肝经。

【功效】　安神定惊，明目消翳，解毒生肌，润肤祛斑。

【应用】

1. 心神不宁，心悸失眠　本品质重沉降，有安神镇惊作用。治疗心神不宁，心悸怔忡，失眠多梦，单用即效，如用本品研末与蜜和服。因本品甘寒益阴清热，故更适用于心虚有热之心神不宁，虚烦不眠，常配伍酸枣仁、柏子仁、五味子等。

2. 惊风，癫痫　本品性寒质重，清心、肝之热而定惊止痉。治疗小儿痰热急惊，高热神昏，痉挛抽搐，常配伍牛黄、胆南星、天竺黄等，如金箔镇心丸；治疗小儿惊痫，惊惕不安，吐舌抽搐等，常配伍朱砂、牛黄、黄连等，如镇惊丸；治疗小儿惊啼及夜啼不止，常配伍朱砂、麝香、灶心土等，如珍珠丸。

3. 目赤翳障，视物不清　本品清肝火而养肝阴，善清肝明目，消翳，故可用治多种眼疾。治疗肝经风热或肝火上攻之目赤涩痛，眼生翳膜，常配伍青葙子、菊花、石决明等，如真珠散；治疗眼目翳障初起，可配伍琥珀、熊胆、黄连等，入眼药外用。

4. 口内诸疮，疮疡肿毒，溃久不敛　本品有较好的生肌敛疮之功，凡疮面溃烂久不收口者，皆可用之。治疗口舌生疮、牙龈肿痛、咽喉溃烂等，多与硼砂、青黛、冰片、黄连配伍，研细末吹入患处，如珍宝散；亦可用珍珠与牛黄共为末，如珠黄散；治疗疮疡溃烂，久不收口，可配伍炉甘石、黄连、血竭等，研极细末外敷，如珍珠散。

此外，本品亦可用治皮肤色斑。现多将本品用于化妆品中，以防治皮肤色素沉着，有润肤养颜之效。

【用法用量】　入丸、散剂，每次 0.1～0.3g。外用研末适量。

【现代研究】　本品主含碳酸钙、多种氨基酸及无机元素锌、锰、铜、铁、镁、硒、锗等；尚含维生素 B 族、核酸等。珍珠水解液可抑制小鼠自主活动，并有抑制脂褐素和清除自由基作用；珍珠粉提取物对小鼠肉瘤细胞、肺癌细胞均有显著的抑制作用；珍珠膏有促进创面愈合作用；珍珠粉有抗衰老、抗心律失常及抗辐射等作用；珍珠明目液能抑制实验性白内障的形成。

第二节 养心安神药

本类药物多为植物种子、种仁类,具甘润滋养之性,主入心、肝经,有滋养心肝、养阴补血、交通心肾等作用,适用于阴血不足、心脾两虚、心肾不交等引起的心悸怔忡、虚烦不眠、健忘多梦等神志不安属虚证者。

酸枣仁 Suanzaoren

（《神农本草经》）

【来源】 为鼠李科植物酸枣 *Ziziphus jujuba* Mill. var.*spinosa*（Bunge）Hu ex H.F.Chou 的干燥成熟种子。主产于河北、陕西、河南、山西、山东等地。秋末冬初采收成熟果实,除去果肉及核壳,收集种子,晒干。生用或炒用,用时捣碎。

酸枣仁炮制现状

【处方用名】 酸枣仁（生用,与炒酸枣仁作用相近） 炒酸枣仁（炒后种皮开裂,易于粉碎和煎出有效成分,且能增强养心安神的作用）

【性味归经】 甘、酸,平。归肝、胆、心经。

【功效】 养心补肝,宁心安神,敛汗,生津。

【应用】

1. 心悸失眠 本品甘平,入心、肝经,具有养心补肝安神之效,为养血安神要药,尤宜于心肝血虚之心悸怔忡、失眠健忘,常配当归、白芍、何首乌等;治疗肝虚有热,虚烦不眠,常配茯苓、知母、甘草等,如酸枣仁汤;治疗心脾气血双亏,惊悸不安,体倦失眠,常配伍黄芪、当归、党参等,如归脾汤;治疗心肾不交,阴亏血少,心悸失眠,健忘梦遗,常配伍麦冬、生地黄、远志等,如天王补心丹。

2. 自汗、盗汗 本品味酸,有收敛止汗之功。治疗体虚自汗、盗汗,常配伍五味子、山茱萸、黄芪等。

此外,本品有敛阴生津止渴之功,治疗津伤口渴,常与生地黄、麦冬等同用。

【用法用量】 煎服,10～15g;研末吞服,每次1.5～2g。

【现代研究】 本品主含皂苷,其组成为酸枣仁皂苷A、B等;并含三萜类化合物及黄酮类化合物。本品水煎液有镇静、催眠作用,还有抗惊厥、镇痛、降体温、降压、降血脂、抗缺氧、抗肿瘤、抑制血小板聚集、增强免疫功能及兴奋子宫等作用。

【不良反应】 煎服酸枣仁偶可发生过敏反应,可出现大片荨麻疹、全身皮肤瘙痒,也有表现为恶寒发热、关节疼痛等。

远志 Yuanzhi

（《神农本草经》）

【来源】 为远志科植物远志 *Polygala tenuifolia* Willd. 或卵叶远志 *Polygala sibirica* L. 的干燥根。主产于山西、陕西、吉林、河南等地。春季出苗前或秋季地上部分枯萎后,挖取根部,除去须根及泥沙,晒干。生用或制用。

【处方用名】 远志（生品多外用,长于消痈肿） 制远志（与甘草同制,长于安神益智、祛痰）

 课堂互动

远志善交通心肾,益智宁神,宜于治疗何种类型的失眠?

【性味归经】 苦、辛,温。归心、肾、肺经。

【功效】 安神益智,交通心肾,祛痰,消肿。

【应用】

1. 惊悸,失眠,健忘 本品上入心以宁神,下通肾以强志,为交通心肾,益智宁神之佳品,长于治疗心肾不交之惊悸、失眠而有健忘者,常配伍人参、茯神、朱砂等,如安神定志丸;治健忘,常配伍人参、茯苓、石菖蒲等,如开心散。

2. 癫痫,惊狂 本品味辛通利,善逐痰涎,开心窍,宜用于痰阻心窍之癫痫、惊狂。治疗癫痫昏仆,痉挛抽搐,常配伍半夏、天麻、全蝎等;治疗惊狂发作,常配伍石菖蒲、郁金、白矾等。

3. 咳嗽痰多 本品苦温性燥,入肺经,能祛痰止咳,可用治痰多黏稠、咳吐不爽或外感风寒、咳嗽痰多者,常与苦杏仁、贝母、瓜蒌、桔梗等同用。

4. 痈疽肿毒,乳房肿痛 本品辛行苦泄,善疏通气血之壅滞而消散痈肿,对一切痈疽,不论寒热虚实皆可应用。可单用为末,黄酒送服,或外用调敷患处。

【用法用量】 煎服,3～10g。外用适量。

【使用注意】 凡胃溃疡、胃炎及实热痰火内盛者慎用。

【现代研究】 本品主要含皂苷、细叶远志碱、远志醇、远志酮、生物碱等。全远志有镇静、催眠及抗惊厥作用。远志皂苷有祛痰、镇咳、降压作用;其煎剂能兴奋子宫,对革兰氏阳性菌及志贺菌属、伤寒杆菌、人型结核分枝杆菌均有明显抑制作用。此外,水提取物具有抗衰老、抗突变抗癌等作用;远志皂苷有溶血作用。

【不良反应】 据报道,远志内服致过敏反应1例,表现为舌及下颌部麻木,面部潮红,并出现散在性丘疹,停药后消失。另有1例,因工作中接触远志饮片导致过敏性哮喘。远志经甘草水炮制后,可避免变态反应发生。

柏子仁 Baiziren
（《神农本草经》）

【来源】 为柏科植物侧柏 *Platycladus orientalis* (L.) Franco 的干燥成熟种仁。主产于山东、河南、河北,亦产于陕西、湖北、甘肃、云南等地。秋、冬二季采收成熟种子,晒干,除去种皮,收集种仁。生用或制霜用。

【处方用名】 柏子仁(生用,长于养心安神,润肠通便) 柏子仁霜(去油制霜用,可消除呕吐和滑肠致泻作用)

【性味归经】 甘,平。归心、肾、大肠经。

【功效】 养心安神,润肠通便,止汗。

【应用】

1. 心悸失眠 本品养血安神之效不及酸枣仁,但能交通心肾,宜用于心阴虚及心肾不交之心悸失眠。治疗心阴不足之虚烦不眠,常配伍人参、五味子等,如柏子仁丸;治疗心肾不交之心悸失眠、梦遗健忘,常配伍麦冬、熟地黄等,如柏子养心丸。

2. 肠燥便秘 本品富含油脂,质润而润肠通便。治疗肠燥便秘证,常与火麻仁、郁李仁等同用,如五仁丸。

此外,本品甘润,可滋补阴液,还可用治阴虚盗汗、小儿惊痫等。

【用法用量】 煎服,3～10g。大便溏泄者宜用柏子仁霜代替柏子仁。

【使用注意】 便溏及多痰者慎用。

【现代研究】 本品主含脂肪油,并含少量挥发油、皂苷及植物甾醇、维生素A、蛋白质等。柏子仁单方注射液可使猫的慢波睡眠深睡期明显延长,并具有显著的恢复体力作用;水及乙醇提取物有镇静和增强记忆力等作用。

鉴别比较

柏子仁
酸枣仁 ⎱ 均性味甘平，入心经，有养心安神功效，治疗阴血不足之心悸失眠，常相须为用。

柏子仁：又入肾经，善养心滋肾，长于治疗心阴虚及心肾不交之心悸失眠；且润肠通便，可治肠燥便秘。

酸枣仁：兼入肝经，安神之力较强，善养心益肝安神，长于治疗心肝血虚之心悸失眠；又味酸能敛汗，可治自汗、盗汗。

首乌藤　Shouwuteng
（《何首乌录》）

【来源】　为蓼科植物何首乌 *Polygonum multiflorum* Thunb. 的干燥藤茎。又称夜交藤。主产于河南、湖南、湖北、江苏、浙江等地。秋、冬二季采割，除去残叶，捆成把或趁鲜切段，干燥。生用。

【处方用名】　首乌藤　夜交藤

【性味归经】　甘，平。归心、肝经。

【功效】　养血安神，祛风通络。

【应用】

1. 心神不宁，失眠多梦　本品为养阴血而安心神之品，适用于阴虚血少之失眠多梦，心神不宁，头目眩晕，常配伍合欢皮、酸枣仁、柏子仁等；治疗阴虚阳亢，肝风上扰之头痛、眩晕、失眠，可配伍天麻、钩藤，如天麻钩藤饮。

2. 血虚身痛肢麻，风湿痹痛　本品养血祛风，通经活络止痛。治疗血虚身痛，常配伍鸡血藤、当归、川芎等；治疗风湿痹痛，常配伍羌活、独活、桑寄生等。

3. 皮肤痒疹　本品有祛风止痒之功，治疗风疹疥癣等皮肤瘙痒，常配伍蝉蜕、浮萍、地肤子、蛇床子等，煎汤外洗。

【用法用量】　煎服，9～15g。外用适量，煎水洗患处。

【现代研究】　本品主含蒽醌类化合物，其组成主要为大黄素、大黄酚、大黄素甲醚等。尚含β-谷甾醇。本品有镇静催眠作用，与戊巴比妥钠合用有明显的协同作用；醇提取物能抑制实验性大鼠高脂血症，并对实验性动脉粥样硬化有一定防治作用，还能促进免疫功能。

【不良反应】　有报道服首乌藤可致过敏反应，主要表现为全身皮肤发疹，或皮肤刺痛发痒，恶寒发热。

合欢皮　Hehuanpi
（《神农本草经》）

【来源】　为豆科植物合欢 *Albizia julibrissin* Durazz. 的干燥树皮。主产于湖北、安徽、浙江等地。夏、秋二季剥取树皮，晒干。生用。

【性味归经】　甘，平。归心、肝、肺经。

【功效】　解郁安神，活血消肿。

【应用】

1. 忿怒忧郁，烦躁失眠　本品甘平，入心、肝经，宁心安神，兼解肝郁，使五脏安和，心志欢悦，为悦心安神之要药。宜用于情志不遂，忿怒忧郁之烦躁不宁、失眠多梦，可单用，或与酸枣仁、首乌藤、郁金等同用。

2. 跌打骨折，血瘀肿痛，疮痈肿毒　本品入心、肝经，走血分，能活血祛瘀、消肿止痛。治疗跌打损伤、筋断骨折、血瘀肿痛，常配伍红花、当归、川芎等；治疗疮痈疖肿，与蒲公英、野菊花等同用。

【用法用量】　煎服，6～12g。外用适量，研末调敷。

【使用注意】　孕妇慎用。

【现代研究】　本品含皂苷、黄酮类化合物、鞣质、多种木脂素及糖苷等。水煎液及醇提取物均能延长小鼠戊巴比妥钠睡眠时间；合欢总苷有兴奋子宫、抗早孕作用；合欢皮制剂有抑制金黄色葡萄球菌、绿色链球菌、卡他球菌的作用；其水、醇提取物分别具有增强小鼠免疫功能及抗肿瘤作用。

（路立峰）

复习思考题

1. 安神药常分几类？各类药的药性、功效、主治病证是什么？
2. 简述朱砂的用法用量及使用注意。
3. 比较柏子仁与酸枣仁、磁石与朱砂的功用异同点。
4. 试述朱砂、磁石、酸枣仁、合欢皮、远志的安神特点。

扫一扫，测一测

第十八章 平肝息风药

PPT课件

学习目标

1. 掌握平肝息风药的含义、性能特点、功效、适用范围及分类。
2. 掌握龙骨与牡蛎、全蝎与蜈蚣、钩藤与羚羊角等相似药物的异同点。
3. 熟悉石决明、牡蛎、赭石、珍珠母炮制前后功效变化。
4. 熟悉石决明、牡蛎、赭石、羚羊角、牛黄、钩藤、全蝎、蜈蚣的用法用量及使用注意。
5. 了解常用平肝息风药的别名。

知识导览

凡以平肝潜阳或息风止痉为主要作用，治疗肝阳上亢或肝风内动病证的药物，称为平肝息风药。

本类药物入肝经，多为介类、虫类及矿石类药物，具有平肝潜阳、息风止痉等功效，部分药物质重性寒，兼有镇静安神、清肝明目、降逆、凉血等作用，某些息风止痉药物兼有祛风通络之功，用于心神不宁、目赤肿痛、呕吐、呃逆、喘息、血热出血，以及风中经络之口眼㖞斜、痹痛等症。

平肝息风药分为平肝潜阳药和息风止痉药两类。平肝潜阳药适用于肝阳上亢之头目眩晕等，息风止痉药适用于肝风内动之痉挛抽搐等。

使用平肝息风药，应根据引起肝阳上亢、肝风内动的病因、病机及兼证的不同，进行相应的配伍。如属阴虚阳亢者，多配伍滋养肾阴药，益阴以制阳；治肝阳化风之肝风内动，应息风止痉药和平肝潜阳药并用；肝火上炎者，多配伍清泻肝火药；兼心神不安，失眠多梦者，配伍安神药；热极生风之肝风内动，当配伍清热泻火解毒之品；阴虚风动者，配伍滋阴药；血虚生风者，配伍养血药；脾虚慢惊，则配补气健脾药；兼痰阻神昏者，则与化痰开窍药同用。

本类药物的药性有偏寒凉或偏温燥之不同，使用时应区别运用。药性寒凉者，对脾虚慢惊者不宜用；药性温燥者，对血虚阴亏者不宜用。平肝潜阳药中矿石类、介贝类药物较多，质坚沉重，用量宜大，生用时宜先煎。

第一节 平肝潜阳药

本类药物多咸、苦，性多寒凉，入肝经，多为质重之介类或矿石类药物，具有平抑肝阳或平肝潜阳及清肝热等作用。主要用于肝阳上亢之头晕目眩、头痛、耳鸣及肝火上炎之面红目赤、口苦、烦躁易怒、头痛头昏等。亦用于肝阳化风之痉挛抽搐及肝阳上扰之烦躁不眠，可分别配伍息风止痉药和安神药。

石决明 Shijueming

（《名医别录》）

【来源】 为鲍科动物杂色鲍 *Haliotis diversicolor* Reeve、皱纹盘鲍 *Haliotis discus hannai* Ino、

羊鲍 *Haliotis ovina* Gmelin、澳洲鲍 *Haliotis tuber*（Leach）、耳鲍 *Haliotis asinina* Linnaeus 或白鲍 *Haliotis laevigata*（Donovan）的贝壳。分布于广东、福建、辽宁、山东等沿海地区。夏、秋二季捕捉，去肉，洗净，干燥。生用或煅用，用时打碎。

【处方用名】 石决明（生用，长于平肝潜阳、清肝）　煅石决明（煅用，长于明目）

【性味归经】 咸，寒。归肝经。

【功效】 平肝潜阳，清肝明目。

【应用】

1. 肝阳上亢，头晕目眩　本品咸寒质重，主入肝经，长于潜肝阳而泻肝热，为凉肝镇肝之要药。因兼滋养肝阴，对肝肾阴虚，肝阳上亢之头晕目眩者，尤为适合，常配伍生地黄、牡蛎等，如育阴潜阳汤；治肝阳上亢兼有肝火亢盛，头晕头痛、烦躁易怒者，常配伍羚羊角、夏枯草、菊花等，如羚羊角汤。

> **课堂互动**
>
> 石决明与决明子在来源、功效方面有何不同？

2. 目赤，翳障，视物昏花　本品能清肝明目退翳，为治目疾的要药。治肝火上炎，目赤肿痛，常与夏枯草、决明子、菊花等同用；治风热目赤，翳膜遮睛，常与蝉蜕、菊花、木贼等同用；治阴虚血少之目暗不明、雀盲眼花，则常与熟地黄、枸杞子、菟丝子等同用；治青盲雀目，可与苍术、猪肝同用。

此外，煅石决明还有收敛、制酸、止痛、止血等作用。可用治胃酸过多之胃脘痛；研末外敷，可治外伤出血。

【用法用量】 煎服，6～20g，应打碎先煎。外用点眼宜煅后水飞用。

【使用注意】 本品咸寒，易伤脾胃，脾胃虚寒，食少便溏者慎用。

【现代研究】 本品主要含碳酸钙、有机质，尚有少量镁、铁、硅酸盐、磷酸盐及微量元素等。本品含大量碳酸钙在胃中能中和过多的胃酸，还有保肝、解热、镇静、解痉、消炎、抗凝等作用。

牡蛎　Muli
《神农本草经》

【来源】 为牡蛎科动物长牡蛎 *Ostrea gigas* Thunberg、大连湾牡蛎 *Ostrea talienwhanensis* Crosse 或近江牡蛎 *Ostrea rivularis* Gould 的贝壳。我国沿海一带均有分布。全年可采收，去肉，取壳，洗净，晒干。生用或煅用，用时打碎。

【处方用名】 牡蛎（生用，长于平肝潜阳、软坚散结）　煅牡蛎（煅用，长于收敛固涩、制酸）

【别名】 左牡蛎

【性味归经】 咸，微寒。归肝、胆、肾经。

【功效】 重镇安神，潜阳补阴，软坚散结。煅用收敛固涩，制酸止痛。

【应用】

1. 肝阳上亢，头晕目眩　本品咸寒质重入肝肾经，有平肝潜阳之功。用治水不涵木，阴虚阳亢之眩晕耳鸣、烦躁不安，常配伍龙骨、龟甲、牛膝、白芍等，如镇肝熄风汤；因其微寒，略有清热之功，用治热病日久伤阴，虚风内动之四肢抽搐，常配伍阿胶、鳖甲、龟甲等，如大定风珠。

2. 瘰疬，痰核，瘿瘤，癥瘕积聚　本品味咸，能软坚散结。治痰火郁结之痰核，瘿瘤，瘰疬，常与浙贝母、玄参等同用，如消瘰丸；治血瘀气滞之癥瘕积聚，常与鳖甲、丹参、莪术、三棱等同用。

3. 心神不安，惊悸失眠　本品质重，有镇惊安神之功，用治心神不安，惊悸怔忡，失眠多梦等症，常配龙骨，如桂枝甘草龙骨牡蛎汤。亦可配伍朱砂、酸枣仁等同用。

4. 滑脱诸证　本品味涩，煅用能收敛固涩，常与煅龙骨相须为用，通过不同配伍可用治多种滑脱之证。如治自汗、盗汗，常与麻黄根、浮小麦等同用，如牡蛎散；治肾虚遗精、滑精，常与沙苑子、龙骨、芡实等同用,如金锁固精丸;治尿频、遗尿,常与桑螵蛸、金樱子、益智等同用;治崩漏、带下,常与龙骨、芡实、海螵蛸同用。

本品煅用有制酸止痛作用,可用于胃痛泛酸,多与海螵蛸、浙贝母共为细末,内服取效。

【用法用量】 煎服,9～30g;宜打碎先煎。外用适量。收敛固涩宜煅用,其他宜生用。

【现代研究】 本品主要含碳酸钙、磷酸钙及硫酸钙,尚有铁、铝、锌、锰等微量元素及多种氨基酸。本品所含钙盐有抗酸及轻度镇静、消炎、降低肌肉兴奋性而抑制抽搐等作用;从牡蛎中提取的牡蛎多糖有降血脂、抗凝血、抗血栓、促进机体免疫功能、抗白细胞下降等作用。

鉴别比较

龙骨
牡蛎
生用都能平肝潜阳、重镇安神,煅用都能收敛固涩,用于肝阳上亢、头晕目眩,心神不安、惊悸失眠及各种滑脱证。

龙骨:长于镇惊安神,且收敛固涩之力优于牡蛎。

牡蛎:平肝潜阳之力大,兼有软坚散结、制酸止痛之功。

赭石 Zheshi
(《神农本草经》)

【来源】 为氧化物类矿物刚玉族赤铁矿,主含三氧化二铁(Fe_2O_3)。主产于山西、河北、河南、山东等地。开采后,除去杂石泥土,打碎生用或醋淬研粉用。

【处方用名】 赭石、代赭石(生用,长于平肝潜阳、重镇降逆) 煅赭石(煅用,长于凉血止血)

【别名】 代赭石

【性味归经】 苦,寒。归肝、心、肺、胃经。

【功效】 平肝潜阳,重镇降逆,凉血止血。

【应用】

1. 肝阳上亢,头晕目眩 本品苦寒质重,长于镇潜肝阳,清降肝火。治肝阳上亢,肝火上炎所致的头晕头痛、心烦难寐,常配伍石决明、夏枯草等,如赭石汤;治肝肾阴虚,肝阳上亢所致的头晕目眩、目胀耳鸣等证,则常与龟甲、牡蛎等同用,如镇肝熄风汤。

2. 呕吐,呃逆,噫气,喘息 本品苦寒沉降,为重镇降逆的要药。既善降上逆之胃气而止呕、止呃、止噫,又善降上逆之肺气而平喘,多用于肺、胃气机上逆证。用治胃气上逆之呕吐、呃逆、噫气不止等症,常配伍旋覆花、半夏、生姜等,如旋覆代赭汤;用治肺气上逆哮喘有声,卧睡不得者,可单用本品研末,米醋调服;用治肺肾不足,阴阳两虚之虚喘,常与党参、山茱萸、胡桃肉、山药等补肺肾纳气药同用,如参赭镇气汤。用治宿食结于肠间,胃气上逆不降,大便多日不通者,可与甘遂、芒硝、干姜等同用,如赭遂攻结汤。

3. 血热吐衄,崩漏 本品苦寒,入心肝血分,煅用能除血热而止血,尤宜于气火上逆,迫血妄行之出血;用赭石研为粉末,醋汤调服,治崩中淋漓不止。用治血热而胃气上逆所致的吐血、衄血,常配伍白芍、竹茹等,如寒降汤;治血热崩漏下血,可配伍禹余粮、赤石脂、五灵脂等,如震灵丹。

【用法用量】 煎服,9～30g,宜打碎先煎;入丸、散,每次1～3g。外用适量。

【使用注意】 孕妇慎用。因含有微量砷,故不宜长期服用。

【现代研究】 本品主要含三氧化二铁(Fe_2O_3),尚含硅酸,微量的镁、钙,以及钛、钴、铬、铜等微量元素及对人体有害的铅、砷、钛。本品对肠管有兴奋作用，使肠蠕动亢进；所含铁质能促进红细胞及血红蛋白的新生。本品还对中枢神经系统有镇静作用。

鉴别比较

磁石 ⎫
　　　⎬ 均属矿物药，质重性降，均能平肝潜阳、镇气降逆，均治肝阳上亢及气机上逆。
赭石 ⎭

磁石：磁石潜降之力强，长于镇静安神，主治心神不宁实证。

赭石：纳气平喘而治肾虚喘咳；又聪耳明目，治耳聋目昏。赭石平肝力强；既降肺气，又降胃气；又凉血止血，治血热出血。

珍珠母 Zhenzhumu

《本草图经》

【来源】 为蚌科动物三角帆蚌 *Hyriopsis cumingii*（Lea）、褶纹冠蚌 *Cristaria plicata*（Leach）或珍珠贝科动物马氏珍珠贝 *Pteria martensii*（Dunker）的贝壳。前两种在全国各地的江河湖沼中均产，后一种主产于海南、广东、广西沿海。全年可采，去肉，洗净，干燥。生用或煅用，用时打碎。

【处方用名】 珍珠母（生用，长于平肝潜阳，镇心安神）　煅珍珠母（煅用，长于制酸止痛）

【性味归经】 咸，寒。归肝、心经。

【功效】 平肝潜阳，安神定惊，明目退翳。

【应用】

1. 肝阳上亢证 本品咸寒入肝经，其平肝阳、清肝热作用与石决明相似。治肝阴不足，肝阳上亢之眩晕头痛、耳鸣、心悸失眠，常配伍白芍、生地黄、龙齿等，如甲乙归藏汤；治肝阳眩晕、头痛者，常与石决明、牡蛎、磁石等同用；治肝阳上亢兼有肝热烦躁易怒，常配伍夏枯草、钩藤、菊花等。

2. 惊悸失眠，心神不宁 本品质重入心，能镇惊安神。治心悸失眠、心神不宁，可配伍朱砂、龙骨等，如珍珠母丸；治癫痫、惊风抽搐，可与天麻、钩藤、天南星等息风止痉药同用。

3. 目赤肿痛，视物昏花 本品能清肝明目。治肝热目赤，羞明流泪，常与夏枯草、石决明、菊花等清肝明目药同用；治肝虚目暗、视物昏花，与枸杞子、女贞子等配伍，以养肝明目；治夜盲雀目者，则常与苍术、猪肝等同煮服。

此外，本品研细末外用，有燥湿敛疮作用，用于湿疮瘙痒，溃疡久不收口，口疮等。珍珠层粉内服，治胃、十二指肠球部溃疡有一定疗效。

现代用珍珠层粉制成眼膏或滴眼液外用，可用治白内障、角膜炎及结膜炎等。

【用法用量】 煎服，10～25g；应打碎先煎。或入丸、散剂。外用适量，研细末用。

【使用注意】 本品属镇降之品，故孕妇及脾胃虚寒者慎用。

【现代研究】 本品含磷脂酰乙醇胺、半乳糖神经酰胺、羟基脂肪酸、碳酸钙等，少量锌、镁、铁等，并含多种氨基酸。珍珠粉灌胃，有镇静、抗惊厥、抑制胃溃疡作用，并可增强动物常压耐缺氧能力；珍珠层角质蛋白水解液对实验性白内障有对抗作用；珍珠母注射液对四氯化碳引起的肝损伤有保护作用。

蒺藜 Jili
（《神农本草经》）

【来源】 为蒺藜科植物蒺藜 *Tribulus terrestris* L. 的干燥成熟果实。主产于东北、华北及西北等地。秋季果实成熟时采割植株，晒干，打下果实，碾去硬刺，除去杂质。生用、炒黄或盐炒用。

【处方用名】 蒺藜（生用，辛散有毒，长于祛风明目） 炒蒺藜（炒用，缓其辛散，降低毒性，长于平肝疏肝） 盐蒺藜（盐炒用，其作用同炒蒺藜）

【别名】 刺蒺藜 白蒺藜

【性味归经】 辛、苦，微温；有小毒。归肝经。

【功效】 平肝解郁，活血祛风，明目，止痒。

【应用】

1. 肝阳上亢，头晕目眩 本品有平抑肝阳作用，用治肝阳上亢之头晕目眩，因其药性力缓和，常与钩藤、菊花等同用。

2. 胸胁胀痛，乳闭胀痛 本品主入肝经，辛散疏肝解郁而散郁结。治肝郁气滞，胸胁胀痛，常与柴胡、香附、青皮等同用；治产后肝郁乳汁不通、乳房胀痛，可单用本品研末服，或配伍穿山甲、王不留行等。

3. 风热上攻，目赤翳障 本品能疏散肝经风热而明目退翳，为祛风明目要药。治风热目赤肿痛、多泪、多眵或翳膜遮睛等，多与菊花、决明子、青葙子等同用，如白蒺藜散。

4. 风疹瘙痒 本品有祛风止痒之功效。治风疹瘙痒，可与防风、荆芥、地肤子等祛风止痒药同用；治血虚生风瘙痒，可与当归、何首乌、防风等同用；治白癜风，可单用本品研末冲服。

此外，《备急千金要方》用本品研末冲服，治疗白癜风。

【用法用量】 煎服，6～10g，或入丸、散剂。外用适量。

【使用注意】 孕妇慎用。

【现代研究】 本品主要成分为脂肪油、挥发油、鞣质、树脂、钾盐、皂苷等。其水浸液及乙醇浸出液对麻醉动物有降压、利尿作用；所含总苷有显著的强心作用，有提高机体免疫功能、抗衰老作用；其水煎液有降低血糖作用；水提取物有抗过敏作用。

【不良反应】 蒺藜有一定毒性（其植物中含硝酸钾，摄入体内后被还原成亚硝酸钾），中毒后可见乏力、嗜睡、头昏、恶心、呕吐、心悸、唇甲及皮肤黏膜呈青紫色，严重者出现肺水肿、呼吸衰竭。国内报道有白癜风患者口服蒺藜 6g，引起猩红热样药疹。使用本品应注意宜忌，控制剂量，不过量服用。

罗布麻叶 Luobumaye
（《救荒本草》）

【来源】 为夹竹桃科植物罗布麻 *Apocynum venetum* L. 的干燥叶。主产于我国东北、西北、华北等地。夏季采收，晒干或阴干。生用。

【性味归经】 甘、苦，凉。归肝经。

【功效】 平肝安神，清热利水。

【应用】

1. 头晕目眩 本品甘苦凉，专入肝经，有平肝阳、清肝热之功。单用本品煎服，或开水泡后代茶饮用，即可取效。治肝阳上亢，头晕目眩者，常与牡蛎、赭石、石决明等同用；治肝火上炎，头晕目眩者，常配伍夏枯草、钩藤、菊花等。

2. 水肿, 小便不利 本品有较好的清热利尿作用。治水肿、小便不利而有热者, 可单用或配伍车前子、木通、猪苓等。

【用法用量】 煎服或开水泡服, 6~12g。

【使用注意】 不宜过量和长期服用, 以免中毒。

【现代研究】 罗布麻叶主要含芸香苷, 尚含氯化钾等; 罗布麻叶煎剂有降压、减慢心率、减弱心肌收缩力的作用; 叶浸膏有镇静、利尿、降低血脂、调节免疫、抗衰老及抑制流感病毒等作用。

【不良反应】 罗布麻叶制剂内服可出现恶心、呕吐、上腹部不适, 也可出现心动过缓和期前收缩。

第二节 息风止痉药

本类药物主入肝经, 以息肝风、止痉挛抽搐为主要功效, 适用于温热病热极生风、肝阳化风、血虚生风等所致的眩晕欲仆、项强肢颤、痉挛抽搐等症。亦用于风阳夹痰, 痰热上扰之癫痫、惊风抽搐以及风毒侵袭, 引动内风之破伤风所致的痉挛抽搐、角弓反张等症。部分兼有平肝潜阳、清泻肝火作用的息风止痉药, 还可用于肝阳上亢之眩晕和肝火上攻之目赤头痛等。此外, 某些息风止痉药尚兼祛外风之功, 可用于风中经络之口眼㖞斜、肢麻痉挛、头痛等症。

羚羊角 Lingyangjiao
（《神农本草经》）

【来源】 为牛科动物赛加羚羊 *Saiga tatarica* Linnaeus 的角。主产于新疆、青海、甘肃等地。全年可捕捉, 以秋季猎取最佳。捕后锯取其角, 晒干。用时镑片、锉末或磨汁。

【性味归经】 咸, 寒。归肝、心经。

【功效】 平肝息风, 清肝明目, 散血解毒。

【应用】

1. 肝风内动, 惊痫抽搐 本品咸寒入肝经, 其清肝热、息肝风的作用显著, 为治疗肝风内动、惊痫抽搐的要药, 最宜于热极生风所致痉挛抽搐。治温热病邪热炽盛之高热神昏、惊厥抽搐, 常与钩藤、白芍、桑叶、菊花等同用, 如羚角钩藤汤; 治癫痫、惊悸, 可与钩藤、郁金等息风止痉、化痰开窍药同用。

2. 肝阳上亢, 头晕目眩 本品质重主降, 有良好的平肝潜阳作用。用于头晕目眩属肝阳上亢者, 常与石决明、牡蛎、天麻等同用。

3. 肝火上炎, 目赤头痛 本品清泻肝火而明目。治肝火上炎之头痛、目赤肿痛、羞明流泪等, 常与龙胆、决明子、黄芩等同用, 如羚羊角散。

4. 温热病壮热神昏, 热毒发斑 本品咸寒入血分, 能清心泻肝, 具有良好的清热解毒作用, 治温热病壮热神昏、谵语躁狂、抽搐等, 常与石膏、寒水石等同用, 如紫雪散; 治热毒发斑, 常与生地黄、赤芍等同用, 如清营解毒汤。

此外, 本品有解热、镇痛之效, 可用于风湿热痹、肺热咳喘及百日咳; 治肺热咳嗽, 如羚羊清肺散。近年用羚羊角水解注射液治疗小儿肺炎、流感发热、麻疹及其他发热病症, 均有效。

【用法用量】 煎服, 1~3g; 宜单煎2小时以上。取汁服; 磨汁或研粉服, 每次 0.3~0.6g。

【使用注意】 本品性寒, 脾虚慢惊者忌用。

【现代研究】 本品主要含角质蛋白, 尚有多种磷酸、磷酸钙、维生素 A 及多种微量元素等。本品有镇静、镇痛作用; 水煎剂有良好的抗惊厥、解热作用; 水煎剂或醇提取液有降压作用, 其小剂量可使离体蟾蜍心脏收缩力加强,中等剂量可致心脏传导阻滞,大剂量则引起心率减慢,振幅减小,最后心搏停止。

【不良反应】 有临床报道,口服羚羊角粉或肌注羚羊角注射液,个别患者出现过敏性休克。应引起注意。

牛黄 Niuhuang
(《神农本草经》)

【来源】 为牛科动物牛 *Bos Taurus domesticus* Gmelin 干燥的胆结石。主产于我国西北、西南、东北等地。宰牛时,如发现有牛黄,即滤去胆汁,将牛黄取出,除去外部薄膜,阴干,研极细粉末。

【性味归经】 苦,凉。归肝、心经。

【功效】 清心,豁痰,开窍,凉肝,息风,解毒。

【应用】

1.惊风,癫痫 本品入心、肝经,能清心凉肝,有较强的息风止痉之功,宜用于热盛动风之痉挛抽搐。用治小儿壮热神昏、惊风抽搐等症,常与朱砂、全蝎、钩藤等同用,如牛黄散;治痰蒙清窍之癫痫发作,可与远志、胆南星等同用。

2.热病神昏 本品能清心豁痰,以收开窍定惊之效。凡温热病热入心包及中风、惊风、癫痫等属痰热闭阻心窍所致的神昏谵语、高热烦躁、口噤等均可应用。单用本品为末,竹沥化服即效;或与黄连、栀子、麝香、冰片等清热解毒、开窍醒神药同用,如安宫牛黄丸。

3.咽喉肿痛,牙痛,口舌生疮,痈疽疔毒 本品清热解毒力强,为解毒祛腐之要药,对热毒引起的咽喉肿痛、疮痈肿痛属于阳证者均可应用。用治火毒郁结之咽喉肿痛、牙痛、口舌生疮,可配伍黄芩、雄黄、大黄等,如牛黄解毒丸;治咽喉肿痛、溃烂,可与珍珠为末吹喉,如珠黄散;治痈疽疔毒等,可与金银花、甘草等配伍;治乳岩、瘰疬、恶疮等,常与麝香、乳香等配伍,如犀黄丸。

【用法用量】 入丸、散,每次 0.15～0.35g。外用适量,研细末敷患处。

【使用注意】 非实热证不宜用,孕妇慎用。

【现代研究】 本品主要含胆汁酸、胆甾醇、胆汁色素、维生素 D、钠、钙、镁、锌等,尚含类胡萝卜素及多种氨基酸。本品有镇静、抗惊厥、解热、抗炎、抗感染作用;所含胆酸有利胆作用。

【不良反应】 服用牛黄解毒片可出现血小板减少、消化道出血、荨麻疹型药疹、过敏性休克、膀胱炎等。服用牛黄制剂中毒或过敏主要是超剂量长期服用所致,其次可能因为服药者属特异性或过敏性体质所致。

鉴别比较

羚羊角
牛黄
　　性寒凉,归肝、心经,均有清热、息风止痉作用。用治温热病热极生风,高热神昏、痉厥抽搐等,可相须为用;又均有清热解毒作用。

羚羊角:用于热毒发斑证,又善平肝潜阳、清肝明目,用治肝阳上亢,头晕目眩及肝火上炎之目赤肿痛、头痛,且能清肺止咳而用治肺热咳喘。

牛黄:用于热毒郁结之咽喉肿痛溃烂、痈疽疔毒等证,又能清心、化痰开窍,用于痰热阻闭心窍之中风、惊风、癫痫等证。

钩藤　Gouteng
《名医别录》

　　【来源】　为茜草科植物钩藤 *Uncaria rhynchophylla* (Miq.) Miq. ex Havil.、大叶钩藤 *Uncaria macrophylla* Wall.、毛钩藤 *Uncaria hirsuta* Havil.、华钩藤 *Uncaria sinensis* (Oliv.) Havil. 或无柄果钩藤 *Uncaria sessilifructus* Roxb. 的干燥带钩茎枝。主产于长江以南各地。秋、冬二季采收带钩的嫩枝,去叶,切段,晒干。生用。

　　【性味归经】　甘,凉。归肝、心包经。

　　【功效】　息风止痉,清热平肝。

　　【应用】

　　1. 肝风内动,惊痫抽搐　本品微寒,清肝热,息风止痉作用和缓,为治惊痫抽搐之要药,对热极生风,四肢抽搐及小儿高热惊风证,尤为适宜。治小儿急惊风,常配伍天麻、全蝎、僵蚕等;治温热病热极生风,痉挛抽搐,常配伍羚羊角、白芍、菊花等,如羚角钩藤汤;治诸痫啼叫,痉挛抽搐,可配伍蝉蜕、黄连、天竺黄等。

　　2. 头痛,眩晕　本品能平肝阳,清肝热。常用于肝阳上亢或肝火上攻之头胀头痛、眩晕等症。治肝阳上亢之头痛、眩晕,常与石决明、天麻等同用,如天麻钩藤饮;治肝火上炎之头痛、眩晕,常与夏枯草、栀子、黄芩等同用。

　　此外,本品具轻清疏泄之性,能清热透邪,故可用于外感风热,头痛目赤及斑疹透发不畅之证。与蝉蜕、薄荷同用,有凉肝止惊之效,可用治小儿夜啼。

　　【用法用量】　煎服,3~12g。所含有效成分钩藤碱加热后易被破坏,宜后下,经水煮沸不宜超过20分钟。

　　【现代研究】　本品主要含生物碱,其主要成分为钩藤碱、异钩藤碱,尚含黄酮类、鞣质等。本品各种制剂对各种动物的正常血压和高血压都有降压作用,还有抗血栓及降血脂等作用;水煎剂小鼠腹腔注射,能产生明显的镇静作用,但无催眠作用;钩藤乙醇浸膏能制止豚鼠癫痫发作,有抗惊厥作用。

　　【不良反应】　高血压患者服用钩藤总碱治疗量时,有个别人可出现心动过缓、头晕、皮疹、月经量减少等,停药后可自行消除。

天麻 Tianma

（《神农本草经》）

【来源】 为兰科植物天麻 *Gastrodia elata* Bl. 的干燥块茎。主产于贵州、云南、四川等地，贵州产者，习称"贵天麻"，为道地药材。立冬后至次年清明前采挖，冬季茎枯时采挖者名"冬麻"，质量优良；春季发芽时采挖者名"春麻"，质量较差。洗净，蒸透，敞开低温干燥。用时润透或蒸软，切片。

【性味归经】 甘，平。归肝经。

【功效】 息风止痉，平抑肝阳，祛风通络。

【应用】

1. 肝风内动，惊痫抽搐 本品甘平质润，无清热之功，却有良好的息风止痉之功，为治风之圣药，因药性平和，无论寒热虚实，内风外风皆可应用。治小儿急惊风，常配伍钩藤、全蝎、羚羊角等药，如钩藤饮；治小儿脾虚慢惊，常配伍人参、白术、僵蚕等，如醒脾丸；治破伤风之痉挛抽搐、角弓反张，常与天南星、白附子、防风等药配伍，如玉真散。

2. 眩晕，头痛 本品平肝阳，止头痛，为治眩晕、头痛之要药，不论虚实，皆可配伍应用。治肝阳上亢所致的眩晕、头痛，常配伍钩藤、石决明等，如天麻钩藤饮；治风痰上扰所致的眩晕、头痛，则常配伍半夏、白术等，如半夏白术天麻汤；治头风攻注，偏正头痛，头晕欲倒者，可配等量川芎为丸，如天麻丸。

3. 风湿痹痛，肢体麻木，手足不遂 本品有祛外风，通经络而止痛作用。治风湿痹痛，关节屈伸不利，常配伍秦艽、羌活、桑枝等，如秦艽天麻汤；治中风手足不遂、肢体麻木、筋骨疼痛等，常配伍没药、制乌头、麝香等，如天麻丸。

近年来用天麻提取有效成分制得香荚兰醛片，治疗癫痫大、小发作均有效。

此外，近年来用天麻针剂肌内注射，治坐骨神经痛、三叉神经痛及眶上神经痛均有效。

【用法用量】 煎服，3～10g；研末冲服，每次 1～1.5g。

【现代研究】 本品主要成分为香荚兰醛、香荚兰醇、天麻素、天麻多糖等。本品煎剂有镇静、催眠、抗惊厥、镇痛作用；天麻注射液有迅速降压作用；天麻多糖有增强机体非特异性免疫和细胞免疫作用。

【不良反应】 天麻及天麻制剂偶有过敏反应及中毒的发生。如：口服天麻粉引起荨麻疹药疹；口服天麻丸引起过敏性紫癜；肌内注射天麻注射液致过敏性休克；大剂量炖服天麻致急性肾功能衰竭及昏迷等。

✎ 鉴别比较

钩藤
羚羊角 } 均有平肝息风、抑肝阳作用，均可治肝风内动、肝阳上亢之证。
天麻

钩藤：性凉，轻清透达，长于清热息风，用治小儿高热惊风轻证为宜。

羚羊角：性寒，清热力强，除用治热极生风外，尚能清心解毒，多用于高热神昏，热毒发斑等。

天麻：甘平质润，作用平和，清热之力不及钩藤、羚羊角，但治肝风内动、惊痫抽搐之证，不论寒热虚实，皆可配伍应用，且能祛风止痛。

上1803

天麻素注射液药
理机制

全蝎　Quanxie

（《蜀本草》）

【来源】　为钳蝎科动物东亚钳蝎 *Buthus martensii* Karsch 的干燥体。主产于河南、山东、湖北、安徽等地。清明至谷雨前后捕捉者，称为"春蝎"，此时未食泥土，品质较佳；夏季产量较多，称为"伏蝎"。饲养蝎一般在秋季，隔年收捕一次。野生蝎在春末至秋初捕捉，捕得后，浸入清水中待其吐出泥土，置沸水或盐水中，煮至全身僵硬，捞出，置通风处，阴干。

【性味归经】　辛，平；有毒。归肝经。

【功效】　息风镇痉，通络止痛，攻毒散结。

【应用】

1. 痉挛抽搐　本品入肝经，性善走窜，息风力强，并有较强的镇痉作用，既平息内风，又祛外风，为治痉挛抽搐之要药，无论内风外风，急惊、慢惊均可用之。常与蜈蚣同用，如止痉散；治小儿急惊风之高热、神昏、抽搐，常与钩藤、天麻等同用；治小儿慢惊风抽搐，常与党参、白术、天麻等同用；治癫痫抽搐，常与郁金、白矾等份，研细末服；治破伤风之痉挛抽搐、角弓反张，常配伍蜈蚣、蝉蜕、天南星等；治风中经络，口眼㖞斜，常与白附子、僵蚕同用，如牵正散。

2. 疮疡肿毒，瘰疬结核　本品味辛有毒，既能攻毒散结，又能通络止痛，为外科常用药。治疮疡肿毒，用全蝎、栀子，麻油煎黑去渣，入黄蜡为膏外敷；治颌下肿硬，用本品 10 枚焙焦，分 2 次用黄酒服下；治流痰、瘰疬等，与马钱子、半夏、五灵脂等共为散；近代用本品配伍蜈蚣、地龙、土鳖虫各等份，为散或为丸，治疗淋巴结核、骨与关节结核等。

3. 风湿顽痹及顽固性偏正头痛　本品善于搜风通络止痛。对风寒湿痹久治不愈，筋脉拘挛，甚则关节变形之顽痹，作用颇佳，常与川乌、白花蛇等同用；治顽固性偏正头痛，常与川芎、蜈蚣、僵蚕等同用。

【用法用量】　煎服，3～6g；研末吞服，每次 0.6～1g。外用适量。

【使用注意】　本品有毒，用量不宜过大。孕妇慎用。

【现代研究】　本品主要含蝎毒，其主要成分为马氏钳蝎神经毒素 I、II，尚含甜菜碱、牛磺酸、卵磷脂及铵盐等。本品浸剂有镇静、镇痛、抗惊厥作用；有显著持久的降压作用；有抗血栓形成、降低血小板黏附率、抑菌、抗肿瘤等作用。蝎毒的主要危害是使呼吸麻痹，但如加热至 100℃，经 30 分钟，毒素即可消除。

【不良反应】　全蝎用量过大可致头痛、头昏、血压升高、心慌、心悸、烦躁不安，严重者血压突然下降、呼吸困难、发绀、昏迷，最后多因呼吸麻痹而死亡。过敏者可出现全身性红色皮疹及风团，可伴有发热。此外，还可引起蛋白尿、神经中毒，表现为面部咬肌强直性痉挛，以及全身剥脱性皮炎等。

蜈蚣　Wugong

（《神农本草经》）

【来源】　为蜈蚣科动物少棘巨蜈蚣 *Scolopendra subspinipes mutilans* L. Koch 的干燥体。主产于江苏、浙江、湖北、湖南、河南、陕西等地。春、夏二季捕捉，用竹片插入头尾，绷直，干燥。生用。

【性味归经】　辛，温；有毒。归肝经。

【功效】　息风镇痉，通络止痛，攻毒散结。

【应用】

1. 痉挛抽搐　本品辛温走窜，通达内外，其通经络、息肝风，止痉定搐之效较全蝎更强，为息风止痉的要药,两药常相须为用,以治各种原因引起的痉挛抽搐,如止痉散。亦可适当配伍用于急慢惊风、破伤风、风中经络等证。

2.疮疡肿毒,瘰疬,痰核 本品有"以毒攻毒"之效,常与雄黄、猪胆汁制成膏剂,外敷治疗恶疮肿毒,如不二散;本品与茶叶共为细末,外敷治疗瘰疬溃烂;治毒蛇咬伤,可单用本品焙黄研末,温开水送服,或与黄连、大黄、生甘草等同用。

3.顽固性头痛、风湿顽痹 本品能搜风通络止痛。治久治不愈之顽固性头痛或偏正头痛,常与川芎、天麻等同用;治风湿痹痛、游走不定、痛势剧烈者,常与全蝎、独活、威灵仙等药同用。

【用法用量】 煎服,3~5g;研末吞服,每次0.6~1g。外用适量。

【使用注意】 本品有毒,用量不可过大。孕妇忌用。

【现代研究】 本品主要含蜈蚣毒素,其主要成分为蛋白质、氨基酸,尚含十六碳烯酸、糖类以及铁、锌、锰等多种微量元素。本品水提取液有中枢抑制、抗惊厥、镇痛、降低血黏度和延长凝血时间作用;有降压和加强心肌收缩力作用;其水浸剂对结核分枝杆菌及多种皮肤真菌有不同程度的抑制作用。此外,本品还有抗炎、抗癌等作用。

【不良反应】 蜈蚣用量过大可引起中毒,表现为:恶心、呕吐、腹痛、腹泻、心跳缓慢、呼吸困难、体温和血压下降等。出现溶血反应时,尿呈酱油色,排黑便,并见溶血性贫血症状。出现过敏者,全身过敏性皮疹,严重者出现过敏性休克。另有报道服蜈蚣粉致肝功能损害及急性肾功能衰竭者。

鉴别比较

蜈蚣 ⎱
　　⎰ 均有息风镇痉、解毒散结、通络止痛之功,二药常相须为用。
全蝎 ⎱

蜈蚣:力猛性燥,善走窜通达,息风镇痉之功较强,又能攻毒疗疮,通痹止痛效佳。

全蝎:性平,息风镇痉,攻毒散结之力不及蜈蚣。

地龙 Dilong

（《神农本草经》）

【来源】 为钜蚓科动物参环毛蚓 *Pheretima aspergillum*（E.Perrier）、通俗环毛蚓 *Pheretima vulgaris* Chen、威廉环毛蚓 *Pheretima guillelmi*（Michaelsen）或栉盲环毛蚓 *Pheretima pectinifera* Michaelsen 的干燥体。前一种习称"广地龙",主产于广东、广西、海南等地;后三种习称"沪地龙",主产于上海、浙江、江苏等地。广地龙春季至秋季捕捉,沪地龙夏季捕捉,及时剖开腹部,除去内脏及泥沙,洗净,晒干或低温干燥。生用或鲜用。

【性味归经】 咸,寒。归肝、脾、膀胱经。

【功效】 清热定惊,通络,平喘,利尿。

【应用】

1.高热惊痫,癫狂 本品性寒,清热力强、善息风定惊。用治温病热极生风之高热神昏、痉挛抽搐,可与钩藤、牛黄、白僵蚕等同用;治小儿急惊风之高热抽搐,以本品研烂,同朱砂为丸服;治狂热癫痫,可单用鲜地龙洗净,与食盐化水服。

2.中风偏瘫 本品性走窜,长于通经络。治中风后气虚血滞,经络不通之半身不遂、口眼㖞斜等症,常配黄芪、当归、川芎等,如补阳还五汤。

3.痹证 本品性寒清热,长于通络止痛,用于各种原因引起的经络阻滞、血脉不畅、肢节不利等，故尤宜于关节红肿疼痛、屈伸不利之热痹。用治湿热痹痛，常配伍络石藤、忍冬藤等以清湿热、通经络；治风寒湿痹，肢体麻木疼痛、关节屈伸不利者，常配伍川乌、乳香等以祛风湿、活血止痛，如小活络丹。

4. 肺热咳喘 本品能清肺热，平定气喘。治邪热壅肺，肺失肃降之喘息不止、喉中哮鸣有声，单用研末内服即效，或与麻黄、石膏、苦杏仁、葶苈子等同用。

5. 热结膀胱，小便不利或尿闭不通 本品咸寒走下焦，能清热结而利水道。可用鲜品捣烂，浸水，滤取浓汁服，也可配伍车前、木通、泽泻等。

此外，本品内服可用治肝阳上亢型高血压；外用治疗腮腺炎、慢性下肢溃疡、烫伤等，可用蚯蚓的浸出液或活蚯蚓与白糖共捣烂涂敷。

【用法用量】 煎服，5～10g；鲜品 10～20g；研末冲服，每次 1～2g。

【现代研究】 本品主要成分为蚯蚓解热碱、蚯蚓素、黄嘌呤及多种氨基酸等。本品有镇静、抗惊厥作用；所含的蚯蚓解热碱有良好的解热作用；广地龙有缓慢而持久的降压作用；广地龙次黄嘌呤具有显著的舒张支气管作用。此外，地龙还具有增强免疫、抗肿瘤、抗菌、利尿、抗凝、兴奋子宫及肠平滑肌作用。

【不良反应】 地龙口服用量过大可致中毒。主要表现为头痛、头昏、血压先升后降、腹痛、心悸、呼吸困难。复方地龙注射液肌内注射可引起过敏性休克。

僵蚕 Jiangcan
《神农本草经》

【来源】 为蚕蛾科昆虫家蚕 *Bombyx mori* Linnaeus4～5 龄的幼虫感染（或人工接种）白僵菌 *Beauveria bassiana* (Bals.) Vuillant 而致死的干燥体。主产于浙江、江苏、四川等养蚕区。多于春、秋季生产，将感染白僵菌病死的蚕干燥。生用或炒用。

【处方用名】 僵蚕（生用，长于散风热，祛风定惊） 炒僵蚕（麸炒，长于化痰散结，且能矫正气味）

【别名】 白僵蚕

【性味归经】 咸、辛，平。归肝、肺、胃经。

【功效】 息风止痉，祛风止痛，化痰散结。

【应用】

1. 惊痫抽搐 本品既能息风止痉，又能化痰定惊，故对惊风、癫痫而夹痰热者，尤为适宜。治高热抽搐，可与蝉蜕、钩藤、菊花同用；治小儿痰热急惊风之抽搐，常配伍全蝎、牛黄、胆南星等，如千金散；治小儿脾虚久泻，慢惊抽搐，可配伍党参、白术、天麻等，如醒脾散；治破伤风之痉挛抽搐、角弓反张，常与全蝎、蜈蚣、钩藤等同用。

2. 风中经络，口眼喎斜 本品能祛风、化痰、通络。治风中经络，口眼喎斜，常与全蝎、白附子同用，如牵正散。

3. 风热头痛、目赤、咽痛、风疹瘙痒 本品辛散，具有祛风热、止痛、止痒之功。治肝经风热上攻之头痛、目赤肿痛等，常配伍桑叶、荆芥、木贼等，如白僵蚕散；治风热上攻，咽喉肿痛、声音嘶哑者，常与桔梗、薄荷、防风、甘草等同用，如六味汤；治风疹瘙痒，可单用研末服，或与蝉蜕、薄荷等同用。

4. 瘰疬、痰核 本品味咸，能化痰软坚散结。治瘰疬、痰核，常与浙贝母、夏枯草、连翘等同用。亦可用治乳腺炎、流行性腮腺炎、疔疮痈肿等，常与金银花、连翘、黄芩等同用。

【用法用量】 煎服，5～10g；研末吞服，每次 1～1.5g。

【现代研究】 本品主要含蛋白质和脂肪，尚含甘氨酸、丙氨酸、丝氨酸等 17 种氨基酸。本品醇、水浸液有催眠和抗惊厥作用；在试管内对金黄色葡萄球菌、大肠埃希菌、铜绿假单胞菌等有轻度抑制作用。本品提取液体内、体外均有较强的抗凝作用。

【不良反应】　僵蚕内服可致过敏反应，如痤疮样皮疹及过敏性皮炎，停药后均能消失。少数患者有口咽干燥、恶心、食欲减少、困倦等反应。由于僵蚕有抗凝作用，故凡血小板减少，凝血机制障碍及出血倾向患者应慎用。僵蚕、僵蛹均含草酸铵，进入体内可分解产生氨，故肝性脑病患者慎用。

（路立峰）

1. 简述平肝息风药的定义、作用、适应证、分类及使用注意。
2. 比较龙骨与牡蛎、钩藤与天麻、羚羊角与牛黄功用的异同点。
3. 简述珍珠与珍珠母功效、主治病证的异同。
4. 简述全蝎、蜈蚣的用法用量及使用注意。

扫一扫，测一测

第十九章 开 窍 药

凡以开窍醒神为主要功效，治疗闭证神昏的药物，称为开窍药，又称芳香开窍药。

本类药物多味辛芳香，善于走窜，主归心经，具有通关开窍、启闭醒神的作用，主要适用于神志昏迷之内闭实证（简称"闭证"），多见于温病热陷心包、痰浊蒙蔽清窍所致的神昏谵语，以及惊风、癫痫、中风出现的猝然昏厥、痉挛抽搐等。部分药物尚兼活血、行气、止痛、辟秽、解毒之功效。

神志昏迷有虚、实之分。虚证属脱证，治宜补虚固脱，非本章药物所治；实证属闭证，治宜通关开窍、醒神回苏，宜用本类药物治疗。然而闭证有寒闭与热闭之异，寒闭多见面青、身凉、苔白、脉迟，须用"温开"之法，宜选用辛温的开窍药，并配伍温里祛寒之品；热闭多见面赤、身热、苔黄、脉数，当用"凉开"之法，宜选用辛凉的开窍药，并与清热泻火解毒之品配伍。若闭证神昏兼惊厥抽搐者，还须配伍平肝息风止痉药；见烦躁不安者，须配伍安神定惊药物；以疼痛为主者，可配伍行气药或活血化瘀药物；痰浊壅盛者，须配伍化湿、祛痰药物。

开窍药辛香走窜，为急救、治标之品，且能耗伤正气，故只宜暂用，不可久服；本类药只宜于内闭实证，脱证忌服；因开窍药性质辛香，有效成分易于挥发，故内服一般不入煎剂，只宜作丸、散剂服用。

麝香 Shexiang

（《神农本草经》）

【来源】 为鹿科动物林麝 *Moschus berezovskii* Flerov、马麝 *Moschus sifanicus* Przewalski 或

原麝 *Moschus moschiferus* Linnaeus 成熟雄体香囊中的干燥分泌物。又叫元寸、元寸香。主产于四川、西藏、云南、陕西、甘肃、内蒙古等地。野生麝多在冬季至次春猎取,猎取后,割取香囊,阴干,习称"毛壳麝香";剖开香囊,除去囊壳,习称"麝香仁",其中呈颗粒状的优质麝香仁称"当门子"。人工驯养麝多直接从香囊中取出麝香仁,阴干或用干燥器密闭干燥,避光贮存。

【性味归经】 辛,温。归心、脾经。

【功效】 开窍醒神,活血通经,消肿止痛。

【应用】

1.闭证神昏 本品辛温,气极香,走窜之性甚烈,具有很强的开窍通闭醒神作用,为醒神回苏之要药,无论寒闭、热闭用之皆效,尤善治寒闭证。用治热闭神昏,常配伍牛黄、冰片、朱砂等清热药组成凉开之剂,如至宝丹、安宫牛黄丸;治疗寒闭神昏,常配伍苏合香、檀香、安息香等祛寒药组成温开之剂,如苏合香丸。

2.血瘀诸证 本品辛香行散,可行血中之瘀滞,具有良好的活血通经、消肿止痛之效,内服、外用均可。治疗血瘀经闭,常配伍丹参、桃仁、红花、川芎等;治疗癥瘕痞块,常配伍水蛭、虻虫、三棱等,如化癥回生丹;治疗心腹暴痛,常配伍木香、桃仁等,如麝香汤;治疗跌打损伤,瘀滞肿痛,常配伍乳香、没药、红花等,如七厘散;治疗风湿痹痛,顽固不愈,常配伍威灵仙、独活、桑寄生等,如麝香壮骨膏。

3.疮疡肿毒,咽喉肿痛 本品能活血散结、消肿止痛,内服、外用均有良效。治疗疮疡肿毒,常配伍雄黄、乳香、没药等,如醒消丸;治疗咽喉肿痛,常配伍牛黄、蟾酥、珍珠等,如六神丸。

此外,本品有催产下胎之效,可治疗难产、死胎、胞衣不下,但现今临床少用。

【用法用量】 入丸、散剂,每次 0.03～0.1g。外用适量。不入煎剂。

【使用注意】 孕妇禁用。

【现代研究】 本品主要含麝香大环化合物如麝香酮等;甾族化合物如睾酮、雌二醇、胆甾醇及多种氨基酸。本品对中枢神经系统有双向调节作用,小剂量兴奋,大剂量则抑制;能增强中枢神经系统的耐缺氧能力,改善脑循环;具有明显的强心作用;对因血栓引起的缺血性心脏障碍有预防和治疗作用;对金黄色葡萄球菌、大肠埃希菌有抑制作用;并能兴奋子宫、增强宫缩,尤对在体妊娠子宫更为敏感;对人体肿瘤细胞有抑制作用,浓度大则作用强。

课堂互动

麝香和牛黄均有开窍醒神功效,临床如何区别使用?

鉴别比较

麝香
牛黄
} 均开窍醒神,治疗窍闭神昏常相须为用。

麝香:辛温,性善走窜,为醒神回苏之要药,无论寒闭、热闭皆可应用;且活血通经、消肿止痛、催产下胎,故可治疗血瘀诸证、妇人难产及疮疡肿毒、咽喉肿痛等。

牛黄:苦凉,虽开窍作用不及麝香,但清热解毒作用较强,为解毒祛腐之要药;且清心豁痰、凉肝息风,善治热病神昏、惊风抽搐。

冰片 Bingpian

(《新修本草》)

【来源】 为龙脑香科植物龙脑香 *Dryobalanops aromatia* Gaertn.f. 的树干经蒸馏冷却而得的

结晶，称"龙脑冰片"，亦称"梅片"；或由菊科植物艾纳香（大艾）*Blumea balsamifera*（L.）DC. 的升华物经加工劈削而成，称"艾片"；现在主要用松节油、樟脑等为原料，经化学方法合成，称"机制冰片"。龙脑香主产于东南亚地区，我国台湾有引种。艾纳香主产于我国广东、广西、云南、贵州等地。冰片成品须贮存于阴凉处，密闭。研粉用。

【性味归经】　辛、苦，微寒。归心、脾、肺经。

【功效】　开窍醒神，清热止痛。

【应用】

1. 闭证神昏　本品气香，开窍醒神之功似麝香而力弱，寒闭、热闭均可应用。因其性微寒，长于治疗热闭神昏，多与牛黄、麝香、黄连等配伍，如安宫牛黄丸；治疗寒闭神昏，多与苏合香、安息香、丁香等温开药配伍，如苏合香丸。

2. 目赤肿痛，喉痹口疮，耳道流脓　本品外用，有清热消肿、泻火解毒之功，为五官科常用药。治疗目赤肿痛，单用点眼即效，或用炉甘石、硼砂、熊胆等制成点眼药水，如八宝眼药水；治疗咽喉肿痛、口舌生疮，常与硼砂、朱砂、玄明粉共研细末，吹敷患处，如冰硼散；治疗风热喉痹，与灯心草、黄柏、白矾共为末，吹患处取效。近代以本品搅溶于核桃油中滴耳，治疗急、慢性化脓性中耳炎，有较好疗效。

3. 水火烫伤，疮疡肿毒，溃后不敛　本品清热解毒，防腐生肌，治疗水火烫伤，用本品与银朱、香油制成药膏外用；治疗疮疡溃后，日久不敛，常配伍血竭、乳香等，如生肌散。

此外，本品亦用于冠心病心绞痛的治疗，常与苏合香同用，如苏冰滴丸。

【用法用量】　入丸、散剂，每次 0.15～0.3g。外用研粉点敷患处。不入煎剂。

【使用注意】　孕妇慎服。

【现代研究】　冰片主含右旋龙脑，艾片含左旋龙脑，机制冰片为消旋混合龙脑。冰片有耐缺氧和镇静作用。其局部应用对感觉神经有轻微刺激，有一定的止痛和防腐作用；经肠系膜吸收迅速，5 分钟即可通过血脑屏障，且在脑内蓄积时间长，含量也相当高，为其芳香开窍作用提供了理论依据。

鉴别比较

冰片 \
麝香 ／ 均开窍醒神、消肿止痛，可治闭证神昏及疮痛肿痛。两者均入丸、散剂，不入煎剂。

冰片：性偏寒凉，开窍醒神之力较弱，长于治疗热闭神昏，且以清热泻火止痛见长，为五官科常用药；外用有清热止痛、防腐止痒、明目退翳之功。

麝香：性温，开窍醒神之力较强，为醒神回苏之要药，无论寒闭、热闭用之皆效，尤善治寒闭证；且活血通经、催产下胎。两者均入丸、散剂，不入煎剂。

石菖蒲　Shichangpu

（《神农本草经》）

【来源】　为天南星科植物石菖蒲 *Acorus tatarinowii* Schott 的干燥根茎。主产于四川、浙江、江苏等地。秋、冬二季采挖，去叶、须根及泥沙，晒干。生用或鲜用。

【性味归经】　辛、苦，温。归心、胃经。

【功效】　开窍豁痰，醒神益智，化湿开胃。

【应用】

1. 痰蒙清窍，神志昏迷 本品开窍醒神力弱，以化湿浊、开心窍、醒神志为其所长，善治痰湿蒙蔽心窍诸证。治疗痰热蒙蔽，高热神昏，常配伍郁金、半夏、竹沥等，如菖蒲郁金汤；治疗痰热癫痫抽搐，可配伍枳实、竹茹、黄连等，如清心温胆汤；治疗中风痰迷心窍，神志昏乱、舌强不语，常配伍半夏、天南星、橘红等，如涤痰汤；治疗癫狂痰热内盛，常配伍远志、朱砂、生铁落，如生铁落饮；治疗湿浊蒙蔽清窍之头晕嗜睡，耳鸣耳聋，常配伍茯苓、远志、龙骨等，如安神定志丸。

2. 湿阻中焦，噤口痢 本品辛温芳香，善化湿浊而和胃气，治疗湿阻中焦，脘腹胀闷，常配伍砂仁、苍术、厚朴等；治疗噤口痢，可配伍黄连、茯苓、石莲子等，如开噤散。

3. 健忘失眠，耳鸣耳聋 本品益心智、宁心神、聪耳明目。治疗健忘证，常配伍人参、茯苓等，如不忘散；治疗劳心过度、心神失养所致的失眠多梦、心悸怔忡，常配伍人参、白术、酸枣仁等，如安神定志丸；治疗心肾两虚之耳鸣耳聋、头昏心悸，常配伍菟丝子、女贞子、墨旱莲等，如安神补心丸。

【用法用量】 煎服，3～10g。鲜品加倍。

【现代研究】 本品主含挥发油、氨基酸、有机酸和糖类。本品具有明显镇静、抗惊厥、解痉、抗心律失常、平喘等作用；煎剂可促进消化液分泌，制止胃肠的异常发酵；高浓度浸出液对常见致病性皮肤真菌有抑制作用；煎剂初步证明能杀死腹水癌细胞，挥发油有显著抗癌作用；其水煎醇沉液具有增智、促进记忆获得、改善记忆障碍的作用。

苏合香 Suhexiang

《名医别录》

【来源】 为金缕梅科植物苏合香树 *Liquidambar orientalis* Mill. 的树干渗出的香树脂经加工精制而成。主产于土耳其、叙利亚、埃及等国，我国广西、云南有栽培。初夏时将树皮击伤或割破，深达木部，使香树脂渗入树皮内，至秋季剥下树皮，榨取香树脂，即为普通苏合香。如将其溶解在酒精中，滤过，蒸去酒精，则成精制苏合香。成品置阴凉处，密闭保存。

【性味归经】 辛，温。归心、脾经。

【功效】 开窍，辟秽，止痛。

【应用】

1. 寒闭神昏 本品辛香气烈，有开窍醒神之效，功似麝香而力弱，长于温通辟秽，为治寒闭神昏之要药。治疗中风痰厥、惊痫等属于寒邪、痰浊内闭者，常配伍麝香、丁香、安息香等，如苏合香丸。

2. 胸腹冷痛，满闷 本品温通走窜，祛寒止痛。善治寒凝气滞所致疼痛，治胸痹心痛或胸脘痞满、冷痛者，常配伍冰片等，如冠心苏合丸。

此外，本品能温通散寒，为治疗冻疮的良药，可用苏合香溶于乙醇中涂敷冻疮患处。现代用本品与冰片配伍制成苏冰滴丸、冠心苏合丸，治疗冠心病心绞痛，能较快缓解疼痛，作用持久而无副反应。

【用法用量】 入丸、散剂，每次 0.3～1g。不入煎剂。

【使用注意】 体虚无瘀者慎用。

【现代研究】 本品主要含树脂及油状液体。本品为刺激性祛痰药，并有较弱的抗菌作用，可用于各种呼吸道感染；有温和的刺激作用，可缓解局部炎症，并能促进溃疡与创伤的愈合；能显著抑制血栓形成，增强耐缺氧的能力，对狗实验性心肌梗死有减慢心率、改善冠脉血流量和降低心肌耗氧的作用。

上1904

思政元素 人民至上、生命至上

安息香 Anxixiang

《新修本草》

【来源】 为安息香科植物白花树 *Styrax tonkinensis*（Pierre）Craib ex Hart. 的干燥树脂。进口安息香主产于印度尼西亚、泰国；我国主产于广西、云南、广东等地。树干经自然损伤或于夏、秋二季割裂树干，收集流出的树脂，阴干。用时捣碎，研粉用。

【性味归经】 辛、苦，平。归心、脾经。

【功效】 开窍醒神，行气活血，止痛。

【应用】

1．闭证神昏 本品辛香走窜，有开窍醒神、祛痰辟秽之效，功似苏合香但力弱，且药性平和，无论寒闭、热闭神昏皆可用之。

2．心腹疼痛 本品辛散能行气、活血止痛，治疗气滞血瘀，心腹闷痛长年频发，或猝然心痛，单用即效，或配伍苏合香、沉香等，如苏合香丸。

3．产后血晕，口噤垂死 本品能开窍醒神、行气活血止痛。治疗产后恶露不尽，瘀血内停，气血逆乱之血晕、口噤垂死者，常与五灵脂同用共研细末，姜汤送下。

此外，本品外敷溃疡创面，有促进创面愈合的作用。

【用法用量】 入丸、散剂，每次 0.6～1.5g。外用适量涂敷。不入煎剂。

【使用注意】 阴虚火旺者慎用。

【现代研究】 本品主要含树脂、苯甲酸、苯甲酸桂皮醇酯等。其酊剂有刺激性祛痰作用；置于热水中吸入其蒸气，则能直接刺激呼吸道黏膜而增加其分泌；可用于支气管炎以促进痰液排出。外用可作局部防腐剂，一般皆用其复方酊剂，能促进溃疡及疮疡的愈合。

（胡　波）

上1905

扫一扫，测一测

? 复习思考题

1. 何谓开窍药？其药性、功效、适应证各是什么？

2. 应用开窍药时须注意哪些问题？

3. 麝香、冰片除开窍醒神功效之外，还有哪些功效？其用法用量和使用注意各是什么？

第二十章 补 虚 药

学习目标

1. 掌握补虚药的含义、性能特点、功效、适用范围、分类。

2. 掌握人参与黄芪、白术与苍术、人参与党参、杜仲与续断、巴戟天与淫羊藿、当归与白芍、北沙参与南沙参、龟甲与鳖甲、麦冬与天冬等相似药物的异同点。

3. 熟悉党参、黄芪、白术、甘草、淫羊藿、巴戟天、仙茅、续断、益智、肉苁蓉、菟丝子、当归炮制前后功效变化。

4. 熟悉人参、甘草、鹿茸、仙茅、阿胶、龟甲、鳖甲的用法用量及使用注意。

5. 了解常用补虚药的别名。

凡以补虚扶弱,纠正人体气血阴阳不足为主要作用,治疗虚证的药物,称为补虚药,又称补益药。

根据补虚药的药性、功效及其主治证的差异,本章分为补气药、补阳药、补血药和补阴药四类。

补气药、补阳药、补血药药性偏温。补气药主入脾、肺经,通过益脾气、补肺气、补心气、补肾气、补元气等作用,纠正脾气、肺气、心气、肾气、元气虚弱的病理偏向,用治各种气虚证。补阳药主入肾经,通过补肾阳、补脾阳、补心阳等作用,纠正肾阳、脾阳、心阳虚弱的病理偏向,用治各种阳虚证。补血药主入心肝经,通过补心血、肝血等作用,纠正心血、肝血亏虚的病理偏向,用治血虚心肝失养诸证。补阴药药性偏寒凉,主入肺、胃、肝、肾经,通过养肺阴、养胃阴、养肝阴、养肾阴等作用,纠正肺阴、胃阴、肝阴、肾阴亏虚的病理偏向,用治各脏腑阴虚证。

使用补虚药,首先应根据虚证的不同类型,选择相应的补虚药。一般来说,气虚证主要选用补气药;阳虚证主要选用补阳药;血虚证主要选用补血药;阴虚证主要选用补阴药。其次,人体气血阴阳,生理上相互联系、相互依存,病理上相互影响,临床上单一的虚证并不多见,故治疗时常将两种或两种以上的补虚药配伍使用。如气虚多致阳虚,阳虚其气必虚,故补气药常与补阳药同用;气虚生化无力,气虚可致血虚,血虚气无所依,亦可致气虚,故补气药常与补血药同用,以气血兼顾;气虚影响津液生成致津液不足,津液亏虚亦可致气随津脱,热病易伤阴且壮火食气而致气阴两虚,故补气药常与补阴药同用;津血同源,血虚可致阴虚,阴虚又可致津枯血燥,故补血药常与补阴药同用;阴阳互根,当阴阳俱损时,常补阳药与补阴药同用,以阴阳双补。再次,补虚药除补虚扶弱用于虚证外,还常与其他药物配伍以扶正祛邪,或与易损伤正气的药物同用,以保护正气、预护其虚。

补虚药以其偏性纠正人体气血阴阳虚衰的病理偏向,若邪实而正不虚误用补虚药,可破坏机体阴阳之间的相对平衡,导致新的病理偏向,有"误补益疾"之弊。使用补虚药时,如不分气血,不别阴阳,不辨脏腑,不明寒热,盲目使用补虚药,不仅不能收到预期的疗效,可能还会导致不良后果。补虚药用于扶正祛邪,要分清主次,处理好祛邪与扶正的关系,实邪盛而正气未虚者,以祛邪为要,不宜使用本类药物,以免"闭门留寇"。部分补虚药多滋腻,过用或用于脾胃不健者有碍脾胃功能,应用时要注意用量或适当配伍健脾消食药顾护脾胃。补虚药入汤剂宜久煎,使药效尽出;若须久服,一般多作蜜丸、煎膏等剂型,便于保存和服用。

第一节　补　气　药

本类药物性味多甘温或甘平，以补益人体脏腑之气，增强机体功能为主要作用，适用于气虚证。补气药主入脾、肺经，多用于脾、肺气虚证。如脾气虚所致的神疲倦怠，食欲不振，脘腹虚胀，大便溏泄，甚或气虚下陷，则见脱肛、脏器下垂；气虚而血失统摄，则见崩漏、便血等出血证；肺气虚所致的咳嗽无力，气少喘促，自汗出，动则尤甚。部分药物又入心、肾经，有补心气、补肾气、补元气等具体功效，用于心气虚证、肾气虚证、元气虚证。部分补气药，还兼有养阴、生津、养血等不同作用，可用于阴虚津亏证、血虚证，尤宜于气阴两伤或气血俱虚之证。

人参　Renshen
《神农本草经》

【来源】　为五加科植物人参 *Panax ginseng* C.A.Mey. 的干燥根。主产于吉林、辽宁、黑龙江。野生者名"山参"；栽培者名"园参"，一般栽培 6～7 年后收获。园参以吉林抚松县产量最大，质量最好，为道地药材。于秋季采挖，晒干，切片。生用或研粉用。

【处方用名】　人参　生晒山参　生晒参（生晒山参为山参晒干者，生晒参为园参晒干者。长于补气生津，复脉固脱，补脾益肺）　红参（将原药材蒸制后干燥，长于大补元气，复脉固脱，益气摄血）

【性味归经】　甘、微苦，微温。归脾、肺、心、肾经。

【功效】　大补元气，复脉固脱，补脾益肺，生津养血，安神益智。

【应用】

1. 元气虚极欲脱证　本品甘温，善大补元气，为拯危救脱之要药，凡元气虚极而见气息短促，脉微欲绝之证，均可用本品大量浓煎取汁服，可迅速恢复人体元气，如独参汤。现代常用独参汤治心力衰竭、心源性休克，有较好疗效；治失血气脱，可与熟地黄配伍，名两仪膏；用治亡阳虚脱，配附子以益气回阳，名参附汤；若气虚欲脱兼见汗多口渴，气阴两伤者，常配麦冬、五味子以益气敛阴，名生脉散。

2. 脾肺气虚证　本品入脾肺经，能鼓舞脾气，善补肺气，为补脾益肺之要药。既治脾气虚弱，食少便溏，配白术、茯苓等，如四君子汤；又治肺气不足，气喘乏力，常配五味子、黄芪等；若喘促日久，肺肾两虚，肾不纳气者，与蛤蚧、胡桃肉等补益肺肾药同用，如蛤蚧定喘丸。

3. 热伤气津口渴及消渴证　本品甘温不燥，能补脾益肺，使气旺津生，以达益气生津止渴之效。治身热汗多，口渴脉虚，常配石膏、知母等同用，如白虎加人参汤；治消渴证，常配黄芪、天花粉、生地黄等，如玉泉丸。

4.气血亏虚之心悸怔忡,失眠健忘 本品入心经,能益心气,安心神,常与柏子仁、酸枣仁配伍,如天王补心丹。

此外,本品还可用治血证。治气血两虚证,可配当归、白术等,能益气生血,如八珍汤;治气不摄血之出血证,常配黄芪、白术等,能益气摄血,如归脾汤;治中风后遗症之脉络瘀阻,半身不遂,配川芎、白芍,补气行血通络,如加减小续命汤;治产后气血瘀阻,腰腹疼痛,配当归、川芎,能益气活血,如人参丸。

本品与祛邪药配伍,可扶正祛邪,用治正虚邪实或邪气未尽、正气已衰者,如配伍解表药,可治虚人感冒,配伍泻下药,可治虚人便秘。

【用法用量】 煎服,3～9g,宜另煎,同渣服;挽救虚脱可用15～30g;研末吞服,每次1.5～2g。

【使用注意】 不宜与藜芦、五灵脂同用。

【现代研究】 本品含多种人参皂苷、少量挥发油、多种糖类、氨基酸、微量元素及维生素等。人参具有对抗多种类型休克,保护心肌的作用;能增强心肌收缩力,减慢心率,在心功能不全时,强心作用更为明显;对神经活动的兴奋和抑制过程均有增强作用,能提高脑力劳动功能;兴奋垂体-肾上腺皮质系统,提高应激反应能力;有抗休克、抗疲劳、降低血糖,以及抗过敏、抗利尿、抗癌等作用;能促进蛋白质的合成,调节胆固醇代谢,促进造血系统的功能,增强机体免疫功能,增强性腺功能。人参的药理活性常因机体的功能状态不同而呈双向调节作用。

【不良反应】 人参不宜过大剂量或长期服用,国内有成人内服40g人参煎剂致死的报道。长期(1个月～2年)服用人参,可导致"人参滥用综合征",主要表现是血压升高、体温升高、咽喉刺激感、欣快感、烦躁、皮疹、出血、晨泻、水肿、性欲亢进或减退,部分人表现为性情抑郁。出血是人参急性中毒的特征。

西洋参 Xiyangshen
《《本草从新》)

【来源】 为五加科植物西洋参 *Panax quinquefolium* L. 的干燥根。原产于美国、加拿大,我国东北、西北、华北等地区亦有栽培。秋季采挖3～6年的根,干燥,切片。生用。

【性味归经】 甘、微苦,凉。归肺、心、肾经。

【功效】 补气养阴,清热生津。

【应用】

1.肺气阴两伤证 本品能益肺气,养肺阴,清肺火。用于邪热伤肺致气阴两伤之咳喘痰血,单用研末装胶囊服用,如西洋参胶囊;或配伍知母、川贝母等同用。

2.热伤气阴之烦倦、消渴 本品甘凉,既能补气养阴,又能清热生津,消除烦倦。多用于热伤气津之身热汗多,口渴心烦,体倦少气,脉虚,单用煎服或配伍麦冬、知母等,如清暑益气汤;治气阴两伤之消渴,与黄芪、山药等同用。

3.气阴两脱证 本品亦能补元气,但作用弱于人参,因"其性凉而补,凡欲用人参而不受人参之温补者,皆可以此代之"(《医学衷中参西录》)。故宜用于热病或大汗、大泻、大失血,损伤元气及阴液而见神疲乏力、心烦口渴、气短息促、脉细数无力属气阴两脱之证,常配麦冬、五味子等。现代常以此代替生脉散之人参。

本品尚能补心气、养心阴,用于气阴两虚之心悸心痛、失眠多梦,常配甘草、麦冬等;又能补脾气、益脾阴,用于气阴两虚之纳呆食滞、口渴思饮,配太子参、山药等;还能补肾气、益肾阴,用于肾虚所致的腰膝酸软、遗精滑精,配山茱萸、沙苑子等。

【用法用量】 另煎兑服,3～6g。

【使用注意】 不宜与藜芦同用。

【现代研究】 本品含人参皂苷、多种挥发性成分、糖类、无机盐、氨基酸等。本品具有抗休克、抗惊厥、镇静的作用；还有抗心律失常、抗心肌缺血、强心、利尿、护肝、增强免疫力、降血糖、抗缺氧、抗疲劳、抗应激等作用。

党参　Dangshen
《本草从新》

【来源】 为桔梗科植物党参 *Codonopsis pilosula*（Franch.）Nannf.、素花党参 *Codonopsis pilosula* Nannf. var. *modesta*（Nannf.）L. T. shen 或川党参 *Codonopsis tangshen* Oliv. 的干燥根。主产于山西、陕西、甘肃、四川等地。秋季采挖，洗净，晒干，切厚片。生用或炒用。

【别名】 潞党参　台党参　防参

【处方用名】 党参（生用，长于补中益气，健脾益肺，生津）　蜜党参（蜜炙，长于补中益气，润燥养阴）　炒党参（同大米拌炒，长于健脾和胃止泻）

【性味归经】 甘，平。归脾、肺经。

【功效】 健脾益肺，养血生津。

【应用】

1. 脾肺气虚证 本品甘平，不燥不腻，能补脾肺之气，功似人参而力弱，常代替人参治疗脾肺气虚轻证。治中气不足之体虚倦怠、食少便溏等，常配白术，茯苓等，如四君子汤；治肺虚咳嗽，气短懒言等，常配黄芪、五味子等。

2. 气血两亏及热伤气津证 本品既能补气，又能生津养血，用治气血两亏之证，常配熟地黄、当归等，如八珍汤；本品补气生津之功类似人参而弱于人参，用治热伤气津之轻证，短气口渴，常配石膏、麦冬等，如竹叶石膏汤。

此外，本品可用于虚实夹杂之证。如气虚外感、虚人便秘等，可配伍解表药或攻下药同用，以扶正祛邪。

【用法用量】 煎服，9～15g；大剂量可用至30g。

【使用注意】 中满邪实及肝火盛者忌用。不宜与藜芦同用。

【现代研究】 本品含甾醇、党参苷、党参多糖、党参内酯、生物碱、氨基酸、微量元素等。本品对神经系统有兴奋作用，能增强机体抵抗力，能升高动物的红细胞及血红蛋白；具有调节胃肠运动、抗溃疡、抑制胃酸分泌、降低胃蛋白酶活性等作用；能扩张周围血管而降低血压，并可抑制肾上腺素的升压作用；对化疗和放射线引起的白细胞下降有升高作用；并有抗缺氧、抗辐射、延缓衰老作用。

【不良反应】 有报道党参用量每剂超过60g，可引起心前区不适及心律不齐，停药后症状可自行消除。

鉴别比较

人参
党参

皆味甘、入脾肺经，均有补脾、肺之气，益气生津及扶正祛邪之功。均可治脾、肺气虚，气津两伤口渴、消渴及气虚邪实等证。两者皆能养血，治气血不足，面色萎黄，心悸气短。

人参：入心经，大补元气、复脉固脱，为拯危救脱之要药。又补益心肾之气，安神益智，治失眠健忘等证。

党参:性平力缓,需加大用量代替人参治脾、肺气虚等证,但不具人参益气固脱之功。兼能养阴润肺,治肺燥干咳。

太子参 Taizishen

（《中国药用植物志》）

【来源】 为石竹科植物孩儿参 *Pseudostellaria heterophylla*（Miq.）Pax ex Pax et Hoffm. 的干燥块根。主产于江苏、安徽、山东等地。夏季茎叶大部分枯萎时采挖,置沸水中略烫后晒干或直接晒干。生用。

【性味归经】 甘、微苦,平。归脾、肺经。

【功效】 补气健脾,生津润肺。

【应用】

1. 脾胃气阴两虚证 本品能补脾气,养胃阴,作用平和,为补气药中的清补之品。对脾气虚,胃阴不足又不受峻补者,多用此药。脾虚倦怠食少者,配山药、白扁豆、谷芽;胃阴不足,津亏口渴者,常配山药、石斛等。

2. 心肺气阴两伤证 本品有近似人参的益气生津、补心益肺作用,但药力较弱,常与其他益气生津同用。用治肺虚燥咳,常配沙参、麦冬等;治心气或心阴两虚之心悸不眠、虚热多汗,配酸枣仁、五味子等。现临床常用作病后调补药。

【用法用量】 煎服,9～30g。

【使用注意】 邪实正不虚者慎用。

【现代研究】 本品主要含太子参环肽 A、B 及脂肪酸、皂苷、脂肪酸酯等。对淋巴细胞增殖有明显的刺激作用;有抗缺氧、抗衰老作用。

上2003

重视偏性
不得滥用

黄芪 Huangqi

（《神农本草经》）

【来源】 为豆科植物蒙古黄芪 *Astragalus membranaceus*（Fisch.）Bge. var. *mongholicus*（Bge.）Hsiao 或膜荚黄芪 *Astragalus membranaceus*（Fisch.）Bge. 的干燥根。主产于内蒙古、山西、甘肃、黑龙江等地,产于山西绵山者,习称"西黄芪"或"绵芪",为道地药材。春、秋二季采挖,除去须根及根头,晒干。生用或蜜炙用。

【处方用名】 黄芪(生用,长于益卫固表,托毒生肌,利水消肿) 蜜黄芪(蜜炙,长于补中益气)

【性味归经】 甘,微温。归脾、肺经。

【功效】 补气升阳,固表止汗,利水消肿,托毒生肌。

【应用】

1. 脾虚气陷证 本品既善补中益气,又善升阳举陷,为补气升阳之要药。治脾胃气虚,食少腹泻、气短乏力,配伍白术,如芪术膏;若气虚较甚,配伍人参,如参芪膏;气虚阳衰,配附子,如芪附汤;若中气下陷,内脏下垂,常配柴胡、升麻等以补气升阳,如补中益气汤。

2. 肺气虚、表虚自汗及虚人感冒 本品既补肺气,又固表实卫以止汗。治肺气虚弱,咳喘气短,配紫菀、五味子等;治表虚自汗、虚人感冒,则配防风、白术,名玉屏风散。

3. 气血亏虚之疮痈内陷、脓成不溃或溃久难敛 本品能温补脾气以生肌,补益元气而托疮,有托毒排脓生肌之效。治疮疡脓成不溃,常配川芎、穿山甲等扶助正气,托脓毒外出,如透脓散;治疮疡溃后不敛,则常与党参、当归等同用以生肌敛疮,如十全大补汤。

4．气虚水肿　本品能健脾助运利水，为治气虚水肿之要药。脾虚失运之尿少浮肿，常配防己、白术等，如防己黄芪汤。

此外，气旺能行血、生血、摄血、行滞通痹。故黄芪与当归、川芎、地龙配伍，可益气行血，用治气虚血滞之中风偏枯，半身不遂，如补阳还五汤；与羌活、防风配伍，可通络利痹，用治气虚血滞之关节痹痛、肢体麻木，如蠲痹汤；与当归配伍，可补气生血，用治气血亏虚之面色萎黄、神疲，名当归补血汤；与人参、当归配伍，可补气摄血，用治气虚不能摄血之便血、崩漏、月经过多，如归脾汤；与天花粉、葛根配伍，可补气生津，用治气虚津亏之消渴证，如玉液汤。

【用法用量】　煎服，9～15g；大剂量可用至30～60g。

【使用注意】　本品升阳助火，凡表实邪盛，内有积滞，阴虚阳亢，阳证疮疡及疮疡初起，均当忌用；虚证久服，易助火伤阴，用时宜慎。

【现代研究】　本品主要含苷类、多糖、黄酮、氨基酸、微量元素等。本品能增强机体免疫力；有利尿、抗衰老、保肝、降压等作用；能消除实验性肾炎尿蛋白，增强心肌收缩力，有促雌激素样作用和较广泛的抗菌作用。

【不良反应】　黄芪过量，引起头晕、胸闷、失眠、剧烈肢痛等症，或引起皮疹、瘙痒等过敏反应，重者出现过敏性休克。临床大剂量应用时，应加以注意。

鉴别比较

人参 〉
皆味甘、性微温，均有补脾益肺之功，能益气而养血、摄血、生津止渴。均可治脾肺气虚证；气血不足，面色苍白或萎黄乏力，头晕，心悸；气不摄血之便血、崩漏；气津两伤之短气口渴、内热消渴。
黄芪 〉

人参：补气力强，善大补元气，复脉固脱，为挽急救脱之要药，治元气虚极欲脱之证。能安神益智，益气助阳，治心气不足，气血亏虚之心悸怔忡，失眠健忘；治喘促日久，肺肾两虚，肾不纳气之虚喘，以及肾虚阳痿宫冷。

黄芪：补气之力不及人参，但升阳作用好，为补气升阳之要药，善治脾虚中气下陷，内脏下垂。能益卫固表止汗，治表虚自汗；能利水消肿，为治气虚水肿之要药，治脾虚水湿失运之尿少浮肿；能行滞通痹，治气虚血滞之痹痛麻木、中风半身不遂；能托毒生肌，治气血亏虚之疮痛内陷、脓成不溃或久溃不敛。

白术　Baizhu
（《神农本草经》）

【来源】　为菊科植物白术 *Atractylodes macrocephala* Koidz. 的干燥根茎。主产于浙江、湖北、湖南、江西等地，习惯认为浙江於潜产者质量最佳，习称"於术"，为道地药材。冬季下部叶枯黄、上部叶变脆时采收，除去泥沙，烘干或晒干，再除去须根，切厚片。生用或土炒、麸炒用。

【处方用名】　白术（生用，长于燥湿利水）　土白术（用灶心土细粉炒本品，长于补脾止泻）炒白术（用蜜炙麦麸炒本品，长于健脾消胀）

【性味归经】　苦、甘，温。归脾、胃经。

【功效】　健脾益气，燥湿利水，止汗安胎。

【应用】

1．脾胃气虚证　本品甘温补中，健运脾胃，被前人誉为"脾脏补气健脾第一要药"。治脾胃气虚,食少倦怠,常配人参、茯苓等,如四君子汤;治脾虚泄泻,完谷不化,常配人参、薏苡仁等,如参苓白术散;治脾胃虚寒,腹痛吐泻,常配人参、干姜等,如理中丸。

2. 脾虚水停之水肿、痰饮 白术既能补气健脾,又能燥湿利水,有标本兼顾之效,为治痰饮、水肿之良药。治水肿,小便不利,配茯苓、猪苓等,如五苓散;因白术苦温略燥,能补脾阳,燥脾湿,治阳虚水肿,配附子、生姜等,如真武汤;治脾虚痰饮,配桂枝、茯苓等,如苓桂术甘汤;治脾虚湿浊下注,带下量多清稀,配山药、苍术等,如完带汤。

3. 气虚自汗 本品能补脾益气而固表止汗,可单用为散服,或配黄芪、防风,名玉屏风散。

4. 脾虚胎动不安证 妊娠养胎,依赖脾土,本品之所以安胎,在于补气健脾,使化源充足,则胎元得养。治胎动不安,兼见胸腹气滞胀满,常配砂仁、紫苏梗等;兼有内热者,配黄芩清热安胎,如安胎饮;治胎气不固,腰酸神疲,配熟地黄、续断,如泰山磐石散;因其有利水消肿之功,可治脾虚妊娠水肿。

此外,因其能健脾燥湿,用治风湿痹证,如麻黄加术汤、白术附子汤等。

【用法用量】 煎服,6～12g。

【使用注意】 本品苦温性燥,故阴虚内热或津液不足者慎用。

【现代研究】 本品含挥发油、多种氨基酸、炔类及维生素 A 等。本品煎剂有强壮、利尿、降血糖、抗血凝、扩张血管、降血压等作用,并能保护肝脏,防止四氯化碳所致的肝糖原减少;白术多糖能增强免疫功能;其挥发油有抗肿瘤作用。

鉴别比较

白术 }
苍术 }
皆味苦、性温,均有燥湿健脾之功。均可治脾虚湿盛的大便溏泄、水肿、带下、痰饮等证。若脾虚湿盛,二者常相须为用。

白术:味甘,长于益气健脾,燥性不及苍术,治脾虚湿盛偏于虚证者多用。且能利水,固表止汗,安胎,可治脾虚气弱、肌表不固之自汗,脾虚气弱、胎动不安等。

苍术:味辛,长于运脾,燥性强于白术,治湿浊内阻而偏于实证者多用。且能祛风散寒,明目,可治风湿痹证,脚气痿躄;外感风寒夹湿表征;夜盲及眼目昏涩。

山药 Shanyao

(《神农本草经》)

【来源】 为薯蓣科植物薯蓣 *Dioscorea opposita* Thunb. 的干燥根茎。主产于河南、江苏、广西、湖南等地,产于河南焦作(古怀庆府)者习称"怀山药",为四大怀药之一。霜降后采挖,刮去粗皮,晒干或烘干,为"毛山药",再经浸软闷透,搓压为圆柱状,晒干打光,为"光山药",润透,切厚片。生用或麸炒用。

【别名】 怀山药 淮山药 淮山

【处方用名】 山药(生用,长于补阴生津) 炒山药(麸炒,长于补脾健胃)

【性味归经】 甘,平。归脾、肺、肾经。

【功效】 补脾养胃,生津益肺,补肾涩精。

【应用】

1. 脾胃虚弱证 本品性平,作用缓和,既补脾气,又益脾阴,补而不滞,滋而不腻,为平补脾胃之佳品,在复方中多居辅助地位。治脾虚便溏,食少倦怠,常配党参、白术等,如参苓白术散;

治小儿疳积,体瘦食少,常配麦芽、白术等,如小儿调胃散;因其性兼涩,尚能止泻、止带,故用治脾虚夹湿泄泻及脾虚带下量多色白等,常配白术、党参等,如参苓白术散、完带汤。因其营养成分含量较多,又易消化,故慢性病或病后虚弱,需营养调补者,可作为食品长期服用。

2. 肺虚喘咳证 本品能补肺气、滋肺阴,又能补肾以纳气,多用于肺虚喘咳及肺肾两虚之久咳虚喘证。治肺虚喘咳,常配白术、牛蒡子等,如资生汤;若为肺肾两虚之气喘、久咳,则常配茯苓、五味子等,如七味都气丸。

3. 肾虚不固证 本品既补肾气,滋肾阴,又略兼涩性,能固涩肾精,治肾虚不固之遗精、尿频、带下多用。治肾虚遗精、夜尿频多,常配熟地黄、山茱萸等,如金匮肾气丸;治肾虚带下,常与山茱萸、五味子等同用,如完带汤。

此外,可用治气阴两亏之消渴证。消渴一病责之于肺、脾(胃)、肾,气阴两虚为其主要病机,本品既补肺、脾、肾之气,又益肺、脾、肾之阴,故常与黄芪、知母等益气生津药配伍,如玉液汤。

【用法用量】 煎服,15~30g;大剂量可用至60~250g。

【使用注意】 本品甘平质润,兼能固涩,若脾虚湿盛,胸腹满闷者,当忌用。

【现代研究】 本品含薯蓣皂苷元、皂苷、黏液质、胆碱、淀粉、糖蛋白、游离氨基酸、维生素 C 等。具有滋补、助消化、止咳、祛痰、脱敏、降血糖、增强免疫力、抗衰老等作用。

甘草 Gancao

(《神农本草经》)

【来源】 为豆科植物甘草 *Glycyrrhiza uralensis* Fisch.、胀果甘草 *Glycyrrhiza inflata* Bat. 或光果甘草 *Glycyrrhiza glabra* L. 的干燥根及根茎。主产于内蒙古、山西、甘肃、新疆等地,以内蒙古杭锦旗、阿拉善左旗产者为道地药材。春、秋二季采挖,除去须根,晒干,切厚片。生用或蜜炙用。

【别名】 粉甘草 皮草 国老

【处方用名】 甘草(生用,长于清热解毒,祛痰止咳) 炙甘草(蜜炙,长于补中缓急,益气复脉) 甘草梢(为其根的梢部,长于利尿,治疗热淋证)

【性味归经】 甘,平。归心、肺、脾、胃经。

【功效】 补脾益气,清热解毒,祛痰止咳,缓急止痛,调和诸药。

【应用】

1. 心气不足之心动悸、脉结代 本品入心经,能补益心气、益气复脉,尤以炙甘草效佳。治心气不足,心动悸、脉结代,常配人参、阿胶等,如炙甘草汤。

课堂互动

甘草为什么有"国老"之称?

2. 脾胃气虚,食少倦怠 本品能补益脾胃而益中气,因其力缓,故常作为辅助用药。治脾胃气虚,倦怠乏力、食少便溏,常配党参、白术等,如四君子汤。

3. 热毒疮疡,咽喉肿痛,药食中毒 本品生用,能清热泻火解毒。治热毒疮疡,常配金银花、连翘等;治咽喉肿痛,常配桔梗、板蓝根等;用于药物、食物中毒,可单用或与绿豆煎汤服之以辅助解毒救急。

4. 痰多咳喘 本品甘缓润肺,能祛痰止咳,因其性平而药力和缓,随证配伍,可用于多种咳嗽喘息之证,无论寒热虚实,有痰无痰均可随证配伍应用,但都不作为主药应用。

5. 脘腹及四肢挛急疼痛 本品有良好的缓急止痛作用,与白芍配伍,名芍药甘草汤。临床常以芍药甘草汤为基础方,随证配伍可用于血虚、血瘀、寒凝等多种原因所致的脘腹及四肢挛急疼痛,如小建中汤、当归四逆汤等。

6. 调和诸药 本品味甘,性和缓,善和百药,在众多方剂中有缓和、调和诸药之功。缓和药性是缓解药物的烈性和毒性,如四逆汤中用甘草,既能缓和附子、干姜的燥烈之性,又能减轻附子的毒副作用,使祛邪不伤正;调和药性是使处方中不同性味、功效的药物配伍取得协调;如桂枝汤中用甘草,与桂、姜合用扶卫气,与芍、枣助营气,调和于表里营卫之间;又因其甜味浓郁,可矫正方中药物的滋味。

【用法用量】 煎服,2～10g。泻火解毒宜生用,补气缓急宜炙用。

【使用注意】 湿盛中满腹胀,以及水肿者不宜用。因所含甘草次酸能导致体内水及钠盐的潴留和钾离子的排出,故长期服用可引起水肿、高血压。反大戟、芫花、甘遂、海藻。

【现代研究】 本品主要含有甘草酸、甘草甜素等三萜皂苷和甘草素等多种黄酮类。本品有抗酸和缓解胃肠平滑肌痉挛的作用;能抗溃疡,对组胺引起的胃酸分泌过多有抑制作用;有类似肾上腺皮质激素样作用;有镇静、保肝、解热、抗炎、抗过敏、抗心律失常、降脂及动脉粥样硬化作用。所含的甘草次酸、甘草黄酮均有明显的镇咳、祛痰作用;甘草甜素能增强非特异性免疫功能,有抗人类免疫缺陷病毒作用;甘草多糖、甘草酸、甘草次酸合用可抗病毒、抗菌、抗病原虫、抗肿瘤。

大枣 Dazao

(《神农本草经》)

【来源】 为鼠李科植物枣 *Ziziphus jujuba* Mill. 的干燥成熟果实。主产于河北、河南、山东、陕西等地。秋季果实成熟时采收,晒干。生用。

【性味归经】 甘,温。归脾、胃、心经。

【功效】 补中益气,养血安神。

【应用】

1. 脾气虚证 本品常作为调补脾胃的辅助药,与党参、白术等同用,以增强疗效,如六君子汤;若表虚营卫不和,常与桂枝、白芍等同用,如桂枝汤。

2. 血虚证及脏躁证 本品能补脾养血,宁心安神。治血虚萎黄,常配地黄、阿胶等;为治营血亏虚、心神无主之脏躁的要药,常配伍甘草、小麦,名甘麦大枣汤。

3. 缓和部分药物的峻烈之性及调和药性 本品味甘,有健脾护胃作用,常与峻烈之品相伍,以缓其峻烈之性,使之攻邪而不伤正,如十枣汤、葶苈大枣泻肺汤。若与生姜配伍,入解表剂可调和营卫,入补益剂可调和脾胃。两者配伍,一气一血,一补一散,大枣可缓和生姜的辛散之性,生姜能防止大枣补血过壅之偏。

【用法用量】 煎服,6～15g 或 3～10 枚;煎煮时应劈擘,以利有效成分溶出。

【现代研究】 本品含有机酸、三萜苷类、生物碱类、黄酮类、糖类、维生素类、氨基酸、挥发油、微量元素等。本品能增加胃肠黏液,纠正胃肠病损,保护肝脏;能明显增加实验动物血清总蛋白与白蛋白;有增加白细胞内 cAMP 含量,抗变态反应的作用;还有抑制癌细胞增殖、抗突变、镇静催眠及镇咳祛痰等作用。

刺五加 Ciwujia

(《东北药用植物志》)

【来源】 为刺五加科植物刺五加 *Acanthopanax senticosus* (Rupr. et Maxim.) Harms 的干燥根、根茎或茎。主产于辽宁、吉林、黑龙江等地。春、秋采挖,洗净,干燥,切片。生用。

【性味归经】 辛、微苦,温。归脾、心、肾经。

【功效】 健脾益气,补肾安神。

【应用】

1. 脾肺气虚证　本品能补脾气、益肺气，又可祛痰平喘。治脾肺气虚、体倦乏力、食欲不振、咳嗽气喘，单用即有效，或配伍蛤蚧，以增强疗效，如五加参蛤蚧精。单纯的脾气虚证和肺气虚证亦可选用。

2. 肾阳虚证　本品能补肾助阳，强筋健骨。治肾虚腰膝酸软，体虚乏力，单用即可，或配伍杜仲、桑寄生等；亦可治肝肾不足之风湿痹痛及阳痿等证。

3. 心脾两虚证　本品能补心脾之气，益气养血安神。治心脾两虚，心神失养之失眠、健忘、多梦，可单用浸酒，或配伍制首乌、石菖蒲等。

【用法用量】　煎服，9～27g。亦可制成片剂、冲剂、口服液及注射液使用。

【使用注意】　热证、实证忌用。

【现代研究】　本品主要含刺五加苷 A、B、C、D、E、F、G 等多种糖苷，还有绿原酸、芝麻素、苦杏仁苷等。本品及其苷类提取物具有明显抗疲劳、抗辐射、抗应激、抗肿瘤、抗病毒、抗炎、抗菌等作用；能调节内分泌、增强免疫功能、提高机体对温度变化的适应力，并有耐缺氧、解毒作用；能改善大脑皮质的兴奋 - 抑制过程、提高脑力劳动的效能；并能抗心律失常、改善大脑供血量、对血压具有双向调节作用；还能止咳、祛痰、扩张支气管。

蜂蜜　Fengmi

（《神农本草经》）

【来源】　为蜜蜂科昆虫中华蜜蜂 *Apis cerana* Fabricius 或意大利蜂 *Apis mellifera* Linnaeus 所酿成的蜜。我国各地均产。春至秋季采收，过滤后用。

【性味归经】　甘，平。归肺、脾、大肠经。

【功效】　补中润燥，止痛，解毒；外用生肌敛疮。

【应用】

1. 脾胃虚弱，脘腹疼痛　本品既能益气补中，又可缓急止痛，常与芍药、甘草等同用。

2. 肺虚燥咳及肠燥便秘　本品甘平质润，上能润肺止咳，下能润肠通便。治肺虚燥咳，常配人参、生地黄等，如琼玉膏；治肠燥便秘，单用或与当归、黑芝麻等同用。

3. 疮毒及解乌头、附子类药物之毒　外用涂敷疮肿、烫伤，有解毒、保护疮面及生肌敛疮的作用；以蜜煎煮乌头、附子等药物，可以降低其毒性，服乌头类药物中毒者，大剂量服用本品，有一定的解毒作用。

4. 疮疡、烫伤　本品外用能生肌敛疮，对疮疡肿毒、溃疡、烧烫伤有解毒、生肌敛疮之效。

此外，许多丸剂、膏剂等方剂，常以蜂蜜作赋形剂，以及某些中药炮制时采用蜜炙，都既取其能补养与缓和药性，又取其矫味及黏性。

【用法用量】　煎服或冲服，15～30g；用于丸剂、膏剂或栓剂等，随方适量。外用适量。

【使用注意】　凡湿阻中满，湿热痰滞，便溏或泄泻者均应慎用。

【现代研究】　蜂蜜含多种糖类、无机盐、蜡质、维生素、有机酸及微量元素等，对多种细菌有抑杀作用；并有解毒、保护肝脏、促进创伤愈合等作用；且有一定的降压、扩张冠状动脉、降低血糖、增强体液免疫、抗肿瘤等作用。

白扁豆　Baibiandou

（《名医别录》）

【来源】　为豆科植物扁豆 *Dolichos lablab* L. 的干燥成熟种子。主产于江苏、河南、安徽等地。秋季采收,晒干。生用或炒用。

【处方用名】 白扁豆(生用,长于消暑化湿,解毒) 炒白扁豆(炒至微黄色具焦斑,长于健脾止泻)

【性味归经】 甘、微温。归脾、胃经。

【功效】 健脾化湿,和中消暑,解毒。

【应用】

1.脾虚湿盛证 本品能健脾和中化湿,药性温和,补脾不滋腻,除湿不燥烈,为健脾化湿之良药。用治脾虚湿盛之便溏、泄泻,以及妇女白带过多等证,常配人参、白术、茯苓、山药等,如参苓白术散、完带汤。因其味轻气薄,单用无功,临床多与补气药同用。

2.夏月暑湿吐泻 本品健脾化湿、和中消暑之力较强。用治暑湿吐泻,单用水煎服即有效。治暑热夹湿者,宜与清暑、渗湿之荷叶、滑石同用;治暑月乘凉饮冷,外感于寒,内伤于湿之"阴暑",常配散寒解表,化湿和中之香薷、厚朴等,如香薷饮。

3.食物中毒 本品能解毒及缓和呕吐,用于酒精中毒,河豚中毒及某些药物中毒所引起的呕吐或吐泻并作,可单用鲜品研水绞汁服,亦可研末或水煎服。

【用法用量】 煎服,9～15g。

【使用注意】 本品内含毒性蛋白,生用有毒,甚至能引起肝脏区域性坏死,高温可破坏其毒性。故生用宜慎。加热可使其毒性大减。

【现代研究】 白扁豆含蛋白质、维生素 B、维生素 C、胡萝卜素、脂肪、微量元素、植物凝集素 A、植物凝集素 B 等。水提取物能抗病毒,且有良好的解毒作用,用于食物中毒,并解酒毒、河豚中毒;其水煎剂能抑制志贺菌属;其所含植物凝集素 B 有抗胰蛋白酶活性作用。凝集素 A 为毒性成分,可引起肝坏死,加热可使毒性大减。

第二节 补 阳 药

本类药物多甘温,或咸温,或辛热,主入肾经,能温补人体阳气,适用于阳虚诸证。肾阳虚衰,不能温煦,症见神倦畏寒,四肢不温,腰膝酸软,尿频遗尿,阳痿遗精;肾藏精,精生髓,阳虚则精髓化生不足,则见头晕耳鸣,不孕不育;肾阳亏虚,下元虚冷,冲任不摄,则崩漏不止,带下清稀,肾虚不固,则尿频遗尿;肾主骨,阳虚则筋骨不健,表现为手足痿弱,小儿行迟、齿迟、囟门迟闭;脾阳根于肾阳,肾阳不足,不能温运脾阳,则见腹中冷痛,五更泄,或阳虚水泛的水肿;肾主纳气,为气之根,肾阳不足则纳气无权,则发为喘促。

鹿茸 Lurong
(《神农本草经》)

【来源】 为鹿科动物梅花鹿 *Cervus nippon* Temminck 或马鹿 *Cervus elaphus* Linnaeus 的雄鹿未骨化密生茸毛的幼角。前者习称"花鹿茸"或"黄毛茸",主产于吉林、辽宁、河北,后者习称"马鹿茸"或"青毛茸",主产于黑龙江、吉林、新疆、青海等地。东北产者习称"东马鹿茸",西北产者习称"西马鹿茸",为道地药材。夏、秋二季锯取鹿茸,经加工后,阴干或烘干。用时燎去毛,刮净,横切薄片,或劈成碎块,研细粉用。

【性味归经】 甘、咸,温。归肾、肝经。

【功效】 壮肾阳,益精血,强筋骨,调冲任,托疮毒。

【应用】

1. 肾阳不足，精血亏虚证　本品为血肉有情之品，禀纯阳之质，含生发之气，为峻补肾阳，益精养血，补督脉之要药。用治肾阳不足之畏寒乏力、腰膝酸痛、阳痿早泄、尿频遗尿、宫寒不孕、虚寒崩漏等，可单用或与山药浸酒服，亦可配伍人参、巴戟天等，如参茸固本丸。

2. 肝肾精血不足诸证　本品能入肝肾经，生精补髓，养血益阳，强筋骨。用治肾阳虚衰兼精血不足之筋骨痿软、精神疲倦、眩晕耳鸣，或小儿发育不良之骨软行迟，囟门过期不合，常与六味地黄丸合用，如加味地黄丸。

3. 冲任虚寒，崩漏带下　本品能补肝肾、益精血、调冲任，固崩束带。治崩漏不止，常配当归、阿胶等，如鹿茸散；用治白带过多，常与狗脊、白薇等同用。

4. 气血亏虚之疮疡久溃不敛，或阴疽内陷不起　本品有温补精血，托毒外出及生肌之效，常与黄芪、当归、肉桂等同用。

【用法用量】　入丸、散剂，或研末冲服，每次 1～2g。

【使用注意】　服用本品，宜从小剂量开始，缓缓增至治疗量，不宜骤用大量，以免阳升风动，头晕目赤，或助火动血，而致鼻衄。凡阴虚阳亢、内热者均忌用。

【现代研究】　鹿茸含雌二醇、雌酮等雌激素样活性成分，还含有多种磷脂、核酸、氨基酸、脂肪酸、多糖、前列腺素、多种微量元素。本品有性激素样作用；能促进生长发育，提高机体功能，减轻疲劳，改善睡眠和食欲，改善蛋白质代谢障碍和改善能量代谢，增加肾脏利尿功能；能增强再生过程，促进骨折和溃疡的愈合；促进红细胞、血红蛋白及网织红细胞数增加；能提高子宫的张力和增强其节律性收缩；中等剂量的鹿茸能引起心率加快，每分钟输出量增加，对已疲劳心脏的作用更为明显。此外，对老年小鼠具有抗衰老作用。

淫羊藿　Yinyanghuo
（《神农本草经》）

【来源】　为小檗科植物淫羊藿 *Epimedium brevicornu* Maxim.、箭叶淫羊藿 *Epimedium sagittatum* (Sieb. et Zucc.) Maxim.、柔毛淫羊藿 *Epimedium pubescens* Maxim.、朝鲜淫羊藿 *Epimedium koreanum* Nakai 的干燥叶。主产于陕西、辽宁、山西、四川等地。夏、秋二季茎叶茂盛时采割，除去粗梗及杂质，晒干或阴干，切丝。生用或羊脂油炙用。

【处方用名】　淫羊藿（别名仙灵脾，生用，长于祛风湿、强筋骨）　炙淫羊藿（羊脂油炙后，长于温肾助阳）

【性味归经】　辛、甘，温。归肝、肾经。

【功效】　补肾阳，强筋骨，祛风湿。

【应用】

1. 肾阳不足之阳痿，不孕及尿频　本品炙用性温助阳，有较强的温肾壮阳，益精起痿之效，能改善因肾阳虚所致不孕不育证。治阳痿不育，可单用浸酒服，如淫羊藿酒，亦可配伍熟地黄、枸杞子等，如赞育丸；治疗宫冷不孕，配鹿茸、当归等；治疗尿频、遗尿，配巴戟天、桑螵蛸等。

2. 肾阳不足之筋骨痹痛，风湿拘挛麻木　本品生用辛温散寒，能祛风除湿，补肾阳，强筋骨，常配威灵仙、川芎等，如仙灵脾散。

此外，本品有降压作用，治阴阳两虚之妇女围绝经期高血压，配伍仙茅等，名二仙汤；由于本品对脊髓灰质炎病毒有抑制作用，配伍桑寄生等，用治小儿麻痹症有一定的疗效。

【用法用量】　煎服，6～10g。

【使用注意】　阴虚火旺者忌用。

【现代研究】　本品主要含淫羊藿苷等黄酮苷，还有生物碱、挥发油等。本品能明显增强动物体重及耐冻时间,有雄性激素样作用,能提高性腺功能。本品能提高机体免疫功能,特别是对肾虚患者免疫功能低下有改善作用;能扩张外周血管,改善微循环,增加血流量,降低外周阻力,增加冠脉血流量;对脊髓灰质炎病毒及其他肠道病毒有抑制作用;还具有抗缺氧、镇静、抗惊厥及镇咳、祛痰等作用。

巴戟天 Bajitian
(《神农本草经》)

【来源】 为茜草科植物巴戟天 *Morinda officinalis* How 的干燥根。主产于广东、广西、福建等地。全年均可采挖,洗净,除去须根,晒至六七成干,轻轻捶扁,晒干。再经蒸透,除去木心者,称"巴戟肉"。生用或盐水制用。

【处方用名】 巴戟天、巴戟肉(生用,长于祛风除湿) 盐巴戟天(盐水制用,能引药入肾,温而不燥,补肾助阳作用缓和,无伤阴之弊) 制巴戟天(甘草制后,长于补肾助阳,强筋骨)

【性味归经】 甘、辛,微温。归肾、肝经。

【功效】 补肾阳,强筋骨,祛风湿。

【应用】

1. 肾阳虚之阳痿早泄,宫冷不孕,月经不调 本品甘温不燥,性温不热,能温肾阳,益精血,补阳之力温和。用治阳痿、不孕,常配淫羊藿、仙茅等,如赞育丸;用治下元虚冷,月经不调,少腹冷痛等,常配高良姜、肉桂等,如巴戟丸。

2. 肾虚或风湿腰膝疼痛 本品甘温补肾助阳而强筋骨,辛温散寒可除风湿,对肾阳不足兼有风湿而腰膝疼痛者,用之最宜,常配杜仲、萆薢等,如金刚丸;治肝肾不足,风寒侵袭,腰膝痹痛,常配牛膝、羌活等,如巴戟散。

【用法用量】 煎服,3～10g;或入丸、散、酒剂。

【使用注意】 凡阴虚火旺,津液不足,小便不利者忌用。

【现代研究】 本品主要含糖类、黄酮类、氨基酸及少量的蒽醌类和维生素 C 等。本品有类皮质激素样作用,能增强下丘脑 - 垂体 - 卵巢促黄体功能;水煎液能显著增加小鼠体重、延长游泳时间;能抑制幼年小鼠胸腺萎缩。

鉴别比较

淫羊藿 ┐ 皆味辛、性温热,归肝肾经,均有补肾阳,强筋骨,祛风湿之功。均可治肾阳不足之阳痿遗精、宫冷不孕、遗尿尿频、筋骨痿软等症,风寒痹证日久兼肾虚,腰膝酸痛或筋骨痿软无力等证。二者常相须为用。
巴戟天 ┘

淫羊藿:辛甘温,补肾壮阳力强,长于壮阳起痿,尤宜于肾阳虚衰之阳痿不育,单方或复方配伍均可。也治中风偏瘫,肾虚喘咳,阴阳两虚之妇女围绝经期高血压。

巴戟天:甘辛微温,补肾助阳之力稍逊,兼能益精血。治下元虚冷,精血亏虚之宫冷不孕,月经不调,少腹冷痛。

仙茅　Xianmao

（《海药本草》）

【来源】　为石蒜科植物仙茅 *Curculigo orchioides* Gaertn. 的干燥根茎。主产于四川、云南、贵州等地。秋、冬二季采挖，除去根头和须根，洗净，干燥。切段，生用或酒炙用。

【处方用名】　仙茅（生用，长于祛寒湿、消痈肿）　酒仙茅（酒炙，可降低毒性，增强补肾阳、强筋骨的作用）

【性味归经】　辛，热；有毒。归肾、肝、脾经。

【功效】　补肾阳，强筋骨，祛寒湿。

【应用】

1. 肾阳不足，命门火衰之阳痿精冷、遗尿尿频　仙茅辛热性猛，为补阳温肾之专药。能壮肾阳，兴阳道，止遗尿，常与淫羊藿、菟丝子等同用；治命门火衰，阳痿早泄，男子精寒，女子宫冷不孕，可单用泡酒，如仙茅酒。

2. 肾虚腰膝痿软，筋骨冷痛，寒湿久痹　本品既能补肾阳，强筋骨，又能祛寒湿，暖腰膝，除痹痛。用治肾阳不足，腰膝痿软、筋骨冷痛，常与淫羊藿、杜仲等同用；亦可单用浸酒服。用治寒湿痹痛，常与威灵仙、独活等同用。

3. 脾肾阳虚之脘腹冷痛，泄泻　本品能补命门之火，以温煦脾阳而止泄泻，常与补骨脂、干姜等同用。

【用法用量】　煎服，3～10g。

【使用注意】　阴虚火旺者忌用。本品燥烈有毒，不宜多服、久服。煎剂每日用量不宜超过12g。

【现代研究】　本品含石蒜碱、丝兰皂苷元、β-谷甾醇、鞣质、树脂、淀粉、杨梅酮苷、脂肪类化合物、仙茅素 A、仙茅苷和苔黑酚葡萄糖苷、黏液质、生物碱等。本品醇浸剂有抗高温、耐缺氧等适应原样作用，水煎剂能明显增加大鼠垂体前叶、卵巢和子宫重量；水煎剂有升高小鼠红细胞膜 Na^+-K^+-ATP 酶活性的作用；所含石蒜碱对癌细胞的糖代谢有一定干扰作用。醇浸剂可延长小鼠睡眠时间，具有镇静、抗惊厥作用，并能增强免疫功能。

杜仲　Duzhong

（《神农本草经》）

【来源】　为杜仲科植物杜仲 *Eucommia ulmoides* Oliv. 的干燥树皮。主产于四川、云南、贵州、湖北等地。4—6 月剥取，刮去粗皮，堆置"发汗"至内皮呈紫褐色，晒干，切块或丝。生用或盐水炙用。

【别名】　川杜仲　木棉

【处方用名】　杜仲（生品较少应用，仅限于浸酒用）　盐杜仲（盐炙，增强补肝肾、强筋骨、安胎的作用）

【性味归经】　甘，温。归肝、肾经。

【功效】　补肝肾，强筋骨，安胎。

【应用】

1. 肾虚腰痛及阳痿、尿频　本品能补肝肾，强腰膝，暖下元，为治肝肾不足之腰膝酸痛，筋骨痿软的要药，多用于下元虚冷之证。治肾虚腰痛脚弱，常配补骨脂、胡桃肉等，如青娥丸；治寒湿腰痛，常配桂枝、独活等；治外伤腰痛，常配苏木、乳香等；治经期腰痛，常配熟地黄、当归等；用治阳痿、尿频，常与山茱萸、菟丝子等同用。

2.肝肾亏损之胎动、胎漏　本品能补肝肾,调冲任,固经安胎。用治肾阳不足,冲任不固,胎元失养之胎动不安、胎漏下血,常配续断、大枣为丸,名杜仲丸。

现代用治高血压,有较好的降血压作用,因其长于补肝肾,尤宜于老年人肝肾不足而血压升高者,可与淫羊藿、菟丝子等同用;若肝火偏盛者,可与夏枯草、菊花等同用。

【用法用量】　煎服,6～10g。

【使用注意】　本品辛温助阳,易伤阴液,故阴虚火旺及大便燥结者忌用。

【现代研究】　本品主要含杜仲胶、杜仲苷、杜仲醇、酚类、绿原酸等有机酸、醛类、黄酮类、脂肪、鞣质、氨基酸等。本品有明显的降压作用,并能减少胆固醇的吸收;炒炙后杜仲降压的绝对值相当于生杜仲的两倍;能使离体子宫自主收缩减弱,并拮抗子宫收缩剂(乙酰胆碱、垂体后叶素)的作用而解痉;对家兔离体心脏有明显加强作用;对狗、大鼠、小鼠均有利尿作用;还有增强肾上腺皮质功能、机体免疫功能及镇静作用。

鉴别比较

杜仲
桑寄生
黄芩
砂仁
白术
紫苏梗 } 均有安胎之功,治胎动不安。

杜仲、桑寄生:补肝肾而安胎,治肝肾不足、冲任不固之胎动不安。

黄芩:除热安胎,治热迫胎动不安。

砂仁、紫苏梗:理气以安胎,治气滞之胎动不安。

白术:补气健脾以安胎,治脾虚气弱之胎动不安。

续断　Xuduan

(《神农本草经》)

【来源】　为川续断科植物川续断 *Dipsacus asper* Wall.ex Henry 的干燥根。主产于四川、湖北、湖南、贵州等地,尤以四川产者为佳,称之为"川断"。秋季采挖,去根头及须根,用微火烘至半干,堆置"发汗"至内部变绿色时,再烘干,切薄片。生用或炙用。

【处方用名】　续断(生用,能补肝肾、强筋骨)　酒续断(酒炙,长于通血脉、续筋骨、止崩漏)　盐续断(盐水炙,能引药下行,长于补肝肾、强腰膝)

【性味归经】　苦、辛,微温。归肝、肾经。

【功效】　补肝肾,强筋骨,续折伤,止血安胎。

【应用】

1.肝肾不足,腰膝酸痛或风寒湿痹　本品既能补肝肾,强筋骨,又能行血脉,有补而不滞的特点。用治肝肾不足,腰膝酸痛,常配杜仲、牛膝、萆薢等,如续断丹;因其能行血脉,通痹止痛,用治肝肾不足,兼风寒湿痹,筋挛骨痛,常配川乌、防风等,如续断丸。与鹿茸、肉苁蓉壮阳起痿药配伍,可用治肾阳虚之阳痿不举,遗精滑泄,如鹿茸续断散。

2.跌打损伤,扭挫伤,闭合性骨折　本品能续筋接骨,疗伤止痛,为伤科常用药,用治外伤肿痛,常配乳香、没药、红花以活血通络止痛;用治筋伤骨折,常配骨碎补、没药等,如新伤接骨汤。

3.肝肾不足,冲任不固之崩漏、胎漏、胎动不安　本品能补肝肾,固冲任,调气血,安胎元,为胎动欲坠、崩漏经多之要药。用治妊娠两三月即坠,名滑胎者,有良效。治崩漏、月经过多,常配刘寄奴、大蓟等,如刘寄奴散;治胎漏、胎动不安,常配菟丝子、桑寄生等,如寿胎丸。

【用法用量】 煎服,9~15g。外用适量研末敷。

【使用注意】 阴虚火旺者慎用。

【现代研究】 本品主要含三萜皂苷类、挥发油、蔗糖、胡萝卜苷等。本品有抗维生素 E 缺乏症的作用;能兴奋子宫,促进去卵巢小鼠子宫的生长发育;有抗炎、抗菌、杀虫、抗氧化、止血、镇静、增强免疫、促进组织再生和催乳作用。

鉴别比较

杜仲 } 均有补肝肾,强筋骨,安胎之功。治肝肾不足,筋骨不健及痹证日久,肝肾亏损
续断 } 和冲任不固之胎动、胎漏等。常相须为用。

杜仲:以补肝肾见长,兼治肾阳不足之阳痿、小便频数等。

续断:以通利血脉见长,具续折伤之功,治跌打损伤、扭挫伤及骨折等。

补骨脂 Buguzhi
(《药性论》)

【来源】 为豆科植物补骨脂 *Psoralea corylifolia* L. 的干燥成熟果实。主产于河南、四川、陕西等地。秋季果实成熟时采收,干燥。生用或盐水炙用。

【别名】 破故纸

【处方用名】 补骨脂(生用,长于温肾壮阳) 盐补骨脂(盐水炙,可引药入肾,长于温肾助阳、纳气、止泻)

【性味归经】 苦、辛,温。归肾、脾经。

【功效】 温肾助阳,纳气平喘,暖脾止泻;外用消风祛斑。

【应用】

1. 肾阳不足,命门火衰诸证 本品大温入肾,善壮肾阳暖水脏,补肾强腰,为治肾阳不足、下元不固之要药。用治肾阳不足,腰膝冷痛,常配杜仲、胡桃肉,名青娥丸;用治肾虚阳痿,常配菟丝子、胡桃肉等,如补骨脂丸。

2. 肾虚遗精、遗尿、尿频 本品益肾之中兼具收涩之性,有固精缩尿,标本兼顾之效。用治肾虚遗精,可用补骨脂、青盐等份同炒为末服;用于肾气虚冷,小便无度,常与小茴香等份为丸,如破故纸丸;或单用本品炒,为末服,可治小儿遗尿,如破故纸散。

3. 脾肾阳虚,五更泄泻 本品能温肾暖脾以止泻,为治脾肾阳虚,五更泄泻之要药,常配五味子、肉豆蔻等,如四神丸。

4. 肾不纳气之虚喘 本品能补肾阳而纳气平喘,用治阳虚肾不纳气之虚喘,常配沉香、肉桂等,如黑锡丹;用治虚寒性喘咳,配胡桃肉、蜂蜜等,如治喘方。

此外,用本品醇浸液或注射剂,可治皮癣、脚癣、银屑病、白癜风、斑秃等多种皮肤病。

【用法用量】 煎服,6~10g。外用20%~30%酊剂涂患处。

【使用注意】 本品辛温助热,易伤阴液,故阴虚火旺及大便燥结者忌用。

【现代研究】 本品主要含香豆素类、黄酮类及单萜酚类。补骨脂酚有雌激素样作用,能增强阴道角化,使子宫增重;补骨脂素能收缩子宫及缩短出血时间,减少出血量;补骨脂粗制剂有致

光敏作用,内服或外涂皮肤,经日光或紫外线照射,可使局部皮肤色素沉着。补骨脂冲剂对实验性小鼠急性心肌缺血有明显保护作用。此外,本品尚有增强免疫力、升高白细胞、抗肿瘤、抗衰老、抑菌、杀虫等作用。

【不良反应】 补骨脂大剂量服用,会出现头晕乏力、呼吸急促,甚则吐血、昏迷、呼吸困难等危症。肌内注射或外用,有过敏反应的报道。

益智　Yizhi
(《本草拾遗》)

【来源】 为姜科植物益智 *Alpinia oxyphylla* Miq. 的干燥成熟果实。主产于海南、广东、广西等地。夏、秋季果实由绿变红时采收,晒干或低温干燥。生用或盐水炙用,用时捣碎。

【处方用名】 益智(生用,长于温脾止泻、摄唾)　盐益智仁(盐水炙后,长于温肾固精缩尿)

【性味归经】 辛,温。归肾、脾经。

【功效】 温肾固精缩尿,温脾止泻摄唾。

【应用】

1.肾气虚寒之遗精滑精,尿频遗尿　本品补益之中兼有收涩之性,能暖肾固精缩尿。治遗精滑精,常配补骨脂、金樱子等;治下焦虚寒,尿频遗尿,以益智、乌药等份为末,山药为丸,名缩泉丸。

2.脾胃虚寒之腹痛吐泻,口多涎唾　脾主运化,在液为涎;肾主藏精,在液为唾。本品能温脾固肾,有摄唾止泻之功。治脾胃虚寒,脘腹冷痛、呕吐泄泻,常配川乌、干姜等,如益智散;治口多涎唾或小儿流涎不止,单用本品含之,或配党参、白术等同用。

【用法用量】 煎服,3～10g。

【使用注意】 阴虚火旺或因热而患遗精、尿频等均忌用。

【现代研究】 本品主要含挥发油、二苯基庚烷类成分、维生素、氨基酸、胡萝卜苷、糖类、脂类、蛋白质等。本品水和醇提取物能抑制回肠收缩;其煎剂具有健胃、抗利尿、减少唾液分泌的作用;能抑制前列腺素合成酶的活性;具有抗癌、抗溃疡、升高白细胞的作用。

肉苁蓉　Roucongrong
(《神农本草经》)

【来源】 为列当科植物肉苁蓉 *Cistanche deserticola* Y. C. Ma 或管花肉苁蓉 *Cistanche tubulosa* (Schrenk) Wight 的干燥带鳞叶的肉质茎。主产于内蒙古、甘肃、新疆、青海等地,以内蒙古阿拉善、巴彦淖尔产量大、质优,为道地药材。春季苗未出土或刚出土时采挖,除去茎尖,切段,晒干。生用或酒制用。

【别名】 淡大芸

【处方用名】 肉苁蓉(生用,长于补肾止浊、润肠通便)　酒苁蓉(酒炙后,长于补肾助阳)

【性味归经】 甘、咸,温。归肾、大肠经。

【功效】 补肾阳,益精血,润肠通便。

【应用】

1.肾阳不足,精血亏虚所致的阳痿,不孕及筋骨痿软　本品能温肾益精,暖腰膝,为温肾壮阳之要药。用治肾虚阳痿,遗精早泄,常配熟地黄、菟丝子等,如肉苁蓉丸;用治女子宫冷不孕,常配鹿角胶、紫河车等;用治筋骨痿软,腰膝冷痛,常配巴戟天、萆薢等,如金刚丸。

2.肠燥便秘　本品甘咸质润,入大肠经,能温补精血而润肠通便,对老人或病后肾阳不足,精血亏虚之便秘尤宜，常配生地黄、当归等，如润肠丸。

知识链接

肉苁蓉之得名

一般补阳药多温燥，滋阴药多滋腻。唯肉苁蓉甘而微温，咸而质润，具有温而不燥，滋而不腻，补而不峻之效，既可补阳，又可补阴，因其药力和缓，故有苁蓉（从容）之称。

【用法用量】 煎服，6~10g。

【现代研究】 本品主要含甜菜碱、胡萝卜苷、三十烷醇、β-谷甾醇、甘露醇等。本品水煎液对实验动物有降低血压作用；有抗家兔动脉粥样硬化的作用；有一定程度的抗衰老作用；有调整内分泌、促进代谢、增强记忆作用；能显著提高小鼠小肠推进度，缩短通便时间，同时对大肠的水分吸收有明显的抑制作用。

锁阳 Suoyang

（《本草衍义补遗》）

【来源】 为锁阳科植物锁阳 *Cynomorium songaricum* Rupr. 的干燥肉质茎。主产内蒙古、甘肃、青海、新疆等地。春季采挖，晒干。切薄片，生用。

【性味归经】 甘，温。归肝、肾、大肠经。

【功效】 补肾阳，益精血，润肠通便。

【应用】

1. 肾阳虚衰之阳痿，不孕 本品甘温体润，补阳之力和缓，能益精兴阳，与肉苁蓉的功效相似，常代肉苁蓉或配肉苁蓉、菟丝子治肾阳虚衰引起的阳痿、不孕；治肾虚痿弱，筋骨无力，常与熟地黄、龟甲等同用，如虎潜丸。

2. 精血津亏肠燥便秘 本品能益精养血，润燥滑肠。单用熬膏服，或配伍肉苁蓉、熟地黄等。

【用法用量】 煎服，5~10g。

【使用注意】 阴虚火旺、脾虚泄泻、实热便秘忌用。

【现代研究】 本品主要含三萜皂苷、花色苷、淀粉、蛋白质、脂肪、挥发油等。本品能促进造血功能，促进免疫球蛋白的形成，增强免疫功能。

菟丝子 Tusizi

（《神农本草经》）

【来源】 为旋花科植物菟丝子 *Cuscuta chinensis* Lam. 的干燥成熟种子。我国大部分地区均有分布。秋季果实成熟时采收植株，晒干，打下种子，除去杂质。生用或盐水炙用。

【处方用名】 菟丝子（生用，能补肾，明目，止泻） 盐菟丝子（盐水炙，能引药入肾，长于补肾固精、安胎） 酒菟丝子（酒制，长于温肾壮阳、固精）

【性味归经】 辛、甘，平。归肝、肾、脾经。

【功效】 补益肝肾，固精缩尿，安胎，明目，止泻；外用消风祛斑。

【应用】

1. 肾虚诸证 本品既补肾阳，又益肾阴，具有温而不燥，补而不峻的特点，为平补阴阳之品。又因其能固精缩尿止带，对肾虚不固之证有标本兼治之效。治肾虚阳痿遗精，常配枸杞子、五味子等,如五子衍宗丸;用治肾虚,腰膝酸痛,常与补肝肾强筋骨之杜仲同用;治带下、尿浊,常配茯苓、莲子等,如茯苓丸;治小便不禁,常与桑螵蛸、鹿茸等同用。

2.肝肾不足,两目昏花　本品能补肾养肝,益精养血,可使精血上注而明目。治疗肝肾不足之两目昏花,常配熟地黄、枸杞子等,如驻景丸。

3.脾肾阳虚,大便溏泄　本品能温肾补脾而止泻,常配枸杞子、茯苓、山药等,如菟丝子丸。治脾虚便溏,常配人参、山药、白术以健脾止泻。

4.肝肾不足之胎动不安　本品有补肝肾、固胎元的作用,治疗肾虚之胎动不安,常配续断、桑寄生、阿胶等,如寿胎丸。

此外,单用本品煎汁,或配伍五味子、天花粉等,可治肾虚消渴。外用能消风祛斑,可用治白癜风。

【用法用量】　煎服,6～12g。外用适量。

【现代研究】　本品主要含胆甾醇、菜油甾醇、β-谷甾醇、豆甾醇、三萜酸类、树脂及糖类等。本品有雌激素样作用和抗衰老作用;对离体子宫有兴奋作用;能降低胆固醇、软化血管、降低血压、促进造血功能;增强离体蟾蜍心脏收缩力;能抑制肠运动;能延缓大鼠半乳糖性白内障的发展,并有一定的治疗作用;对氢化可的松所致小鼠"阳虚"模型有治疗作用并能增强非特异性抵抗力等。

沙苑子　Shayuanzi
（《本草图经》）

【来源】　为豆科植物扁茎黄芪 *Astragalus complanatus* R.Br. 的干燥成熟种子。主产于山西、河北、陕西等地,其中陕西大荔产量大,视为道地药材。秋末冬初果实成熟尚未开裂时采收,晒干。生用或盐水炙用。

【别名】　沙苑蒺藜　潼蒺藜

【处方用名】　沙苑子、沙苑蒺藜(生用,缩尿力强)　盐沙苑子(盐水炙后,引药入肾,增强补肾固精作用)

【性味归经】　甘,温。归肝、肾经。

【功效】　补肾固精缩尿,养肝明目。

【应用】

1.肾虚腰痛,阳痿遗精,遗尿带下　本品甘温,平补肝肾,因兼涩性,能固精缩尿。治肾虚腰痛,单用即可;治阳痿遗精,遗尿带下,配伍龙骨、芡实等,如金锁固精丸。

2.肝肾不足之眼目昏花　本品养肝明目,常配枸杞子、菟丝子、菊花等。

【用法用量】　煎服,9～15g。

【使用注意】　阴虚火旺及小便不利者忌用。

【现代研究】　本品主要含氨基酸、蛋白质、鞣质、生物碱、维生素 A 等。本品有抗疲劳、抗炎、降压、利尿、镇痛、镇静、保肝、降脂等作用;有提高免疫功能及增加脑血流量的作用。

蛤蚧　Gejie
（《雷公炮制论》）

【来源】　为壁虎科动物蛤蚧 *Gekko gecko* Linnaeus 除去内脏的干燥体。主产于广西、江苏等地。全年均可捕捉,除去内脏,拭净,用竹片撑开,使全体扁平顺直,低温干燥。用时去鳞片及头足,切成小块;或黄酒浸润后,烘干。

【处方用名】　蛤蚧（生用，长于补肺益肾，纳气定喘，助阳益精）　酒蛤蚧（长于补肾壮阳）

【性味归经】　咸，平。归肺、肾经。

【功效】　补肺益肾，纳气定喘，助阳益精。

【应用】

1. 肺肾两虚之虚喘久嗽　本品善于补肺益肾而纳气定喘，为治虚喘劳嗽之要药。治肺肾虚喘，常与人参、贝母等同用，如人参蛤蚧散；治虚劳咳嗽，常与贝母、紫菀同用，如蛤蚧丸。

2. 肾阳不足，精血亏虚之阳痿　本品质润不燥，能助肾壮阳，益精养血，固本培元。治疗肾虚阳痿，可单用浸酒服用，或配补骨脂、巴戟天等，如养真丹。

【用法用量】　煎服，3～6g；研末每日1～2g，日服3次；亦可浸酒服。

【使用注意】　风寒或实热咳喘忌用。

【现代研究】　本品含18种游离氨基酸、12种微量元素、胆固醇、脂肪及磷脂。其提取液对小鼠呈雄激素和雌激素样作用，能增强免疫功能；并有抗高温、耐低温、耐缺氧作用。还有抗衰老、解痉平喘、抗炎、降血糖等作用。

冬虫夏草　Dongchongxiacao
（《本草从新》）

【来源】　为麦角菌科真菌冬虫夏草菌 *Cordyceps sinensis*（BerK.）Sacc. 寄生在蝙蝠蛾科昆虫幼虫上的子座及幼虫尸体的干燥复合体。主产于四川、西藏、青海、云南等地。夏初子座出土、孢子未发散时挖取，晒至六七成干，除去似纤维状的附着物及杂质，晒干或低温干燥。生用。

知识链接

冬虫夏草之得名

冬虫夏草从形态来看，露出地面的部分像草，埋于地下的部分像虫，草生于虫"头"上，虫又似"草"之根。人们根据"冬则为虫，夏则为草"的形态特征命名为冬虫夏草。

【性味归经】　甘，平。归肺、肾经。

【功效】　补肾益肺，止血化痰。

【应用】

1. 肾虚腰痛，阳痿遗精　本品能补肾阳、益肾精、壮阳起痿，可单用浸酒服，或配伍淫羊藿、巴戟天等同用。

2. 肺虚或肺肾两虚之久咳虚喘，劳嗽痰血　本品主入肺肾经，为平补阴阳之品，既能补肺肾之气，又能滋肺肾之阴，为治劳嗽虚喘之要药。治肺肾气虚，久咳短气，常与人参、胡桃肉等同用，以纳气平喘；治肺肾阴虚，劳嗽痰血，常与北沙参、川贝母同用，以养阴止血化痰。

此外，本品可作为病后的调补品，用于病后体虚不复，可同鸡、鸭、猪肉等炖汤服之以补虚扶弱。

【用法用量】　煎服，3～9g。

【现代研究】　本品主要含麦角甾醇等甾醇类、虫草酸多糖醇、蛋白质、氨基酸、脂肪酸、甘露醇、多种核苷、维生素、生物碱及钙、锌、钾、铬、锰、铁、铜等元素。本品有平喘作用，并有一定的镇咳、祛痰作用；能增强肾上腺素的合成与分泌；可明显改善肾衰患者的肾功能状态，提高细胞免疫功能；有一定的拟雄激素样作用和抗雌激素样作用，对性功能紊乱有调节恢复作用；有减慢心率，降低血压，抗实验性心律失常及抗心肌缺氧，抑制血栓形成，降低胆固醇、甘油三酯等作用;还有抗癌、抗菌、抗病毒、抗炎、抗放射及镇静等作用。

紫河车 Ziheche

(《本草拾遗》)

【来源】 为健康产妇的干燥胎盘。将新鲜胎盘除去羊膜及脐带,割开血管,反复冲洗至去净血液,蒸或置沸水中略煮后,干燥。切块或研粉用;亦可鲜用。

【性味归经】 甘、咸,温。归肺、肝、肾经。

【功效】 温肾补精,益气养血。

【应用】

1. 肾阳不足、精血亏虚之阳痿、遗精、不孕、腰痛 本品能温肾阳、益精血。治肾虚精亏之上述诸证,单用有效,或配伍鹿茸、人参等,如河车封髓丹。

2. 气血不足诸证 本品为血肉有情之品,能益气养血。治疗气血不足,面色萎黄消瘦、体倦乏力、产后乳汁缺少,单用本品研粉服或配伍人参、黄芪等同用。

3. 肺肾两虚之喘嗽 本品补肺气、益肾精、纳气平喘,为治肺肾两虚之虚喘证的良药。单用有效,或配伍补肾益肺之人参、蛤蚧、胡桃肉等同用。

近年来,常用本品治疗子宫发育不良、子宫出血有较好的疗效。

【用法用量】 研末或装胶囊吞服,每次 2~3g,每日 2~3 次;亦可鲜品煮食,每次半个或一个,一周 2~3 次;现已制成片剂及注射液,供临床使用。

【使用注意】 本品药力缓和,温而不燥,需久服方能奏效。阴虚火旺者不宜单独使用。

【现代研究】 本品含多种抗体、多种干扰素、多种激素、多种酶、蛋白质、氨基酸、红细胞生成素、磷脂、多糖等。本品能延缓衰老;有激素样作用,能促进乳腺、子宫、阴道、卵巢、睾丸及甲状腺的发育;增强人体的免疫功能,提高抗病能力;具有抗过敏、抗癌作用。

核桃仁 Hetaoren

(《开宝本草》)

【来源】 为胡桃科植物胡桃 *Juglans regia* L. 果实的干燥核仁。主产于河北、山西、山东等地,秋季采收晒干,去壳取仁。生用。

【性味归经】 甘,温。归肾、肺、大肠经。

【功效】 补肾温肺,润肠通便。

【应用】

1. 肾阳不足之腰膝酸痛、阳痿、遗精、尿频 本品温补肾阳,强健腰膝力弱,多入复方。治肾亏腰酸,头晕耳鸣,尿有余沥,常配杜仲、补骨脂等,如青娥丸;治肾虚腰膝酸痛,两足痿弱,如胡桃汤。

2. 肺肾两虚之喘咳 本品长于温补肺肾,敛肺纳气定喘咳。治虚寒喘咳,常配人参、生姜等,如人参胡桃汤;治久嗽不止,以人参、胡桃、苦杏仁同用为丸服。

3. 肠燥便秘 本品富含油脂,能润肠通便。单用即效,或配火麻仁、当归、肉苁蓉等。

现代用治尿路结石,用食用油将本品炸酥,捣如膏状服,有排石之功。

【用法用量】 煎服,6~9g。定喘嗽宜连皮用,润肠通便宜去皮用。

【使用注意】 阴虚火旺,痰热咳嗽及便溏者忌用。

【现代研究】 本品含脂肪油,又含蛋白质、碳水化合物、钙、磷、铁、胡萝卜素及维生素 B_2 等。有镇咳、抗衰老、抗氧化、促进生长的作用。

海马　Haima

（《本草拾遗》）

【来源】　为海龙科动物线纹海马 *Hippocampus kelloggi* Jordan et Snyder、刺海马 *Hippocampus histrix* Kaup、大海马 *Hippocampus Kuda* Bleeker、三斑海马 *Hippocampus trimaculatus* Leach 或小海马（海蛆）*Hippocampus japonicus* Kaup 的干燥体。主产于广东、福建等沿海地区。夏、秋季捕捞，洗净晒干，或除去皮膜及内脏晒干。捣碎或研末用。

【性味归经】　甘、咸，温。归肝、肾经。

【功效】　温肾壮阳，活血散结，消肿止痛。

【应用】

1.肾虚阳痿、遗精、遗尿　本品能补肾壮阳益精，治肾阳亏虚诸证，单用即可，或配伍补骨脂、淫羊藿等；治夜尿频多，配鱼鳔、枸杞子、大枣等同用。

2.癥瘕积聚，跌打损伤　本品入血分，能温阳活血散结、调气止痛。尤宜于气滞血瘀之癥瘕积聚，配伍大黄、青皮等，如海马汤；治跌打损伤，配乳香、没药等。

3.肾虚作喘　本品能补益肾阳，引火归原，接续真气，故可治疗肾虚作喘，常配蛤蚧、人参等，以增药力。

此外，因其能活血消肿，外用又可治阴疽疮肿、跌打损伤等证。

【用法用量】　煎服，3～9g；研末每次 1～1.5g。外用适量，涂敷患处。

【使用注意】　《本草纲目》载其善堕胎，能催生，故孕妇及阴虚火旺者忌用。

【现代研究】　本品含有大量的镁和钙，其次为锌、铁、锶、锰，以及蛋白质、脂肪、多种维生素。本品提取液表现为雄性激素样作用，并有抗衰老、抗血栓、抗应激作用。

第三节　补　血　药

本类药物性味多甘温或甘平，质地滋润，主入心肝经，以滋生阴血为主要作用，适用于血虚诸证。血虚证常见面色苍白或萎黄，唇甲色淡，眩晕耳鸣，心悸怔忡，失眠健忘；月经延后，量少色淡，甚或经闭不行。

补血药性多滋腻，有碍脾胃，故对湿阻中焦，脘腹胀满，食少便溏者不宜应用。必要时可与健脾胃、助消化的药物配伍应用，以助运化。

当归　Danggui

（《神农本草经》）

【来源】　为伞形科植物当归 *Angelica sinensis*（Oliv.）Diels 的干燥根。主产于甘肃、陕西、四川、云南等地，以甘肃岷县产量最多，质量优，称为"岷当归"，为道地药材。秋末采挖，除去须根及泥沙，待水分稍蒸发后，捆成小把，上棚，用烟火慢慢熏干，切薄片，或身、尾分别切片。生用或酒炙、土炒或炒炭用。

【别名】　秦当归　云当归　川当归

【处方用名】　当归（生品质润，长于补血调经，润肠通便）　归头（根头部，传统认为长于止血）　归身（主根，传统认为长于补血）　归尾（支根及根梢部，传统认为长于活血）　全当归（整个根，传统认为长于补血活血）　酒当归（酒炙，增强活血通经，祛瘀止痛作用）　土炒当归（与灶

心土粉同炒，既增强入脾补血作用，又缓和油润而不滑肠） 当归炭（炒炭，长于止血补血）

【性味归经】 甘、辛，温。归肝、心、脾经。

【功效】 补血活血，调经止痛，润肠通便。

【应用】

 课堂互动

在补血、活血、止血时各用何种当归？

1. 血虚诸证 本品甘温质润，能补血养血，为补血之圣药。单纯血虚证，常与熟地黄、白芍等补血药同用；气虚血少者，常与黄芪相须为用，以益气补血，如当归补血汤；血虚腹痛者，可与白芍、甘草等同用。

2. 月经不调，痛经，经闭及产后腹痛 本品补血活血，调经止痛，为妇科调经止痛之良药，因其味辛能行血，又有"血中气药"之称。凡血虚、血滞、气血不和、冲任失调之月经不调、痛经、闭经皆可应用。治月经不调，经行愆期或量少，常与熟地黄、白芍、川芎配伍应用，即四物汤；治经行腹痛，常配香附、延胡索；治血瘀经闭不通，常配桃仁、红花，如桃红四物汤；治崩漏下血，常配阿胶、艾叶，如胶艾汤；治产后恶露不行，瘀滞腹痛，常配益母草、川芎、桃仁，如生化汤。

3. 跌打损伤，风湿痹痛，疮痈肿痛 本品能活血消肿，散寒止痛，治跌打损伤，常与川芎、红花配伍，如复元活血汤；治疮疡初起，常配金银花、连翘、炮山甲等，以消肿止痛，如仙方活命饮；痈疽溃后，气血亏虚，常与人参、黄芪、熟地黄等同用，以补血生肌，为外科所常用。治风湿痹痛，肢体麻木，常配羌活、桂枝、秦艽等。

4. 阴血虚亏之肠燥便秘 本品能养血润肠通便，常配火麻仁、肉苁蓉等。

此外，还能治久咳气喘，配伍人参、罂粟壳等。

【用法用量】 煎服，6～12g。

【使用注意】 本品能助湿滑肠，凡湿盛中满，大便滑泄者，均当慎用。

【现代研究】 本品主要含挥发油、阿魏酸、丁二酸、尿嘧啶、糖类、维生素、氨基酸、豆甾醇、谷甾醇等成分。其挥发油和所含的阿魏酸能抑制子宫平滑肌收缩，而其水溶性或醇溶性非挥发性物质，则能使子宫平滑肌兴奋，对子宫的作用取决于子宫的功能状态而呈双向调节作用。当归还有抗血小板凝集和抗血栓作用。本品煎剂能显著促进动物血红蛋白及红细胞生成。当归浸膏对实验动物有显著扩张冠脉、抗心肌缺血、抗心律失常及扩张血管作用。

熟地黄 Shudihuang

（《本草图经》）

【来源】 为玄参科植物地黄 *Rehmannia glutinosa* Libosch. 的块根经加工炮制而成。通常以黄酒拌蒸至内外色黑、油润，或直接蒸至黑润而成，切厚片用。

【性味归经】 甘，微温。归肝、肾经。

【功效】 补血滋阴，益精填髓。

【应用】

 课堂互动

生地黄与熟地黄是同一植物入药吗？二者功效、主治有何不同？

1. 血虚诸证 本品甘温质润，能补阴益精而生血，为养血补虚之要药。用治血虚萎黄，心悸失眠及妇女月经不调、崩中漏下，与当归、川芎、白芍同用，名四物汤；治崩漏、胎漏、下血不绝、腹中疼痛，与阿胶、艾叶同用，名胶艾汤。

2. 肝肾阴虚证 本品能滋补肾阴、益精填髓，为滋补肾阴之要药。用治肾阴不足，盗汗遗精，常配山茱萸、山药等，如六味地黄丸；用治肝肾精血亏虚之头晕耳鸣、腰膝酸软、须发早白，常配何首乌、枸杞子等，如七宝美髯丹；用治阴虚骨蒸潮热盗汗，常配龟甲、知母、黄柏，如大补阴丸。

临床用于治疗阴虚型的慢性肾炎、高血压、糖尿病、神经衰弱等，常在六味地黄丸的基础上随证加减应用。

【用法用量】　煎服，9～15g。

【使用注意】　本品滋腻滞脾，有碍消化，故脾虚食少及腹满便溏者均不宜用。重用或久服时，宜与陈皮、砂仁同用，以免黏腻碍胃。

【现代研究】　本品主要含梓醇、地黄素、甘露醇、维生素A样物质、多种糖类、多种氨基酸、磷酸等。本品有强心、利尿、抗衰老、抗甲状腺功能亢进、降血糖和升高外周白细胞、增强免疫功能等作用。

苏东坡与地黄

何首乌　Heshouwu

（《日华子本草》）

【来源】　为蓼科植物何首乌 *Polygonum multiflorum* Thunb. 的干燥块根。主产于河南、湖北、广西、广东、贵州、四川、江苏等地。秋、冬二季叶枯萎时采挖，削去两端，洗净，个大的切厚片或块，干燥，称"生首乌"；以黑豆汁拌匀后蒸，蒸至内外均呈棕褐色，晒至半干，切片，干燥，称"制首乌"。

【性味归经】　苦、甘、涩，微温。归肝、心、肾经。

【功效】　制用：补肝肾，益精血，乌须发，强筋骨，化浊降脂。生用：解毒，消痈，截疟，润肠通便。

【应用】

1.血虚证或肝肾阴虚证　多用制首乌，能补肝肾、益精血、乌须发、强筋骨，兼能收敛精气，且性质温和，不寒、不燥、不滋腻，能平补肝肾精血，为滋补良药。用治血虚萎黄，失眠健忘，能补血宁神，常配当归、熟地黄等；用治肝肾精亏，须发早白，能补肾乌发，常配当归、枸杞子等，如七宝美髯丹。

2.体虚久疟，瘰疬、疮痈，肠燥便秘　多用生首乌，补益力弱，无收敛之性。能截疟，解毒，润肠通便。治体虚久疟，气血虚弱者，与人参、当归同用，如何人饮；用治瘰疬结核，常配夏枯草、土贝母等；用治血燥生风，皮肤瘙痒，常配荆芥、防风等，或与艾叶煎汤外洗；用治痈疽疮疡，常配金银花、连翘等；用治老人或血虚津亏便秘，常与当归、肉苁蓉等同用。

此外，本品能化浊降脂，可用治高胆固醇血症、高血压、冠心病等，常与桑寄生、丹参等同用。据报道，常服制首乌，能治精子生成不良。

【用法用量】　煎服，6～12g。

【使用注意】　大便溏泄及湿痰较重者不宜服用。

【现代研究】　本品主要含蒽醌类、卵磷脂、淀粉、脂肪等，其中蒽醌类成分主要为大黄酚、大黄素等。本品能增强免疫功能，有强壮神经、健脑益智作用；能抑制实验性家兔血清胆固醇的增高，减轻动脉内膜斑块的形成和脂质沉积，从而缓解动脉粥样硬化的形成；对离体蛙心有兴奋作用，并有减慢心率及增加冠脉血流量的作用；可使动物血糖先升高后降低；能促进红细胞的生成；可促进肠管蠕动而呈泻下作用等。生首乌经炮制后，泻下作用不再出现。

 课堂互动

生首乌与制首乌两者功效、主治有何不同？

白芍　Baishao

（《神农本草经》）

【来源】　为毛茛科植物芍药 *Paeonia lactiflora* Pall. 的干燥根。主产于浙江、安徽、四川等地。

夏、秋二季采挖，洗净，除去头尾及细根，置沸水中煮后，除去外皮或去皮后，再煮至无硬心，捞起晒干，切薄片。生用、炒用、酒炙或醋炙用。

【别名】　杭白芍　白芍

【处方用名】　白芍　生白芍（生用，长于泻肝火，平肝阳，养阴除烦）　炒白芍（炒后寒性缓和，长于养血和营，敛阴止汗）　酒白芍（酒炙，减酸寒之性，长于调经，柔肝止痛）　醋白芍（醋炙，能引药入肝，长于养血敛血，疏肝解郁）

【性味归经】　苦、酸，微寒。归肝、脾经。

【功效】　养血调经，平抑肝阳，柔肝止痛，敛阴止汗。

【应用】

课堂互动

白芍与赤芍是同一植物入药吗？二者功效、主治有何不同？

1. **血虚证，月经不调，崩漏**　白芍酸苦寒，以敛肝阴，养肝血，柔肝急见长。治月经不调，崩漏下血，常配熟地黄、当归、川芎，名四物汤；治阴虚血热，月经先期、量多，或崩漏不止，可与阿胶、地骨皮等同用。

2. **胁肋疼痛、脘腹四肢拘挛作痛**　本品酸敛入肝经，长于养血柔肝，有良好的缓急止痛作用，为治肝经诸痛之良药。治肝郁血虚之胁肋、乳房胀痛，配当归、柴胡等，如逍遥散；治肝郁脾虚之痛泻证，配防风、白术等，如痛泻要方；治脘腹手足挛急疼痛，配伍甘草，能缓急止痛，名芍药甘草汤。

3. **肝阳偏亢之头痛、眩晕**　本品能敛肝阴而平抑肝阳，治肝阴不足，肝阳上亢之头痛眩晕，常配龙骨、牡蛎等，如镇肝熄风汤。

4. **阴虚盗汗及营卫不和之表虚自汗证**　白芍味酸能收，能益阴敛营而止汗。治阴虚盗汗，常配生地黄、牡蛎等；治营卫不和，表虚自汗，常配桂枝等，如桂枝汤。

【用法用量】　煎服，5～15g；大剂量15～30g。

【使用注意】　阳衰虚寒之证不宜单独使用。不宜与藜芦同用。

【现代研究】　本品主要含芍药苷、牡丹酚、芍药花苷及芍药内酯苷、氧化芍药苷、芍药吉酮、苯甲酰芍药苷等。所含芍药总苷有明显镇痛作用，对小鼠免疫系统具有调节作用；有增强心肌营养性血流量的作用。芍药苷能解除大鼠胃肠痉挛，对子宫平滑肌呈抑制作用；能预防实验动物的应激性胃溃疡；能扩张冠状动脉、降血压。白芍提取物能抑制血栓形成。白芍煎剂对某些细菌和致病真菌有抑制作用。

鉴别比较

当归⎫
　　⎬　均能补血调经，治血虚面色萎黄，眩晕心悸，月经不调，经闭痛经等症，二者常相须为用。且二者均能止痛，治疗各种疼痛。
白芍⎭

当归：味甘辛、性温，归心经。既能补血，又能活血，兼能散寒，故血虚、血瘀、血寒的月经不调，经闭痛经均可使用，血虚、血瘀有寒滞者尤为适宜，为补血调经之要药。在止痛方面，当归善于补血活血、散寒止痛，治血虚、血瘀、寒凝的疼痛，如虚寒性腹痛、风湿痹痛、跌打损伤、瘀滞肿痛、痈疽疮疡肿痛。又润肠通便，治肠燥便秘。

白芍：味苦酸、性微寒。善养血敛阴，治血虚、阴虚有热尤宜。白芍止痛善敛肝阴，养肝血，柔肝缓急止痛，治肝阴不足、血虚肝旺、肝气不舒、肝脾不和所致的胁肋疼痛、脘腹四肢拘急疼痛。且白芍敛阴止汗，治外感风寒、营卫不和之汗出恶风、阴虚盗汗。又平抑肝阳，治肝阳上亢头痛眩晕。

阿胶　Ejiao

（《神农本草经》）

【来源】　为马科动物驴 *Equus asinus* L. 的皮，经煎煮、浓缩制成的固体胶。主产于山东、浙江、河北、河南、江苏等地，以山东省东阿县的产品最为著名，为道地药材。捣成碎块或以蛤粉或蒲黄烫炒成珠用。

【处方用名】　阿胶（具有补血止血、滋阴润燥的作用）　阿胶珠（将胶块切成小丁，用蛤粉炒成珠，能降低滋腻之性，长于益肺润燥；若用蒲黄炒成珠，则长于止血安络）

【性味归经】　甘，平。归肺、肝、肾经。

【功效】　补血滋阴，润燥，止血。

【应用】

1. 血虚证　本品性平质黏，为血肉有情之品，善于滋补阴血，为补血要药。治血虚萎黄、眩晕、心悸，单用黄酒炖服，或与熟地黄、当归等同用。

2. 出血证　本品具有滋补黏腻之性，既能补血，又善止血，为补血止血要药。可单独使用，能标本兼顾。对于出血兼见阴虚、血虚者，尤为适宜。治吐血、衄血，常与蒲黄、生地黄等同用；治崩漏下血及妊娠下血，常配生地黄、艾叶等，如胶艾汤。

3. 阴虚火旺及阴虚风动　本品质润，能滋阴润燥。治阴虚火旺，心烦不眠，常配黄连、白芍等，如黄连阿胶汤；治阴虚风动，手足瘛疭，常配地黄、白芍等，如大定风珠。

4. 虚劳喘咳或阴虚燥咳　本品能滋阴润肺止血，治肺热阴虚，干咳少痰，痰中带血，常配牛蒡子、苦杏仁等，如补肺阿胶汤；治燥热伤肺，干咳无痰，常配石膏、桑叶等，如清燥救肺汤。

此外，阿胶珠治疗阴虚型慢性肾炎所致的腰部酸痛、蛋白尿，有一定的作用，可随证配伍应用。

【用法用量】　煎服，5～15g。烊化兑服。

【使用注意】　本品性滋腻，有碍消化，凡脾胃虚弱、消化不良者均不宜用。

【现代研究】　本品主要含骨胶原及其水解产生的多种氨基酸，尚含钙、硫等。本品能促进血中红细胞和血红蛋白的生成，作用优于铁剂；能显著缩短实验动物的凝血时间；能改善动物体内钙平衡，促进钙的吸收和在体内的存留；可预防和治疗进行性肌营养障碍；并有抗疲劳、抗休克、提高免疫功能及利尿作用。

龙眼肉　Longyanrou

（《神农本草经》）

【来源】　为无患子科植物龙眼 *Dimocarpus longan* Lour. 的干燥假种皮。主产于广东、福建、台湾、广西等地。夏、秋二季采收成熟果实，干燥，除去壳、核，晒至干爽不黏。生用。

【别名】　桂圆肉　益智

【性味归经】　甘，温。归心、脾经。

【功效】　补益心脾，养血安神。

【应用】

心脾虚损，气血不足的心悸、失眠、健忘等　本品甘温性润，无黏腻壅滞之弊，为性质平和的滋补良药，能补益心脾而安神。可单用代茶饮，也可配伍黄芪、人参等，如归脾汤；治老弱体衰、产后、大病之后，气血不足者，可用本品与白糖蒸熟，开水冲服，名玉灵膏。

【用法用量】　煎服，9～15g。

【现代研究】　本品含葡萄糖、蔗糖、酒石酸、腺嘌呤、胆碱、维生素、蛋白质、脂肪等。本品能刺激造血系统,增加红细胞及血红蛋白,升高血小板;有一定镇静和健胃作用;有抗应激作用,可显著延长小鼠常压耐缺氧存活时间,减少低温死亡率,延长动物高温下存活时间;能增强免疫功能。

第四节 补 阴 药

本类药物多味甘性寒质润,主入肺胃肝肾经,具有养阴清热之功,以滋养阴液,生津润燥为主要作用,适用于阴虚证。脏腑阴虚主要包括肺阴虚、胃(脾)阴虚、肾阴虚、肝阴虚、心阴虚。肺阴虚可见口燥咽干,干咳少痰,咯血等;胃阴虚可见舌绛苔剥,咽干口渴,或不知饥饿,或胃中嘈杂,呕哕,大便燥结等;脾阴虚多为气阴两虚,则见食少腹胀,口干少津,呕呃,便秘等;肾阴虚可见腰膝酸软,牙齿松动,耳鸣遗精等;肝阴不足多见两目干涩、视物昏花,爪甲不荣等;心阴虚则见心悸怔忡、失眠多梦等。

部分药物还兼有滋养心阴、清心除烦之功,治心阴不足,心悸怔忡、失眠多梦等症。

本类药物大多寒凉滋腻,故脾虚便溏、痰浊内阻者,均不宜用。

北沙参 Beishashen

《《本草汇言》》

【来源】 为伞形科植物珊瑚菜 Glehnia littoralis Fr. Schmidt ex Miq. 的干燥根。主产于山东、河北、辽宁、江苏等地,而以山东莱阳胡城产者质量最佳,称为"莱胡参",奉为道地药材。夏、秋二季采挖,除去须根,洗净,稍晾,置沸水中烫后,除去外皮,干燥,或洗净直接干燥。切片或切段。生用。

【别名】 辽沙参 东沙参 莱阳沙参

【性味归经】 甘、微苦,微寒。归肺、胃经。

【功效】 养阴清肺,益胃生津。

【应用】

1. **肺阴虚证** 本品能养阴清肺,而益肺气,为治阴虚肺热燥咳的要药。治阴虚肺燥或肺热伤阴之干咳痰少、咽喉干燥、失音等,常配麦冬、玉竹等,如沙参麦冬汤;用治阴虚肺痨,咳痰带血者,常配熟地黄、贝母等,如月华丸。

2. **胃阴虚或热伤胃阴证** 本品能养胃阴,清胃热,生津止渴。用治胃阴虚有热之口渴咽干多饮、饥不欲食,舌红少苔或舌苔光剥、大便干结等,常配麦冬、玉竹等,如益胃汤;治脾胃气阴两虚者,与黄精、山药、太子参等养阴、益气健脾之品同用。

【用法用量】 煎服,5～12g。

【使用注意】 肺寒咳嗽,中寒便溏均忌用。不宜与藜芦同用。

【现代研究】 本品主要含香豆素类成分佛手柑内酯、补骨脂素、花椒毒素及多糖等。本品乙醇提取物有降低体温和镇痛作用;水浸液在低浓度时对离体蟾蜍的心脏能加强收缩,浓度增高则出现抑制直至心室停跳,但可以恢复;北沙参多糖可抑制迟发型超敏反应。

南沙参 Nanshashen

《《神农本草经》》

【来源】 为桔梗科植物轮叶沙参 Adenophora tetraphylla (Thunb.) Fisch 或沙参 Adenophora *stricta* Miq. 的干燥根。主产于安徽、江苏、浙江、贵州等地。春秋二季采挖,趁鲜刮去粗皮,干燥,切厚片或短段。生用。

【别名】 泡沙参　空沙参　白沙参　白参

【性味归经】 甘,微寒。归肺、胃经。

【功效】 养阴清肺,益胃生津,祛痰,益气。

【应用】

1.肺阴虚证 本品能补肺阴、润肺燥、清肺热,为清润之品。但其润肺清肺之力略逊于北沙参。因其略能补脾肺之气,又兼有祛痰之功,尤以肺燥痰黏,咳痰不利为宜,可促进黏痰排出,常与北沙参、麦冬等同用。

2.胃阴虚证 本品能养胃阴,清胃热,生津止渴。用治胃阴虚有热之口燥咽干、饥不欲食、大便秘结、舌红少津等。其养胃阴、清胃热之力虽不及北沙参,但本品能补益脾气,对于胃阴脾气俱虚之证,有气阴双补之效,尤宜于热病后期,气阴两虚而余热未清不受温补者,常与玉竹、生地黄等同用。

【用法用量】 煎服,9～15g。

【使用注意】 不宜与藜芦同用。

【现代研究】 本品主要含三萜类皂苷、黄酮类化合物、蒲公英类萜酮、沙参醇等。本品煎剂可提高细胞免疫力和非特异性免疫,抑制体液免疫,具有调节免疫平衡的功能;还有祛痰、强心、抗真菌作用。

鉴别比较

北沙参 ⎫
　　　　⎬ 均有养阴清肺、益胃生津作用,均可治疗肺热燥咳、阴虚劳嗽及胃阴虚有热、口干咽燥等症。
南沙参 ⎭

北沙参:清养肺胃作用强,多用于肺胃阴虚有热之证。

南沙参:祛痰益气,治气阴两伤及燥痰咳嗽。

麦冬　Maidong

(《神农本草经》)

【来源】 为百合科植物麦冬 *Ophiopogon japonicus* (L.f) Ker-Gawl. 的干燥块根。主产于四川、浙江、贵州、湖北、云南等地,以浙江、四川、贵州产量大,质量好,奉为道地药材。夏季采挖,洗净,反复暴晒,堆置,至七八成干,除去须根,干燥。生用。

【别名】 麦门冬　杭寸冬　杭麦冬　寸冬　大麦冬

【性味归经】 甘、微苦,微寒。归胃、肺、心经。

【功效】 养阴润肺,益胃生津,清心除烦。

【应用】

1.胃阴虚证 本品甘寒质润,长于益胃生津,清热润燥,广泛用于胃阴虚有热之证。治胃阴耗伤、津少口渴,常配沙参、玉竹等,如益胃汤;用治消渴病,可与天花粉、乌梅等品同用;治热病津伤,肠燥便秘,与玄参、生地黄同用,名增液汤;治胃阴不足之气逆呕吐,与生地黄、玄参同用,如麦门冬汤。

2.肺阴虚证 本品善于养阴润肺,兼清肺热,治阴虚肺燥有热的鼻燥咽干,干咳痰少、咽痛音哑等,配阿胶、石膏、桑叶、枇杷叶等同用,如清燥救肺汤;治阴虚劳嗽,咳痰带血,配百合、天冬、贝母同用,如百合固金丸;治久咳肺虚,痰少短气,与天冬、蜂蜜同用,名二冬膏。

3. 心阴虚或温病热扰心营,心烦失眠 本品能清心降火而除烦。治温热病热入心营,身热夜甚,常配生地黄、玄参等,如清营汤;治阴虚有热,心失所养,心烦失眠,常配生地黄、酸枣仁等,如天王补心丹。

【用法用量】 煎服,6~12g。

【使用注意】 外感风寒或痰饮湿浊所致的咳嗽,以及脾胃虚寒泄泻者均当忌用。

【现代研究】 本品主要含多种甾体皂苷、β- 谷甾醇、豆甾醇、黄酮、糖类、多种氨基酸、维生素 A 样物质、铜、锌、铁、钾等。本品有抗心律失常及改善心肌收缩力作用;能增加冠脉血流量,对心肌缺血有明显的保护作用,能改善左室功能及抗休克;能增强垂体肾上腺皮质系统作用,提高机体适应性;还有一定的镇静、抗菌、降血糖作用。

【不良反应】 有服用本品过敏的报道。表现为恶心呕吐,心慌,烦躁,身有红斑,腹痛,重则昏仆,两目直视等。

天冬 Tiandong
(《神农本草经》)

【来源】 为百合科植物天冬 *Asparagus cochinchinensis*(Lour.)Merr. 的干燥块根。主产于贵州、四川、广西等地。秋、冬二季采挖,洗净,除去茎基和须根,置沸水中煮或蒸至透心,趁热除去外皮,洗净,干燥,切薄片。生用。

【别名】 天门冬 天冬

【性味归经】 甘、苦,寒。归肺、肾经。

【功效】 养阴润燥,清肺生津。

【应用】

1. 肺热燥咳或劳嗽咯血 本品甘寒清润,能养阴清肺,润燥止咳,其清润之力甚于麦冬。用于肺肾虚热之咳嗽、咯血。治肺热燥咳,痰稠难咳,单用熬膏即效,如天门冬膏,亦可配伍麦冬、沙参、川贝母等同用;治劳嗽咯血,或干咳痰黏、痰中带血,与麦冬配伍,名二冬膏,亦可与川贝母、阿胶等同用;若肺痿咳吐浊唾涎沫,则与百合、百部等同用。

2. 肾阴虚或内热消渴证 本品能滋肾阴,降虚火,用治肾阴亏虚之眩晕耳鸣,腰膝酸痛,常与熟地黄、枸杞子同用;治肾虚火旺,咳嗽盗汗,梦遗滑精,常配熟地黄、人参等,如三才封髓丹;治内热消渴,常与生地黄、麦冬、山药同用。

3. 热病津伤口渴,肠燥便秘 本品既能益胃生津而止渴,又能润肠而通便。用治热病伤阴、津少口渴等症,可与生地黄、麦冬、石斛等同用;治热病伤阴,肠燥便秘,常与生地黄、当归、生首乌等同用。

【用法用量】 煎服,6~12g。

【使用注意】 本品苦寒滑肠,滋腻性强,脾虚便溏者不宜应用。咳嗽暴起,阴液未伤者不宜过早应用,否则易恋邪生变。

【现代研究】 本品主要含天冬酰胺、瓜氨酸、薯蓣皂苷元、β- 谷甾醇及单糖等。天冬酰胺有镇咳祛痰作用;有显著的抗细胞突变的作用,可抑制肿瘤细胞增殖;其煎剂和醇提取液可促进抗体生成,延长抗体生存时间;水煎剂对多种细菌有抑制作用。

鉴别比较

麦冬
天冬
均有润肺养阴作用，均可治疗阴虚燥咳咯血，常相须为用。

麦冬：滋阴清热力弱，又益胃生津，清心除烦，治胃阴不足，心烦燥渴及温热病热入心营等证。

天冬：滋阴降火力强，且滋肾阴，治肾阴亏虚之潮热、盗汗、遗精等症。

石斛　Shihu

（《神农本草经》）

【来源】　为兰科植物金钗石斛 *Dendrobium nobile* Lindl.、霍山石斛 *Dendrobium huoshanense* C.Z.Tang et S.J.Cheng、鼓槌石斛 *Dendrobium chrysotoxum* Lindl. 或流苏石斛 *Dendrobium fimbriatum* Hook. 的栽培品及其同属植物近似种的新鲜或干燥茎。主产于四川、贵州、云南、安徽、广东等地。全年均可采收，鲜用者除去根及泥沙；干用者采收后，除去杂质，用开水略烫或烘软，再边搓边烘晒，至叶鞘搓净，干燥。切段，生用。

【性味归经】　甘，微寒。归胃、肾经。

【功效】　滋阴清热，益胃生津。

【应用】

1. 胃阴不足，热病伤津烦渴　本品长于养胃阴，生津液，兼能清胃热，为治胃阴虚之要药。治胃阴不足，口渴咽干，单用即效，或与麦冬、竹茹等同用。治胃热阴虚之胃脘灼痛、牙龈肿痛、口舌生疮，可与生地黄、麦冬、黄芩等品同用。治热病津伤烦渴，常配生地黄、天花粉、麦冬等；治虚热不退，常配生地黄、白薇等。

2. 阴虚内热　本品能滋肾阴，生津液，清虚热。用治肾虚火旺，骨蒸劳热者，常配生地黄、枸杞子、黄柏、胡黄连等滋肾阴、退虚热之品同用。

3. 视物不清，腰膝酸软　本品能补肾养肝明目，治肝肾阴虚，眼目失养之白内障、视力减退，常配菊花、菟丝子等，如石斛夜光丸；又能强壮腰膝，治肾阴亏损，腰膝酸软，常与熟地黄、枸杞子等同用。

【用法用量】　煎服，6～12g；鲜品 15～30g。

【使用注意】　能助湿恋邪，故湿热病不宜早用，湿温尚未化燥者忌用。

【现代研究】　本品主要含石斛碱、石斛酮碱、石斛高碱、石斛胺、石斛次胺等生物碱，以及黏液质、豆甾醇、多糖、淀粉等。石斛能促进胃液的分泌而助消化，使其蠕动亢进而通便；但若用量增大，反使肠肌麻痹。此外，本品有一定的止痛退热作用。石斛煎剂内服，有增强代谢、抗衰老等作用；可提高小鼠巨噬细胞的吞噬功能，用氢化可的松抑制小鼠的免疫功能后，石斛多糖能恢复小鼠的免疫功能。

玉竹　Yuzhu

（《神农本草经》）

【来源】　为百合科植物玉竹 *Polygonatum odoratum*（Mill.）Druce 的干燥根茎。主产于河北、江苏等地。秋季采挖，除去须根，洗净，晒至柔软后，反复揉搓、晾晒至无硬心，晒干；或蒸透后，揉至半透明,晒干,切厚片或切段。生用。

【别名】 葳蕤

【性味归经】 甘,微寒。归肺、胃经。

【功效】 养阴润燥,生津止渴。

【应用】

1. 阴虚肺燥之干咳少痰 本品甘凉质润,能养阴润肺而止咳。治肺燥咳嗽,咽干口渴,常配沙参、麦冬等,如沙参麦冬汤。

2. 热病伤津口渴及消渴 本品能养胃阴而生津止渴,治热伤胃阴,津伤口渴、饥不欲食,常配生地黄、麦冬等,如益胃汤;用治消渴,可与生地黄、天花粉等同用。

此外,本品古名为葳蕤,因其有滋阴而不恋邪之效,常与解表药同用,治阴虚外感,发热咳嗽等证,常配薄荷、白薇、葱白等同用,如加减葳蕤汤。

【用法用量】 煎服,6~12g。

【使用注意】 脾虚有痰者忌用。

【现代研究】 本品主要含甾体皂苷、黄酮及其糖苷、微量元素、氨基酸以及及其他含氮化合物,尚含黏液质、白屈菜酸、维生素 A 样物质。本品有降血脂和降血糖作用;煎剂有强心、降压、抗衰老、抗菌作用;注射液有抗动脉粥样硬化、抗肿瘤等作用;与党参合用,能改善心肌缺血;有类似肾上腺皮质激素样作用。

百合 Baihe
(《神农本草经》)

【来源】 为百合科植物卷丹 *Lilium lancifolium* Thunb.、百合 *Lilium brownii* F.E.Brown var. *viridulum* Baker 或细叶百合 *Lilium pumilum* DC. 的干燥肉质鳞叶。全国各地均产,以湖南、浙江产者为多。秋季采挖,洗净,剥取鳞叶,置沸水中略烫,干燥。生用或蜜炙用。

【处方用名】 百合(生用,长于清心安神) 蜜百合(蜜炙,长于润肺止咳)

【性味归经】 甘,寒。归肺、心经。

【功效】 养阴润肺,清心安神。

【应用】

1. 肺燥或肺热咳嗽及劳嗽咳血 本品甘寒滑润,能养阴润肺,兼能祛痰止咳。治肺热燥咳,痰中带血,可单用鲜百合捣汁服,或配款冬花,名百花膏;治肺虚劳嗽咳血,常配生地黄、玄参等,如百合固金汤。

2. 热病后期余热未尽,神志恍惚,烦躁失眠 本品寒凉入心经,能养阴清心除烦,安定心神,作用平和,补虚不碍邪,祛邪不伤正,用治上述诸证,常配知母、生地黄等,如百合知母汤、百合地黄汤。

【用法用量】 煎服,6~12g。

【使用注意】 本品为寒润之品,风寒咳嗽或中寒便溏者忌用。

【现代研究】 本品主要含秋水仙碱等多种生物碱、淀粉、蛋白质、脂肪、氨基酸、糖类等。所含秋水仙碱具有雌激素样作用,可抑制癌细胞有丝分裂,阻止癌细胞增殖;本品煎剂对氨水引起的小鼠咳嗽有镇咳作用,并能对抗组胺引起的蟾蜍哮喘;水提液尚有耐缺氧、镇静和抗过敏作用。

黄精　Huangjing

（《名医别录》）

【来源】　为百合科植物滇黄精 *Polygonatum Kingianum* Coll.et Hemsl.、黄精 *Polygonatum sibiricum* Red. 或多花黄精 *Polygonatum cyrtonema* Hua 的干燥根茎。滇黄精主产于云南、贵州、广西等地；黄精主产于河北、内蒙古、陕西等地；多花黄精主产于贵州、湖南、云南等地。春、秋二季采挖，以秋季质量为好，置沸水中略烫或蒸至透心，干燥，切厚片。生用、蒸熟或酒制用。

【处方用名】　黄精（生用味麻，刺激咽喉，多蒸用）　蒸黄精（蒸至内外滋润黑色，长于补脾润肺益肾）　酒黄精（酒制，使之滋而不腻，更好地发挥补益作用）

【性味归经】　甘，平。归脾、肺、肾经。

【功效】　益气养阴，健脾，润肺，益肾。

【应用】

1. 肺虚燥咳，阴虚劳嗽久咳　本品甘平，能养肺阴，益肺气。治疗肺金气阴两伤之干咳少痰，多与沙参、川贝母等同用；因其能健脾益气，有"培土生金"之效，为治阴虚劳嗽之良药，可单用熬膏久服，亦可与熟地黄、百部等同用。

2. 脾胃虚弱证　本品能补脾气，益脾阴，适宜于脾脏气阴两虚证。若脾胃气虚，见倦怠乏力、食欲不振、脉象虚弱者，可与白术、党参等补脾益气药同用；若脾胃阴虚，见口干食少、大便干燥、舌红少苔者，常与白术、麦冬等补气养阴药同用。

3. 肾精亏虚，内热消渴　本品能补益肾精，延缓衰老，被古人用作补肾填精、强壮固本之品。治肾虚精亏，腰膝酸软、须发早白，配伍枸杞子等，如二精丸；治内热消渴，可大量单用本品，或与生地黄、麦冬等同用。

【用法用量】　煎服，9～15g。

【使用注意】　脾虚有湿、咳嗽痰多及中寒便溏者忌服。

【现代研究】　本品主要含黄精多糖、低聚糖、黏液质、淀粉及多种氨基酸。本品能提高免疫功能和促进 DNA、RNA 及蛋白质的合成；有显著抑制结核分枝杆菌作用及抑制多种致病性真菌作用；能增加冠脉血流量，有强心、抗心肌缺血作用；其煎剂有降血糖、降血脂、抗疲劳、抗氧化、抗衰老、抗病毒等作用。

枸杞子　Gouqizi

（《神农本草经》）

【来源】　为茄科植物宁夏枸杞 *Lycium barbarum* L. 的干燥成熟果实。主产于宁夏、新疆、青海、甘肃等地，宁夏中宁县、银川市栽培者质量最佳，为道地药材。夏、秋二季果实呈红色时采收，热风烘干，除去果梗，或晾至皮皱后，晒干，除去果梗。生用。

【别名】　甘枸杞　枸杞　枸杞果

【性味归经】　甘，平。归肝、肾经。

【功效】　滋补肝肾，益精明目。

【应用】

1. 肝肾阴虚及早衰证　本品甘平，有滋补强壮作用，为平补肝肾、益精养血之品，凡肝肾阴虚诸证均可应用。可单用，如枸杞膏、枸杞酒，即单用本品熬膏或浸酒服；亦可与补肝肾，益精血之品配伍。治肝肾阴虚，腰膝酸软、遗精等，与天冬、干地黄同用，如枸杞丸；治真阴不足，腰酸腿软、耳聋失眠、自汗盗汗，配熟地黄、山茱萸等，如左归丸；治消渴，常与生地黄、麦冬等同用。

2. 肝肾亏虚之眼目昏花,云翳遮睛 本品能补肝肾,益精血,明目,常配熟地黄、菊花等,如杞菊地黄丸。

此外,本品能润肺,常配麦冬、知母等治阴虚劳嗽;因其能补肾精,养肝血而明目,故可用治早期老年性白内障。

【用法用量】 煎服,6~12g。

【使用注意】 外有表邪,内有实热及脾虚便溏者不宜用。

【现代研究】 本品主要含甜菜碱、多糖、阿托品、抗坏血酸、烟酸、核黄酸、莨菪碱、莨菪亭、亚油酸、β-谷甾醇及钙、磷、铁、锌等元素。本品具有免疫调节作用;可提高血睾酮水平,起强壮作用;具有升高外周白细胞、增强网状内皮系统吞噬能力;对造血功能有促进作用;还能抗衰老、抗突变、抗肿瘤、保肝、降血脂、降血糖、降血压等。

女贞子 Nüzhenzi

（《神农本草经》）

【来源】 为木犀科植物女贞 *Ligustrum lucidum* Ait. 的干燥成熟果实。主产于浙江、江苏、湖南等地。冬季采收,稍蒸或置沸水中略烫后,干燥。生用或酒炙用。

【处方用名】 女贞子(生用,长于清肝明目,滋阴润燥) 酒女贞子(酒炙,减少苦寒滑肠之弊,长于滋补肝肾)

【性味归经】 甘、苦,凉。归肝、肾经。

【功效】 滋补肝肾,乌发明目。

【应用】

肝肾阴虚证 本品甘凉,为清补之品。能补肝肾之阴,唯药力平和,须缓慢取效,常单用泡酒或煎膏服用。用治肝肾阴虚所致的目暗不明、视力减退、须发早白、眩晕耳鸣、腰膝酸软及阴虚发热等。治目暗不明,常与菟丝子、枸杞子同用;治须发早白,常配墨旱莲,名二至丸;治阴虚内热、潮热心烦,常配生地黄、地骨皮等;肾虚消渴,可配生地黄、山药、天冬等同用。

【用法用量】 煎服,10~15g。

【使用注意】 脾胃虚寒及阳虚者忌用。其主要成分齐墩果酸不易溶于水,故以入丸剂为佳。

【现代研究】 本品主要含齐墩果酸、乙酰齐墩果酸、熊果酸、甘露醇、葡萄糖、棕榈酸、硬脂酸、油酸、亚油酸。本品水提液、女贞子多糖及齐墩果酸有增强免疫力的作用;醇提物对放疗和化疗所致的白细胞减少有升高作用;齐墩果酸还有保肝降酶、抗动脉粥样硬化、降血脂、降血糖作用;煎剂有抗炎、抗菌、抗染色体损伤、抗癌及抗衰老等作用。

墨旱莲 Mohanlian

（《新修本草》）

【来源】 为菊科植物鳢肠 *Eclipta prostrata* L. 的干燥地上部分。主产于江苏、江西、浙江等地。花开时采割,晒干,切段。生用。

【性味归经】 甘、酸,寒。归肝、肾经。

【功效】 滋补肝肾,凉血止血。

【应用】

1. 肝肾阴虚证 本品能滋补肝肾之阴,用于肝肾阴虚或阴虚内热所致的视物昏花、须发早白、头晕目眩、失眠多梦、腰膝酸软、遗精耳鸣等症,可单用,如旱莲膏,或与女贞子同用,名二至丸。

2. 阴虚血热及外伤之出血证　本品甘寒，入血分，能清热凉血止血。阴虚或血热之出血证，可鲜品绞汁单用，或与生地黄、阿胶等同用；外伤出血，用鲜品捣烂外敷。

【用法用量】　煎服，6～12g。

【现代研究】　本品主要含皂苷、烟碱、鞣质、维生素 A 样物质、去甲蟛蜞菊内酯、去甲蟛蜞菊内酯苷等成分。本品能增强非特异性免疫功能和细胞免疫功能，有保肝、镇静、镇痛、止血、增加冠脉血流量、抗缺氧等作用。

桑椹　Sangshen
（《新修本草》）

【来源】　为桑科植物桑 *Morus alba* L. 的干燥成熟果穗。主产于江苏、浙江、湖南等地。4—6月果实变红时采收，晒干或略蒸后晒干。生用或加蜜熬膏用。

【性味归经】　甘、酸，寒。归心、肝、肾经。

【功效】　滋阴补血，生津润燥。

【应用】

1. 肝肾阴虚证　本品能养阴益肝肾，并能凉血退虚热，适用于肝肾阴虚之头晕耳鸣、目暗昏花、心悸失眠、须发早白、遗精等症。其作用平和，宜熬膏常服，或配伍何首乌、女贞子等，如首乌延寿丹。

2. 津伤口渴，消渴，肠燥便秘　本品能生津止渴、润肠通便，且补血养阴。治津伤口渴或消渴，可配麦冬、天花粉等；治肠燥便秘，可配伍何首乌、黑芝麻等。

【用法用量】　煎服，9～15g；桑椹膏 15～30g，温开水冲服。

【使用注意】　脾虚便溏者忌用。桑椹含糖量高，糖尿病患者应忌食。

【现代研究】　本品主要含芦丁、糖、鞣酸、苹果酸、胡萝卜素、蛋白质及维生素 B_1、维生素 B_2、维生素 C 等，桑椹油的脂肪酸主要为亚油酸和少量硬脂酸、油酸等。本品有增强免疫功能，促进淋巴细胞转化及 T 细胞成熟，从而使衰老的 T 细胞功能得到恢复；能增强造血功能，防止环磷酰胺所致的白细胞减少；其降低红细胞膜 Na^+-K^+-ATP 酶的活性，可能是其滋阴作用机制之一。

【不良反应】　桑椹含有溶血性过敏物质及透明质酸，过量食用后容易发生溶血性肠炎。小儿不宜多食。此外，桑椹内含有较多的胰蛋白酶抑制物——鞣酸，会影响人体对铁、钙、锌等物质的吸收。

龟甲　Guijia
（《神农本草经》）

【来源】　为龟科动物乌龟 *Chinemys reevesii*（Gray）的背甲及腹甲。主产于浙江、湖北、湖南、安徽、江苏等地。全年均可捕捉，以秋、冬二季为多，捕捉后杀死，或用沸水烫死，剥取背甲及腹甲。直接杀死取之者，称为"血板"；煮死取之者，称为"烫板"。除去残肉，晒干用，或砂炒后醋淬用。

【处方用名】　龟甲（长于滋阴潜阳）　醋龟甲（砂炒后醋淬，长于补肾健骨，滋阴止血）

【性味归经】　咸、甘，微寒。归肝、肾、心经。

【功效】　滋阴潜阳，益肾强骨，养血补心，固经止崩。

【应用】

1. 阴虚内热，阴虚阳亢及阴虚风动　本品能滋肾阴而潜浮阳，既清内热，又息内风。治阴虚内热，骨蒸潮热、盗汗遗精，常配熟地黄、知母等，如大补阴丸；治阴虚阳亢，头目眩晕、目胀耳鸣，常配赭石、龙骨等，如镇肝熄风汤；治阴虚风动，神倦、瘛疭，常配阿胶、白芍等，如大定风珠。

2. 肾虚骨痿，小儿囟门不合 本品能补血滋阴而益肾健骨，治肾虚腰膝痿弱、筋骨不健、小儿鸡胸、龟背、囟门不合诸症，常配熟地黄、锁阳、牛膝、当归等。

3. 阴虚血热之月经过多、崩漏 本品能补肾阴以固冲任，其性寒能凉血止血，用治阴虚血热，冲任不固之月经过多、崩漏下血，常配芍药、黄柏等，如固经丸。

4. 心虚惊悸，失眠，健忘 本品能养血补心，安神定志，用治心血不足之惊悸、失眠、健忘，常配伍龙骨、远志等，如孔圣枕中丹。

【用法用量】 煎服，9～24g。宜先煎。

【使用注意】 凡阳虚、脾胃虚寒、表邪未解者，均不宜应用。孕妇慎用。

【现代研究】 本品主要含骨胶原、动物胶、角蛋白、脂肪、氨基酸、锌、钙、磷、锶、铜等多种微量元素。本品煎液有改善甲亢阴虚模型、兴奋子宫、抗凝血、抗突变、增强巨噬细胞吞噬功能及增强免疫力的作用；有解热、镇静、补血作用；龟甲胶有一定的提升白细胞数量的作用。

鳖甲 Biejia
（《神农本草经》）

【来源】 为鳖科动物鳖 *Trionyx sinensis* Wiegmann 的背甲。主产于河北、湖南、安徽、浙江等地。全年均可捕捉，以秋、冬二季为多，捕捉后杀死，置沸水中烫至背甲上的硬皮能剥落时，剥取背甲，去残肉，晒干。生用或砂炒后醋淬用。

【处方用名】 鳖甲（长于养阴清热，潜阳息风） 醋鳖甲（砂炒后醋淬，增强入肝消积，软坚散结作用）

【性味归经】 咸，微寒。归肝、肾经。

【功效】 滋阴潜阳，退热除蒸，软坚散结。

【应用】

1. 阴虚发热、阴虚阳亢及阴虚风动 本品咸寒质重，入肝、肾经，能滋阴清内热，潜阳息内风，治阴虚内热的作用较龟甲为优，为治阴虚内热之要药。治阴虚内热，骨蒸盗汗，常配知母、地骨皮等，如清骨散；治阴虚阳亢，头晕目眩，常配生地黄、菊花等；治热病伤阴，阴虚风动，常配龟甲、牡蛎等，如大定风珠。

2. 癥瘕，经闭，久患疟母 本品能软坚散结，破瘀通经，治癥瘕痞块，经闭，配以大黄、琥珀，名鳖甲丸；治久疟、疟母所致肝脾肿大、胁肋疼痛，常配柴胡、桃仁等，如鳖甲煎丸。

【用法用量】 煎服，9～24g。宜先煎。

【使用注意】 本品性寒质重，脾胃虚寒之食少便溏及孕妇慎服。

【现代研究】 本品主要含骨胶原、动物胶、角蛋白、氨基酸、碘、碳酸钙、磷酸钙、维生素 D 及锌、铜、锰等。本品有增强免疫、抗应激作用；能抑制肝、脾结缔组织增生，故可消散肿块；能促进造血功能，提高血红蛋白含量；其血清有抗肿瘤作用。

✎ **鉴别比较**

龟甲 〕
鳖甲 〕 均有滋阴潜阳息风、退虚热作用，均可治肝阴不足、肝阳上亢之头痛、眩晕；肾阴不足、虚火亢盛之骨蒸潮热、盗汗、遗精；热病伤阴，虚风内动等症。常相须为用。

　　龟甲：滋阴之力较强，又健筋骨、固崩漏，治肾虚之腰膝痿软、筋骨不健、囟门不合、崩漏等。

　　鳖甲：清虚热之力较强，又通血脉、破瘀散结，治癥瘕痞块，经闭，久疟疟母，肝脾肿大等。

（袁继伟）

上2005

扫一扫，测一测

？　复习思考题

1. 简述补虚药的分类、功效、适应证及使用注意。
2. 比较白术与苍术功用的异同点。
3. 鹿茸、附子、肉桂均具有温肾助阳功效，临床上如何区别应用？
4. 黄芪、柴胡、葛根均具有升阳功效，临床上如何区别应用？
5. 试述人参的性味、功效、主治和使用注意。

第二十一章 收 涩 药

PPT 课件

知识导览

凡以收敛固涩为主要作用,治疗因各种滑脱病证的药物,称为收涩药,又称固涩药。

收涩药药性温平,主入肺、脾、肾、大肠经。具有固表止汗、敛肺止咳、涩肠止泻、固精缩尿、收敛止血、收敛止带等作用。适用于久病体虚、正气不固、脏腑功能减退所致的自汗盗汗、久咳虚喘、久泻久痢、遗精滑精、遗尿尿频、崩漏、带下不止等滑脱不禁之证。

根据收涩药的药性、功效及其主治证的差异,可分为固表止汗药、敛肺涩肠药、固精缩尿止带药三类。

滑脱病证的根本原因是正气虚弱,收涩药属治标之品,故临床应用时常与补益药配伍,标本兼顾,以达到较好的疗效。如气虚自汗配补气药;阴虚盗汗配滋阴药;脾肾阳虚之久泻久痢,配温补脾肾药;肾虚遗精滑精、遗尿尿频,配补肾药;冲任不固,崩漏下血,配补肝肾、固冲任药;肺肾虚损,久咳虚喘,应配补肺益肾、纳气平喘药等。

使用收涩药时,凡外感表邪未解,湿热所致的泻痢、带下、血热出血,以及郁热未清者,当以祛邪为主,不宜使用收涩药,以免"闭门留寇";虚极欲脱之证,治当固本救脱为主,非收涩药独能奏效。

知识链接

收涩药的现代研究

现代研究表明,固涩药分别具有镇咳、祛痰、止泻、止血、脱敏等作用。对皮肤、黏膜、肠道溃疡及创面有保护作用。多用于多汗症、盗汗症、气管炎、肺结核、肺癌所致之久咳;慢性肠炎、慢性痢疾所致的久泻久痢;神经衰弱所致的遗精、遗尿;妇科炎症所致的白带增多及功能失调性子宫出血等。

第一节 固表止汗药

本类药物味多甘、性平收敛,有固表止汗之功。适用于气虚肌表不固,腠理疏松,津液外泄之自汗和阴虚不能制阳，阳热迫津外泄之盗汗。气虚自汗者，常配补气固表药；阴虚盗汗者，常配养阴除蒸药；亡阳虚脱的厥逆汗出，则当治本为主，非本类药物所能奏效。

麻黄根　Mahuanggen
（《名医别录》）

【来源】　为麻黄科植物草麻黄 *Ephedra sinica* Stapf 或中麻黄 *Ephedra intermedia* Schrenk et C.A.Mey. 的干燥根及根茎。主产于陕西、河北、山西、内蒙古、甘肃、四川等地，习惯以山西产者质量最佳。立秋后采收，干燥。生用。

【性味归经】　甘、涩，平。归心、肺经。

【功效】　收敛止汗。

【应用】

自汗、盗汗　本品甘平性涩，功专止汗，为敛肺固表止汗之专药。无论气虚自汗，阴虚盗汗，内服、外用均有止汗之效。治气虚自汗，常配黄芪、白术等；治阴虚盗汗，常与生地黄、牡蛎等同用；治产后虚汗不止，配当归、黄芪等，如麻黄根散。

> **课堂互动**
>
> 麻黄与麻黄根为同一植物入药，二者功效、主治相同吗？

此外，古方用本品配牡蛎为细粉，外用扑于身上，可治各种虚汗证。

【用法用量】　煎服，3～9g。外用适量，研末作扑粉。

【使用注意】　有表邪者忌用。

【现代研究】　本品主要含麻黄根素，麻黄根碱 A、B、C、D 及阿魏酰组胺，尚含麻黄宁 A、B、C 及铜、锌等微量元素。麻黄根素能升高血压；麻黄根碱、阿魏酰组胺、麻黄宁能降低血压；麻黄根浸膏可使蛙心收缩减弱，对肠管、子宫的平滑肌有收缩作用。

浮小麦　Fuxiaomai
（《本草蒙筌》）

【来源】　为乔本科植物小麦 *Triticum aestivum* L. 干燥的未成熟的颖果。全国各地均产。于收获时，扬起其轻浮干瘪者，或以水淘之，浮起者为佳，晒干。生用或炒用。

【性味归经】　甘，凉。归心经。

【功效】　止汗，益气，除热。

【应用】

1. 自汗，盗汗　本品以固表止汗见长。因其甘凉入心，兼有益心气、敛心液，为养心敛汗、固表止汗之佳品。治自汗、盗汗，均可单用本品炒焦研末，米汤调服；治气虚自汗，配黄芪、煅牡蛎、麻黄根等，如牡蛎散；治阴虚盗汗，与麦冬、五味子、地骨皮等同用。

2. 骨蒸劳热　本品甘凉，有益气阴、敛浮火、清虚热之功，可用于阴虚发热，骨蒸劳热等证，常配生地黄、玄参、麦冬等。

【用法用量】　煎服，15～30g；研末服，3～5g。

【使用注意】　药力平和，用量宜大。有表邪者，忌用。

【现代研究】　本品主要含淀粉及酶类蛋白质、脂肪及维生素等。本品参与体内三大物质代谢，有抑制汗腺分泌作用。

第二节　敛肺涩肠药

本类药物味多酸涩，主归肺或大肠经。具有敛肺止咳和涩肠止泻作用。适用于肺虚咳喘，久治不愈，或肺肾两虚，摄纳无权之虚喘；以及脾肾阳虚，肠滑不禁所致的久泻、久痢。

五味子　Wuweizi
（《神农本草经》）

【来源】　为木兰科植物五味子 *Schisandra chinensis*（Turcz.）Baill. 的干燥成熟果实。习称"北五味子"，主产于东北及河北等地，以产于东北者为道地药材。秋季采收，晒干或蒸后晒干。生用或醋制用，用时捣碎。

【处方用名】　五味子（生用，以敛肺止咳止汗为主）　醋五味子（醋制，酸涩收敛之性增强）酒五味子（酒制，益肾固精作用增强）　蜜五味子（蜜炙，补益肺肾作用增强）

【性味归经】　酸、甘，温。归肺、心、肾经。

【功效】　收敛固涩，益气生津，补肾宁心。

【应用】

1. 久咳虚喘　本品味酸收敛，甘温而润，上敛肺气，下滋肾阴，能收敛久咳耗散之气，为治久咳虚喘之要药。治肺虚久咳，常配罂粟壳，如五味子丸；治肺肾两虚之喘咳，常配熟地黄、山茱萸等，如都气丸；治寒饮喘咳，常配干姜、细辛等，如小青龙汤。

2. 津伤口渴，消渴　本品甘酸，有益气生津止渴之功。治热伤气阴，汗多口渴，常配人参、麦冬，如生脉散；治阴虚内热之消渴，常配山药、天花粉等，如玉液汤。

3. 自汗，盗汗　本品甘酸收敛，长于敛肺止汗且能生津。治气虚自汗，常配黄芪、白术等；治阴虚盗汗，常配麦冬、玄参、山茱萸等。

4. 遗精，滑精　本品甘温而涩入肾经，能补肾涩精止遗，为肾虚精关不固，遗精、滑精之常用药。治遗精，常与山茱萸、熟地黄同用，如麦味地黄丸；治滑精，常与桑螵蛸、龙骨等同用，如桑螵蛸丸。

5. 久泻不止　本品酸涩收敛，能涩肠止泻，治脾肾虚寒之五更泄，常配吴茱萸、补骨脂、肉豆蔻等，如四神丸；与吴茱萸同炒香研末，米汤送服，如五味子散。

6. 心悸，失眠，多梦　本品能补益心肾，宁心安神。用于阴血亏损，心神不安之心悸、失眠、多梦，常配生地黄、麦冬等，如天王补心丹。

【用法用量】　煎服，1.5～6g；研末服，每次 1～3g。

【使用注意】　凡表邪未解，内有实热，咳嗽初起，麻疹初期，均不宜用。

【现代研究】　本品主要含挥发油和木脂素类，尚含少量有机酸、鞣质、树脂等。本品对大脑皮质的兴奋和抑制均有影响，并能使其趋于平衡；有类似人参的适应原样作用，能增强机体防御能力。煎剂有呼吸兴奋作用；酸性成分有明显祛痰镇咳作用；乙醇浸液在体外对多种革兰氏阴性或阳性菌均有抑制作用；在体内有抗病毒作用。

知识链接

五味子之得名

五味子因皮肉甘酸，核中辛苦，全果皆有咸味，故以五味俱全而得其名。五味子酸性成分有祛痰作用，挥发油有一定的镇咳作用，木脂素类成分有强壮和降酶保肝作用。炒制后酸性成分及挥发油均有一定程度的破坏或损失,而有强壮作用的木脂素类成分比生品偏高,故五味子入嗽药宜生用,入补药宜熟用。

附：**南五味子**　Nanwuweizi

为木兰科植物华中五味子 *Schisandra sphenanthera* Rehd.et Wils. 的干燥成熟果实。主产于陕西、湖北等地。味酸、甘,性温。归肺、心、肾经。有收敛固涩、益气生津、补肾宁心的作用。主要用于久嗽虚喘、梦遗滑精、遗尿尿频、久泻不止、自汗、盗汗、津伤口渴、心悸失眠等。煎服,1.5～6g。

乌梅　Wumei
(《神农本草经》)

【来源】　为蔷薇科植物梅 *Prunus mume*(Sieb.)Sieb.et Zucc. 的干燥近成熟果实。主产于浙江、福建、四川、云南等地,以产于浙江者为道地药材。夏季果实近成熟时采收,低温烘干。生用或炒炭用。

【处方用名】　乌梅(生用,长于生津止渴,敛肺止咳,安蛔)　乌梅肉(功效与适用范围与乌梅同,因去核用肉,故作用更强)　乌梅炭(炒炭用,长于涩肠止泻、止血)

【性味归经】　酸、涩,平。归肝、脾、肺、大肠经。

【功效】　敛肺止咳,涩肠止泻,生津止渴,安蛔止痛。

【应用】

1．肺虚久咳　本品酸涩收敛入肺,能敛肺止咳。适用于肺虚久咳,痰少或干咳无痰者,配罂粟壳、苦杏仁等,如一服散。

2．久泻久痢　本品酸涩入大肠经,涩肠止泻之力较强,为治疗久泻久痢之常用药。治久泻久痢,配党参、肉豆蔻、诃子等,如固肠丸。

3．虚热消渴　本品酸平,善化津液,止烦渴,可单用煎服;或配天花粉、麦冬等,如玉泉丸。

4．蛔虫腹痛,呕吐　蛔虫得酸则静,本品极酸,故能和胃安蛔止痛,为安蛔之良药。治蛔厥证,配干姜、黄柏等,如乌梅丸。

此外,本品炒炭后,还能止血,用于崩漏下血;外用能消疮毒,并治胬肉外突。

【用法用量】　煎服,6～12g,大剂量可用到30g。外用适量,捣烂或炒炭研末外敷,止泻止血宜炒炭用。

【使用注意】　外有表邪或内有实热积滞者,均不宜用。

【现代研究】　本品含柠檬酸、苹果酸、琥珀酸等有机酸,花生四烯酸酯及苦杏仁苷等。本品能增强机体免疫功能。其水煎剂在体外对多种致病性细菌及皮肤真菌有抑制作用,对离体兔肠管有抑制作用;有轻度收缩胆囊作用,能促进胆汁分泌。灌服乌梅汤的狗的胆汁有刺激蛔虫后退的作用。

鉴别比较

五味子 ⎫
　　　　⎬　均有敛肺止咳、涩肠止泻、生津止渴作用,治肺虚久咳、久泻久痢、津伤口渴或消渴。
乌梅　 ⎭

五味子:甘温而涩入肾经,能补肾涩精止遗,为治肾虚精关不固,遗精、滑精之常用药。

乌梅:安蛔止痛,为治虚热消渴、蛔厥腹痛的常用药。

五倍子 Wubeizi

(《本草拾遗》)

【来源】 为漆树科植物盐肤木 *Rhus chinensis* Mill.、红麸杨 *Rhus punjabensis* Stew. var. *sinica* (Diels)Rehd. et Wils 或青麸杨 *Rhus potaninii* Maxim. 叶上的虫瘿,主要由五倍子蚜 *Melaphis chinensis*(Bell)Baker 寄生而形成。主产于贵州、四川等地,以产于贵州者为道地药材。秋季采摘,置沸水中微煮,蒸至表面呈灰色,杀死蚜虫,干燥。生用。

【性味归经】 酸、涩,寒。归肺、大肠、肾经。

【功效】 敛肺降火,涩肠止泻,固精止遗,敛汗止血,收湿敛疮。

【应用】

1. 肺虚久咳,肺热咳嗽 本品酸涩收敛,性寒清降,有敛肺止咳,清热降火功效。治肺虚久咳,配五味子、罂粟壳等;治肺热咳嗽,与瓜蒌、黄芩等同用。

2. 久泻久痢 本品酸涩入大肠经,具有涩肠止泻之功。治久泻久痢,常配五味子、诃子等同用。

3. 遗精滑精 本品性收敛,能固精止遗。治肾虚之遗精、滑精,常配茯苓、龙骨等。

4. 自汗,盗汗 本品有敛肺止汗之功。单用本品研末,与荞面等份作饼,煨熟食之;或研末水调敷肚脐处。

5. 崩漏下血,便血,痔血 本品收敛止血力较强。治崩漏,可单用,或与棕榈炭、血余炭等同用;治便血、痔血,常配伍槐花、地榆等。

6. 湿疮,肿毒 本品外用有收湿敛疮的功效,可用治疮疡肿毒、湿疮流水、溃疡不敛等,因其有收敛之功,又可用治脱肛不收、子宫脱垂等,可单用或配伍枯矾研末外敷或煎汤外洗。

【用法用量】 煎服,3～6g;入丸、散,每次 1～1.5g。外用适量。

【现代研究】 本品主要含五倍子鞣质及没食子酸,尚含糖酯、淀粉等。本品所含的没食子酸对蛋白质有沉淀作用,可使皮肤、黏膜溃疡面的组织蛋白凝固,形成一层被膜而呈收敛作用,可收缩小血管而有止血功效,对小肠有收敛作用,可减轻肠道炎症,制止腹泻;煎剂有抑菌或杀菌作用。

赤石脂 Chishizhi

(《神农本草经》)

【来源】 为硅酸盐类矿物多水高岭石族多水高岭石,主要含含水硅酸铝[$Al_4(Si_4O_{10})(OH)_8 \cdot 4H_2O$]。主产于福建、山东、河南等地。全年均可采挖。研末水飞或火煅水飞用。

【处方用名】 赤石脂(生用,长于止泻止血) 煅赤石脂(煅用,长于敛疮生肌)

【性味归经】 甘、酸、涩,温。归大肠、胃经。

【功效】 涩肠止泻,收敛止血,敛疮生肌。

【应用】

1. 久泻,久痢 本品酸涩收敛,长于涩肠止泻,为治久泻久痢之常用药。治泻痢不止,常与禹余粮相须为用,即赤石脂禹余粮汤;因其性温,对虚寒下痢脓血便者更为适宜,常与干姜、粳米同用,如桃花散。

2.崩漏,带下,便血 本品质重入下焦,有固崩止带、收敛止血作用。治崩漏便血,常配海螵蛸、侧柏叶等,如滋血汤;治便血、痔疮出血,常与禹余粮、龙骨、地榆等药同用;治肾虚赤白带下,可与鹿角霜、芡实等同用。

3.疮疡不敛,湿疮,湿疹 本品煅后外用有收湿敛疮生肌作用。治疮疡不敛,湿疮湿疹,可与炉甘石、龙骨、血竭等研细末,撒敷患处。

此外,外用亦治湿疮流水、外伤出血等。

【用法用量】 先煎,10～20g。外用适量。

【使用注意】 湿热积滞泻痢者忌服,孕妇慎用。畏官桂。

【现代研究】 本品主要含含水硅酸铝,尚含少量氧化铁、镁、钙等。本品内服能吸附消化道内的有毒物质及食物异常发酵的产物等,对有炎症的胃肠黏膜有局部保护作用。

肉豆蔻　Roudoukou
(《药性论》)

【来源】 为肉豆蔻科植物肉豆蔻 *Myristica fragrans* Houtt. 的干燥种仁。主产于马来西亚、印度尼西亚、斯里兰卡等国。每年4—6月或11—12月采收,低温烘干。生用或煨制去油用。

【处方用名】 肉豆蔻(生用,长于暖胃消食,下气止呕,有滑肠及刺激性,一般多制用)　煨肉豆蔻(煨用,免于滑肠,减少刺激性,增强固肠止泻之功)

【性味归经】 辛,温。归脾、胃、大肠经。

【功效】 涩肠止泻,温中行气。

【应用】

1.脾肾虚寒,久泻久痢 本品辛温而涩,既能涩肠止泻,又能温中暖脾,为治虚寒泻痢之要药。治脾肾虚寒之久泻久痢,常配诃子、党参、肉桂等,如真人养脏汤;治脾肾阳虚,五更泄泻,常与补骨脂、吴茱萸等同用,如四神丸。

2.胃寒胀痛,食少呕吐 本品辛香温燥,能温中暖脾,行气止痛。治脾胃虚寒气滞之脘腹胀痛、纳呆、呕吐等症,常配木香、干姜、半夏。

【用法用量】 煎服,3～10g;入丸、散剂,每次0.5～1g。内服煨熟去油用。

【使用注意】 湿热泻痢者忌用。

【现代研究】 本品主要含挥发油,尚含少量肉豆蔻木脂素等。其挥发油有祛风健胃作用,能增加胃液分泌,刺激胃肠蠕动。挥发油的萜类成分对细菌和霉菌有抑制作用;大剂量挥发油对胃肠道有抑制作用。本品服用过量可致中毒,出现呆滞、昏迷等。

课堂互动

肉豆蔻与豆蔻、草豆蔻三者功效、主治相同吗?

诃子　Hezi
(《药性论》)

【来源】 为使君子科植物诃子 *Terminalia chebula* Retz. 或绒毛诃子 *Terminalia chebula* Retz. var. *tomentella* Kurt. 的干燥成熟果实。主产于我国云南、广东、广西等地,以产于云南者质量最佳。秋、冬二季采收,晒干。生用或煨用。

【处方用名】 诃子、诃子肉(生用,长于清金敛肺利咽)　煨诃子(煨用,药性缓和,涩敛之性增强)

【性味归经】 苦、酸、涩,平。归肺、大肠经。

【功效】 涩肠止泻,敛肺止咳,利咽开音。

【应用】

1. 久泻,久痢,脱肛 本品酸涩性收,煨用长于涩肠止泻,为治疗久泻久痢之常用药。可单用,即诃黎勒散;治虚寒性久泻久痢,可配干姜、罂粟壳、陈皮等,如诃子皮散。

2. 肺虚久咳,失音 本品酸苦,既能敛肺止咳,又能利咽开音,为治失音之要药。生、煨均有效,但以生品为多用。治肺虚久咳,可与人参、五味子同用;治肺虚音哑,常与甘草、桔梗配伍,如诃子汤。

【用法用量】 煎服,3~9g。

【使用注意】 凡外有表邪,内有湿热积滞者忌用。

【现代研究】 本品含鞣质约30%~40%,尚含少量诃子素等。本品所含的鞣质有收敛止泻作用;煎剂对志贺菌属、白喉杆菌、伤寒杆菌、铜绿假单胞菌、金黄色葡萄球菌等有抑制作用;诃子素对平滑肌有解痉作用。

罂粟壳 Yingsuqiao

（《宝庆本草折衷》）

【来源】 为罂粟科植物罂粟 *Papaver somniferum* L. 的干燥成熟果壳。由国家有关部门指定专门的种植场栽培,以供药用。秋季将已割取浆汁后的成熟果实摘下,破开,晒干。醋炙或蜜炙用。

【处方用名】 罂粟壳 蜜罂粟壳（蜜炙用,偏于敛肺止咳） 醋罂粟壳（醋炙用,偏于涩肠止泻、止痛）

【别名】 米壳 御米壳

【性味归经】 酸、涩,平;有毒。归肺、大肠、肾经。

【功效】 涩肠止泻,敛肺止咳,止痛。

【应用】

1. 久泻久痢 本品酸涩性平,能固肠道,涩滑脱,为"涩肠止泻之圣药"。治脾虚久泻者,多配陈皮、砂仁等同用,如罂粟散;治脾肾虚寒之久泻久痢,常配肉豆蔻、肉桂、白术等,如真人养脏汤;治脾肾两虚,久泻不止,可配人参、乌梅、肉豆蔻等,如固肠丸。

2. 肺虚久咳 本品酸收入肺经,敛肺止咳之力较强。治肺虚久咳,可单用本品蜜炙研末服;也可与乌梅同用,如九仙散、小百劳散。

3. 心腹及筋骨疼痛 本品有良好的止痛作用。可单用或入复方中使用。

【用法用量】 煎服,3~6g;或入丸、散。

【使用注意】 易成瘾,不宜过量或长期服用。咳嗽及泻痢初起不宜用。

【不良反应】 本品不良反应涉及中枢神经系统及消化系统。急性中毒表现为昏迷,瞳孔缩小,呼吸中枢抑制和脊髓反射增强;慢性中毒表现为成瘾,见烦躁不安、谵妄、全身乏力、嗜睡等,停药后可出现严重的戒断综合征。

石榴皮 Shiliupi

（《名医别录》）

【来源】 为石榴科植物石榴 *Punica granatum* L. 的干燥果皮。我国大部分地区有栽培。秋季采收,晒干。生用或炒炭用。

【处方用名】 石榴皮（生用,长于驱虫、涩精、止带） 石榴炭（炒炭用,收涩力增强）

【性味归经】 酸、涩,温。归大肠经。

【功效】 涩肠止泻,止血,杀虫。

【应用】

1.久泻,久痢,脱肛 本品酸涩收敛,能涩肠止泻,为治疗久泻久痢之常用药。治脾胃虚弱之久泻,可与人参、白术、茯苓等同用;治下痢日久不愈,湿热未尽,可配黄柏、阿胶、干姜等;治肠滑脱肛,可配伍党参、黄芪、升麻等同用。

2.虫积腹痛 本品有安蛔杀虫之功。善治蛔虫、钩虫、绦虫等所致腹痛,可与使君子、槟榔同用,如石榴皮散。

3.崩漏,便血 本品有收涩止血作用,多用治崩漏及妊娠下血,常与阿胶、当归等同用,如石榴皮汤;若治便血可与槐花、地榆配伍同用。

此外,本品尚有涩精、止带作用,可用于遗精、滑精、带下等证。

【用法用量】 煎服,3～9g。入汤剂生用,入丸、散剂多炒用,止血炒炭。

【现代研究】 本品主要含没食子酸、苹果酸、熊果酸等,尚含少量鞣质、树脂、糖类等。所含的鞣质有收敛作用;煎剂对白喉杆菌、金黄色葡萄球菌、史氏芽孢杆菌和福氏志贺菌以及变形杆菌等有抑制作用;水浸剂对皮癣真菌有抑制作用。

第三节　固精缩尿止带药

本类药物味酸涩性收敛,主归肾、膀胱经。有固精、缩尿、止带作用,部分药物还兼有补肾之功。适用于肾虚不固、膀胱失约所致的遗精、滑精、遗尿、尿频以及崩漏、带下等症。

山茱萸　Shanzhuyu

（《神农本草经》）

【来源】 为山茱萸科植物山茱萸 *Cornus officinalis* Sieb. et Zucc. 的干燥成熟果肉。主产于浙江、安徽、河南、陕西、山西等地,以产于浙江者为道地药材。秋末冬初时采收,文火烘或置沸水中略烫后,及时挤出果核,干燥。生用或酒制用。

【处方用名】 山茱萸　山萸肉(生用,敛阴止汗力强)　酒萸肉(酒制,助药势,降低其酸性,补肾涩精、固精缩尿力胜)

【别名】 山萸肉　杭山萸　枣皮

【性味归经】 酸、涩,微温。归肝、肾经。

【功效】 补益肝肾,收涩固脱。

【应用】

1.肝肾亏虚之头晕目眩,腰膝酸软,阳痿 本品微温质润而不燥,能补肝益肾,助阳益精,无论阴虚、阳虚,均可应用,为平补阴阳之要药。治肝肾阴虚之腰膝酸软、头晕耳鸣,常配熟地黄、山药等,如六味地黄丸;治肾阳不足之腰膝酸软、小便不利,常配附子、桂枝等,如肾气丸;治肾阳虚之阳痿,与淫羊藿、补骨脂等同用。

2.遗精滑精,遗尿尿频 本品能补能涩,既能补肾涩精,又能固精止遗,为固精止遗之要药。治真阴不足之遗精、梦遗,常与熟地黄、山药、枸杞子等同用,如左归丸;若为元阳不足之遗精、滑精,常配补骨脂、当归等,如草还丹;治老人肾气虚所致的尿频、遗尿,可与益智、人参、白术等同用。

3.崩漏下血,月经过多 本品有补肝肾、固冲任、收敛止血作用。治脾气虚弱、冲任不固之漏下不止者,常配龙骨、黄芪等,如固冲汤;治肝肾亏虚、冲任不固之崩漏下血、月经过多,常与熟地黄、白芍、当归等同用，如加味四物汤。

4．大汗不止，体虚欲脱证 本品酸涩性温，能敛汗固脱，为防止元气虚脱之要药。治大汗虚脱，常与人参、附子、龙骨等同用。

此外，亦治消渴证，多与生地黄、天花粉同用。

【用法用量】 煎服，6～12g；急救固脱可用20～30g。

【使用注意】 素有湿热，小便淋涩者不宜用。

【现代研究】 本品主要含山茱萸苷、莫罗忍冬苷等苷类，尚含少量鞣质、挥发油等。本品有抗失血性休克作用，可抗血栓形成；能增强心肌收缩性，提高心脏效率，扩张外周血管，明显增强心脏泵血功能，使血压升高；有降血糖、升高白细胞、抑菌作用。

鉴别比较

山茱萸 ┐
　　　 ├ 皆性温，归肝、肾经。二者虽名称相近，但来源不同，功用相差较大。
吴茱萸 ┘

山茱萸：既补肾益精，又温肾助阳。既补阴又补阳，为平补阴阳之要药。治肝肾阴虚之腰膝酸软、头晕耳鸣；肾阳不足，命门火衰之阳痿早泄、腰膝酸软、小便不利等。又收敛固涩，治肾虚不固之遗精滑精、遗尿尿频，冲任不固之崩漏、下血等。

吴茱萸：善散寒止痛，疏肝下气，为寒凝肝脉诸痛证之要药。又降逆止呕、助阳止泻，治胃寒呕吐、五更泄泻。

桑螵蛸 Sangpiaoxiao

（《神农本草经》）

【来源】 为螳螂科昆虫大刀螂 *Tenodera sinensis* Saussure、小刀螂 *Statilia maculata*（Thunberg）或巨斧螳螂 *Hierodula patellifera*（Serville）的干燥卵鞘。以上三种分别习称"团螵蛸""长螵蛸"及"黑螵蛸"。全国大部分地区均产，以产于东北者质量最佳。深秋至次春采收，蒸至虫卵死后，干燥。生用或盐制用。

【处方用名】 桑螵蛸（生用，令人泄泻，一般多蒸制用） 盐桑螵蛸（盐水制，引药下行入肾，增强益肾固精、缩尿止遗的作用）

【性味归经】 甘、咸，平。归肝、肾经。

【功效】 固精缩尿，补肾助阳。

【应用】

1．遗精滑精，遗尿尿频 本品补而能涩，以固精缩尿见长，为治疗肾虚不固滑脱诸证之要药。治肾虚遗精滑精，常与山茱萸、菟丝子、沙苑子、覆盆子等同用；治遗尿尿频，可单用或配龙骨、远志、石菖蒲等，如桑螵蛸散。

2．肾虚阳痿 本品能补肾助阳起痿。治阳痿，常与鹿茸、肉苁蓉等同用。

【用法用量】 煎服，5～10g。

【使用注意】 本品助阳固涩，故阴虚多火，膀胱有热而小便频数者忌用。

【现代研究】 本品含蛋白质、粗纤维、脂肪、胡萝卜素样色素。本品能增加食物在胃中排空的时间，促进消化液的分泌，有助于食物的消化；所含的纤维有降血糖、降血脂作用；能抑制癌症的发生和发展，还有收敛和抗利尿作用。

海螵蛸　Haipiaoxiao

（《神农本草经》）

【来源】　为乌贼科动物无针乌贼 *Sepiella maindroni* de Rochebrune 或金乌贼 *Sepia esculenta* Hoyle 的干燥内壳。主产于浙江、广东、山东、江苏、辽宁等地，以产于浙江者为道地药材。收集其骨状内壳，洗净，干燥。生用或炒用。

【处方用名】　海螵蛸　乌贼骨（多生用，有固精止带、收敛止血、制酸等作用）　炒海螵蛸（炒用，敛湿作用增强，温涩作用略较生品胜之）

【别名】　乌贼骨

【性味归经】　咸、涩，微温。归肝、肾经。

【功效】　固精止带，收敛止血，制酸止痛，收湿敛疮。

【应用】

1.遗精，带下　本品温涩收敛，有固精止带作用。治肾虚遗精，配山茱萸、菟丝子等；治妇女赤白带下，配血余炭、白芷等，如白芷散。

2.崩漏下血，肺胃出血，便血，创伤出血　本品能收敛止血。治崩漏下血，常与茜草、棕榈炭等同用，如固冲汤；治肺胃出血，常与白及同用，如乌及散；治便血，常与槐花、地榆同用；治外伤出血，可单用研末外敷。

3.胃痛吐酸　本品为制酸止痛之佳品，可缓解因胃酸过多引起的胃痛，常与白及、延胡索、瓦楞子等同用。

4.湿疮，湿疹，溃疡不敛　本品外用能收湿敛疮。治湿疮湿疹，常配黄柏、煅石膏、青黛研末外敷；治溃疡多脓，久不愈合，可单用研末外敷，或配枯矾、冰片、煅石膏等研末外敷。

【用法用量】　煎服，5～10g；散剂，每次1.5～3g。外用适量，研末撒敷或调敷。

【使用注意】　阴虚有热者不宜用。

【现代研究】　本品主要含碳酸钙、壳角质、黏液质，水解氨基酸中含甲硫氨酸等17种氨基酸。本品所含的碳酸钙能中和胃酸，促进溃疡面愈合，改变胃内容物 pH 值，降低胃蛋白酶活性；所含的胶质与胃中的有机质和胃液作用后，可在溃疡面上形成保护膜，使出血趋于凝结而有止血作用。

鉴别比较

桑螵蛸｝
海螵蛸｝均有固精缩尿止带作用，治遗精滑精、尿频遗尿、白带过多等症。

桑螵蛸：又补肾助阳，治肾阳虚衰所致上述病证，尤宜遗尿尿频，治肾虚阳痿。

海螵蛸：固涩之力较强，无补益之功，治遗精滑精、赤白带下。又收敛止血、制酸止痛、收湿敛疮，治吐血衄血、崩漏便血、外伤出、胃痛吞酸、湿疹湿疮、疮疡不敛。

莲子　Lianzi

（《神农本草经》）

【来源】　为睡莲科植物莲 *Nelumbo nucifera* Gaertn. 的干燥成熟种子。主产于湖南、福建、江苏、浙江等地，以产于湖南者质量最佳。秋季采收，晒干。生用或炒用。

【处方用名】 莲子 莲子肉（生用，偏于养心安神） 炒莲子肉（炒用，气味甘香，偏于补脾止泻、益肾固精、固涩止带）

【性味归经】 甘、涩，平。归脾、肾、心经。

【功效】 补脾止泻，止带，益肾固精，养心安神。

【应用】

1. 脾虚久泻，食欲不振 本品甘可补气健脾，增进食欲，涩能固肠止泻，多用于脾虚食少之久泻，常配党参、茯苓、白术等，如参苓白术散。

2. 肾虚遗精，滑精 本品有益肾固精之功。治肾虚遗精滑泄，常配芡实、龙骨、沙苑子等，如金锁固精丸。

3. 带下证 本品既能补脾益肾，又能固涩止带，对脾肾俱虚者有兼顾之效。治脾虚带下，常与茯苓、白术等同用；治脾肾两虚之带下，常与党参、山药、芡实等同用。

4. 虚烦，失眠，惊悸 本品甘平入心肾，能养心血而益肾气，交通心肾而安神。治心肾不交之虚烦、失眠、惊悸，常与茯神、酸枣仁、远志等同用。

【用法用量】 煎服，6～15g。

【现代研究】 本品主要含淀粉及荷叶碱等多种生物碱，尚含少量蛋白质、脂肪、多糖等。本品有收敛、镇静作用。

附：莲子心 Lianzixin

为睡莲科植物莲 *Nelumbo nucifera* Gaertn. 的成熟种子中的干燥幼叶及胚根。味苦，性寒。归心、肾经。有清心安神、交通心肾、涩精止血作用。用于热入心包之神昏谵语，心肾不交之失眠遗精、血热吐血等证。煎服，2～5g。

芡实 Qianshi

（《神农本草经》）

【来源】 为睡莲科一年生水生草本芡 *Euryale ferox* Salisb. 的干燥成熟种仁。主产于湖南、江苏、安徽、山东等地。秋末冬初采收，晒干。生用或炒用。

【处方用名】 芡实（生用性平，涩而不滞，补脾肾兼祛湿） 麸炒芡实（炒用，性偏温，补脾固涩作用增强）

【性味归经】 甘、涩，平。归脾、肾经。

【功效】 健脾止泻，益肾固精，除湿止带。

【应用】

1. 脾虚久泻 本品为甘补敛涩之品，能健脾而长于涩肠止泻。治脾虚久泻，常配党参、白术、白扁豆、茯苓等。

2. 肾虚遗精、滑精 本品甘涩收敛，有益肾固精止遗之功。治肾虚遗精滑精，常与金樱子同用，如水陆二仙丹；或配莲子、沙苑子、龙骨等，如金锁固精丸。

3. 带下证 本品脾肾双补，固涩除湿以止带，为治疗带下证之佳品。治湿热带下，配黄柏、车前子等，如易黄汤；治脾肾两虚之白带过多，与山茱萸、山药、党参等同用。

【用法用量】 煎服，9～15g。

【现代研究】 本品主要含淀粉，尚含少量蛋白质、脂肪、碳水化合物等。本品能增加小肠吸收功能，提高尿血糖排泄率，增加血清胡萝卜素浓度。

鉴别比较

芡实⎫
　　⎬　二者均为同科属，均味甘涩、性平，归脾、肾经。均能益肾固精、补脾止泻、止带，
莲子⎭　治肾虚遗精、遗尿，脾虚食少、泄泻，脾肾两虚之带下等。二者常相须为用。

芡实：偏补肾，又除湿止带，为虚、实带下证之常用药物。

莲子：偏补脾，又养心安神，交通心肾，治心肾不交之虚烦、失眠、惊悸。

金樱子　Jinyingzi

（《雷公炮炙论》）

【来源】　为蔷薇科植物金樱子 *Rosa laevigata* Michx. 的干燥成熟果实。主产于广东、江西、浙江、广西、江苏等地。10—11月果实成熟变红采收，除去毛刺，洗净晒干。生用或蜜炙用。

【处方用名】　金樱子（生用偏于酸涩，固涩止脱作用强）　蜜金樱子（蜜炙偏于甘涩，能补中涩肠）

【性味归经】　酸、甘、涩，平。归肾、膀胱、大肠经。

【功效】　固精缩尿，固崩止带，涩肠止泻。

【应用】

1．遗精滑精，尿频遗尿，带下过多　本品酸涩收敛，长于固精、缩尿、止带，适用于肾虚不固、带脉失约所致的上述诸证。可单用熬膏服，如金樱子膏；或与芡实同用，如水陆二仙丹。

2．久泻，久痢　本品入大肠，能涩肠止泻。治脾虚久泻、久痢，常与党参、白术、罂粟壳等同用，如秘元煎。

此外，取其收敛固涩之功，本品还可用于崩漏、脱肛、子宫脱垂等证。

【用法用量】　煎服，6～12g。

【现代研究】　本品主要含皂苷，尚含鞣质、树脂、维生素C等。本品所含鞣质有收敛止泻作用；煎剂对金黄色葡萄球菌、大肠埃希菌、铜绿假单胞菌、流感病毒有抑制作用。

覆盆子　Fupenzi

（《名医别录》）

【来源】　为蔷薇科植物华东覆盆子 *Rubus chingii* Hu 的干燥果实。主产于浙江、福建、四川、安徽、陕西等地。夏初果实由绿变黄绿时采收，置沸水中略烫或略蒸，干燥。生用。

【性味归经】　甘、酸，微温。归肝、肾、膀胱经。

【功效】　益肾固精缩尿，养肝明目。

【应用】

1．肾虚之遗精滑精，遗尿尿频　本品甘酸微温，能补肾益精，具有良好的固精缩尿止遗之功。治肾虚遗精、滑精、早泄、阳痿，配枸杞子、菟丝子、五味子等，如五子衍宗丸；治遗尿尿频，与桑螵蛸、益智等同用。

2．肝肾不足，目暗不明　本品有补肝肾明目之功。可单用久服或与枸杞子、菟丝子等同用。

此外，覆盆子现代还用于治疗小儿遗尿、年老体虚和小便失禁等。

【用法用量】　煎服，9～15g。

【现代研究】 本品主要含柠檬酸、没食子酸等有机酸，尚含少量糖类、维生素 A 样物质等。本品煎剂对葡萄球菌、霍乱弧菌、人型结核分枝杆菌有抑制作用。

椿皮 Chunpi
《新修本草》

【来源】 为苦木科植物臭椿 *Ailanthus altissima*（Mill.）Swingle 的干燥根皮或干皮。主产于浙江、江苏、湖北、河北、河南、安徽等地。全年均可剥取，晒干。生用或麸炒用。

【别名】 椿根皮 臭椿皮

【性味归经】 苦、涩，寒。归大肠、胃、肝经。

【功效】 清热燥湿，收涩止泻，止血，止带。

【应用】

1. 湿热泻痢，久泻久痢 本品苦寒性涩，能清热燥湿，涩肠止泻。治湿热泻痢，常配地榆，即椿根散；治久泻久痢，常与诃子、丁香等同用，如诃黎勒散。

2. 赤白带下 本品能清热燥湿、收涩止带。治湿热下注，赤白带下，配黄柏、苦参等，如樗白皮丸。

3. 崩漏，便血，痔血 本品有收涩止血之功。其性寒，尤宜于妇女阴虚血热崩漏，常与黄芩、黄柏、龟甲等同用，如固经丸；治便血属热者，常配地榆，如地榆散；治痔漏下血，可单用本品研末，醋糊为丸服用。

此外，本品还有杀虫作用，内服治蛔虫病；外洗治疥癣瘙痒。

【用法用量】 煎服，6～9g。外用适量。

【使用注意】 脾胃虚弱者慎用。

【现代研究】 本品根皮含苦楝素、鞣质等，树皮含臭椿苦酮、苦木素、臭椿苦内酯、新苦木素等。本品干皮所含苦木素、臭椿酮均有抗肿瘤作用；苦木素对人鼻咽癌 KB 细胞有细胞毒活性；臭椿酮对淋巴细胞白血病亦显示一定的活性。

（袁继伟）

❓ 复习思考题

1. 简述收涩药的功效及适应证。

2. 比较五味子与乌梅功用的异同点。

3. 肉豆蔻、补骨脂、黄连、车前子、白术均能治疗泄泻，临证时如何区别应用？

上2104

扫一扫，测一测

上2201
PPT课件

上2202
知识导览

第二十二章 涌 吐 药

学习目标

1. 掌握涌吐药的含义、性能特点、功效、适用范围、使用注意。
2. 熟悉常山、瓜蒂的性味、功效和用法用量及使用注意。
3. 了解常山炮制前后功效变化。
4. 了解常用涌吐药的处方用名及别名。

　　凡以促使呕吐为主要作用,治疗痰涎、宿食、毒物停留在胸膈或胃脘所致病证为主的药物,称为涌吐药,又称催吐药。

　　涌吐药味多苦辛有毒,归胃经。具有涌吐痰涎、宿食、毒物的作用。主要用于宿食停滞不消之胃脘胀痛;或误食毒物尚在胃中;或痰涎壅盛,阻于胸膈或咽喉致胸膈壅塞,呼吸急促;或痰浊上蒙清窍致癫痫发狂等证。用涌吐药旨在因势利导,导痰浊上涌外出,以达治疗疾病的目的。

　　涌吐药作用强烈,多具毒性,易伤正气。只适用于邪正俱实者。为了确保用药安全、有效,宜采用"小量渐增"的原则给药,切忌骤用大量,以防中毒或涌吐太过;同时做到"中病即止",不可多服、久服。若用药呕吐不止,应立即停止用药,及时解救。

　　吐后当休息,不宜马上进食,待胃肠功能恢复后,再进流食,以养胃气。年老体弱、小儿、妇女胎前产后当忌用。

知识链接

涌吐药的催吐作用机制

　　现代研究表明,涌吐药具有催吐作用。主要是刺激胃黏膜的感受器,反射性地引起呕吐中枢兴奋所致。

　　涌吐药毒性较大,作用峻猛,反应强烈,除常山外,均少内服,但外用较多。

常山 Changshan

(《神农本草经》)

　　【**来源**】　为虎耳草科植物常山 *Dichroa febrifuga* Lour. 的干燥根。主产于四川、贵州、湖南、湖北等地。秋季采挖,除去须根,洗净,晒干。生用、炒用或酒炙用。

　　【**处方用名**】　常山(生用,长于涌吐痰饮)　炒常山　酒常山(炒用或酒炙,可缓和苦寒之性,减轻恶心呕吐的副作用,毒性减低,长于截疟)

　　【**性味归经**】　苦、辛,寒;有毒。归肺、肝、心经。

　　【**功效**】　涌吐痰涎,截疟。

　　【**应用**】

　　1. 胸中痰饮　本品性善上行,善涌吐胸中、胁下之痰涎积饮,常配伍甘草,水煎和蜜同服。

但此法今已少用。

2. 疟疾　本品苦燥,善祛痰截疟,为治疟疾要药,适用于各种疟疾,尤以间日疟、三日疟为佳。治疗一切疟疾,寒热往来,发作有时,以本品酒浸蒸焙,与槟榔共研末,糊丸服之,如胜金丸;治疗疟久不愈,而成疟母者,则配伍鳖甲、三棱、莪术等,如截疟常山饮。

【用法用量】　煎服,5~9g;入丸、散酌减。治疗疟疾宜在发作前半天或 2 小时服用,并配伍陈皮、半夏等减轻其致吐的副作用。

【使用注意】　本品有毒,且能催吐,故用量不宜过大,体虚者及孕妇慎用。若用量过大,导致中毒,可用半夏、生姜煎水服。不宜用甘草解毒,因其与甘草同用,反可加剧呕吐。

【现代研究】　本品主含总生物碱,其主要成分为常山碱甲、乙、丙等,是抗疟的有效成分。常山的水煎剂及醇提液对疟疾有显著的疗效,其中常山碱甲的疗效相当于奎宁,常山碱丙抗疟疾作用最强,约为奎宁的 100 倍,常山碱乙次之;常山碱甲、乙、丙还能通过刺激胃肠的迷走与交感神经末梢而反射性地引起呕吐。此外,本品尚有降压、兴奋子宫、抗肿瘤、抗流感病毒及阿米巴原虫等作用。

上2203

常山的中毒与
解救

【不良反应】　本品有强烈的致吐作用,并可导致肝肾损害。其主要表现为恶心呕吐、腹痛腹泻、便血;严重时能破坏毛细血管而导致胃肠黏膜充血或出血;并引起心悸、心律不齐、发绀及血压下降,最终因循环衰竭而死亡。

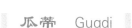

瓜蒂 Guadi

(《神农本草经》)

【来源】　为葫芦科植物甜瓜 *Cucumis melo* L. 的果蒂。全国各地均产。夏季果熟时切取果蒂。阴干,生用或炒黄用。

【性味归经】　苦、寒;有毒。归胃经。

【功效】　涌吐痰食,祛湿退黄。

【应用】

1. 痰热壅滞,宿食停滞　本品善催吐壅塞之痰及宿食停滞或误食毒物诸证。凡宿食停滞于胃脘所致的胃脘胀痛,或误食毒物尚在胃中者,皆可单用本品取吐以治之,或配伍赤小豆、香豉,如瓜蒂散;若风痰上蒙清窍致癫痫发狂,亦可单用本品为末取吐。

2. 湿热黄疸　本品苦燥,能祛湿退黄,用于湿热黄疸,多单用本品研末吹鼻,令鼻中黄水出而达祛湿退黄之效。如《千金翼方》以本品为细末,纳鼻中,治疗黄疸目黄。本品也可内服,如《金匮要略》以一味瓜蒂锉末,水煎去渣顿服,治疗诸黄。

【用法用量】　煎服,2.5~5g;入丸、散服,每次 0.3~1g。外用适量,研末吹鼻,待鼻中流出黄水即停药。

【使用注意】　体虚、吐血、胃弱者,孕妇及上部无实邪者忌用。

【现代研究】　本品主含葫芦素 B、葫芦素 E(即甜瓜素或甜瓜毒素)、葫芦素 D、异葫芦素 B苷,尚含喷瓜素。本品能刺激胃感觉神经,反射性地兴奋呕吐中枢而致呕吐;能明显降低血清ALT 含量,对肝脏损害有一定的保护作用,可增强细胞免疫功能;还具有降压、抑制心肌收缩力、减慢心率及抗肿瘤等作用。

【不良反应】　主要表现为头晕眼花、脘腹不适、呕吐、腹泻,严重者可因脱水造成电解质紊乱,致循环衰竭及呼吸中枢麻痹而死亡。

(丁国瑜)

？ 复习思考题

1. 涌吐药的适应证及使用注意是什么？

2. 简述常山、瓜蒂的不良反应及注意事项。

3. 如何应用可以减轻常山的毒副作用？

4. 简述常山、瓜蒂功用的异同。

第二十三章 杀虫止痒药

PPT 课件

知识导览

学习目标

1. 掌握杀虫止痒药的含义、性能特点、功效、适用范围。
2. 掌握雄黄、硫黄、白矾、大蒜的性能特点、功效、应用以及雄黄与硫黄的异同点。
3. 熟悉雄黄、硫黄、白矾炮制前后功效变化。
4. 熟悉雄黄、硫黄、白矾、蛇床子、土荆皮、蜂房的用法用量、使用注意。
5. 了解常用杀虫止痒药的处方用名及别名。

凡以解毒疗疮、攻毒杀虫、燥湿止痒为主要作用的药物,称为杀虫止痒药。

本类药物具有解毒杀虫、消肿定痛等功效,主要适用于疥癣、湿疹、痈疮疔毒、麻风、梅毒、毒蛇咬伤等病证。

本类药物以外用为主,兼可内服。外用方法分别有研末外撒、用香油或茶水调敷、制成软膏涂抹、制成药捻或栓剂栓塞、煎汤熏洗、热敷等。本类药物作内服使用时,除无毒副作用的药物外,宜作丸剂使用,以利于缓慢溶解吸收。

本类药物大多有毒,无论外用或内服,均应严格控制剂量和用法,不宜过量或持续使用,以防中毒。制剂时应严格遵守炮制及制剂法度,以减轻毒性,确保用药安全。

知识链接

杀虫止痒药的药理作用

现代研究表明,杀虫止痒药具有防腐、杀虫、止痒作用,能减轻炎症反应与刺激,减少皮肤溃疡及湿疹局部的渗出,多用于疥疮、顽癣、瘾疹瘙痒等。

雄黄 Xionghuang

(《神农本草经》)

【来源】 为硫化物类矿物雄黄族雄黄,主含二硫化二砷(As_2S_2)。主产于湖南、湖北、云南等地。随时可采,除去杂质。研细或水飞用。

【处方用名】 雄黄(生用,毒性大,一般多制用) 雄黄粉(水飞用,降低毒性,便于制剂) 明雄黄 雄精 腰黄 石黄 飞雄黄

【性味归经】 辛,温;有毒。归肝、大肠经。

【功效】 解毒杀虫,燥湿祛痰,截疟。

【应用】

课堂互动

为什么雄黄忌火煅?

1. 痈肿疔疮,湿疹疥癣,蛇虫咬伤 本品温燥有毒,能以毒攻毒而解毒杀虫,对疮毒的解毒作用极强,为"治疮杀毒之要药",且多外用。治痈疽疔疮,常配乳香、没药等,如醒消丸;治疥癣、湿疮,与等量白矾为末,

清茶调涂患处,如二味拔毒散;本品为治蛇伤的要药,治蛇伤可单用雄黄粉,香油调涂患处或用黄酒冲服。

2．虫积腹痛 本品有杀虫之功,可治肠道寄生虫引起的虫积腹痛,治蛔虫病常配槟榔、牵牛子等,如牵牛丸;治蛲虫病,可用雄黄粉、凡士林制成纱布条塞于肛门内。

3．惊痫、疟疾 本品有祛痰、截疟、定惊之功,用治哮喘、疟疾、惊痫等。

【用法用量】 入丸、散剂,每次 0.05～0.1g。外用适量,研末撒敷,或香油调敷。

【使用注意】 内服宜慎,不可久服。外用不宜大面积涂搽及长期持续使用。孕妇禁用。切忌火煅。

【现代研究】 本品主含二硫化二砷,尚含少量砒霜及其他重金属盐。其水浸剂对多种皮肤真菌有抑制作用;对金黄色葡萄球菌、变形杆菌、铜绿假单胞菌均有杀菌作用;有抗血吸虫及疟原虫作用。

【不良反应】 本品含砷有大毒,过量服用可致中毒。见恶心、呕吐、腹泻、腹痛等急性胃肠症状;重者可见血尿、血水便、发热、烦躁,甚则可致呼吸、循环衰竭而死亡。

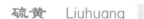

硫黄 Liuhuang

(《神农本草经》)

【来源】 为自然元素类矿物硫族自然硫或用含硫矿物经加工制得。主产于山西、河南、山东等地。全年可采,除去杂质,敲成碎块或研末,仅供外用;取净硫黄块,与豆腐同煮,至豆腐呈黑绿色为度,取出,漂净,阴干,供内服。

【处方用名】 硫黄(生用有毒,多外用于疥癣,秃疮,阴疽恶疮) 制硫黄(制用,毒性降低,可供内服,以益火助阳为主) 石硫黄 黄硇砂 鱼子黄

【性味归经】 酸,温;有毒。归肾、大肠经。

【功效】 外用解毒杀虫疗疮;内服补火壮阳通便。

【应用】

1．疥癣,湿疹,皮肤瘙痒 本品性温而燥,外用有解毒杀虫止痒之功,尤善疗疥疮,为治疥疮之要药,常以本品为末,麻油调涂患处;治一切干湿癣,配石灰、铅丹等研末外撒;治湿疹瘙痒,可单用硫黄粉外敷,或与白矾、蛇床子同用。

2．肾虚寒喘,阳痿,虚寒便秘 本品为纯阳之品,内服有补火壮阳通便作用。治肾阳不足之虚喘,配附子、肉桂等,如黑锡丹;治肾虚阳痿,与补骨脂、鹿茸等同用;治虚冷便秘,配半夏,如半硫丸。

【用法用量】 外用适量,研末撒敷或香油调敷。炮制后入丸、散剂,每次 1.5～3g。

【使用注意】 阴虚阳亢或孕妇忌服。畏芒硝。

【现代研究】 本品主要含硫,另含少量碲、硒、砷等。本品与皮肤接触后产生硫化氢及五硫黄酸,具有杀虫、杀霉菌作用;升华硫对皮肤有溶解角质、软化表皮、脱毛、杀疥虫等作用;在肠中形成硫化氢,能刺激肠壁而产生致泻作用。

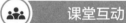

课堂互动

硫黄能治疗虚冷便秘,泻下药中哪些药也有此功效?

【不良反应】 本品过量可致中毒,见头晕头痛、恶心呕吐、腹痛腹泻、瞳孔缩小、对光反应迟钝、血压下降,继则昏迷、休克死亡。

知识链接

硫黄的分类及药理作用

硫黄的商品规格一般分为硫黄、倭硫黄、天生黄三种。其中倭硫黄系将硫黄经过提炼而成，系进口商品，质最佳。天生黄为天然升华硫黄。

天然温泉中大多含有硫黄和矿物质成分，浸浴时硫黄与皮肤接触，变为硫化氢与多硫化物，硫黄本身有溶解皮肤角质的作用，能起到杀菌消炎效果，因此历来认为泡温泉具有保健功能。

鉴别比较

雄黄
硫黄 }均能解毒杀虫，外用治疥癣疮毒湿疹。

雄黄：解毒疗疮力强，善治痈疽恶疮及虫蛇咬伤，内服又能杀虫、燥湿、祛痰、截疟，治哮喘、疟疾、惊痫等证。

硫黄：杀虫止痒力强，多用于疥癣、湿疹之皮肤瘙痒，内服又具补火壮阳通便之功，治肾虚寒喘、阳痿、便秘等证。

白矾 Baifan

（《神农本草经》）

【来源】 为硫酸盐类矿物明矾石经加工提炼制成，主含含水硫酸铝钾[$KAl(SO_4)_2 \cdot 12H_2O$]。主产于浙江、安徽等地。捣碎，生用或煅用。

【处方用名】 白矾（生用） 枯矾（煅制，增强收湿敛疮、止血化腐作用）生矾 明矾 矾石

【性味归经】 酸、涩，寒。归肺、脾、肝、大肠经。

【功效】 外用解毒杀虫，燥湿止痒；内服止血止泻，祛除风痰。

【应用】

1. 湿疹，湿疮，疥癣 本品性寒无毒，为皮肤科常用之品，外用以收湿止痒见长，尤善治疮面湿烂或瘙痒。治湿疹瘙痒，与雄黄共为末，浓茶调敷，如二味拔毒散；治口疮，与黄柏、冰片等研末外擦；治疥癣，配硫黄、轻粉等。

2. 吐衄下血，久泻久痢 本品性涩入血分，内服、外用均有收敛止血作用，用治多种出血证。治吐衄下血及外伤出血，与儿茶配伍，研末内服或外用；治崩漏下血、便血，配地榆、五倍子等；本品酸涩，又能涩肠止泻，治久泻、久痢，配五倍子、诃子等，如玉关丸。

3. 风痰所致的昏厥，癫痫，癫狂 本品能涌吐痰涎，祛痰开闭。治中风痰厥，可与皂荚为散，温开水灌服，如稀涎散；治风痰癫狂癫痫，常与郁金同用，即白金丸。

此外，本品尚有祛湿退黄之功，可用于湿热黄疸。取其收敛之功，可用于痔、子宫脱垂、脱肛等，尤其是治痔、脱肛的常用药，如以白矾为主药的消痔灵注射液。

【用法用量】 外用适量，研末敷或化水洗患处。内服入丸、散剂，0.6～1.5g。

【使用注意】 体虚胃弱及无湿热痰火者忌服。

【现代研究】 本品主含硫酸铝钾。本品对金黄色葡萄球菌、变形杆菌、铜绿假单胞菌、炭疽杆菌、志贺菌属等多种细菌有抑制作用；又有明显的抗阴道滴虫作用；有收敛、消炎、防腐等作用。

【不良反应】 本品对皮肤黏膜有明显刺激性,大量内服可引起口腔、喉头烧伤,呕吐,腹泻,蛋白尿或血尿,甚至虚脱死亡。

蛇床子　Shechuangzi
（《神农本草经》）

【来源】 为伞形科植物蛇床 *Cnidium monnieri*（L.）Cuss. 的干燥成熟果实。主产于河北、山东等地。夏、秋二季采收,晒干。生用。

【处方用名】 蛇床子　蛇米　蛇床实　气果　双肾子　野胡萝卜子

【性味归经】 辛、苦,温;有小毒。归肾经。

【功效】 燥湿祛风,杀虫止痒,温肾壮阳。

【应用】

1. 阴部湿痒,湿疹,疥癣　本品辛苦温燥,外用长于杀虫止痒,祛风燥湿,无论干痒、湿痒均有止痒良效,为皮肤及妇科病的常用药。治妇女阴痒,男子阴囊湿痒,可单用或配白矾、苦参、黄柏等煎汤外洗;治湿疹、疥癣等,可配黄柏、苦楝皮等煎水泡洗患处。

2. 寒湿带下,湿痹腰痛　本品辛温,有祛风燥湿散寒之功。治肾虚寒湿带下,配五味子、山茱萸等;治湿痹腰痛,常与桑寄生、续断等同用。

3. 阳痿,宫冷不孕　本品温肾壮阳之功亦佳。常配伍当归、枸杞子、淫羊藿、肉苁蓉等治疗阳痿无子,如赞育丹。

【用法用量】 外用,15～30g,煎汤外洗,或研末外掺,或制成栓剂、油膏、软膏外用。煎服,3～9g。

【使用注意】 阴虚火旺或下焦有湿热者不宜内服。

【现代研究】 本品含挥发油,油中主要成分为蒎烯、莰烯、异戊酸龙脑酯、异龙脑等。本品能杀灭阴道滴虫;对皮肤癣菌、流感病毒等有明显抑制作用;有类似性激素样作用。此外,还有抗心律失常、降低血压、延缓衰老等作用。

土荆皮　Tujingpi
（《药材资料汇编》）

【来源】 为松科植物金钱松 *Pseudolarix amabilis*（Nelson）Rehd. 的干燥根皮或近根树皮。主产于江苏、浙江等地。夏季剥取,晒干。生用。

【处方用名】 土槿皮　荆树皮　金钱松皮

【性味归经】 辛,温;有毒。归肺、脾经。

【功效】 杀虫,止痒。

【应用】

体癣、手足癣、头癣等多种癣证　本品有毒,只供外用。以杀虫止痒疗癣见长。用治各种癣证,湿疹及皮肤瘙痒等疾病。可单用浸酒涂擦,或研末用醋调敷。现代多制成10%～50%土荆皮酊,或与水杨酸、苯甲酸等合制成复方土荆皮酊使用。

【用法用量】 外用适量,浸酒涂擦,或研末用醋调敷,或制成酊剂涂擦。

【使用注意】 只供外用,不可内服。

【现代研究】 本品含土荆甲酸、土荆乙酸等多种新二萜酸及白桦脂酸等三萜类成分。对多种致病真菌有杀灭作用;醇提取物有止血、抗生育、抗肿瘤作用。

蜂房　Fengfang

（《神农本草经》）

【来源】　为胡蜂科昆虫果马蜂 *Polistes olivaceous*（DeGeer）、日本长脚胡蜂 *Polistes japonicus* Saussure 或异腹胡蜂 *Parapolybia varia* Fabricius 的巢。全国均产，南方尤多。全年可采。晒干或略蒸，除去死蜂死蛹，再晒干。生用或炒用。

【处方用名】　蜂房　露蜂房

【性味归经】　甘，平。归胃经。

【功效】　攻毒杀虫，祛风止痛。

【应用】

1. 疮痈，乳痈，瘰疬，癣疮　本品既能以毒攻毒，疗疮止痛，又能杀虫，祛风止痒，为外科的常用药。治疮疡初起，可与天南星、赤小豆等解毒散肿药为末，米醋调涂；治乳痈初起，用本品焙焦黄，研末内服；治瘰疬，可配玄参、蛇蜕等熬膏外用，如蜂房膏；治癣疮，用本品研末，调猪油涂擦。

2. 风湿痹痛，瘾疹瘙痒，牙痛　本品性善走窜，有祛风止痒止痛作用。治风湿痹痛，配独头蒜、百草霜外敷；治瘾疹瘙痒，配蝉蜕内服；治牙痛，可单用或配细辛、花椒煎水含漱。

【用法用量】　外用适量，研末油调敷或煎水漱、洗患处。煎服，3～5g。研末服，1.5～3g。

【使用注意】　气血虚弱者慎用。因其过量服用易致水肿，肾功不全者不宜使用。

【现代研究】　本品含蜂蜡及树脂。本品醇、醚及丙酮浸出物有促进血液凝固，增强心脏收缩，扩张兔耳血管，暂时性降血压及利尿作用。水提取液有抗炎作用。

大蒜　Dasuan

（《本草经集注》）

【来源】　为百合科植物大蒜 *Allium sativum* L. 的鳞茎。夏季叶枯时采挖，除去须根和泥沙，通风晾晒至外皮干燥。

【处方用名】　大蒜　生大蒜

【性味归经】　辛，温。归脾、胃、肺经。

【功效】　解毒消肿，杀虫，止痢。

【应用】

1. 痈疖肿毒，肠痈，癣疮，毒蛇咬伤　本品善于解毒，杀虫，消痈，疗癣，一般均作外用。如《食物本草会集》治一切肿毒，以本品捣烂，入麻油和研，贴肿处；《卫生易简方》治诸蛇虫伤毒，用本品同酸浆草捣敷伤处。

2. 肺痨，百日咳，感冒　主要取本品较强的解毒作用。治肺痨，可单用本品或配白及煮粥食；治百日咳，感冒，可捣汁以白糖调服，或与生姜、红糖同用。

3. 钩虫、蛲虫病及带下阴痒　本品能抑杀钩虫、蛲虫，又能止痒。治钩虫、蛲虫病，常配槟榔、苦楝皮等协同奏效。治带下阴痒，《妇人良方》单用本品煎汤外洗；或与苦参、蛇床子配伍以增强疗效。

4. 痢疾，泄泻　本品入大肠，既能解毒，又可导滞，为防治泻痢常用之药，可单味服食。治热毒泻痢，可与黄连配伍，如《本事方》蒜连丸。若痢疾下血，可配地榆；泻痢不止，可配伍罂粟壳等。

【用法用量】　内服，9～15g，生或煮、煨服食，或捣烂为丸，煮食、煨食宜较大量，生食宜较小量；外用适量，捣敷，作栓剂，取汁涂或切片灸。

　　【使用注意】　阴虚火旺,肝热目疾,口齿、喉舌诸患及时行病后均忌服生品,慎服熟品。敷脐、作栓剂或灌肠均不宜于孕妇。

　　【不良反应】　外用对局部有强烈的刺激性,能引起灼热、疼痛、发疱,故不可过久敷,皮肤过敏者慎用。

　　【现代研究】　本品含有蒜氨酸、大蒜辣素、蒜制菌素、蛋白质及多种微量元素和维生素等诸多成分,具有增强人体的免疫功能,降低血液黏度,降血脂与抗动脉粥样硬化,以及抗菌、抗病毒、抗过敏、抗肿瘤、杀虫、降血糖、保护肝功能等多种作用。

（胡　波）

上2304

扫一扫,测一测

？ **复习思考题**

　　1.简述杀虫止痒药的性能特点、功效、适应证、使用方法及使用注意。

　　2.简述雄黄与硫黄在功效及主治方面的异同。

　　3.简述雄黄的用法用量、使用注意。

第二十四章　拔毒生肌药

凡以拔毒化腐，生肌敛疮为主要作用，治疗各种疮疡的药物，称为拔毒生肌药。

本类药物多为矿石、重金属类药物，多具剧毒，以外用为主。主要适用于痈疽疮疡溃后脓出不畅，或溃后腐肉不去，伤口难以愈合之症。外用的方法可根据病情和用途而定，如研末外撒、研末后香油调敷、制成眼药点眼、制成膏药敷贴等。内服则多入丸、散剂服。

本类药物多有剧毒或强大刺激性，应用时应严格掌握剂量和用法，即使外用亦不宜过量和持续使用。一些有剧毒的重金属类药如砒石、轻粉等，不宜在头面部使用，以防损容。制剂时应严格遵守炮制和制剂规范，以减轻其毒性，确保用药安全。

知识链接

拔毒生肌药的现代研究

现代研究表明，拔毒生肌药具有较强的抑菌、去腐、生肌、止血、加速创面愈合的作用。多用于水火烫伤、淋巴管炎、蜂窝织炎、术后刀口感染、痔瘘、外科急性化脓性炎症、皮肤溃疡溃后久不收口等。

轻粉　Qingfen

《本草拾遗》

【来源】　为水银、白矾（或胆矾）、食盐等用升华法制成的氯化亚汞（Hg_2Cl_2）结晶性粉末。主产于湖南、河北、湖北、云南等地。避光保存。研细末用。

【别名】　汞粉　峭粉　水银粉　腻粉　银粉　扫盆

【性味归经】　辛，寒；有毒。归大肠、小肠经。

【功效】　外用攻毒，杀虫，敛疮；内服祛痰消积，逐水通便。

【应用】

1. 疥癣，梅毒，疮疡溃烂　本品外用有较强的攻毒杀虫敛疮之功。治疥疮，常与硫黄、吴茱萸等研末，油调外涂；治梅毒，以本品与大风子等份为末外涂；治疮疡溃烂，常与当归、血竭等制成药膏外贴，如生肌玉红膏。

2.水肿,臌胀,二便不通 本品内服能利水消肿,通利二便。治水肿便秘实证,常配大黄、甘遂等,如舟车丸。

【用法用量】 外用适量,研末掺敷患处。内服每次 0.1~0.2g,一日 1~2 次,多入丸剂或装胶囊服,服后漱口。

【使用注意】 本品毒性甚烈,以外用为主,但亦不可过量和持续使用。对药物易于过敏者,应避免使用。内服宜慎,以防中毒。服后要及时漱口,以免口腔糜烂。孕妇忌服。

【现代研究】 本品主含氯化亚汞。本品外用有杀菌作用;其水浸剂(1:3)在试管内对皮肤真菌有抑制作用;内服适量能抑制肠内异常发酵,并能通利大便。

【不良反应】 本品大量口服,可致肝肾器官及组织损害,也可致中枢神经和自主神经功能紊乱,并可抑制多种酶的活性;外用可致接触性皮炎。

上2403
蟾酥新剂型研究

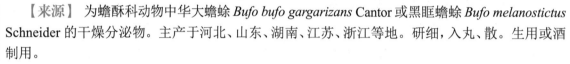
蟾酥 Chansu
(《药性论》)

【来源】 为蟾酥科动物中华大蟾蜍 *Bufo bufo gargarizans* Cantor 或黑眶蟾蜍 *Bufo melanostictus* Schneider 的干燥分泌物。主产于河北、山东、湖南、江苏、浙江等地。研细,入丸、散。生用或酒制用。

【处方用名】 蟾酥(生用,质硬难碎,对操作者有刺激性,故多制用) 酒蟾酥(酒制,降低毒性,便于制粉,减少对操作者的刺激性)

【别名】 华蟾酥毒基 华蟾毒精 脂蟾毒配基 蟾王浆

【性味归经】 辛,温;有毒。归心经。

【功效】 解毒,止痛,开窍醒神。

【应用】

1.恶疮、瘰疬、咽喉肿痛及各种牙痛 本品有良好的攻毒消肿止痛作用,外用、内服均有良效。治痈疽疔疮、恶疮肿毒,常配雄黄、白矾、朱砂等,如蟾酥丸;治烂喉丹痧、乳蛾、咽喉肿痛、喉风,常与牛黄、冰片、雄黄等同用,如六神丸。本品尚有麻醉止痛作用,为五官科黏膜手术的麻醉药方,常与川乌、生南星、生半夏为末,烧酒调敷患处,如外敷麻药方。

2.痧胀腹痛,吐泻,神昏 本品辛温走窜,有开窍醒神、辟秽之功。治夏伤暑湿秽浊不正之气及饮食不洁所致的痧胀腹痛、吐泻不止,甚则昏厥,常与麝香、丁香、苍术等同用,如蟾酥丸。

【用法用量】 0.015~0.03g,多入丸散用。外用适量。

【使用注意】 本品有毒,内服切勿过量。外用不可入目。孕妇慎用。

【现代研究】 本品主要含有大量蟾蜍毒素类物质,属甾族化合物,总称蟾蜍二烯内酯。蟾酥毒有明显的类洋地黄样强心作用,具有兴奋心肌与兴奋神经的作用;有抗心肌缺血、抗凝血、升压、抗休克、兴奋大脑皮质及呼吸中枢、抗炎、镇痛及局部麻醉作用。蟾毒内酯类和华蟾素均有抗肿瘤作用,并能升高白细胞、抗放射线。本品还有镇咳、增加免疫力、抗疲劳、兴奋肠管和子宫平滑肌等作用。

升药 Shengyao
(《外科大成》)

【来源】 为水银、火硝、明矾各等份混合升华而成。红色者称"红升",黄色者称"黄升"。主产于河北、湖北、湖南、江苏等地。研细末入药。陈久者良。

【性味归经】 辛,热;有大毒。归肺、脾经。

【功效】　拔毒化腐。

【应用】

痈疽溃后,脓出不畅;或腐肉不去,新肉难生　本品只供外用,有良好的拔毒化腐排脓之功,为外科要药。常配煅石膏研末外用治疗上述诸证。随病情之不同,两药配伍比例亦不同。煅石膏与升药之比为9:1者,称九一丹,有拔毒生肌之功,治疮疡后期,脓毒较轻,疮口不敛之证;煅石膏与升药之比为1:1者,称五五丹,拔毒化腐排脓力较强,治疮疡中期,脓毒较盛之证;煅石膏与升药之比为1:9者,称九转丹,拔毒化腐排脓力最强,治痈疽初溃,脓毒盛,腐肉不去之证。选用以上治疗方法,用时可将药物撒于患处,或将药物黏附于纸捻上插入脓腔内。

此外,升药也可用治湿疮、黄水疮、顽癣及梅毒等。

【用法用量】　外用适量,不用纯品,多与煅石膏配伍研末外用。

【使用注意】　本品有大毒,只可外用,不可内服。外用亦不可大量持续使用。本品拔毒化腐作用强烈,故外疡腐肉已去或脓水已尽者,均不宜用。孕妇及体虚患者忌用。

【现代研究】　本品主要含氧化汞(HgO),另含少量硝酸汞。用升药对铜绿假单胞菌、金黄色葡萄球菌、大肠埃希菌等7种细菌在培养皿中进行抑菌试验,结果发现:7种细菌对红升丹均为高度敏感,红升丹具有很强的抗菌作用。据测定,红升丹对常见化脓性细菌(如金黄色葡萄球菌、大肠埃希菌等)的杀灭效力比杀菌力强的消毒剂石炭酸还高100倍以上。

案例分析

某患者,女,48岁。臀部患痈疮,已溃破,但腐肉不去,新肉不长。今日就诊,请问可选用什么药物治疗? 该药物的正确用法是什么?

铅丹　Qiandan

（《神农本草经》）

【来源】　为纯铅经加工炼制而成四氧化三铅(Pb_3O_4)。主产于河南、广东、福建、云南等地。生用或炒用。

【别名】　黄丹　朱丹　红丹

【性味归经】　辛,微寒;有毒。归心、肝经。

【功效】　外用拔毒生肌、杀虫止痒;内服截疟。

【应用】

1.疮疡溃烂,湿疹湿疮　本品外用有良好的解毒祛腐,敛疮消肿,生肌之功,为外科之常用药。治上述诸证均可用本品外用,治痈疽发背初起,肿硬疼痛,尚未溃脓者,可与黄连、白蔹、乳香等同用;治疗痈疽疮疡溃烂,脓水淋漓者,可与煅石膏、轻粉、冰片,研细外掺,以提脓拔毒,生肌收口;治下肢臁疮等慢性溃疡,久不收口者,以本品加黄蜡、香油,加热溶化成膏,以油纸摊贴之。

2.疟疾,惊痫癫狂　本品内服有截疟、镇惊、坠痰作用,但因其易蓄积中毒,现已很少应用。

【用法用量】　外用适量,研末调敷、撒,或熬膏;入丸、散服,每次0.3~0.6g。

【使用注意】　本品有毒,不可过量或持续服用。

【现代研究】　本品主要含四氧化三铅。本品能直接杀灭细菌、寄生虫,并有抑制黏液分泌作用。

【不良反应】　长期接触或服用四氧化三铅可导致铅在人体器官内积聚,随之表现出急性铅中毒症状。试验证明四氧化三铅对动物有致癌作用,但其对人体是否致癌仍未被证明。

砒石　Pishi

（《日华子本草》）

【来源】　为天然砷华矿石或毒砂（硫砷铁矿，FeAsS）、雄黄等含砷矿物的加工品。主产于江西、湖南、广东、贵州等地。砒石又名信石，分"红信石"与"白信石"两种，两者中三氧化二砷（As_2O_3）的含量在 96% 以上，但前者更纯，后者尚含硫化砷等红色矿物质，药用以红信石为主。研细水飞用或绿豆水煮后用。砒石升华的精制品即砒霜。

【性味归经】　辛，热；有大毒。归肺、肝经。

【功效】　外用蚀疮去腐，攻毒杀虫；内服截疟、劫痰、平喘。

【应用】

1．瘰疬，疥癣，牙疳，痔，溃疡腐肉不脱　本品有剧毒，外用能以毒攻毒，具有攻毒杀虫、蚀疮去腐之功。因其有较强的腐蚀性，多配其他药以轻其剂缓其毒。治瘰疬，可为末，合浓墨汁为丸，如梧桐子大，先用针破瘰，再用药半丸外贴，以蚀尽为度；治牙疳，将枣去核，包裹砒石，煅炭研末外敷；治疥癣瘙痒，可与硫黄、密陀僧、轻粉等共为末掺之，或调涂；治痔，可配白矾、硼砂、雄黄等制成外用药；治溃疡腐肉不脱，配乳香、明矾、雄黄制成药线插入瘘管中。

2．寒痰哮喘　本品味辛大热，内服有劫痰平喘之功。治寒痰哮喘久治不愈，可与淡豆豉为丸服，如紫金丹。

3．疟疾　古方用本品治疗疟疾，内服、外用均有效。现已少用。

【用法用量】　外用适量，研末撒、敷或入膏药；内服入丸、散剂，每次 0.002～0.004g。

【使用注意】　本品有剧毒，内服宜慎，不能持续服用，孕妇忌服。不能作酒剂内服。外用也不可过量，以防局部吸收中毒。畏水银，忌火煅。

【现代研究】　本品主要含三氧化二砷，尚含硫、铁等杂质，其中红砒尚含少量硫化砷。本品有抗组胺、平喘作用；对疟原虫、阿米巴原虫及其他微生物均有杀灭作用；对癌细胞有特定的毒性，可诱导细胞凋亡，杀伤白血病细胞；外用对皮肤、黏膜有强烈的腐蚀作用。

課堂互动

你知道砒石升华的精制品是什么吗？

素沉着，指甲薄脆易损，失去光泽。解救不宜用催吐法，可用赤石脂末30g，鸡蛋清（6～8只量），水调冷服，以吸附砒石和保护胃肠黏膜，阻止胃肠对毒素的吸收。若服药超过3～4小时者，可用芒硝冲水服，以泻下排毒。并用绿豆120g，甘草30g，夏枯草30g，水煎冷服。

炉甘石　Luganshi
（《本草品汇精要》）

【来源】　为碳酸盐类矿物方解石族菱锌矿，主含碳酸锌（ZnCO$_3$）。主产于广西、四川、云南、湖南等地。晒干打碎。生用，或煅后水飞用。

【处方用名】　炉甘石（一般不生用，也不作内服，多作外敷剂使用）　煅炉甘石（水飞用，质地纯洁细腻，适宜于眼科及外敷用）

【性味归经】　甘，平。归肝、脾经。

【功效】　解毒明目退翳，收湿止痒敛疮。

【应用】

1.目赤翳障，烂弦风眼　本品甘平无毒，既能解毒明目退翳，收湿止泪止痒，为眼科外用要药。治目赤暴肿，与元明粉等份研末，化水点眼；治目生翳膜，可配白矾、芒硝等份，沸水化开，温洗患处；治风眼流泪，常与海螵蛸、冰片共为细末点眼，如止泪散；与乌梅、归尾、冰片等制成光明眼药水，可治多种目疾。

2.溃疡不敛，皮肤湿疮　本品既能生肌敛疮，又能收湿止痒。治溃疡不敛，皮肤湿疮，常与青黛、黄柏、煅石膏等研末外用；治眼眶溃烂，畏光羞明，配黄连、冰片，如黄连炉甘石散。

【用法用量】　外用适量，研末外撒或调敷；水飞点眼。

【使用注意】　本品宜炮制后使用，专作外用，不作内服。

【现代研究】　本品主要含碳酸锌（ZnCO$_3$），尚含少量铁、钙等，煅炉甘石主要含氧化锌。本品所含的碳酸锌能部分吸收创面分泌液，有中度的防腐、保护、收敛作用；能抑制局部葡萄球菌的生长。

【不良反应】　本品口服在胃内可生成氯化锌，可刺激腐蚀胃肠道。

硼砂　Pengsha
（《日华子本草》）

【来源】　为天然硼酸盐类硼砂族矿物硼砂经提炼精制而成的结晶体。主产于四川、青海、西藏、陕西等地，以产于四川者为道地药材。须置于密闭容器中防止风化。生用或煅用。

【处方用名】　硼砂（多生用、外用，内服多作含化剂用）　煅硼砂（煅制，有燥湿收敛作用，对局部渗出物容易吸收，易研成细粉，多用于喉科散药）

【性味归经】　甘、咸，凉。归肺、胃经。

【功效】　外用清热解毒；内服清肺化痰。

【应用】

1.咽喉肿痛，口舌生疮，目赤翳障　本品外用有清热解毒，消肿防腐作用，为五官科疾病的常用药。治咽喉肿痛、口舌生疮，常配元明粉、朱砂、冰片研末吹敷患处，如冰硼散；治目赤肿痛，目生翳障，可以本品水溶液洗眼，或与炉甘石、冰片、元明粉等制成点剂点眼，如白龙丹。

2.痰热咳嗽　本品咸凉入肺经，内服有清肺化痰之功。治痰热壅滞之痰黄黏稠、咳吐不爽，可配贝母、瓜蒌、黄芩等。

【用法用量】　外用适量,研末撒、敷,或外洗,或制成眼剂外用;或化水含漱。内服入丸、散剂,每次 1.5～3g。

【现代研究】　本品主要含四硼酸钠。本品对大肠埃希菌、铜绿假单胞菌、炭疽杆菌、志贺菌属、伤寒杆菌、副伤寒杆菌等多种细菌有抑制作用;煅硼砂对羊毛样小孢癣菌有较强的抑制作用;外用对皮肤、黏膜有收敛和保护作用。

马钱子　Maqianzi
(《本草纲目》)

【来源】　为马钱科植物马钱 *Strychnos nux-vomica* L. 的干燥成熟种子。主产于云南等地。冬季采收成熟果实,取出种子,晒干。炮制后入丸散用。

【别名】　番木鳖　苦实把豆儿

【性味归经】　苦,温;有大毒。归肝、脾经。

【功效】　通络止痛,散结消肿。

【应用】

1.跌打损伤,骨折肿痛　本品苦泄温通,入肝经血分,善活血通络、散结消肿,又长于止痛,为伤科疗伤止痛之佳品。治跌打损伤,骨折筋伤,瘀肿疼痛诸证。不论单用或入复方,外敷或内服均有良效,如八厘散。

2.风湿顽痹,麻木瘫痪　本品为苦温之品,通经络,透达关节,止痛力强,为治风湿顽痹、拘挛疼痛、麻木瘫痪之佳品。单用有效,亦常配伍祛风散寒、胜湿止痛、活血通络之品,尤长于治疗风湿顽痹及麻木瘫痪等证,如振颓丸。

3.痈疽疮毒　本品既散结消肿,又攻毒止痛,用治痈疽肿毒、恶疮、丹毒、瘰疬痰核、疥癣诸证,内服、外用均可。如番木鳖散。

【用法用量】　0.3～0.6g,炮制后入丸散用。

【使用注意】　孕妇禁用;不宜多服久服及生用;运动员慎用;有毒成分能经皮肤吸收,外用不宜大面积涂敷。

【现代研究】　本品含多种生物碱,如番木鳖碱(士的宁)、马钱子碱等。本品所含的番木鳖碱对整个中枢神经系统都有兴奋作用,首先兴奋脊髓的反射功能,提高反射强度,缩短反射时间。过量则使脊髓反射兴奋显著亢进,引起强直性痉挛,可因呼吸肌痉挛而窒息死亡。马钱子碱及其氮氧化物(马钱子碱加热反应后转化成的另一种化合物,毒性远低于马钱子碱)能抑制大鼠的前列腺素 E(PGE)、5-羟色胺(5-HT)等致痛物质的释放,对感觉神经末梢可能有麻痹作用。

猫爪草　Maozhaocao
(《中药材手册》)

【来源】　为毛茛科植物小毛茛 *Ranunculus ternatus* Thunb. 的干燥块根。主产于广西、台湾、江苏、浙江、江西、湖南、安徽、湖北、河南等地。春季采挖,除去须根和泥沙,晒干。生用。

【别名】　猫爪儿草　三散草

【性味归经】　甘、辛,温。归肝、肺经。

【功效】　化痰散结,解毒消肿。

【应用】

1.瘰疬痰核　本品味辛以散,能化痰浊,消郁结,宜于痰火郁结之瘰疬痰核,内服外用均可,多配伍夏枯草、玄参、僵蚕等药使用。

2. 疔疮，蛇虫咬伤　本品有解毒消肿之效，临床多用鲜品捣敷患处。

此外，利用猫爪草的发疱作用，还可治偏头痛、疟疾、牙痛。

【用法用量】　煎服，15～30g，单味药可用至120g。

【现代研究】　本品含小毛茛内酯、原白头翁素、二十烷酸等。猫爪草水提液对金黄色葡萄球菌、白色葡萄球菌、志贺菌属等均有抑制作用，且可抑制耐药性结核分枝杆菌，能抗约氏鼠疟原虫，降低原虫感染率。猫爪草对动物中枢神经系统、心脏、呼吸系统及肠壁具有不同程度的抑制作用，并使血压一过性下降，对血管却无扩张作用。

此外，猫爪草还具有抗肿瘤、镇咳、祛痰、抗炎等作用。

（马　波）

? 复习思考题

1. 简述拔毒生肌药的含义、作用、适应证、使用方法及注意事项。

2. 简述轻粉、蟾酥的用法用量及使用注意。

3. 升药与煅石膏按比例配伍应用有几种情况？各自的适应证是什么？

上2404

扫一扫，测一测

下篇 方剂学

第一章　绪　论

学习目标

1. 掌握方剂、方剂学的概念和方剂学的基本任务。
2. 掌握方剂学在中医药学中的地位及重要性。
3. 熟悉历代医家在方剂学方面的著作和主要成就。

第一节　方剂与方剂学的概念

方剂是在辨证审因，确立治法之后，按照组方原则，选择适宜的药物，酌定用量，确定适当的剂型和用法，妥善配伍而成。方剂是中医运用中药防治疾病的主要形式。

方剂是在辨证审因，确立治法的基础上，按照组方原则，选择适宜的药物，酌定用量而妥善配伍组成的有特定剂型用法的中医处方。方剂既是辨证论治的产物，也是古今医家临床经验与学术思想的载体。方剂作为理法方药的重要组成部分，一直是中医防治疾病的主要工具。

"方剂"一词，最早出现于南北朝前后，指医方而言。考"方"之义，有法、术之含义。《隋书·经籍志》："医方者，所以除疾疢，保性命之术者也。"此"方"指"医方""医术"；"剂"，古通"齐"，指调和、调剂，是指配合而成的医方，要有一定的剂量、剂型。早期方剂的含义有医方、医术、调剂之义。

从方剂的形式上看，它只是一些药名、药量、剂型的直接记录，但其内涵却非常丰富。因为方剂并不是药物随意的堆砌，也不是简单的药效相加，而是历代医家在长期临床实践中，通过不断地探索，反复验证、完善，针对病证的病机，有目的地将某些药物合理配伍，组成一个新的有机整体。每一首经方或古方，都凝炼着历代医家学术思想的结晶。

方剂学是研究和阐明方剂的制方原理、配伍规律及其临床应用的一门学科。方剂学是中医理、法、方、药的重要组成部分，它贯穿了中医基础、中医诊断、中药及临床应用等诸多理论知识，具有基础与应用的双重特征，是学习中医药各专业的基础课程。

历代流传下来的医方，浩如烟海，据不完全统计，中医古方至清末时就已达十万余首。方剂数量众多，既有疗效确切、历代传承的名方，也有组方芜杂、相互雷同者，可谓良莠不齐。学习方剂，不可能也不需要涉及如此繁多的内容，关键在于择其精良，通过一定数量的基础方、代表方和常用方的学习，掌握和理解其组成、运用和变化规律，这样就能达到执简驭繁，举一反三，触类旁通的目的。

通过本课程的学习，引导学生掌握组方原理和配伍规律，能对临床常用的方剂进行简单的处方分析，并具有一定的复方研发能力，为今后从事中药生产、检验、流通、经营、管理、使用及进一步学习中药专业的相关课程奠定理论基础。

第二节 方剂的起源与发展

方剂起源的历史非常悠久，早在原始社会，我们的祖先在寻找食物过程中就发现药物并用于治疗疾病。故有"药食同源"及"神农尝百草"之说。最初只是使用单味药，后经长期的实践探索与医疗经验的总结，人们发现将几种药物配合应用，一可收到更好的疗效，二则可减轻不良反应和毒性，于是产生了方剂，并逐渐成为中药应用的主要形式，这无疑是古代医药学发展过程中的巨大进步。

中医汤剂，始于商代，相传汤药的创始人是商代的伊尹，早在晋代皇甫谧《针灸甲乙经》序中有"汤剂始于伊尹"的记载。西汉初年，淳于意的《诊籍》中，提到"火之汤"等四个方剂，但由于年代久远，其具体药物已无从考证。

一、秦 汉 时 期

秦汉时期是方剂形成的初期阶段。1973年湖南长沙马王堆三号墓出土帛书《五十二病方》，据考证，该书大约成书于战国时期，是我国现存最古老的一部方书。全书共载医方283首，用药242种，因其分述五十二种疾病的治疗方法，故拟名《五十二病方》。所载方剂的剂型已有汤、丸、散、膏之分，外治方又有熨、浴、熏等不同用法，并记录了随证加减、汤剂煎煮，服药时间、次数、禁忌等内容，说明方剂在先秦时期已经被广泛应用。

《黄帝内经》成书略晚于《五十二病方》，是现存最早的中医理论经典著作。收载方剂13首，其中汤剂4首，其余9首均为成药，有丸、散、膏、酒等多种剂型，并总结了辨证立法、组方结构、配伍方法、用药宜忌、制方大小等理论，为方剂学理论的形成和发展奠定了坚实的理论基础。

东汉末期，张仲景总结前人的经验，以《黄帝内经》为理论基础，结合自己的实践经验，编著了《伤寒杂病论》，载方314首，创造性地融理、法、方、药于一体，大多数方剂组成严谨，疗效卓著，被后世誉为"方书之祖"，对方剂学的发展产生了深远的影响。《伤寒杂病论》经晋代王叔和及宋代林亿等先后整理编辑为《伤寒论》和《金匮要略》，使之得以广为流传。

《伤寒杂病论》成书的背景

思政元素

勤求古训，博采众方

张机，字仲景，东汉南阳郡涅阳县（今河南南阳）人，他"勤求古训，博采众方"，所著《伤寒杂病论》是中医学史上影响最大的古典医著之一，也是中医第一部临床治疗学巨著，被誉为"方书之祖"，他也因对医药学的杰出贡献，被后人尊称为"医圣"。

二、魏晋南北朝时期

魏晋南北朝时期是中国历史上政权更迭最频繁的时期。由于长期的封建割据和连绵不断的战争，使民不聊生。医家在临床制方选药上多注重实用，略于理论探讨。提倡用药简捷、价格便宜，注重疗效。晋代葛洪著《肘后备急方》，收载了大量简、便、廉、验的有效方剂，主张将药物加工成一定的剂型，贮之以备急用，使中成药又有了进一步的发展。书中增加了干浸膏、铅硬膏、浓缩丸、蜡丸、尿道栓、饼、丹等剂型，首次将中成药列专章论述，第一次使用了"成药剂"这一名词术语，进一步丰富和发展了药物剂型的内容。

三、隋唐时期

唐代孙思邈著《备急千金要方》与《千金翼方》，共载方 7 500 余首，为一部综合类医学著作，集唐以前方剂之大成。其中收录了许多保健、美容、抗衰老的方剂。书中还记载了秤、铁臼、磁钵、绢罗等 16 种制药工具，并第一次提出丸剂包装宜采用蜡密封包裹防潮的见解。该书对有毒中药的炮制贡献极大。如巴豆有大毒，孙氏言其毒性在油中，故主张炮制去油，方法简单，沿用至今。王焘撰写的《外台秘要》，收方 6 800 余首，整理并保存了一大批唐代及唐以前的名方，使许多医方得以传世，为方剂学的发展提供了丰富的文献资料。

四、宋金元时期

宋代出现了由政府组织编写的方书《太平圣惠方》，共 100 卷，载方 16 834 首，是一部临床实用的方书，首次提出了"处方法"的概念，扼要归纳出处方用药的具体步骤，是从方到法的一次理论上的突破。《太平惠民和剂局方》，是宋代官办药局的成药配方范本，载方 788 首，所收录的方剂都是"天下高手医，各以得效秘方进，下太医局试验"，而后颁行全国，这是我国历史上第一部由政府组织编制的成药药典，其中许多方剂迄今仍在临床上被广泛应用。

北宋时期（1076）的一大创举，是太医局在京城开设了由国家经营的"熟药局"，专卖成药与饮片，后改名为"医药惠民局"和"医药和剂局"。"熟药局"的出现促进了药材检验、成药生产、制剂技术的提高及药政管理，是我国药学史上的一件大事，也是世界医药发展史上的一个创举。

知识链接

熟药的概念

"熟药"就是如今所说的"中成药"，主要有丸、散、膏、丹等多种剂型，熟药的出现减少了很多煎制汤药的烦琐工序，便于购买和使用。宋代的熟药局，一直延续到元代。

金元时期，成无己所著《伤寒明理论》，系统地阐述了《伤寒论》中 20 首常用方剂的组方原理及方、药间的配伍关系，是第一部用君臣佐使的理论剖析方剂的专著，开方论研究之先河，使《黄帝内经》的制方理论在后世医家创制化裁新方中得以推广，标志着方剂的研究开始从经验上升为理论，正如《时氏处方学》所说："有方有法自仲景始，有方有论自成无己始。"此外，这一时期又产生了不同流派的学术争鸣，出现了史称"金元四大家"的医学流派，极大地促进了治法理论的发展。其中，刘完素为寒凉派的代表，著《黄帝素问宣明论方》，阐述寒凉清热之法；张从正为攻下派的代表，著《儒门事亲》，详论攻下祛邪之法；李杲为补土派的代表，著《脾胃论》，辨析补益脾胃之法；朱震亨为滋阴派的代表，著《丹溪心法》，推崇滋阴降火之法。他们对方剂与治法都有各自的创新和发挥，为后世以治法为主线构建方剂学理论框架奠定了基础。这些不同流派的学术争鸣，创立了很多治法及其代表方剂，大大丰富了方剂学的理论和治法。

五、明清时期

明清时期，方剂学发展日臻成熟。明代朱橚等编纂《普济方》一书，载方 61 739 首，该书广收博采，内容丰富，是明以前方书的一次全面总结，也是我国古代载方数量最多的方剂专著。明代吴昆《医方考》，虽选方只有 700 多首，但对方剂的命名、组成、功效、适应证、方义、加减应用、禁忌等均有比较深刻的论述,是方剂学发展史上第一部详析方论的专著。

清代汪昂编著的《医方集解》,首开综合分类方剂的先河,全书分门列方,共分二十二类,为现代《方剂学》分类的蓝本。这种分类法,概念清楚,切合临床,照顾面广,被后世医家所推崇。如吴仪洛编著的《成方切用》、张秉成编著的《成方便读》都是借用汪氏的分类法。以上这些都使方剂学初步成为一门具有完整理论体系的学科。清代程钟龄著《医学心悟》,首先提出八法,使理、法、方、药中"法"的概念更加明确,内容更为具体,开创了"以法统方"的先河。

总体来看,方剂学的发展,从汉至清,各个时期都有其成就和特色,而且历代相承,日渐丰富。

六、近现代时期

中华人民共和国成立以来,党和国家十分重视中医药事业的发展,方剂学得到了迅速的发展,方剂学的研究也取得了令人瞩目的成就。其主要成就:一是对古代一大批重要方书,进行校刊出版,为学习和研究古方、方剂提供了极大的方便。目前最具代表意义的方书是20世纪90年代,由南京中医药大学彭怀仁主编的《中医方剂大辞典》,载方96 592首,汇集了古今方剂学的研究成果,内容浩瀚,考订严谨,填补了自明代《普济方》问世至今600余年,对方剂系统整理研究的历史空白。二是在教学研究方面,编写出版了面向各种不同层次人员的《方剂学》教材与专著,为培养大批的中医药人才发挥了积极作用。三是在临床应用方面,系统地观察与验证了一批古代名方的临床疗效,发掘了部分古方的临床新用途,并创制了许多疗效确切的新方。四是新剂型的开发与应用。随着现代科学技术的飞速发展,除继承传统剂型并改进工艺以提高质量外,又研制了许多具有时代特点的质量好、疗效优的新成药剂型,如片剂、注射液、颗粒剂、滴丸剂、口服液制剂、气雾剂、软胶囊剂、袋泡剂等,弥补了传统剂型的不足。目前,中成药的剂型已有40多种,使给药途径、给药速度及临床疗效大为提高。五是方剂的实验研究得到了前所未有的重视与发展。通过生物学、生物化学、病理学、药理学、免疫学、医学生物工程学等多学科密切配合和交叉渗透进行研究,在阐明方剂的药效、作用机制物质基础以及配伍剂量等方面取得了诸多成果。

方剂是创制新药的重要来源,中成药新药开发一直受到政府的高度重视,通过化裁、精简、筛选古方,或改变传统剂型而研制新药,是目前中成药新药开发的主要途径。21世纪我国已把中成药新药的研制与开发列为重点,加快中医药现代化进程,加大创新力度,研制和生产大量拥有知识产权的中成药新药是我国中医药事业面临的迫切任务。为此,我们应该进一步努力学习与研究,不断开拓创新,为把方剂学提高到新的、更高的水平而积极进取。

知识链接

中成药新药的概念

中成药新药是指我国未生产过的中成药。已生产过的中成药,凡改变剂型、改变给药途径、增加新的适应证或制成新的复方制剂亦属新药范围。

（胡　波）

❓ 复习思考题

1. 简述方剂、方剂学的概念。

2. 简述《五十二病方》《伤寒杂病论》《太平惠民和剂局方》《普济方》《中医方剂大辞典》的成书年代及重要性。

3. 简述中华人民共和国成立后方剂学的发展成就。

第二章 方剂与治法

PPT 课件

1. 掌握常用治法(八法)的基本内容。
2. 熟悉方剂与治法的关系。

知识导览

方剂与治法都是中医学"理、法、方、药"的重要组成部分。治法是在辨清证候,审明病因病机之后,采取的有针对性的治疗法则。方剂是在理法的指导下,有目的、有法度地运用药物防治疾病的工具。治法是联系辨证理论和遣药组方的纽带,是学习和运用方剂不可缺少的基础。因此,治法和方剂有着密不可分的关系。

第一节 方剂与治法的关系

从中医学的历史发展来看,是先有方,后有法。治法是古代医家在长期的医疗实践及大量用方的基础上总结出来的,是从实践上升到理论,后于方剂而形成的理论。从中医的辨证施治过程中看,是先立法,后处方。当治法由经验上升为理论之后,就成了遣药组方、运用成方、创制新方的依据和指导原则。由此可见,方剂是实践的产物,治法是理论的总结。

治法和方剂,都是中医学理法方药体系的重要组成部分。二者关系主要体现在两个方面:

其一,治法是方剂的依据。治法是通过辨证确立的,它对证候的病机具有很强的针对性。遣药组方或运用成方,必须在治法的指导下,才能与病机相吻合,从而取得满意的疗效。由此可见,治法是方剂组成及其运用的理论依据,此即所谓"方从法出,以法统方"。

其二,方剂是治法的体现。方剂是按照治法的要求,选择药物,酌定用量,妥善配伍而组成。方剂临床应用以后的效果,除了与其选药(包括用量)是否精当、配伍是否合理有关以外,关键在于治法是否正确。所以,方剂运用可以检验治法正确与否,方剂是治法的体现形式之一,治法主要通过方剂发挥治疗作用,此即所谓"从方见法,以方验法"。

总之,治法是针对病机产生,而方剂必须相应地体现治法。例如,一个感冒患者,经四诊合参,审证求因,确定其为风寒表证后,根据"其在皮者,汗而发之""疗寒以热药"的治疗原则,确定用辛温解表法治疗,选用相应的方剂,如法煎服,使汗出表解,邪去人安。可见,方剂的功效要与治法一致,治法要与病证相符,方能获效,否则,治法与辨证不一,选方与治法不同,或辨证不清,治法不详,方剂不当,都必然导致治疗无效,甚至使病情恶化。由此可见,治法是指导遣药组方的原则,方剂是体现和完成治法的主要手段。即"方从法出,法随证立",既不能有法无方,也不能有方无法。两者之间的关系,是相互为用,密不可分的。

第二节　常用治法

药物治病是方剂运用的主要形式，历代医家在长期医疗实践中制定了许多治法，以治疗复杂多变的各种疾病。为了便于临床掌握与运用，清代医家程钟龄将诸多治法概括为"八法"，他在《医学心悟·医门八法》中提出："论病之源，以内伤外感四字括之。论病之情，则以寒热、虚实、表里、阴阳八字统之。而论治病之方，则又以汗、和、下、消、吐、清、温、补八法尽之。"并指出八法的制定是以八纲为依据，由于八法简明扼要，并概括了中医治法的重点所在，后世医家把"八法"作为常用治法的代表。现将"八法"内容简要介绍如下。

一、汗　法

汗法是通过开泄腠理，开宣肺气，促其发汗，使表邪随汗而解的一种治疗方法。适用于外感表证以及麻疹、疮疡、痢疾、水肿初起兼有表证者。但汗法并不是以汗出为目的，而是通过出汗，使腠理开、营卫和、肺气畅、血脉通，邪祛正安。所以不论是外感表证的无汗或有汗，还是邪有外出趋向的其他病证，皆可用汗法治疗。

二、吐　法

吐法是通过涌吐作用，使停留在咽喉、胸膈、胃脘的痰涎、宿食或毒物等从口中吐出的一种治疗方法。适用于有形病邪停滞，病位较高，病势上越，急需吐出者。如中风痰壅，宿食壅阻胃脘，痰涎壅盛之癫狂，毒物停在胃中尚未吸收等病证。吐法虽为祛邪捷径，但易伤胃气，故体虚气弱、妇人新产、孕妇等均应慎用。因吐法多有不适反应，患者不易接受，并有许多禁忌，除用于洗胃外，现今临床已较少使用。

三、下　法

下法是通过荡涤肠胃、泻下通便，使停留于肠胃的有形实邪从大便排出的一种治疗方法。适用于大便秘结，宿食不消，瘀血内停，顽痰停饮及痼积虫积等里实证。由于病情有寒热，体质有虚实，病邪有兼夹之不同，故下法有寒下、温下、润下、逐水、攻补兼施等区别，并常与其他治法结合运用。

四、和　法

《医学心悟》八法
之"和法"临床
应用

是通过和解或调和作用，使半表半里之邪，或脏腑、阴阳、表里失和之证得以解除的一种治疗方法。适用于邪犯少阳，肝脾不和，肠寒胃热，表里同病等证。和法既不同于汗、吐、下三法，以专攻病邪为目的，也不同于补法，以专补正气为目的，而是通过和解或调和的方法，既能祛除病邪，又能调整脏腑功能，无明显寒热补泻之偏，性质平和，全面兼顾，应用范围较广。

五、温　法

温法是通过温里祛寒、回阳通脉等作用，使寒去阳复，里寒之证得以温散的一种治疗方法。适用于中焦虚寒，寒饮内停，阳气衰微，以及寒凝经脉等证。由于里寒证发生，往往与阳虚并存，所以温法又常与补益阳气法结合运用。

六、清　法

清法是通过清热泻火、凉血解毒等作用，使在里之热邪得以解除的一种治疗方法。适用于热在气分，热在营血，热在脏腑，热盛成毒以及虚热等证。由于里热证既有气分、营分、血分的不同阶段，病位也涉及不同的脏腑，性质又有虚实之分，因而临证应用当以明辨。

七、消　法

消法是通过消食导滞、消坚散结等作用，使气、血、痰、食、水、虫等有形之邪渐消缓散的一种治疗方法。因本法以渐消缓散为其特点，适用于渐积形成的有形之邪。如饮食停滞，癥瘕积聚，气滞血瘀，水湿内停，痰饮不化，疳积虫积，痈肿疮疡等病证。消法有消导食积、消痞化癥、消痰祛湿、行气散滞、活血化瘀、消疳杀虫、消疮散痈等区别，并经常与其他治法配合应用。

知识链接

消法与下法的区别

消法与下法均用于治疗有形实邪，但两者不同。下法所治之证，病位多在肠胃，病势急迫，形证俱实，必须急下，使邪从大便以得到速除。消法所治之证，病位主要在脏腑、经络、肌肉之间，渐积形成，虽邪坚病固，但体质较虚，其表现多为虚实夹杂，尤其是气血积聚而形成的癥瘕痞块、瘰疬痰核等，不可能迅速消除，故用消法以渐消缓散。

八、补　法

补法是通过滋补人体的气血阴阳，增强脏腑生理功能，治疗各种虚证的一种治疗方法。适用于气、血、阴、阳不足或脏腑虚弱引起的各种虚证。补法不仅能扶虚助弱，增强脏腑功能，而且可以通过恢复和增强正气，促进机体的自我调整功能，若正虚感邪，无力驱邪外出时，补法可与其他治法合用，达到扶正祛邪的效果，因而在临证治疗中占有重要的位置。

综上所述，"八法"各自有着一定作用及适用范围，但因临床病情复杂，往往一法难以胜任治疗的需要，常需数法配合应用，才能治无遗邪，照顾全面。如汗法之中常兼清法，温法之中常兼补法，清法之中常兼下法等。因此，在具体运用时要知常达变，灵活运用，体现法中有法。正如《医学心悟》所说："一法之中，八法备焉；八法之中，百法备焉。病变虽多，而法归于一。"在临证处方时，只要做到精思熟虑，就能融会贯通，灵活变化而不越乎规矩。此外，随着临床治法发展，"八法"已经难以概括目前的所有治法，如后世发展的开窍法、固涩法、安神法、息风法等，都是对治法的补充。

（胡　波）

?　**复习思考题**

1. 简述方剂与治法的关系。
2. 试述"八法"的概念及各法适应证。
3. 简述消法与下法的定义和区别。

第三章 方剂的组成与变化

1. 掌握方剂的配伍意义。
2. 掌握方剂的组成原则。
3. 熟悉方剂变化的三种形式。

第一节 方剂的配伍目的

方剂的组成既不是随意的药物堆砌，更不是简单的药效相加，而是在辨证立法的基础上通过合理的药物配伍组成。"配伍"是根据病情的需要和药物的性能，有目的、有序列地将两味或两味以上的药物配伍在一起使用的药用形式。除少数的方剂是由单味药物组成外，绝大多数方剂均由两味或两味以上的药物配伍组合而成。因中药的药性各有所偏，功用各有所长，大多一药多能，对于病体，它既有治疗的一面，也有因其药物的偏性导致不同程度毒副作用一面，因此，通过合理的药物配伍，纠其偏性，制其毒性，控制一药多能的发挥方向，以达到减毒、增效的作用。即所谓"用药有利有弊，用方有利无弊"。配伍目的：一是增强原药效。将功效相同的药物配合应用，增强药效，提高治疗效果。二是综合多药效。将功效不同或相反的药物配合应用，综合药效的多功能，扩大治疗范围，以适应复杂病情的需要。三是制约药物毒性或烈性。指药物配伍后，一药能消除或减缓另一药的毒性或烈性，以消除或减缓对人体的不利因素。可见药物通过配伍，能扬长避短，既增强、综合药物作用，提高疗效，又能兼制药物的毒副作用，使各具特性的药物最大限度地发挥了相辅相成或相反相成的综合作用，以适应各种病情的需要。

第二节 方剂的组成

每一首方剂的组成，都是根据病情，在辨证立法的基础上，选择适宜的药物，妥善配伍而成。但在组织不同的药物，确定其各自的地位时，还应符合严密的组方基本结构，即"君、臣、佐、使"的这一组方形式。做到主次分明，全面兼顾，扬长避短，提高疗效，这是遣药组方的规矩和绳墨，具有指导意义。

方剂的组成理论最早见于《黄帝内经》。《素问·至真要大论》云："主病之谓君，佐君之为臣，应臣之为使。"后世医家通过临床实践，在此基础上不断探索研究，逐步使之形成了一套完整的理论。明代何柏斋在《医学管见》中更进一步指出："大抵药之治病，各有所主。主治者，君也。辅治者，臣也。与君药相反而相助者，佐也。引经及治病之药至病所者，使也。"现将君、臣、佐、使药的含义归纳论述如下。

君药 是针对主病或主证起主要治疗作用的药物。其药量、药力居方中之首，是方剂组成中不可缺少的核心药物。

臣药　有两种含义。一是辅助君药加强对主病或主证治疗作用的药物；二是针对主要兼病或兼证起主要治疗作用的药物。其药量、药力均次于君药，与君药多具特定的增效配伍关系。

佐药　有三种含义。一是佐助药，即协助君、臣药加强治疗作用，或直接治疗次要症状的药物；二是佐制药，即用以消除或缓解君、臣药的毒性或烈性的药物；三是反佐药，即根据病情需要，配用与君药性味相反而又能在治疗中起相成作用的药物。佐药的药味可多于臣药，其药力、药量次于臣药，佐助、佐制药使用较多，反佐药使用相对较少。

使药　有两种含义。一是引经药，即能引导方中药物的药力直达病所的药物；二是调和药，即具有调和方中诸药的性能，协调方中诸药相互作用及矫味作用。

在具体组成时，一般君药的药味宜少，但药力较强，用量较大。臣药的药力与药量较君药小，与君药多具有相须或相使的配伍关系。佐药一般用药味数稍多，但用量较小。使药通常用量最小，药味数量很少。正如李杲在《脾胃论》中说："君药分量最多，臣药次之，使药又次之，不可令臣过于君。君臣有序，相与宣摄，则可以御邪除病矣。"

综上所述，方剂的组成是由君、臣、佐、使四部分构成，而君、臣、佐、使的设定是以所治病情和被选药物在方中所起的主次地位为依据。君药是方中的核心部分，是方中不可缺少的药物，而臣、佐、使药则是围绕君药起着协同或加强的作用，从而达到整体的治疗效应。但有时君药兼有引经作用时，可不用使药。如桔梗汤，桔梗既能清利咽喉为君药，又能载药上行而兼有使药的作用；又君、臣药无毒或药性平缓时，可不用佐药。如当归补血汤只用两味药，方中黄芪补气生血为君，当归补血为臣。因而在具体组方时，除君药外，臣、佐、使药是否俱备，需视病情的需要而定。

方剂是由君、臣、佐、使四方面组成，但它们之间并不是彼此孤立的，而是主次分明，配伍有序，既各尽其职，又互相配合，从而发挥相辅相成、相制相成及相反相成的综合作用。现以麻黄汤为例，说明君、臣、佐、使药的组方含义和具体运用。麻黄汤主治风寒表实证，症见恶寒发热，头痛身疼，无汗而喘，苔薄白，脉浮紧。经辨证得知，其病因是外感风寒，病机为寒邪束表，肺气失宣。治宜发汗解表，宣肺平喘。方中麻黄辛温，发汗解表以散风寒，宣发肺气以平喘逆，治疗主证为君药；桂枝辛甘性温，助麻黄发汗解表，又温经通脉，兼治寒凝经脉所致的头身关节疼痛，为臣药，麻黄与桂枝用量之比为3∶2，突出了麻黄君药的地位；苦杏仁苦平，降泄肺气，与麻黄宣降相合，恢复肺脏的宣肃功能，增强了止咳平喘之功，为佐药；炙甘草甘温，调和诸药，为使药。如此配伍，重点突出，主次分明，结构严谨，恰合病情。

第三节　方剂的变化

专病专方、专方专药是中医诊疗疾病的基本模式。因此，临证组方不根据病机、治法选用成方，谓之"有方无法"；不根据病情加减而墨守成方，又谓之"有方无药"。故在临证应用成方时，必须根据患者病情的轻重缓急、体质强弱、年龄大小、四时气候、地域环境的不同而灵活变化，加减运用，做到"师其法而不泥其方，师其方而不泥其药"。正如徐大椿在《医学源流论·执方治病论》中说："欲用古方，必先审病者所患之证，悉与古方前所陈列之证皆合，更检方中所用之药，无一不与所现之证相合，然后施用，否则必须加减，无可加减，则另择一方。"说明方剂在运用时不可墨守成方，应当通过灵活变化来适应具体病情的需要。方剂的运用变化主要有以下形式：

一、药味加减的变化

方剂是由药物组成的，药物是决定方剂功用的主要因素。当加减方中药物时，该方的功效也必然随之发生变化。药味加减的变化有两种情况：一是佐使药的加减变化。这是在主病、主证、主药不变的前提下,因其兼证的变化或不同,在原方的基础上,加上某些与疾病相适应的药物或减去某些与疾病不相适应的药物,以适应病情的需要。因佐使药在方中的药力较小,其加减不会引起原方功效的根本改变,称"随证加减"。二是臣药的加减变化。臣药在方中助君药发挥某一功能,若臣药配伍发生改变,会使原方主要配伍关系发生改变,导致原方剂的功效发生根本改变。因此,在对方剂药物进行加减变化时,应当很好地把握方中各药的配伍关系。

知识链接

佐使药与臣药加减变化

1. **佐使药的加减**　如四君子汤主治脾胃气虚证,功效益气健脾。若脾胃气虚而兼气滞,见有脘闷腹胀者,可在四君子汤中加入陈皮,既益气健脾,又行气消胀,治疗脾胃气虚而兼有气滞之证。原方剂的功效未发生改变。

2. **臣药的加减**　如麻黄汤与麻杏石甘汤,二方均用麻黄、苦杏仁、甘草,均以麻黄为君。其不同的是,前者以辛温的桂枝为臣,桂枝则助麻黄发汗解表,治疗风寒表实证,为辛温解表剂。而后者是以辛甘大寒的石膏为臣,石膏则助麻黄宣泄肺热,治疗肺热咳喘证,为辛凉解表剂。可见二方因臣药的变化,使辛温之剂变为辛凉之剂,原方剂的功效发生了根本的改变。

二、药量加减的变化

组成方剂的药物不变,通过增减方中的药量,改变原方药力的强弱,或改变原方药物的主次关系,以适应病情的需要。药量的加减对方剂的功效、主治影响有二:一是改变药力,是指药量的增减变化没有改变原方君臣的配伍关系,其功效、主治与原方基本相同,但增强或减弱了原方的药力。如:四逆汤与通脉四逆汤,均由附子、干姜、甘草三药组成,虽通脉四逆汤比四逆汤增加了附子、干姜的用量,但君臣的配伍关系没有改变,故其功效、主治与四逆汤基本相同,但增强了四逆汤的药力。主治阴盛格阳于外所致的四肢厥逆,身反不恶寒,下利清谷,脉微欲绝的较重证候(表3-1)。二是改变主治,是指药量的增减变化改变了原方君臣的配伍关系,其功效、主治与原方各不相同。如:小承气汤与厚朴三物汤,均由大黄、枳实、厚朴三药组成。而小承气汤以大黄四两为君,枳实三枚为臣;君臣配伍,重在攻下热结,主治阳明腑实证。厚朴三物汤以厚朴八两为君,枳实五枚为臣;君臣配伍,重在行气除满,主治气滞便秘证。由于方中药量发生改变,君臣的配伍关系发生变化,故其功效、主治与原方各不相同,方名亦随之改变(表3-2)。

表3-1　四逆汤与通脉四逆汤比较

方剂名称	君药	臣药	佐使药	功效	主治
	生附子	干姜	甘草		
四逆汤	一枚	一两五钱	二两	回阳救逆	阴盛阳微证
通脉四逆汤	大者一枚	三两	二两	回阳通脉	阴盛格阳证

注:上述药物剂量,是汉代张仲景之《伤寒论》中记载的用量(下同)。

表3-2　小承气汤与厚朴三物汤比较

方剂名称	君药	臣药	佐使药	功效	主治
小承气汤	大黄四两	枳实三枚	厚朴二两	攻下热结	阳明腑实证
厚朴三物汤	厚朴八两	枳实五枚	大黄四两	行气除满	气滞便秘证

以上举例说明方剂中药物的用量也非常重要，不能认为只要药物选择适宜，就可以达到治疗目的，实际上用量失宜则方亦无功。

三、剂型更换的变化

同一方剂，药物组成与剂量完全相同，但因其使用的剂型不同，其作用也有区别，主要是根据病情的轻重缓急，来决定药力强弱峻缓。沈括在《梦溪笔谈》指出："欲速者宜汤，稍缓者用散，甚缓者用丸。"如：理中丸与人参汤，组成与用量完全相同。但理中丸剂型为丸剂，主治中焦虚寒，脘腹疼痛，虚寒较轻，病势较缓，用丸以缓治；人参汤剂型为汤剂，主治中、上二焦虚寒，心胸痞闷，气从胁下上逆，虚寒较重，病势较急，用汤以速治（表3-3）。

表3-3 理中丸与人参汤比较

方剂名称	药物组成				主治病证	备注
	人参	干姜	白术	甘草		
理中丸	三两	三两	三两	三两	中焦虚寒，脘腹疼痛，自利不渴，病后喜吐	炼蜜为丸，取丸以缓治
人参汤	三两	三两	三两	三两	中、上二焦虚寒，心胸痞闷，气从胁下上逆	煎汤分三服，取汤以速治

剂型的更换变化在方剂运用中极为普遍。近年来，随着剂型的改革及制剂工艺的发展，研制出许多新的剂型，如注射剂、气雾剂等，使给药途径也发生了变化，其功效与原剂型的差别更为显著。

方剂药味、药量、剂型的三种变化形式，既可单独应用，也可以结合应用。临床运用成方，首先要正确地理解原方的立法宗旨，弄清方中药物之间的配伍关系，掌握方剂变化运用的规律，才能做到师古而不泥古，变化而不离宗，知常达变。

综上所述，方剂的运用，既要遵循方剂组成结构的基本原则，又要有灵活的权宜变化，这充分体现了中医辨证论治的原则性与灵活性的统一。只有全面掌握，灵活运用，才能在临床实践中应对纷繁复杂的病证。

（杨 琦）

? 复习思考题

1. 方剂的组成结构是什么，其各自的作用是什么？
2. 简述方剂变化的主要形式。

下0303

扫一扫，测一测

第四章 剂 型

学习目标

1. 熟悉常用剂型的种类、优缺点及临床适应证。
2. 熟悉常用剂型的制备方法与主要特点。

药物组成方剂后，根据病情的需要、药物的性能特点以及给药途径的不同，将药物制成一定的形态，称为剂型。临床应用方剂时，选择适宜的剂型，有助于增强治疗效果。

中药剂型种类很多，明代《本草纲目》记载剂型已有40余种，随着制药工业的发展，又研制了许多新剂型，如片剂、颗粒剂、注射剂、气雾剂等。现将常用剂型的制备方法及主要特点介绍如下。

一、汤 剂

汤剂是将药物饮片加水或酒浸泡后，按煎法要求煎煮一定的时间，去渣取汁，制成的液体剂型。汤剂是中医临床应用最广泛的一种剂型。汤剂主供内服，外用多作洗浴、熏蒸、含漱。其特点是吸收快，作用强，奏效迅速，并可根据病情变化而随证加减药物，适用于病情较重或病情不稳定的患者。其缺点是服用量大，有些药物的有效成分不易煎出或易于挥发散失，不适宜于规模生产，不便于携带等。

二、散 剂

散剂是指将一种或多种药材粉碎，混合制成的粉末状制剂。分为内服与外用两类。内服散剂一般研成细粉，用温开水冲服，量小者亦可直接吞服，如行军散；但亦有以内服为主，兼作外用的，如七厘散、云南白药；也有制成粗末，加水煎煮取汁服用的，称为煮散，如银翘散。外用散剂是将药物研成极细粉末，外敷或掺撒疮面或患病部位，多用于外科及耳鼻喉科疾病，如生肌散、金黄散等。此外，对一些有效成分不溶于水或难溶水、不耐高温、剧毒不易掌握用量、用量小且较珍贵的药物，亦宜制成散剂。散剂的优点是制作简便，吸收较快，节省药材，便于服用与携带。其缺点是挥发性成分易散失，易潮解而变质。

三、丸 剂

丸剂是指药材细粉或药材提取物加适宜的黏合剂或其他辅料制成的球形或类球形制剂。是最古老的传统剂型之一，列"丸、散、膏、丹"之首。丸剂与汤剂相比，其特点是吸收较慢，药效持久，体积小，服用、携带、贮存方便。适用于慢性或虚弱性疾病，如六味地黄丸、香砂六君丸等。此外，一些芳香或剧毒药物，不宜作汤剂煎服，也常制成丸剂内服，如安宫牛黄丸、抵当丸等。其缺点是易变硬、虫蛀、霉变，儿童服用困难，有效成分的质量标准难以确定。根据丸剂制备所用赋形剂的不同又分为蜜丸、水丸、糊丸、浓缩丸等。

（一）蜜丸

蜜丸是将药材细粉以蜂蜜为黏合剂制成的丸剂。蜜丸性质柔润，作用和缓，并有补益、防腐和矫味作用，故能增加药物的滋补作用，矫正一些药物的不良味道，延缓药物的溶解吸收，使药效缓和而持久。适用于慢性虚弱性疾病，需长期服用者，如人参归脾丸、六味地黄丸等。

知识链接

蜜丸分类

蜜丸有大蜜丸与小蜜丸之分，其中每丸重量在 0.5g（含 0.5g）以上者称大蜜丸，每丸重量在 0.5g 以下者称小蜜丸。

（二）水丸

水丸是将药材细粉以水（或根据制法用黄酒、醋、稀药汁、糖液等）为黏合剂制成的丸剂。水丸较蜜丸易于崩解、溶解，吸收快，奏效迅速，易于吞服，适用于多种疾病。如开胸顺气丸、保和丸等。

（三）糊丸

糊丸是将药材细粉以米糊或面糊等为黏合剂制成的丸剂。糊丸黏合力强，质地坚硬，崩解、溶散迟缓，内服可延长药效，减轻剧毒药的不良反应和对胃肠的刺激，因此，一些有刺激性或毒性的药物需在体内缓慢吸收，常制成糊丸。如小金丸、控涎丸等。

（四）浓缩丸

浓缩丸是指药材或部分药材提取的清膏或浸膏，与适宜的辅料或药物细粉，以水、蜂蜜或蜂蜜和水为黏合剂制成的丸剂。其体积小，有效成分含量高，易于服用，疗效快，适用于多种疾病。如安神补心丸、银翘解毒丸等。

四、膏 剂

膏剂是将药物用水或植物油煎熬去渣而制成的剂型，分为内服与外用两种。内服膏剂有流浸膏、浸膏、煎膏三种，其中流浸膏与浸膏多用于调配其他制剂使用，如合剂、糖浆剂、冲剂、片剂等。外用膏剂分为软膏、硬膏两种。

（一）煎膏

又称膏滋。是指药材用水煎煮，去渣浓缩后，加炼蜜或糖制成的半流体制剂。其特点是体积小，含量高，口味甜美，便于服用，有滋润补益、易吸收等作用。适用于慢性虚弱性患者，需长时用药，如鹿胎膏、八珍益母膏等。

（二）软膏

又称药膏。是指药物、药材细粉、药材提取物与适宜基质混合制成的半固体外用制剂。常用基质分为油脂性、水溶性和乳剂型基质，其中用乳剂型基质的亦称乳膏剂。软膏具有一定的黏稠性，主要在皮肤、黏膜或创面等局部发挥治疗作用，外涂后渐渐软化或溶化，对病变皮肤起防腐、杀菌、消炎及促进伤口愈合作用，适用于外科疮疡疖肿、烧烫伤等，如老鹳草软膏、紫草膏等。

（三）膏药

又称硬膏。是指药材、食用植物油与红丹炼制成的膏料，摊涂于布或纸上制成的外用制剂。常温时呈固体状态，用时加温软化后贴于患处或穴位上。具有内外兼治作用。外能消肿、拔毒、生肌、去腐止痛，用治疮疡肿毒、跌打损伤等；内能祛风散寒通络，用治风湿痹证以及腰痛、腹痛等，如阳和解凝膏、狗皮膏等。其缺点是易污染衣物，个别有皮肤过敏反应。

五、酒　剂

又称药酒。是指药材用蒸馏酒提取制成的澄清液体制剂。酒有活血通络、易于发散和助长药效的特性，常在补益或祛风通络剂中使用。酒剂多供内服，亦作外用。内服具有补虚、祛风活血通络作用，用于体质虚弱、风湿痹痛，如风湿药酒、参茸药酒等；外用具有祛风活血，止痛消肿之功，用于跌打损伤、皮肤病等。其缺点是孕妇、心脏病、高血压等患者不宜服用。

六、栓　剂

古称坐药或塞药。是指药材提取物或药粉与适宜基质制成供腔道给药的固体制剂。栓剂用于腔道并在其间融化或溶解而释放药效，起局部或全身治疗作用。起局部治疗作用的栓剂，有杀虫止痒、滑润、收敛、抗菌、消炎等作用，为肛肠科、妇科的常用制剂，如消痔栓、复方蛇床子栓。起全身治疗作用的栓剂，由腔道给药，经黏膜吸收进入血液起全身作用，有解热止痛、安眠镇静、平喘的作用，如小儿解热栓、氨茶碱栓等。栓剂的特点是药物吸收比口服给药快，生物利用度高，有 50%～70% 的药物不经过肝脏而直接进入体循环，既能减少药物在肝脏中的"首过效应"，又能减少药物对肝脏的毒性和副作用，还可以避免胃肠液对药物的影响及药物对胃黏膜的刺激，婴幼儿直肠给药尤为方便。

七、片　剂

片剂是指药材提取物、药材提取物加药材细粉或药材细粉与适宜辅料混匀压制而成的圆片状或异形片状的制剂。分为浸膏片、半浸膏片和全粉片。其特点是体积小，用量准确，质量稳定，服用方便，是目前临床常用的剂型。味苦或具有异味的药物压片后可再包糖衣，使之易于服用；如需在肠道吸收的药物，则又可包肠溶衣，使之在肠道内崩解，如天麻首乌片、牛黄解毒片、盐酸小檗碱片等。近年来随着片剂生产技术及机械设备改进，新型辅料的研制和应用，又研制出控释片、口含片、微囊片、咀嚼片、泡腾片等。具有生产效率高，成本低，服用及储运方便的优点。其缺点是昏迷患者不易吞服。

八、胶　囊　剂

胶囊剂是将药物装于空胶囊中制成的制剂。空胶囊均以明胶为主要原料。分为硬胶囊剂、软胶囊剂（胶丸）和肠溶胶囊剂三种。其特点是可掩盖药物不适的苦味或臭味，剂量准确，能提高药物的稳定性，且生物利用度高，容易吞服。

九、颗　粒　剂

颗粒剂是指药材的提取物加适宜的辅料或药材细粉制成干燥颗粒状制剂。用时用开水冲服，又称"冲剂"。颗粒剂是在汤剂、散剂与糖浆剂的基础上发展而来的新剂型。有颗粒状和块状两种，分为可溶性、混悬性、泡腾性及含糖型、无糖型等不同类型。其特点是既保存了汤剂吸收快、作用迅速的优势，又省去汤剂煎煮的麻烦，且体积小，重量轻，服用简单，口感好，便于服用，尤其儿童更易于接受。其缺点是易吸湿潮解变质。

十、注　射　剂

注射剂是将药物经过提取、精制、配制等步骤而制成的灭菌溶液、无菌混悬液或供配制成液体的无菌粉末,供肌内、静脉注射的一种剂型。其优点是剂量准确,药效迅速,适于急救,不受消化系统影响等,对神志昏迷,难于口服给药的患者尤为适宜,如清开灵注射液、生脉注射液等。中药注射剂的出现,改变了中药传统的给药方式,为中医药治疗重症或急症提供了新的给药途径和剂型。其缺点是患者自行使用时如产生过敏反应,则无法及时处理。

中药的剂型较多,除上述的主要剂型外,还有灸剂、丹剂、露剂、锭剂、条剂、线剂、搽剂、灌肠剂等,用现代制剂技术制成的还有口服液、糖浆剂、气雾剂等。不同的剂型有不同的特点,临证时应根据病情,酌情选用,以提高疗效。

（杨　琦）

？ 复习思考题

1. 简述散剂、丸剂、片剂、颗粒剂等剂型的优缺点。
2. 简述栓剂、注射剂的给药途径及主要特点。

下0403

扫一扫,测一测

第五章　解　表　剂

1. 掌握解表剂的概念、适应证、分类、使用注意。
2. 掌握麻黄汤、桂枝汤、银翘散的组成、功效、主治、方解、配伍特点。
3. 熟悉九味羌活汤、小青龙汤、桑菊饮、双黄连口服液组成、功效、主治。
4. 了解麻黄汤与桂枝汤、银翘散与桑菊饮的功用鉴别。

凡以解表药为主组成，具有发汗、解肌、透疹等作用，用治表证的方剂，称为解表剂。属"八法"中"汗法"范畴。

解表剂主要用于六淫之邪侵袭肌表、肺卫所致的表证，此时病邪轻浅，病在肌表，根据"其在皮者，汗而发之"（《素问·阴阳应象大论》）的治疗原则，用解表剂通过发汗，使表邪从肌表随汗而解。若失治或误治，表邪不能及时从外而解，势必内传入里，变生他证。解表剂除适用于表证外，麻疹、水肿、疮疡、痢疾等疾病初起，症见恶寒发热、头痛身疼、苔薄白、脉浮者，均为其适用范围。

六淫之邪有寒热之别，患者体质有虚实之分，因表证常见有风寒表证、风热证及体虚外感等三种证型，故本章方剂分为辛温解表、辛凉解表、扶正解表剂三类。

解表剂多由辛散轻宣的药物组成，故不宜久煎，以免药力挥发耗散，降低疗效。解表剂宜温服，服后注意避风寒，并适当增加衣被以保暖助汗。服药取汗，以遍身微汗为佳，不可汗出太过伤阴耗气，亦不可汗出不彻病邪不解。如果表邪未尽，见有里证，应先解表后治里；若表里并重，则当表里双解；若病邪已经入里，或麻疹已透、疮疡已溃、虚证水肿、吐泻伤津等，均不宜使用。

第一节　辛温解表

辛温解表剂适用于风寒表证，症见恶寒发热，头痛项强，肢体酸痛，口不渴，无汗或有汗，舌苔薄白，脉浮紧或浮缓等。常用辛温解表药如麻黄、桂枝、羌活等为主组成方剂。

麻黄汤（《伤寒论》）

【组成】　麻黄三两，去节（9g）　桂枝二两，去皮（6g）　杏仁七十个，去皮尖（6g）　甘草一两，炙（3g）

【用法】　上四味，以水九升，先煮麻黄，减二升，去上沫，内诸药，煮取二升半，去滓，温服八合。覆取微似汗，不需啜粥，余如桂枝法将息。

现代用法：水煎服，温覆取微汗。

【功效】　发汗解表，宣肺平喘。

【主治】　外感风寒表实证。恶寒发热，头身疼痛，无汗而喘，苔薄白，脉浮紧。

【方解】　本方证为风寒束表，肺气失宣所致。风寒束表，邪正相争，则恶寒发热；皮毛闭塞，经气不利,头身疼痛,无汗;肺气失宣,上逆为喘咳;苔薄白,脉浮紧均为外感风寒表实证的征象。治宜发汗宣肺,既解在表之寒邪,又开郁闭之肺气。方中麻黄性温辛散入肺经,既开泄腠理散寒邪,又宣畅肺气止喘咳,为君药。桂枝通营达卫,既助麻黄发汗解表,又畅行营阴止疼痛,使表邪祛营卫和,为臣药。麻桂相配,一宣卫气之郁闭开腠理,一通营阴之滞以和营卫,二药相须为用,透营畅卫,为辛温解表的常用组合。苦杏仁苦降入肺,肃降肺气以平喘咳,与麻黄配伍,一宣一降,以复肺之宣肃功能,增平喘止咳之功,为佐药。炙甘草调和诸药,既益气扶正,又能缓和麻、桂之峻烈之性,使汗出而不伤正,为使药而兼佐药之用。四药合用,发汗解表以散寒,宣降肺气以平喘。

【临床应用】

1. 用方要点 本方为治外感风寒表实证的基础方,以恶寒发热、无汗而喘、脉浮紧为辨证要点。

2. 现代应用 本方常用于治疗普通感冒、流行性感冒,以及急性支气管炎、支气管哮喘等属风寒表实证者。

3. 使用注意 本方为发汗峻剂,药后一经汗出,则不宜再服。对于外感表虚白汗,外感风热,体虚外感等,均忌用。

【附方】 **大青龙汤**(《伤寒论》) 麻黄六两,去节(12g) 桂枝二两(6g) 甘草二两,炙(6g) 杏仁四十枚,去皮尖(6g) 生姜三两,切(9g) 大枣十枚,擘(3g) 石膏如鸡子大,碎(18g) 水煎服。功效:发汗解表,清热除烦。主治:外感风寒,内有郁热证。恶寒发热,身体疼痛,不汗出而烦躁,脉浮紧。

【方歌】 麻黄汤中用桂枝,杏仁甘草四般施;

　　　　发热恶寒头项痛,无汗而喘服之宜。

桂枝汤(《伤寒论》)

【组成】 桂枝三两,去皮(9g) 芍药三两(9g) 甘草二两,炙(6g) 生姜三两,切(9g) 大枣十二枚,擘(3g)

【用法】 上五味,㕮咀,以水七升,微火煮取三升,适寒温,服一升。服已须臾,啜热稀粥一升余,以助药力。温覆令一时许,遍身漐漐微似有汗者益佳,不可令如水流漓,病必不除。若一服汗出病瘥,停后服,不必尽剂;若不汗,更服,依前法;又不汗,后服小促其间,半日许令三服尽。若病重者,一日一夜服,周时观之,服一剂尽,病证犹在者,更作服;若汗不出,乃服至二三剂。禁生冷、黏滑、肉、面、五辛、酒酪、臭恶等物。

现代用法:水煎服,温覆取微汗。

【功效】 解肌发表,调和营卫。

【主治】 外感风寒表虚证。头痛发热,汗出恶风,鼻鸣干呕,口不渴,舌苔薄白,脉浮缓或浮弱。

【方解】 本方证为风寒客表,营卫不和所致。风寒束表,卫气与邪抗争而浮盛于外则"卫强",致营阴不能内守而外泄则"营弱",故发热,头痛,汗出恶风,舌苔薄白,脉浮缓,即所谓"营卫不和",又称表虚证;邪气郁滞,肺气不利,胃失和降,则鼻鸣干呕。治宜发汗解肌,调和营卫,祛邪与调正兼顾。方中桂枝为君,辛甘散寒以调卫,用治"卫强"。白芍为臣,酸寒敛阴以和营,用治"营弱"。君臣相配,一则邪正兼顾,调和营卫;二则散中有收,汗中寓补,相制相成。生姜辛温,既助桂枝发汗解表,又温胃止呕;大枣甘平,既能益气补中,又助白芍益阴和营以助汗源。姜枣相配,为补脾和胃,调和营卫的常用药对,共为佐药。炙甘草益气和中,调和

 课堂互动

桂枝汤证以"自汗出"为其主证,为何还用桂枝汤发汗?

诸药，且甘草与桂枝相合能辛甘化阳以实卫，与白芍相合能酸甘化阴以和营，功兼佐使之用。柯琴称本方为"仲景群方之冠，乃滋阴和阳，调和营卫，解肌发汗之总方也"。

【临床应用】

1. 用方要点　本方为治外感风寒表虚证的基础方，以发热、恶风、汗出、脉浮缓为辨证要点。

2. 现代应用　本方常用于治疗感冒、流感、原因不明的低热、荨麻疹、皮肤瘙痒、冻疮、妊娠呕吐、产后及病后低热等属营卫不和者。

3. 使用注意　本方的服法为解表剂应注意的通则；外感风寒表实证及温病初起，风热表证，均不宜用。

【功用鉴别】　麻黄汤与桂枝汤同属辛温解表剂，均可用治风寒表证。但麻黄汤中麻、桂并用，佐以苦杏仁，发散风寒力强，又能宣肺平喘，主治外感风寒表实证，症见无汗而喘，脉浮紧，为辛温发汗之重剂；而桂枝汤中桂、芍同用，佐以姜、枣，发汗解表力弱，但能调和营卫，主治外感风寒表虚证，症见汗出恶风，脉浮缓，为辛温解表之和剂。

【方歌】　桂枝汤治太阳风，芍药甘草姜枣同；

解肌发表调营卫，表虚有汗此为功。

小青龙汤（《伤寒论》）

【组成】　麻黄三两，去节（9g）　芍药三两（9g）　细辛三两（3g）　干姜三两（6g）　甘草三两，炙（6g）桂枝去皮（6g）　五味子半升（6g）　半夏半升，洗（9g）

【用法】　上八味，以水一斗，先煮麻黄，减二升，去上沫，内诸药，煮取三升，去滓，温服一升。

现代用法：水煎温服。

【功效】　解表散寒，温肺化饮。

【主治】　外寒内饮证。恶寒发热，无汗，头身疼痛，咳嗽气喘，痰多清稀，甚则咳喘不能平卧，或干呕，或头面四肢浮肿，舌苔白滑，脉浮。

【方解】　本方证为素有内饮，复感风寒，外寒引动内饮所致。风寒束表，皮毛闭塞，则恶寒发热，无汗，头身疼痛；外寒引动内饮，致寒饮犯肺，肺失宣降，故喘咳痰稀量多，甚则不得平卧；若胃气随肺气上逆，则干呕；若水饮溢于肌肤，则头面四肢浮肿；舌苔白滑而脉浮为外寒里饮之证。治宜解表与化饮配合，使外邪得解，内饮得化。方中麻黄、桂枝相须为用，发汗解表，且麻黄能宣肺平喘咳，桂枝能温阳化内饮，共为君药。干姜、细辛为辛温之品，既温肺以化内饮，又辛散助以解外寒，为臣药。辛温发散，易耗伤肺气且伤津，故用五味子敛肺止咳，芍药益阴血而敛津液，二药与辛散之品相配，既增强止咳平喘之功，又防麻桂辛散太过，散收相配，相制相成；半夏燥湿化痰，和胃降逆，共为佐药。方中干姜长于温暖脾肺而化饮，细辛长于解表温肺而化饮，五味子长于收敛肺气而止咳，凡寒饮犯肺之咳喘，三药合用，无有不验，是温肺化饮的常用组合。炙甘草益气和中，调和于辛散酸收之间，兼佐、使之用。药虽八味，配伍严谨，既可发表散寒，化饮平喘，又能敛肺兼顾正气。

【临床应用】

1. 用方要点　本方为治外感风寒、内停水饮之咳喘证的常用方，以恶寒发热、无汗、喘咳、痰白清稀、舌苔白滑、脉浮为辨证要点。

2. 现代应用　本方常用于治疗慢性支气管炎、支气管哮喘、肺气肿，以及慢性支气管炎急性发作、肺炎、肺水肿、肺心病等属于寒饮犯肺者。

3. 使用注意　方中药物多为温燥之品，故阴虚干咳无痰或痰热证者，不宜使用。

【方歌】　小青龙汤治水气，喘咳痰稀最适宜；

姜桂麻黄芍药甘，细辛半夏兼五味。

小青龙汤的现代研究

九味羌活汤 (《此事难知》)

【组成】 羌活一两半(9g) 防风一两半(9g) 苍术一两半(9g) 细辛五分(3g) 川芎一两(6g) 白芷一两(6g) 生地黄一两(6g) 黄芩一两(6g) 甘草一两(6g)

【用法】 上九味㕮咀,水煎服。若急汗,热服,以羹粥投之;若缓汗,温服,而不用汤投之。现代用法:水煎温服。

【功效】 发汗祛湿,兼清里热。

【主治】 外感风寒湿邪,内有蕴热证。恶寒发热,肌表无汗,头痛项强,肢体酸楚疼痛,口苦微渴,苔白或微黄,脉浮。

【方解】 本方证为外感风寒湿邪,内有蕴热所致。风寒湿邪束于肌表,卫阳被遏,故恶寒发热,无汗头痛;寒湿相搏,阻滞经络,气血运行不畅,则见项强及肢体酸楚疼痛;内有蕴热,故口苦微渴;苔白或微黄,脉浮均为外有表证,内有蕴热之征。治宜散寒除湿,兼清里热。方中羌活辛苦温,入太阳经,祛风散寒,除湿止痛,善除太阳经之风寒湿邪,利关节,止痹痛为君药。防风主入少阳、厥阴经,祛风除湿;苍术发汗祛湿,善除太阴经寒湿;两药相合,助羌活散寒除湿,共为臣药。细辛善治少阴头痛,川芎善治少阳厥阴头痛,白芷善治阳明头痛。此三味合用,能发散风寒湿邪,行气活血以止头身疼痛。上药相合,为"分经论治"的基本结构;黄芩、生地黄清泻里热,兼制辛燥之品伤津,共为佐药。甘草调和诸药为使。九味药配伍,共奏发汗祛湿,宣痹止痛,兼清里热之功。

【临床应用】

1.用方要点 本方为治四时感冒风寒湿邪、表实无汗而兼有里热的常用方,以恶寒发热、头痛无汗、肢体酸痛、口苦微渴为辨证要点。

2.现代应用 本方常用于治疗感冒、偏头痛、风湿性关节炎、坐骨神经痛等属外感风寒湿邪,兼有里热者。

3.使用注意 本方为辛温燥烈之剂,有伤阴劫液之弊,故风热表证、里热亢盛及阴虚内热者不宜使用。

【方歌】 九味羌活用防风,细辛苍芷与川芎;
黄芩生地同甘草,分经论治宜变通。

第二节 辛 凉 解 表

辛凉解表剂适用于风热表证或温病初起,症见发热,微恶风寒,头痛,咳嗽,口渴咽痛,舌尖红,苔薄白或薄黄,脉浮数。常用辛凉解表药如薄荷、桑叶、菊花等为主组成方剂。因温热之邪易蕴结成毒,多致肺失宣降,故常与清热解毒或宣肺利咽等药物同用。

银翘散 (《温病条辨》)

【组成】 银花一两(30g) 连翘一两(30g) 桔梗六钱(18g) 薄荷六钱(18g) 竹叶四钱(12g) 生甘草五钱(15g) 荆芥穗四钱(12g) 淡豆豉五钱(15g) 牛蒡子六钱(18g)

【用法】 上杵为散。每服六钱(18g),鲜苇根汤煎,香气大出,即取服,勿过煎。肺药取轻清,过煎则味厚入中焦矣。病重者,约二时一服,日三服,夜一服;轻者,三时一服,日二服,夜一服;病不解者,作再服。

现代用法：作汤剂，水煎服，用量按原方比例酌定。亦可作丸剂或散剂服用。

【功效】　辛凉透表，清热解毒。

【主治】　温病初起。发热，微恶风寒，无汗或有汗不畅，头痛口渴，咳嗽咽痛，舌尖红，苔薄白或薄黄，脉浮数。

【方解】　本方证为温病初起，卫气被郁，肺失宣降所致。邪在卫分，卫气被郁，开合失司，故发热头痛，微恶风寒，无汗或有汗不畅。温热毒邪犯肺，肺气失宣，则咳嗽咽痛，邪热伤津，则口渴，邪在卫表，故舌尖红，苔薄黄，脉浮数。治宜辛凉透散以散其表，清泄肺热以解其毒，宣降肺气以复其清肃。方中金银花、连翘芳香清解，既轻宣透表，又清热解毒，重用为君。薄荷、牛蒡子辛凉宣散，疏散风热，清利头目；豆豉、荆芥辛而微温，透邪外出，两药虽为辛温解表药，但辛而不烈，温而不燥，配伍在辛凉药中，可增强透表之力，共为臣药。桔梗宣肺止咳；竹叶清上焦热；芦根清热生津，同为佐药。甘草调和诸药为使。本方的配伍特点，一是于辛凉之中配伍少量辛温之品，既有利于透邪，又不违辛凉之意；二是疏散风热与清热解毒相配，既外散风热，又解毒辟秽，从而构成清疏兼顾，以疏为主之剂。《温病条辨》称本方为"辛凉平剂"。

【临床应用】

1.用方要点　本方为治疗风热表证的常用方，以发热、微恶风寒、咽痛、口渴、脉浮数为辨证要点。

2.现代应用　本方常用于治疗流行性感冒、急性扁桃体炎、麻疹初起，以及流行性乙型脑炎、流行性脑脊髓膜炎、腮腺炎、咽炎、咽峡疱疹等属温病初起，邪郁肺卫者。

3.使用注意　方中多为轻清之品，故不宜久煎，即"香气大出，即取服，勿过煮"。

【方歌】　辛凉解表银翘散，芥薄牛蒡竹叶甘；
　　　　　豆豉桔梗芦根入，上焦风热服之安。

桑菊饮（《温病条辨》）

【组成】　桑叶二钱五分(7.5g)　菊花一钱(3g)　杏仁二钱(6g)　桔梗二钱(6g)　甘草生，八分(2.5g)　薄荷八分(2.5g)　连翘一钱五分(5g)　苇根二钱(6g)

【用法】　水二杯，煮取一杯，日二服。

现代用法：水煎温服。

【功效】　疏风清热，宣肺止咳。

【主治】　风温初起，邪客肺络证。咳嗽，身热不甚，口微渴，脉浮数。

【方解】　本方证为风温袭肺，肺失清肃所致。风温客肺，肺失清肃，故以咳嗽为主证；虽卫表不疏，但感邪轻浅，为外感风热之轻证，故身热不甚，口微渴；脉浮数为风热表证之象。治宜疏风清热，宣肺止咳。方中桑叶甘寒质润，轻清疏散，长于散肺中风热以止咳；菊花辛甘性寒，长于疏散上焦风热，清头目以肃肺，两者相须为用，共为君药。薄荷协助桑叶、菊花疏散风热，清利头目；苦杏仁苦降，肃降肺气，桔梗辛散，开宣肺气；二药相合，一宣一降，以复肺脏宣降而祛痰止咳，为宣降肺气的常用药对，共为臣药。连翘清上焦风热以解毒；芦根清热生津止渴，共为佐药。甘草调和诸药，为使药，与桔梗相配祛痰利咽。本方诸药皆为辛凉甘苦，轻清宣透之品，且用量颇轻，《温病条辨》称之为"辛凉轻剂"。

【临床应用】

1.用方要点　本方为治疗风热犯肺咳嗽之常用方，以咳嗽、发热不甚、微渴、脉浮数为辨证要点。

2.现代应用　本方常用于治疗感冒、急性支气管炎、上呼吸道感染、肺炎、急性扁桃体炎等属风热犯肺之轻证。

3．使用注意 本方为风热咳嗽轻证的常用方，风寒咳嗽不宜使用。所用药物均系轻清之品，不宜久煎。

【功用鉴别】 桑菊饮与银翘散均能辛凉解表，为治温病初起的常用方。二方组成均有连翘、桔梗、甘草、薄荷、芦根五药，但桑菊饮以桑叶、菊花为君，配伍苦杏仁，肃肺止咳之力较强，适用于风温初起，表热较轻而咳嗽较重者，为"辛凉轻剂"；银翘散以金银花、连翘为君，配伍荆芥、豆豉、牛蒡子、竹叶，解表清热之力较强，适用于外感风热表证或温病初起，表热较重者，为"辛凉平剂"。

【方歌】 桑菊饮中桔梗翘，杏仁甘草薄荷饶；

　　　　芦根为引轻清剂，风温咳嗽服之消。

思政元素

抗疫良方宣肺败毒方

宣肺败毒方是由张伯礼院士带领团队在武汉前线的临床救治过程中，通过经典文献研究、临床经验和现代组分优化筛选总结出来的有效方剂。

本方由麻杏石甘汤、麻杏苡甘汤、千金苇茎汤、葶苈大枣泻肺汤等经典名方化裁而来，自2020年2月19日《新型冠状病毒肺炎诊疗方案（试行第六版）》即作为普通型湿毒郁肺证的推荐治疗处方使用至今，在阻断病情发展、改善症状，特别是在缩短病程方面有着良好的疗效。因在抗击新型冠状病毒感染疫情中的杰出贡献，2020年8月11日，张伯礼院士被授予"人民英雄"国家荣誉称号。

麻黄杏仁甘草石膏汤（《伤寒论》）

【组成】 麻黄四两,去节(9g) 杏仁五十个,去皮尖(9g) 甘草二两,炙(6g) 石膏半斤,碎,绵裹(18g)

【用法】 上四味，以水七升，煮麻黄，减二升，去上沫，内诸药，煮取二升，去滓，温服一升。

现代用法：水煎温服。

【功效】 辛凉疏表，清肺平喘。

【主治】 表邪未解，邪热壅肺证。身热不解，有汗或无汗，咳逆气急，甚则鼻煽，口渴，舌苔薄白或黄，脉浮而数。

【方解】 本方证为表邪入里化热，热邪壅闭于肺所致。风邪外袭，卫表开合失司，故身热，无汗或有汗。热邪郁闭，肺失宣降，故咳逆气急，甚则鼻煽；热伤津液则口渴；舌苔薄白或黄，脉浮数，均为表里俱热之征。因热邪在肺，根据"火郁发之"之意，治宜辛凉疏表，清热平喘。方中麻黄开宣肺气，以解表平喘，为君药；石膏辛甘大寒，清泄肺热以生津，为臣药。二药一辛温以宣肺为主，一辛寒以清肺为主，相制为用，且石膏用量倍麻黄，辛寒大于辛温，使本方成为辛凉之剂。苦杏仁降利肺气，以止咳平喘，与麻黄相配则宣降相因，以止咳平喘，为臣药。甘草益气和中，调和寒热之性，调和于寒温宣降之间，为佐使药。与石膏相配，又甘寒生津，用治口渴。方中药仅四味，但配伍严谨，有宣、有清、有降，为清肺平喘之良剂。

本方为麻黄汤去桂枝加石膏而成，两方配伍虽仅一味之差，然立法、主治迥异，使辛温之剂变为辛凉之剂。两方同治身热而喘，但麻黄汤主治风寒束肺，肺气失宣之寒证实喘；本方主治风热袭肺或风寒化热，邪热壅肺之热证实喘。

【临床应用】

1．用方要点 本方为治表邪未解、邪热壅肺咳喘之基础方，以发热、喘急、甚则鼻煽、苔薄黄、脉浮数为辨证要点。

2．现代应用 本方常用于治疗感冒、上呼吸道感染、急性支气管炎、支气管肺炎、肺炎链球菌肺炎、支气管哮喘等属于热邪壅肺者。

3. 使用注意 本方辛凉宣泄，清肺平喘，只宜于热邪壅闭于肺的实喘证，若系风寒及肺虚等其他原因引起的喘咳，则不宜使用。

【研制方】 **小儿咳喘灵颗粒**（《部颁药品标准》） 麻黄 石膏 苦杏仁 瓜蒌 金银花 板蓝根 甘草 开水冲服。2 岁以内一次 1g；3～4 岁一次 1.5g，5～7 岁一次 2g，一日 3～4 次。功效：宣肺清热，止咳祛痰，平喘。主治：小儿外感风热所致的感冒、咳喘证。症见发热，恶风，微有汗出，咳嗽咳痰，咳喘气促。

按：小儿咳喘灵颗粒是在《伤寒论》古方"麻黄杏仁甘草石膏汤"的基础上加瓜蒌、金银花、板蓝根，并经剂型改革研制而成，为纯中药制剂。经加味后增强了清热、宣肺、止咳、祛痰之功。为儿科常用药，多用于小儿上呼吸道感染引起的咳喘、发热。

【方歌】 伤寒麻杏石甘汤，汗出而喘法度良；
辛凉宣泄能清肺，定喘除热效力彰。

双黄连口服液（《中国药典》）[1]

【组成】 金银花 375g 黄芩 375g 连翘 375g

【用法】 口服。一次 2 支，一日 3 次。

【功效】 疏风解表，清热解毒。

【主治】 外感风热感冒。症见发热，咳嗽，咽痛。

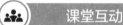
课堂互动

本方无黄连，为何叫"双黄连口服液"，以何命名？

【方解】 本方证为风热毒邪犯肺，肺失宣肃所致。风热毒邪袭表，卫气被郁则发热；风热毒邪犯肺，肺失宣肃则咳嗽、咽喉肿痛。治宜疏风解表，清热解毒。君药金银花芳香疏散，既清热解毒，又散肺经热邪，以透热达表。臣药黄芩苦寒，善清肺火及上焦实热且解毒；连翘苦寒，既清热解毒，又散上焦风热而清心火。三药合用，药少力专，共奏清热解毒之功。

知识链接

双黄连口服液的药理作用

双黄连口服液为纯中药制剂，具有疏风解表、清热解毒之功效，是双黄连系列产品中研究较全面并取得原卫生部新药证书的一个剂型。现代药理学研究表明：双黄连制剂能抗多种病原微生物，具有广谱的杀菌作用；能降低毛细血管的通透性、减少渗出，并具有抗炎、抗过敏作用；同时能增强机体产生 α- 干扰素能力，可显著增强细胞免疫和体液免疫作用，对病毒也具有较强的抑制作用。

【临床应用】

1. 用方要点 本方主治外感风热感冒之证，以发热、咳嗽、咽痛为辨证要点。

2. 现代应用 本方常用于上呼吸道感染、流感、肺炎、气管炎、扁桃体炎见有风热表证者。

3. 使用注意 风寒感冒者不适用；该药品性状发生改变时禁止使用；儿童、孕妇、哺乳期妇女、年老体弱及脾虚便溏者应在医师指导下服用。

【病案举例】 王某，男，22 岁，1 天前进食火锅后出现咽痛，口干，自觉畏寒发热，查咽充血，扁桃体未见明显肿大，舌红苔薄黄，脉浮数。辨为风热犯肺证，予双黄连口服液，口服，每次 20mL，每天 3 次，服用 1 日即愈。

---

[1] 如无特殊版本说明，本书《中国药典》一般指 2020 年版。

【方歌】 双黄连为新研方,黄芩连翘双花尝;

时行感冒咽喉痛,解毒散风功效良。

第三节 扶 正 解 表

扶正解表剂适用于正气虚弱又感受外邪所致的表证。正气虚弱多指气、血、阴、阳不足。此时,单纯解表则致汗泄,其虚更甚;若单纯补虚,则易补而留邪,故须解表与扶正兼顾。根据正虚的类型,以解表药分别配伍益气、养血、滋阴、助阳药组成方剂,从而使表证得解,正气不伤。

败毒散 (《小儿药证直诀》)

【组成】 柴胡洗,去芦 前胡 川芎 枳壳 羌活 独活 茯苓 桔梗炒 人参各一两(30g)
甘草半两(15g)

【用法】 上为末。每服二钱(6g),入生姜、薄荷煎。

现代用法:作汤剂煎服,用量按原方比例酌减。

【功效】 散寒祛湿,益气解表。

【主治】 气虚,外感风寒湿表证。憎寒壮热,无汗,头项强痛,肢体酸痛,鼻塞声重,咳嗽有痰,胸膈痞闷,舌苔白腻,脉浮而重按无力。

【方解】 本方证是素体气虚,感受风寒湿邪,肺气失宣所致。气虚又感风寒湿邪,无力抗邪外出,卫阳被遏,故憎寒壮热而无汗,头项强痛,肢体酸痛;风寒犯肺,肺气不宣,津聚生痰,故咳嗽有痰,鼻塞声重;湿阻气机,则见胸膈痞闷;舌苔白腻,脉浮、重按无力,为气虚外感风寒湿邪之征。治宜益气解表以扶正,祛风除湿以祛邪。方中羌活、独活祛风散寒除湿,通治一身上下之风寒湿邪,为君药。川芎活血行滞,祛风止痛,柴胡辛散解肌,和解退热,共为臣药。前胡降气化痰,茯苓渗湿消痰,两者合用以祛痰湿;桔梗开宣肺气,枳壳宽胸降气,一升一降,宽胸利气以止咳;生姜、薄荷发散风寒;更用小量人参,一则补益正气,鼓邪外出;二则固护正气,以防复感;三则与解表药配伍,散中有收,祛邪不伤正。以上七味皆为佐药。甘草调和诸药,为使药。其制方特点是解表散寒除湿药与益气药配伍,扶正以散邪,构成邪正兼顾、祛邪为主的配伍形式。

【临床应用】

1.用方要点 本方为扶正解表的常用方,以憎寒壮热、肢体酸痛、无汗、脉浮重按无力为辨证要点。

2.现代应用 本方常用于治疗普通感冒、流行性感冒、支气管炎、过敏性皮炎、皮肤瘙痒等属气虚外感表证者。

3.使用注意 外感风热或邪已入里化热,以及阴虚外感者均忌用。

【方歌】 人参败毒草茯苓,枳桔柴前羌独芎;

薄荷少许姜三片,气虚感冒有奇功。

⊕ 知识链接

败毒散与逆流挽舟

败毒散为“逆流挽舟”治法的代表方剂。可用于治疗外感夹湿型痢疾,症见痢疾初起兼有恶寒发热、头痛、身痛、无汗等表证,古人认为其因是由外邪陷里而成,故用本方发散表邪,疏通里滞,使病邪由里出表,其痢自止。犹如逆水之中挽舟上行之意,故称“逆流挽舟”。

解表剂现代常用中成药总结见表 5-1。

表 5-1　解表剂现代常用中成药简表

方名	组成	功用	主治	用法及用量	规格
桂枝合剂	桂枝、白芍、生姜、大枣、甘草	解肌发表，调和营卫	**外感风邪**所致的头痛发热，鼻塞干呕，汗出恶风	口服。一次 10～15mL，一日 3 次	每支 10mL
表实感冒颗粒	紫苏叶、葛根、白芷、麻黄、防风、桔梗、苦杏仁（炒）、生姜、甘草、桂枝、陈皮	发汗解表，祛风散寒	**感冒病风寒表实证**，症见恶寒重，发热轻，无汗，头项强痛，鼻流清涕，咳嗽，痰白稀	开水冲服。一次 10～20g，一日 2～3 次，儿童酌减	每袋 10g
感冒清热颗粒	荆芥穗、薄荷、防风、柴胡、紫苏叶、葛根、桔梗、苦杏仁、白芷、苦地丁、芦根	疏风散寒，解表清热	**风寒感冒**，头痛发热，恶寒身痛，鼻流清涕，咳嗽咽干	开水冲服。一次 1 袋，一日 2 次	每袋装 12g
正柴胡饮颗粒	柴胡、陈皮、防风、甘草、赤芍、生姜	表散风寒，解热止痛	**外感风寒初起**：发热恶寒，无汗，头痛，鼻塞，喷嚏，咽痒咳嗽，四肢酸痛；流行性感冒初起、轻度上呼吸道感染见上述证候者	开水冲服。一次 3g，一日 3 次	每袋装 3g；每袋装 10g
银翘解毒丸	金银花、连翘、薄荷、荆芥、牛蒡子、桔梗、淡豆豉、芦根、淡竹叶、甘草	辛凉解表，清热解毒	**风热感冒**，发热头痛，咳嗽，口干，咽喉疼痛	口服。一次 6g，一日 2～3 次	每丸重 3g
小儿咳喘灵颗粒	麻黄、金银花、苦杏仁、板蓝根、石膏、甘草、瓜蒌	宣肺，清热止咳，祛痰	上呼吸道感染引起的咳嗽	开水冲服。两岁以内一次 1g，3～4 岁一次 1.5g，5～7 岁一次 2g，一日 3～4 次	每袋装 10g
桑菊感冒片	桑叶、菊花、连翘、苦杏仁、桔梗、芦根、薄荷油、甘草	疏风清热，宣肺止咳	**风热感冒初起**，头痛，咳嗽，口干，咽痛	口服。一次 4～8 片，一日 2～3 次	每片重 0.3g
羚羊感冒胶囊	羚羊角、牛蒡子、淡豆豉、金银花、荆芥、连翘、淡竹叶、桔梗、薄荷素油、甘草	清热解表	**流行性感冒，伤风**咳嗽，头晕发热，咽喉肿痛	口服，一次 2 粒，一日 2～3 次	每粒装 0.42g
连花清瘟胶囊	连翘、金银花、炙麻黄、炒苦杏仁、石膏、板蓝根、绵马贯众、鱼腥草、广藿香、大黄、红景天、薄荷脑、甘草	清瘟解毒，宣肺泄热	**流行性感冒属热毒袭肺证**，症见：发热或高热，恶寒，肌肉酸痛，鼻塞流涕，咳嗽，头痛，咽干咽痛，舌偏红，苔黄或黄腻等	口服。一次 4 粒，一日 3 次	每粒装 0.35g
九味羌活丸	羌活、防风、苍术、细辛、川芎、白芷、黄芩、甘草、地黄	解表，散寒，除湿	**外感风寒夹湿**导致的恶寒发热无汗，头痛且重，肢体酸痛	口服。一次 3～4.5g，一日 2 次，宜用姜葱汤送服	每丸重 9g

续表

方名	组成	功用	主治	用法及用量	规格
荆防颗粒	荆芥、防风、羌活、独活、柴胡、前胡、川芎、枳壳、茯苓、桔梗、甘草	发汗解表，散风祛湿	**风寒感冒**，头痛身痛，恶寒无汗，鼻塞清涕，咳嗽白痰	开水冲服。一次1袋，一日3次	每袋装15g
午时茶颗粒	白芷、苍术、柴胡、陈皮、川芎、防风、甘草、广藿香、红茶、厚朴、桔梗、连翘、六神曲、麦芽、前胡、羌活、山楂、枳实、紫苏叶	祛风解表，化湿和中	**外感风寒、内伤食积证，**症见恶寒发热、头痛身楚、胸脘满闷、恶心呕吐、腹痛腹泻	开水冲服。一次6g，一日1~2次	每袋装6g
参苏丸	党参、紫苏叶、葛根、前胡、茯苓、半夏(制)、陈皮、枳壳(炒)、桔梗、木香、甘草	益气解表，疏风散寒，祛痰止咳	**身体虚弱、感受风寒所致感冒，**症见恶寒发热、头痛鼻塞、咳嗽痰多、胸闷呕逆、乏力气短	口服。一次6~9g，一日2~3次	每袋装6g

（寸鹏飞）

? **复习思考题**

1. 比较麻黄汤与桂枝汤、银翘散与桑菊饮组成、功效、主治的异同点。
2. 小青龙汤主治何证？根据该方药物组成，归纳其配伍特点。
3. 银翘散为辛凉解表剂，方中为何配伍辛温之荆芥、淡豆豉？
4. 败毒散为解表祛邪方剂，方中为何配伍补气之人参？

扫一扫，测一测

第六章 和 解 剂

1. 掌握和解剂的概念、适应证、分类、使用注意。
2. 掌握小柴胡汤、逍遥散的组成、功效、主治、方解、主要配伍特点及临床应用。
3. 掌握四逆散、痛泻要方、半夏泻心汤、大柴胡汤的组成、功效、主治。
4. 熟悉小柴胡汤与大柴胡汤的功用鉴别。

凡具有和解少阳、调和肝脾、调和肠胃、表里双解等作用,用于治疗少阳证、肝脾不和、肠胃不和以及表里同病的方剂,称为和解剂。属于"八法"中的"和法"。

和解剂原为足少阳胆经的病证而设,少阳属胆,位于半表半里。邪入少阳,既不宜发汗,又不宜吐下,唯有和解之法为宜。然胆附于肝,有经络联系,互为表里。故无论肝胆受邪,或肝胆自身功能失调,常常相互影响,往往累及脾胃,易致肝脾不和;若邪入少阳,误下伤中,寒热互结,致肠胃不和;若太阳、少阳之邪未解,又内传阳明,致表里同病。《伤寒明理论》:"和者,和其不平也;解者,解化之,使之不争而协其平者也。"上述病证的病机均以不和为主,故当和解,故本章方剂分为和解少阳、调和肝脾、调和肠胃、表里双解四类。

和解剂组方配伍较为独特,常常祛邪与扶正、透表与清里、疏肝与调脾、温里与清热、解表与治里等法兼施,全方无明显寒热补泻之偏,作用平和,照顾全面,体现出"和法"的组方思路。这也是本类方剂应用范围较广,主治病证较为复杂的原因。

和解剂作用虽然平和,但仍以祛邪为主,凡邪在肌表,或已完全入里,或不属脏腑不和、表里同病者,均不宜使用和解剂。若误用,轻者贻误病情,迁延难愈,甚则引邪入里,或变生他证。因劳倦内伤,饮食失调,气血不足而致寒热往来者,也不宜使用和解剂。

第一节 和 解 少 阳

和解少阳剂,适用于少阳病,症见往来寒热,心烦喜呕,默默不欲饮食,胸胁苦满,口苦咽干,目眩等。常用柴胡与黄芩或青蒿相配,并酌配益气、利湿等药物组成方剂。

小柴胡汤(《伤寒论》)

【组成】 柴胡半斤(24g)　黄芩三两(9g)　人参三两(9g)　半夏半升,洗(9g)　甘草三两,炙(6g)　生姜三两,切(9g)　大枣十二枚,擘(4枚)

【用法】 上七味,以水一斗三升,煮取六升,去滓,再煎,取三升,温服一升,日三服。
　　现代用法:水煎服。

【功效】 和解少阳。

【主治】

1．伤寒少阳证。往来寒热，胸胁苦满，默默不欲饮食，心烦喜呕，口苦，咽干，目眩，舌苔薄白，脉弦。

2．妇人伤寒，热入血室，经水适断，寒热发作有时。

3．黄疸、疟疾等内伤杂病而见少阳证者。

【方解】 本方证为正虚邪入，邪犯少阳所致。少阳位于太阳、阳明表里之间，邪犯少阳，邪正纷争，正胜欲拒邪出于表则热，邪胜欲入里并于阴则寒，故往来寒热；足少阳经脉起于目锐眦，循胸胁，邪在少阳，经气不利，化热上炎，致胸胁苦满、心烦、口苦、咽干、目眩；胆热犯胃，胃失和降，故默默不欲饮食而喜呕；若妇女经期，感受风邪，热与血结，血热瘀滞，疏泄失常，故经水不当断而断、寒热发作有时；黄疸、疟疾见有少阳证，亦属本方证的范畴。此时，邪在表里之间，则非汗、吐、下所宜，故惟宜和解之法。方中柴胡苦平，入肝胆经，为少阳经之专药，既透泄少阳半表之邪外散，又疏泄少阳气机之郁滞，为君药。黄芩苦寒，清泄少阳半里之热，为臣药。君臣相配，使少阳之邪外透内清，是和解少阳的基本结构。胆气犯胃，胃失和降，佐以半夏、生姜和胃降逆止呕，且生姜又制半夏毒；邪入少阳，缘于正气本虚，故又佐以人参、大枣益气健脾，既扶正以祛邪，又御邪内传。炙甘草助参、枣扶正，且能调和诸药，为使药。诸药合用，以和解少阳为主，兼和胃气，使邪气得解，枢机得利，胃气调和，则诸症自除。

【临床应用】

1．用方要点 本方为治疗伤寒少阳证的基础方，又是和解少阳法的代表方。临床应用以往来寒热，胸胁苦满，默默不欲饮食，心烦喜呕，口苦，咽干，苔白，脉弦为辨证要点。临床上只要抓住前四者中的一二主证，便可用本方治疗，不必待其证候悉具。

2．现代应用 本方常用于普通感冒、流行性感冒、疟疾、慢性肝炎、肝硬化、急性或慢性胆囊炎、胆石症、急性胰腺炎、胸膜炎、中耳炎、产褥热、急性乳腺炎、睾丸炎、胆汁反流性胃炎、胃溃疡等属邪踞少阳，胆胃不和者。

3．使用注意 因方中柴胡升散，芩、夏性燥，故阴虚血少者禁用。

【病案举例】 王某，男，33岁，2天前无明显诱因出现往来寒热，自测体温37.6℃，伴见胸胁胀闷不舒，食欲减退，恶心欲呕，口苦，咽干，二便尚可，舌边尖略红，苔薄白，脉弦。予小柴胡颗粒，每次1袋，每天3次冲服，服用1日后遍身出微汗而愈。

知识链接

小柴胡汤特殊的煎煮方法

小柴胡汤是中医的经典名方，被称为是"少阳枢机之剂，和解表里之总方"。其原书用法是"去滓再煎"，目的是使药性更为醇和，同时浓缩药液，减少服用量，避免对胃产生刺激而致呕。

【方歌】 小柴胡汤和解方，半夏人参甘草藏；
更用黄芩加姜枣，少阳寒热用之良。

课程思政

抗疫良方清肺排毒汤

清肺排毒汤是中国中医科学院特聘研究员葛又文根据新型冠状病毒感染后的核心病机，以麻杏石甘汤、射干麻黄汤、小柴胡汤、五苓散加减化裁的新方。2020年2月6日，国家卫生健康委和国家中医药管理局联合发出通知,推荐在中西医结合救治新型冠状病毒感染的肺炎中使用"清肺排毒汤"。

该方是国家《新型冠状病毒肺炎诊疗方案》第六版至第九版中治疗各型新型冠状病毒感染患者的通治方剂,为抗击疫情做出重要贡献。

第二节　调 和 肝 脾

调和肝脾剂,适用于肝脾不和证。其证多由肝气郁结,横逆犯脾;或因脾虚不运,肝木乘脾所致。常用疏肝理气药如柴胡、枳壳、陈皮等,与健脾药如白术、茯苓、甘草等配伍组成方剂。

四逆散 (《伤寒论》)

【组成】　甘草炙　枳实破,水渍,炙干　柴胡　芍药各十分(各6g)

【用法】　上四味,捣筛,白饮和服方寸匕,日三服。

现代用法:水煎服。

【功效】　透邪解郁,疏肝理脾。

【主治】

1. 阳郁厥逆证。手足不温,或腹痛,或泻利下重,脉弦。

2. 肝脾气郁证。胁肋胀闷,脘腹疼痛,脉弦。

【方解】　四逆者,乃手足不温也。其证缘于外邪传经入里,气机为之郁遏,不达于四末所致。此"四逆"与阳衰阴盛的四肢厥逆有本质区别。正如李中梓云:"此证虽云四逆,必不甚冷,或指头微温,或脉不沉微,乃阴中涵阳之证,惟气不宣通,是为逆冷。"阳郁于里,而不外达,则身微热;肝郁脾滞,气机不畅,则胁肋胀闷,脘腹疼痛,或泻利下重,脉弦。治宜透解郁热,疏肝理脾。方中柴胡条达肝气解肝郁,透热外出解郁热,为君药。芍药养血敛阴,柔肝缓急,为臣药。芍药与柴胡相配,散收同用,既补肝体,又利肝用,使柴胡升散而无伤阴血之弊。枳实行气消痞,理气开郁,为佐药,与柴胡相伍,一升一降,肝脾并调,加强疏畅气机,升清降浊之功。与芍药合用,又可调理气血。甘草调和诸药,为使药。与芍药同用,又缓急止痛。全方四药,配伍严谨,柴、芍相配以治肝;枳、草相伍以治脾,肝脾并调,为疏肝理脾的基础方,后世常以本方加减治疗肝郁气滞与肝脾不和诸证。

【临床应用】

1. 用方要点　本方原治阳郁厥逆证,后世多用作疏肝理脾的基础方。临床以手足不温,胁肋或脘腹疼痛,脉弦为辨证要点。

2. 现代应用　本方常用于治疗慢性肝炎、胆囊炎、胆石症、肋间神经痛、胃溃疡、胃炎、胃肠神经症、附件炎、输卵管阻塞等属于肝脾不和者。

3. 使用注意　热盛厥甚的热厥证和阳衰阴盛的寒厥证,忌用本方。

【方歌】　四逆散里用柴胡,芍药枳实甘草补;
　　　　　阳气内郁成厥逆,疏肝理脾此方主。

逍遥散 (《太平惠民和剂局方》)

【组成】　柴胡去苗　当归去苗,锉,微炒　茯苓去皮,白者　白芍药　白术各一两(各30g)　甘草微炙赤,半两(15g)

【用法】 上为粗末，每服二钱，水一大盏，烧生姜一块切破，薄荷少许，同煎至七分，去滓热服，不拘时候。

现代用法：共为散，每服 6~9g，煨姜、薄荷少许，共煎汤温服，日 3 次。亦可作汤剂，水煎服，用量按原方比例酌减。亦有丸剂，每服 6~9g，日服 2 次。

【功效】 疏肝解郁，养血健脾。

【主治】 肝郁血虚脾弱证。两胁胀痛，口燥咽干，头痛目眩，神疲食少，或乳房胀痛，月经不调，脉弦而虚。

【方解】 本方证为肝郁血虚，脾弱不运所致。肝气郁结，气郁化火，则两胁胀痛，或乳房胀痛，口燥咽干，头痛目眩；脾弱不运，则神疲食少；肝郁血虚，冲任失调，则月经不调。治疗必先顺其条达之性，开郁遏之气，并养血健脾，从而达到治肝补脾之目的。方中用柴胡疏肝解郁，以除病因，为君药。当归、白芍养血柔肝，补肝体而助肝用，共为臣药。君臣相伍，疏肝、养肝、柔肝并举，以气血并调。白术、茯苓、甘草补中健脾，既生化气血，又实土以御木侮；煨生姜温胃和中，与归芍相合，调畅气血；薄荷疏肝解郁，助柴胡疏肝而散郁热，共为佐药。又甘草缓急调药，兼为使药。诸药合用，能使肝郁得解，气血调和，精神怡悦，无病痛之扰，则逍遥自在，故名"逍遥散"。本方的制方特点是：肝脾同调，气血兼顾，疏养并施。

【临床应用】

1．用方要点 本方既是疏肝健脾的代表方，又是妇科调经的常用方。临床以两胁胀痛，神疲食少，月经不调，脉弦而虚为辨证要点。

2．现代应用 本方常用于治疗慢性肝炎、肝硬化、胆石症、胃及十二指肠溃疡、经前紧张征、乳房小叶增生、围绝经期综合征、盆腔炎、不孕症、子宫肌瘤等属肝郁血虚脾弱者。

3．使用注意 阴虚阳亢者慎用。

【附方】 **加味逍遥散**《内科摘要》 当归 芍药 茯苓 白术炒 柴胡各一钱（各6g） 牡丹皮 山栀炒 甘草炙,各五分（各3g） 水煎服。功用：养血健脾，疏肝清热。主治：肝郁血虚，内有郁热证。烦躁易怒，或自汗盗汗，或头痛目涩，或颊赤口干，或月经不调，少腹胀痛，或小便涩痛，舌红苔薄黄，脉弦虚数。

【方歌】 逍遥散用当归芍，柴苓术草加姜薄；
疏肝养血又调经，肝郁血虚脾气弱。

逍遥散中煨姜的使用

痛泻要方《丹溪心法》

【组成】 白术炒,三两（90g） 白芍药炒,二两（60g） 陈皮炒,一两五钱（45g） 防风一两（30g）

【用法】 上细切，分作八帖，水煎或丸服。

现代用法：作汤剂，水煎服，用量按原方比例酌减。

【功效】 补脾柔肝，祛湿止泻。

【主治】 脾虚肝郁之痛泻。肠鸣腹痛，大便泄泻，泻必腹痛，舌苔薄白，脉两关不调，左弦而右缓。

【方解】 本方证由土虚木乘，肝脾不和，脾运失常所致。脾气素虚，复因情绪的变化，脾受肝制，致升降运化失常，致使清浊不分，而致痛泻。其特点为腹痛泄泻，泻必腹痛，泻后痛暂减，反复发作。治宜补脾疏肝，祛湿止泻。方中白术健脾以御木乘，燥湿以止泄泻，为君药。白芍养血柔肝，缓急止痛，为臣药。君臣相配，可"土中泻木"。脾虚易生湿，故用陈皮理气燥湿，醒脾和胃，为佐药。配少量防风，一则辛散调肝，使肝气条达不再乘脾；二则舒脾升清，胜湿止泻；又为脾经引经之药，兼为佐使。四药合用，能补脾胜湿而止泻，柔肝理气而止痛，使脾健肝和，痛泻自止。

知识链接

痛泻要方用防风之义

本方疏肝为何不用柴胡,而用防风?因防风辛香升浮,入肝脾二经,一则香能入脾,舒脾升清,既升阳止泻,又助白术胜湿止泻;二则辛散入肝,能行气调肝,以复肝之疏泄,且散肝而无耗阴之弊。而柴胡虽善疏肝解郁,但只入肝胆经,而不归脾经,无胜湿止泻之功,故不用柴胡。

【临床应用】

　1. 用方要点　本方为治疗肝脾不和之痛泻的常用方。临床以肠鸣腹痛,大便泄泻,泻必腹痛,脉象弦缓为辨证要点。

　2. 现代应用　本方常用于治疗急性或慢性肠炎、慢性结肠炎、肠易激综合征等属肝旺脾虚者。

　3. 使用注意　阳明湿热和热毒的腹痛泄泻者,忌用本方。

【方歌】　痛泻要方用陈皮,术芍防风共成剂;

　　　　　肠鸣泄泻腹又痛,治在泻肝与补脾。

第三节　调和肠胃

调和肠胃剂,适用于肠胃不和证,症见脘腹痞满,恶心呕吐,肠鸣下利等。多由邪犯肠胃,寒热错杂,升降失常所致。常用辛温药半夏、干姜与苦寒药黄连、黄芩等配伍为主,再酌配滋补药人参、大枣、炙甘草等组成方剂。

半夏泻心汤（《伤寒论》）

【组成】　半夏半升,洗(12g)　黄芩　干姜　人参各三两(各9g)　黄连一两(3g)　大枣十二枚,擘(4枚)　甘草三两,炙(9g)

【用法】　上七味,以水一斗,煮取六升,去滓,再煎,取三升,温服一升,日三服。

　现代用法:水煎服。

【功效】　和胃降逆,散结除痞。

【主治】　寒热互结,心下痞证。心下痞,但满而不痛,或呕吐,肠鸣下利,舌苔黄腻,脉弦数。

【方解】　本方原治小柴胡汤证因误下,损伤中阳,寒从中生,少阳邪热乘虚内陷,以致寒热错杂,而成心下痞证。心下指胃脘,痞指胃脘部堵塞不适。无形邪气内陷于里,故但满而不痛不硬,按之濡软。中阳虚损,寒热互结,升降失常,则恶心呕吐,肠鸣下利。治宜平调寒热,益气和胃,散结除痞。方中半夏苦辛温燥,能散结除痞,和胃降逆,为君药。干姜辛热,温中散寒,助半夏温胃消痞以和阴;黄芩、黄连苦寒降泄,清泻里热以和阳,共为臣药。四药相配,辛开苦降,寒热并调,以治寒热错杂之证。又因本证中虚失运,故用人参、炙甘草、大枣为佐药,甘温益气,健脾补中。炙甘草又能调和诸药,兼为使药。七药合用,使寒去热清,气机得畅,升降复常,诸症自愈。本方的配伍特点是:寒热并用,辛开苦降,补泻兼施。

【临床应用】

　1. 用方要点　本方为治疗中气虚弱,寒热错杂,升降失常而致肠胃不和的常用方。临床以心下痞满不痛,呕吐泻利,苔腻微黄为辨证要点。

　2. 现代应用　本方常用于治疗急性或慢性胃肠炎、慢性结肠炎、神经性呕吐、慢性肝炎、早期肝硬化等病属寒热互结,虚实夹杂者。

3.使用注意　食积和痰浊内结之痞满者,不宜使用本方。

【方歌】　半夏泻心用芩连,干姜草枣人参添;

　　　　　　寒热互结心下痞,散结消痞病自痊。

第四节　表 里 双 解

表里双解剂,适用于表里同病。表里同病有表寒里热、表热里寒、表实里虚、表虚里实,以及表里俱寒、表里俱热、表里俱虚、表里俱实等。论其治法,如果单纯解表,则在里之邪不去,单纯治里,则在表之邪不解,唯有表里同治,方可治愈。常用解表药与泻下药或清热药配合成方。

大柴胡汤《金匮要略》

【组成】　柴胡半斤(24g)　黄芩三两(9g)　芍药三两(9g)　半夏半升,洗(9g)　生姜五两,切(15g)　大枣十二枚,擘(4枚)　枳实四枚,炙(9g)　大黄二两(6g)

【用法】　上八味,以水一斗二升,煮取六升,去滓,再煮,温服一升,日三服。

现代用法:水煎,去滓。再煎,分2次温服。

【功效】　和解少阳,内泻热结。

【主治】　少阳阳明合病。往来寒热,胸胁苦满,呕不止,郁郁微烦,心下痞硬,或心下满痛,大便不解或协热下利,舌苔黄,脉弦有力。

【方解】　本方证为少阳邪热未解,初入阳明所致。但仍以少阳为主,故见往来寒热,胸胁苦满,说明病位仍未离少阳;但较小柴胡汤为重,则见郁郁微烦,呕不止;邪热初入阳明,虽有热结,但里实不甚,则见心下满痛,大便不解或协热下利,舌苔黄,脉弦有力。治宜和解少阳,内泻热结。本方系小柴胡汤与小承气汤两方加减合成,是和解与泻下并用的方剂。方中重用柴胡,疏散少阳半表之邪,为君药。配伍黄芩清泄胆胃之热,与柴胡合用,和解少阳;大黄通腑泄热,祛瘀利胆;枳实破气消积,二药合用,内泻阳明热结,共为臣药。芍药缓急止痛,以解心下急痛,半夏配伍生姜,和胃降逆止呕,皆为佐药。生姜、大枣调和诸药,共为使药。综观全方,和解之中兼泻阳明,表里同治,使少阳得解,热结得下,内外诸证自除。方名"大柴胡汤",是与小柴胡汤相对而言,小柴胡汤仅治少阳病,本方则治少阳阳明合病,其力量较小柴胡汤大,故名大柴胡汤。

【临床应用】

1.用方要点　本方为治少阳阳明合病的常用方。临床以往来寒热,胸胁苦满,心下满痛,呕吐便秘,苔黄,脉弦数为辨证要点。

2.现代应用　本方常用于治疗急性胰腺炎、急性胆囊炎、胆石症、胃及十二指肠溃疡等属少阳阳明合病者。

3.使用注意　本方为少阳阳明合病而设,单纯少阳证或阳明证及少阳阳明合病而阳明尚未热结成实者均非本方所宜。

【功用鉴别】　大、小柴胡汤均有柴胡、黄芩、生姜、半夏、大枣,均有和解少阳之功,用治少阳病。但大柴胡汤兼能内泻热结,用治少阳、阳明合病,以往来寒热,胸胁苦满,心下满痛,呕吐便秘为主证;小柴胡汤功专和解少阳,又能扶正,用治少阳病,以往来寒热,胸胁苦满,口苦咽干,脉弦为主证。

【方歌】　大柴胡汤用大黄,芩枳夏芍枣生姜;

　　　　　　少阳阳明同合病,和解攻里效无双。

葛根黄芩黄连汤（《伤寒论》）

【组成】 葛根半斤(15g)　甘草二两,炙(6g)　黄芩三两(9g)　黄连三两(9g)

【用法】 上四味,以水八升,先煮葛根,减二升,内诸药,煮取二升,去滓,分温再服。
现代用法:水煎服。

【功效】 解表清里。

【主治】 表证未解,协热下利证。身热下利,胸脘烦热,口干作渴,喘而汗出,舌红苔黄,脉数或促。

【方解】 本方证是因太阳表邪未解,误用下法,表邪内陷阳明所致。表邪内陷,致阳明大肠热盛,肠失传导,故见身热下利,臭秽稠黏,肺与大肠相表里,大肠热盛,迫肺蒸表伤津,则胸脘烦热,口渴,喘而汗出。治宜外解表邪,内清肠胃之热。方中葛根解肌退热,升脾胃清阳而止泻,其先煮葛根使"解肌之力优而清中之气锐"(《伤寒来苏集》),重用为君。黄芩、黄连清热燥湿,善清胃肠湿热而止利,共为臣药。甘草甘缓和中,调和诸药,为使药。四药合用,外疏内清,表里同治,可使表解里和,身热下利得愈。

本方虽能解表清里,但从药物配伍来看,应以清里热为主,故对热泻、热痢,不论有无表证,皆可用之。

【临床应用】

1. 用方要点 本方是治疗热泻、热痢的常用方,简称葛根芩连汤。临床以身热下利,苔黄、脉数为辨证要点。

2. 现代应用 本方常用于治疗急性肠炎、细菌性痢疾、肠伤寒、胃肠型感冒等属表证未解,里热甚者。

3. 使用注意 若下利而不发热,苔白脉迟,证属虚寒或寒湿者,则不宜使用此方。

【方歌】 葛根黄芩黄连汤,再加甘草共煎尝;
　　　　邪陷阳明成热痢,清里解表保安康。

和解剂现代常用中成药总结见表6-1。

表6-1　和解剂现代常用中成药简表

方名	组成	功用	主治	用法及用量	规格
小柴胡颗粒	柴胡、黄芩、半夏(姜制)、党参、生姜、甘草、大枣	解表散热,疏肝和胃	**邪犯少阳证**,症见寒热往来、胸胁苦满、食欲不振、心烦喜呕、口苦咽干	开水冲服。一次1~2袋,一日3次	每袋装10g
逍遥丸	柴胡、当归、白芍、炒白术、茯苓、炙甘草、薄荷、生姜	疏肝健脾,养血调经	**肝郁脾虚**所致的郁闷不舒、胸胁胀痛、头晕目眩、食欲减退、月经不调	口服。一次6~9g,一日1~2次	水蜜丸每袋6g;大蜜丸每丸重9g
加味逍遥丸	柴胡、当归、白芍、白术、茯苓、甘草、牡丹皮、栀子、薄荷	舒肝清热,健脾养血	**肝郁血虚,肝脾不和**,两胁胀痛,头晕目眩,倦怠食少,月经不调,脐腹胀痛	口服。一次1袋,一日2次	每袋装6g
葛根芩连丸	葛根、黄芩、黄连、炙甘草	解肌透表,清热解毒,利湿止泻	**湿热蕴结**所致的泄泻腹痛、便黄而黏、肛门灼热及风热感冒所致的发热恶风、头痛身痛	口服。一次3g;小儿一次1g,一日3次	每袋装3g

续表

方名	组成	功用	主治	用法及用量	规格
双清口服液	温郁金、金银花、连翘、广藿香、知母、大青叶、生地黄、桔梗、甘草、石膏	清透表邪，清热解毒	**风温肺热，卫气同病。**症见发热兼微恶风寒，口渴，咳嗽，痰黄，头痛，舌红苔黄或兼白，脉滑数或浮数，以及急性支气管炎见上述证候者	口服，一次2支，一日3次	每支10mL
防风通圣丸	防风、荆芥穗、薄荷、麻黄、大黄、芒硝、栀子、滑石、桔梗、石膏、川芎、当归、黄芩、连翘、甘草、白芍、白术（炒）	解表通里，清热解毒	**外寒内热，表里俱实，**恶寒壮热，头痛咽干，小便短赤，大便秘结，风疹湿疮	口服。一次1丸，一日2次	每丸重9g

（寸鹏飞）

？ 复习思考题

1. 邪在少阳的主证是什么，为何要用和解法治之？和解少阳法的基本配伍药物是什么？
2. 试分析半夏泻心汤的配伍特点。
3. 比较大柴胡汤与小柴胡汤的组成、功用、主治的异同。
4. 逍遥散与痛泻要方均为调和肝脾之剂，其配伍特点有何不同？怎样区别应用？

下0604

扫一扫，测一测

第七章 清 热 剂

学习目标

1. 掌握清热剂的概念、适应证、分类、使用注意。

2. 掌握白虎汤、清营汤、黄连解毒汤、普济消毒饮、龙胆泻肝汤、玉女煎、清胃散、芍药汤、青蒿鳖甲汤的组成、功效、主治及主要配伍特点。

3. 熟悉犀角地黄汤、凉膈散、导赤散、白头翁汤、六一散、牛黄解毒片、左金丸、十滴水的组成、功效、主治。

4. 了解玉女煎、清胃散、芍药汤与白头翁汤的功用鉴别。

凡以清热药为主组成，具有清热、泻火、凉血、解毒及滋阴透热等作用，治疗里热证的方剂，统称为清热剂。属于"八法"中的"清法"。

里热证就病位而言，有在气分、营血、脏腑之别；就其病性而言，又有虚热、实热之分。见证不同，治法方药各异，故本章方剂分为清气分热、清营凉血、清热解毒、清脏腑热、清热祛暑、清退虚热六类。

应用清热剂的注意事项：其一要掌握适用范围。一般是在表证已解，热已入里，里热虽盛尚未结实的情况下使用。若邪热在表，或里热成实，或表邪未解，热已入里者，均不宜使用清热剂。其二要辨别里热证的部位，若热在气而治血，必将引邪入里；热在血而治气，则无济于事。其三要辨明里热证的性质，分清虚实，对于屡用清热剂而热仍不退者，为阴虚火旺，即王冰所说"寒之不寒，是无水也"，当用甘寒滋阴壮水之法，使其阴复则热自退。其四要分清里热证的真假，不要为假象迷惑，若为真寒假热，不可误用寒凉。其五要护胃、保津。因苦寒之品易伤阳败胃，化燥伤阴，故要注意顾护脾胃，必要时可配伍健脾和胃之品。同时对于热盛而拒药不纳者，可少佐温热药或用凉药热服法。

知识链接

温热火暑的区别

温、热、火、暑四者为同一属性，无本质区别，只是程度轻重不同。温为热之渐，热为温之甚，火为热之极，火热壅盛则化火为毒，暑为温之类而独见于夏令，故统称为热。凡热不在表而在里，尚未与积滞相结成实者皆为里热证。其因多为外邪入里化热，或五志过极，脏腑偏胜，亦可化火；内伤久病，阴液耗损，虚热乃生。

第一节 清 气 分 热

清气分热剂，适用于热在气分证。症见高热，烦渴，多汗，脉洪大等。气分证是温热病的一个阶段，以无形热邪弥漫，伴有不同程度的阴津损伤为其特点，故治宜清热生津。常以辛甘大寒的石膏配伍苦寒质润的知母等为主组方,酌配益气、生津、护胃之品,如人参、麦冬、粳米等。

白虎汤 (《伤寒论》)

【组成】 石膏一斤,碎(50g)　知母六两(18g)　甘草二两,炙(6g)　粳米六合(9g)

【用法】 上四味,以水一斗,煮米熟汤成,去滓,温服一升,日三服。

现代用法:水煎服。

【功效】 清热生津。

【主治】 阳明气分热盛证。壮热面赤,烦渴引饮,汗出恶热,脉洪大有力。

课堂互动

白虎汤中为何配伍粳米?

【方解】 本方证是由于伤寒化热内传阳明之经,或温病邪传气分所致,即阳明气分热盛证。里热炽盛,向外熏蒸,迫津外泄,故见壮热面赤,汗出恶热;热灼津伤,则烦渴引饮;脉洪大为里热炽盛之象。治宜直清里热,除烦生津。方中石膏辛甘大寒,善于清解阳明经热邪,透热出表,除烦止渴,故重用为君药。知母苦寒质润,苦寒可助石膏清泄肺胃实热,质润能滋阴润燥以救阴,为臣药。君臣相须为用,既可大清气分之热,又能滋阴生津,功效倍增。炙甘草、粳米益胃和中,并防石膏、知母大寒伤胃,为佐使药。四药合用,使热邪得清,津液得复,诸症自愈。白虎为西方金神,用以名汤,比喻其清热之力浩大。

【临床运用】

1. 用方要点 本方为治疗阳明气分热盛证的代表方。临床以大热、大渴、大汗、脉洪大为辨证要点。

2. 现代运用 本方常用于治疗感染性疾病,如大叶性肺炎、流行性乙型脑炎、流行性出血热、牙龈炎,以及小儿夏季热、糖尿病等属气分热盛者。

3. 使用注意 凡表证未解的无汗发热,口不渴者;血虚发热,脉洪而重按无力者;真寒假热的阴盛格阳证等均不可误用。

【方歌】 白虎膏知甘草粳,气分大热此方清;
　　　　热渴汗出脉洪大,加入人参气津生。

第二节 清 营 凉 血

清营凉血剂,适用于热入营分或血分诸证。热入营分,症见身热夜甚,心烦不眠,谵语,舌绛而干。热入血分,症见神昏谵语,吐衄出血,发斑,舌绛起刺。常用清热凉血药如生地黄、水牛角等为主组成方剂,清营分热常配伍金银花、连翘、竹叶等辛凉透热之品以透热转气;热入血分,热与血结,每易留瘀,故常配伍牡丹皮、赤芍等散瘀凉血之品。

热入营分为何采用"透热转气"之法治疗?

清营汤 (《温病条辨》)

【组成】 犀角三钱(水牛角代30g)　生地黄五钱(15g)　玄参三钱(9g)　竹叶心一钱(3g)　麦冬三钱(9g)　丹参二钱(6g)　黄连一钱五分(5g)　银花三钱(9g)　连翘二钱,连心用(6g)

【用法】 上药,水八杯,煮取三杯,日三服。

现代用法:作汤剂,水牛角镑片先煎,后下余药。

【功效】 清营解毒,透热养阴。

课堂互动

何谓"透营转气"?

【主治】 热入营分证。身热夜甚,神烦少寐,口渴或不渴,时有谵语,斑疹隐隐,舌绛而干,脉细数。

【方解】 本方证为邪热内传营分所致。邪热传营,伏于阴分,扰乱心神,则见身热夜甚,时有谵语,神烦少寐;邪热由气分初入营分,故初时气、营之证并见,则见口渴或不渴;气营两伤又波及血分,则见斑疹隐隐;舌绛而干,脉细数为热伤营阴之象。治宜清营为主,辅以透热养阴。方中犀角(现以水牛角代)清解营分热毒,凉血化斑,为君药。热伤营阴,又以生地黄凉血滋阴、麦冬清热养阴生津、玄参滋阴降火解毒,三药共用,既可甘寒养阴保津,又可助君药清营凉血解毒,共为臣药。金银花、连翘、竹叶心(初出的卷状嫩叶)清热解毒,轻清宣透,能使营分之邪热转出气分而解,此即叶天士所谓"入营犹可透热转气"之法;黄连苦寒,清心解毒;丹参清心凉血,活血散瘀,防热与血结:五药均为佐药。本方的配伍特点是:以清营解毒为主,配以养阴生津和"透热转气",使入营之邪透出气分而解,诸症自愈。

【临床运用】

1. 用方要点 本方为主治温病邪热初入营分的代表方。临床以身热夜甚,心烦少寐,舌绛而干,脉细数为辨证要点。

2. 现代运用 本方常用于治疗流行性乙型脑炎、流行性脑脊髓膜炎、败血症、肠伤寒或其他热性病属营分热盛者。

3. 使用注意 要注意舌诊,必须是舌绛而干。若舌质绛而苔白滑,是夹有湿邪,误用本方,则助湿留邪,延误病情。

【方歌】 清营汤治热传营,身热夜甚神不宁;
　　　　　　角地银翘玄连竹,丹麦清热更护阴。

犀角地黄汤 (《备急千金要方》)

【组成】 犀角一两(水牛角代30g)　生地黄八两(24g)　芍药三两(12g)　牡丹皮二两(9g)

【用法】 上药四味,㕮咀,以水九升,煮取三升,分三服。

现代用法:作汤剂,水煎服,水牛角镑片先煎,余药后下。

【功效】 清热解毒,凉血散瘀。

【主治】 热入血分证。身热谵语,斑色紫黑,或吐血、衄血、便血、尿血,舌绛起刺,脉细数;或喜妄如狂,或漱水不欲咽,或大便色黑易解等。

【方解】 本方治证由营热不解,深陷血分所致。心主血,又主神明,热入血分,一则热扰心神,致躁扰昏狂;二则热邪迫血妄行,致使血不循经,上溢则见吐血、衄血,下出则见便血、尿血,外溢肌肤则见发斑;三则血分热毒耗伤血中津液,则舌紫绛而干;又与热互结,致蓄血瘀热,喜忘如狂,但因邪踞阴分,热蒸阴液上潮,故漱水不欲咽。此际不清其热则血热不宁,不散其血则瘀血不去,不滋其阴则火热不熄,正如叶天士所谓"入血就恐耗血动血,直须凉血散血",治以清热解毒,凉血散瘀。方中犀角(现以水牛角代)咸寒,直入血分,清心、凉血、解毒,使热清血宁,为君药。生地黄清热凉血,养阴生津,既助君药清解血分热毒,又可复已伤之阴血,为臣药。赤芍、牡丹皮清热凉血,活血散瘀,既能增强凉血之力,又可防止留瘀之弊,共为佐药。本方四药相合,清热、养阴、凉血、散瘀并用,使热清血宁而无耗血动血之虑,凉血止血而无留瘀之弊。本方现又称"清热地黄汤"。

【临床运用】

1. 用方要点 本方为治疗温热病热入血分证的常用方。临床以各种失血,斑色紫黑,神昏谵语,身热舌绛为辨证要点。

2. 现代运用 本方常用于治疗急性重型肝炎、肝性脑病、弥散性血管内凝血、尿毒症、过敏性紫癜、急性白血病、败血症等属于血分热盛者。

　　3. 使用注意　本方药性寒凉,阳虚或气虚之失血及脾胃虚弱者忌用。

　　【功用鉴别】　清营汤与犀角地黄汤均以水牛角、生地黄为主药,用治热入营血证。但清营汤配伍金银花、连翘等轻清宣透之品,寓有"透热转气"之意,适用于热邪初入营分尚未动血之证;犀角地黄汤配伍赤芍、牡丹皮泄热散瘀,有"凉血散血"之意,适用于热入血分而见动血、耗血之证。

　　【方歌】　犀角地黄芍药丹,血热妄行吐衄斑;

　　　　　　　蓄血发狂舌质绛,清热凉血散瘀专。

第三节　清　热　解　毒

　　清热解毒剂,适用于瘟疫、温毒及火毒所致的烦躁狂乱,吐衄发斑或头面焮肿,或疮疡疔毒等证。常用清热解毒药如黄芩、黄连、连翘、金银花等为主,根据病症的不同,可相应配伍辛凉疏散、清气、凉血、泻下等药物组成方剂。

黄连解毒汤（方出《肘后备急方》,名见《外台秘要》引崔氏方）

　　【组成】　黄连三两(9g)　黄芩　黄柏各二两(各6g)　栀子十四枚,擘(9g)

　　【用法】　上四味切,以水六升,煮取二升,分二服。

　　　现代用法:水煎服。

　　【功效】　泻火解毒。

　　【主治】　三焦火毒热盛证。大热烦躁,口燥咽干,错语不眠,或热病吐血、衄血;或热甚发斑,或身热下利,或湿热黄疸;或外科疮疡疔毒,小便黄赤,舌红苔黄,脉数有力。

　　【方解】　本方证乃火毒炽盛,充斥三焦所致。火毒炽盛,内外皆热,上扰神明,故烦热错语;血为热迫,随火上逆,则为吐衄;热伤络脉,血溢肌肤,则为发斑;热盛则津伤,故口燥咽干;热壅肌肉,则为痈肿疔毒;舌红苔黄,脉数有力,皆为火毒炽盛之证。综上诸症,皆为实热火毒为患,治宜泻火解毒。方中君以黄连清泻心火,又兼泻中焦之火。因心主火,泻火必先清心,心火宁则诸经之火自降。臣以黄芩清泻上焦之火,佐以黄柏清泻下焦之火。使以栀子通泄三焦,导热下行,使邪热从小便而去。四药合用,集大苦大寒之连、芩、柏、栀于一方,苦寒直折,火邪去则热毒解,诸症可愈。

　　【临床运用】

　　1. 用方要点　本方为苦寒直折,清热解毒的基础方。临床以大热烦躁,口燥咽干,舌红苔黄,脉数有力为辨证要点。

　　2. 现代运用　本方常用于治疗败血症、脓毒血症、痢疾、肺炎、流行性脑脊髓膜炎、流行性乙型脑炎以及感染性炎症等属火热毒盛者。

　　3. 使用注意　本方皆为苦寒之品,有化燥伤阴之弊,非火盛者不宜使用,久服易伤脾胃。

　　【方歌】　黄连解毒汤四味,黄芩黄柏栀子备;

　　　　　　　躁狂大热呕不眠,吐衄发斑均可为。

普济消毒饮（《东垣试效方》）

　　【组成】　黄芩酒炒　黄连各半两(各15g)　人参三钱(9g)橘红去白　甘草生用　玄参　连翘

牛蒡子　板蓝根　马勃　薄荷各一钱(各3g)　柴胡　桔梗各二钱(各6g)　白僵蚕炒,七分(2g)　升麻七分(各2g)

【用法】　上药为细末,汤调,时时服之,或蜜拌为丸,嚼化。

现代用法:水煎服。

【功效】　清热解毒,疏风散邪。

【主治】　大头瘟。恶寒发热,头面红肿焮痛,目不能开,咽喉不利,舌燥口渴,舌红苔白兼黄,脉浮数有力。

【方解】　本方主治大头瘟(原书称大头天行),乃感受风热疫毒之邪,壅于上焦,发于头面所致。风热疫毒袭表,卫阳被郁,则恶寒发热;头为诸阳之会,疫毒上攻,则头面红肿焮痛,目不能开,咽喉不利;舌红苔黄,脉浮数有力为热毒炽盛之象。疫毒宜清解,风热宜疏散,病位在上宜因势利导。故治宜解毒散邪兼施而以清热解毒为主。方中重用黄连、黄芩清泄上焦热毒,且用酒炒,使其性升,以增清上之功,为君药。牛蒡子、连翘、薄荷、僵蚕疏散头面、肌表风热,为臣药。玄参、马勃、板蓝根清热解毒,玄参养阴以防伤阴;桔梗、甘草清利咽喉;橘红理气,疏散壅滞,以散邪消肿,共为佐药。升麻、柴胡疏散风热,引诸药上达头面,寓"火郁发之"之意,共为使药。方中芩、连得升、柴之引,可上行清头面热;升、柴有芩、连之苦降,则不至于发散太过。如此配伍,有升有降,有清有散,相反相成,既清热解毒,又疏散风热。

【临床运用】

1.用方要点　本方为治大头瘟的常用方。临床以恶寒发热,头面红肿焮痛,舌红苔白兼黄,脉浮数为辨证要点。

2.现代运用　本方常用于治疗颜面丹毒、流行性腮腺炎、急性扁桃体炎、头面部蜂窝织炎、淋巴结炎伴淋巴管回流障碍等属风热毒邪为患者。

3.使用注意　因本方中的药物多苦寒辛散,阴虚及脾虚便溏者慎用。

【方歌】　普济消毒蒡芩连,甘桔蓝根勃翘玄;

　　　　　升柴陈薄僵蚕入,大头瘟毒服之痊。

凉膈散 (《太平惠民和剂局方》)

【组成】　川大黄　朴硝　甘草炙,各二十两(各12g)　山栀子仁　薄荷去梗　黄芩各十两(各6g)　连翘二斤半(25g)

【用法】　上药为粗末,每服二钱(6g),水一盏,入竹叶七片,蜜少许,煎至七分,去滓,食后温服。小儿可服半钱,更随岁数加减服之。得利下住服。

现代用法:水煎服。

【功效】　泻火通便,清上泄下。

【主治】　上、中二焦火热证。烦躁口渴,面赤唇焦,胸膈烦热,口舌生疮,睡卧不宁,谵语狂妄,或咽痛吐衄,便秘溲赤,或大便不畅,舌红苔黄,脉滑数。

课堂互动

本方如何体现"以泻代清"之法?

【方解】　本方证治为积热郁滞上、中二焦所致。积热郁滞胸膈,郁而不达,则胸膈烦热;火热上冲,则面赤唇焦,口舌生疮,睡卧不宁,谵语狂妄;积热日久,伤津化燥,则便秘溲赤;舌红苔黄,脉滑数,为实热内积之象。治宜清上泻下并举,以清泄膈热。方中重用连翘,清热解毒,以清透胸膈郁热于上,为君药。黄芩清热泻火,以清胸膈肺热见长;栀子清三焦之火,引热下行;大黄、芒硝通腑泄热,"以泻代清",为臣药。薄荷、竹叶外散内清,清散郁热于上,为佐药。甘草、白蜜益胃生津润燥,以缓硝、黄之峻下之力,为佐使药。诸药合用,清上泻下并行,使郁热从前后分消,体现了"以泻代清"之法。

【临床运用】

1．用方要点　本方为治上、中二焦积热证的常用方。临床以胸膈烦热，面赤唇焦，烦躁口渴，舌红苔黄，脉滑数为辨证要点。

2．现代运用　本方常用于治疗咽喉炎、口腔炎、急性扁桃体炎、胆道感染、急性黄疸性肝炎等属上、中二焦积热，聚于胸膈者。

3．使用注意　服用本方得利下则停服，以免损伤脾胃。

【方歌】　凉膈硝黄栀子翘，黄芩甘草薄荷饶；
　　　　　竹叶蜜煎疗膈上，中焦燥实服之消。

牛黄解毒片（《中国药典》）

【组成】　人工牛黄 5g　雄黄 50g　石膏 200g　大黄 200g　黄芩 150g　桔梗 100g　冰片 25g　甘草 50g

【用法】　口服。小片每片重 0.3g，一次 3 片，大片每片重 0.6g，一次 2 片，一日 2～3 次。

【功效】　清热解毒。

【主治】　火热内盛。症见咽喉红肿疼痛，牙龈肿痛，目赤肿痛，口舌生疮，大便秘结，小便色黄。

【方解】　本方证治为火热毒盛所致。火热毒邪上攻，则见咽喉肿痛、牙龈肿痛、目赤肿痛、口舌生疮；热盛津伤，燥热内结，则大便秘结，小便色黄。治宜清热解毒。牛黄苦凉，清热解毒，为君药。雄黄、冰片助君药清热解毒、消肿散结，生石膏、黄芩助君药清热泻火，为臣药。大黄泄热通便，导热下行；桔梗清利咽喉，为佐药。使药甘草既清热解毒，又调和诸药。诸药合用共奏清热解毒之效。

【临床运用】

1．用方要点　本方为治火热毒盛上攻的常用方。临床以咽喉肿痛、牙龈肿痛、口舌生疮为辨证要点。

2．现代运用　本方常用于治疗急性咽炎、喉炎、扁桃体炎、急性牙龈炎、急性角膜炎、带状疱疹等见上述证候者。

3．使用注意　本品含二硫化二砷，有毒副作用。妊娠期、哺乳期妇女、儿童禁用。凡肝肾功能不全者慎用，控制疗程，不可久服，谨防药物中毒。

【方歌】　牛黄解毒雄大黄，黄芩桔草冰石饶；
　　　　　咽肿牙痛口生疮，清热解毒效力强。

第四节　清　脏　腑　热

清脏腑热剂适用于脏腑热证。邪热偏盛于各个脏腑，所表现出的证候则各不相同，故方剂的组成也就不同。如心经盛热，常用黄连、栀子等以清心泻火；肝胆实火，常用龙胆、夏枯草等以清肝泻火；肺中有热，常用黄芩、桑白皮、石膏、知母等以清肺泄热；热在脾胃，常用石膏、黄连等以清胃泄热；热在大肠，常用白头翁、黄连、黄柏等以清肠解毒。

导赤散（《小儿药证直诀》）

【组成】　生地黄　木通　生甘草梢各等分（各 6g）

【用法】　上药为末,每服三钱(9g),水一盏,入竹叶(3g)同煎至五分,食后温服。

现代用法:水煎服,用量酌情增减。

【功效】　清心利水养阴。

【主治】　心经火热证。心胸烦热,口渴面赤,意欲冷饮,以及口舌生疮;或心热移于小肠,小便赤涩刺痛,舌红脉数。

【方解】　本方证乃心经热盛或移热于小肠所致。心火循经上炎,而见心胸烦热、面赤、口舌生疮;火热内灼,阴液被耗,故见口渴、意欲饮冷;心与小肠相表里,心热下移小肠,乃见小便赤涩刺痛;舌红、脉数,均为内热之象。治宜清心与养阴兼顾,利水以导热下行。方中生地黄清热凉血养阴,肾水足则心火自降,为君药。木通上入心经以清心热,下入小肠以利小便,为臣药。竹叶清心除烦,导热下行,使热邪从小便而出,为佐药。生甘草梢清热解毒,通淋止痛,调和诸药,为佐使药。四药合用,上清心火,下滋肾水,并利水道引热下行。因赤色属心,导赤者,导心经之热从小便而出,故名"导赤散"。

【临床运用】

1. 用方要点　本方为治心经火热证的常用方。临床以心胸烦热,口舌生疮,或小便赤涩,舌红脉数为辨证要点。

2. 现代运用　本方常用于治疗口腔炎、鹅口疮、小儿夜啼、急性泌尿系感染等属心经有热或心移热于小肠者。

3. 使用注意　方中木通性味苦寒,生地黄药性寒凉,故脾胃虚弱者慎用。

【方歌】　导赤生地与木通,草梢竹叶四般功;

口糜淋痛小肠火,引热同归小便中。

龙胆泻肝汤《医方集解》

【组成】　龙胆草酒炒(6g)　黄芩炒(9g)　栀子酒炒(9g)　泽泻(12g)　木通(6g)　车前子(9g)　当归酒炒(3g)　柴胡(6g)　生地黄酒炒(9g)　生甘草(6g)

(原书未注明本方用量)

【用法】　水煎服。亦可制成丸剂,每服6～9g,每日2次,温开水送下。

【功效】　清泻肝胆实火,清利肝经湿热。

【主治】

1. 肝胆实火上炎证。头痛目赤,胁痛口苦,耳聋耳肿,舌红苔黄,脉弦数有力。

2. 肝经湿热下注证。阴肿,阴痒,筋痿,阴汗,小便淋浊,或妇女带下黄臭等,舌红苔黄腻,脉弦数有力。

【方解】　本方证是由肝胆实火循经上炎或肝胆湿热下注所致。肝胆实火,循经上炎则头部、耳目作痛,或失聪;肝火郁结,经脉不舒,则胁痛口苦;湿热循经下注则为阴痒、阴肿、筋痿、阴汗;舌红苔黄腻,脉弦数有力皆为火盛及湿热之象。治宜清泻肝胆实火,清利肝经湿热。方中龙胆大苦大寒,既泻肝胆实火,又利下焦湿热,泻火除湿,两擅其功,为君药。黄芩、栀子苦寒泻火,清热燥湿,助君药清泻实火,共为臣药;泽泻、木通、车前子清利湿热,使湿热之邪从小便排出;肝经有热,本易耗伤阴血,且方中苦燥渗利之品居多,恐再耗其阴,故用当归、生地黄养血益阴以顾肝体,使苦燥清利不伤阴,上五味为佐药。柴胡疏达肝气以顾肝用,并引诸药入肝经;柴胡与当归、生地黄相伍,以补肝体调肝用;甘草益气和中,调和诸药,共兼佐使之用。综观全方,清利并行,泻中有补,降中寓升,祛邪而不伤正,泻火而不伐胃,诚为泻肝良方。

【临床运用】

1. 用方要点　本方为治肝胆实火上炎或肝经湿热下注的常用方。临床以头痛目赤,胁痛口苦,或阴肿阴痒,或小便淋浊,或妇女带下黄臭,舌红苔黄或黄腻,脉弦数有力为辨证要点。

2. 现代运用　本方常用于治疗顽固性偏头痛,头部湿疹,高血压,急性结膜炎,虹膜睫状体炎,外耳道疖肿,鼻炎,急性黄疸性肝炎,急性胆囊炎,以及急性肾盂肾炎、急性膀胱炎、尿道炎、外阴炎、睾丸炎、急性盆腔炎等泌尿生殖系炎症,腹股沟淋巴腺炎,带状疱疹等病属肝经实火、湿热者。

3. 使用注意　本方多为苦寒清利之品,易伤脾胃之气,应中病即止,不宜多服久服;脾胃虚弱者慎用。

【病案举例】　李某,男,26岁,2日前饮酒后与人发生言语冲突,随后出现头部两侧及双眼胀痛,耳中哨鸣,口苦,口干喜冷饮,舌红苔黄,脉弦数。辨证为肝火上炎,予龙胆泻肝片,每次6片,每天3次口服,服用1次后即感症状明显缓解,用药2日后痊愈。

【方歌】　龙胆泻肝栀芩柴,生地车前泽泻偕;
　　　　　木通甘草当归合,肝经湿热力能排。

知识链接

龙胆泻肝丸中的木通

　　龙胆泻肝汤为中医传统名方,临床应用甚为广泛,丸剂龙胆泻肝丸曾是我国出口东南亚的重要中成药之一。近年来国内出现因服龙胆泻肝丸导致肾损害的报道,其主要原因是处方中的关木通所致。2005年版《中国药典》已不再收录关木通,现方中之木通多用木通科木通。

清胃散 (《脾胃论》)

【组成】　生地黄　当归身各三分(各6g)　牡丹皮半钱(6g)　黄连六分(9g),夏月倍之　升麻一钱(6g)

【用法】　上药为细末,都作一服,水一盏半,煎至七分,去滓,放冷服之。

现代用法:作汤剂,水煎服。

【功效】　清胃凉血。

【主治】　胃火牙痛。牙痛牵引头疼,面颊发热,其齿喜冷恶热,或牙宣出血,或牙龈红肿溃烂,或唇舌腮颊肿痛,口气热臭,口干舌燥,舌红苔黄,脉滑数。

【方解】　本方证是由胃有积热,循经上攻所致。足阳明胃经循鼻入上齿,手阳明大肠经上项贯颊入下齿,胃中热盛,循经上攻,故牙痛牵引头痛、面颊发热、唇舌腮颊肿痛;胃热上冲则口气热臭;胃为多气多血之腑,胃热则伤及血络,则见牙宣出血,甚则牙龈溃烂;口干舌燥,舌红苔黄,脉滑数俱为胃热津伤之候。治宜清胃凉血。方用苦寒泻火之黄连为君,直折胃腑之热。臣以升麻,一取其清热解毒,以治胃火牙痛;一取其轻清升散透发,可宣达郁遏之伏火,有"火郁发之"之意。黄连得升麻,降中寓升,则泻火而无凉遏之弊;升麻得黄连,则散火而无升焰之虞。胃热及血分,耗伤阴血,故以生地黄凉血滋阴;牡丹皮凉血清热;当归养血活血,与生地黄合则滋阴养血,与牡丹皮合则消肿止痛,共为佐药。升麻兼以引经为使。诸药合用,共奏清胃凉血之效,以使上炎之火得降,血分之热得除,于是循经外发诸症,皆可因热毒内彻而解。

《医方集解》载本方有石膏,其清胃之力更强。

【临床运用】

1. 用方要点　本方为治胃火牙痛的常用方,凡胃热证或血热火郁者均可使用。临床以牙痛牵引头痛,口气热臭,舌红苔黄,脉滑数为辨证要点。

2. 现代运用　本方常用于治疗口腔炎、牙周炎、三叉神经痛、痤疮等属胃火上攻者。

3. 使用注意　牙痛属风寒或肾虚火炎者，不宜使用本方。

【方歌】　清胃散中当归连，生地丹皮升麻全；

　　　　　或加石膏泻胃火，能消牙痛与牙宣。

玉女煎（《景岳全书》）

【组成】　石膏三至五钱（9～15g）　熟地黄三至五钱或一两（9～30g）　麦冬二钱（6g）　知母　牛膝各一钱半（各5g）

【用法】　上药用水一盅半，煎七分，温服或冷服。

　现代用法：水煎服。

【功效】　清胃热，滋肾阴。

【主治】　胃热阴虚证。头痛牙痛，牙齿松动，齿龈出血，烦热干渴，舌红苔黄而干。亦治消渴，消谷善饥等。

【方解】　本方证乃阴虚胃热，虚火上攻所致。即"少阴不足，阳明有余"。阳明有余，胃热上攻，少阴不足，虚火上炎，既灼伤津液，又损伤血络，则见头痛牙痛，齿龈出血，烦热口渴；肾主骨，齿为骨之余，肾虚不足，则牙齿松动；胃热有余，消谷善饥；烦热干渴、舌红苔黄而干，为胃热阴虚之征。故治宜清胃热，滋肾阴。方中石膏辛甘大寒以清泻胃火，为君药。熟地黄甘温以滋肾补阴，为臣药。二药合用，清火而滋水，虚实兼顾。知母助石膏清胃火；麦冬助熟地黄滋肾阴，共为佐药。牛膝引血热下行，兼补肝肾，为佐使药。本方能清能补，标本兼顾，以清为主，使胃热得清，肾阴得补，则诸症自愈。

【临床运用】

1. 用方要点　本方为治胃热阴虚牙痛的常用方。临床以牙痛齿松，齿龈出血，烦热口渴，舌红苔黄而干为辨证要点。

2. 现代运用　本方常用于治疗牙龈炎、急性口腔炎、舌炎、糖尿病等属阴亏而胃火盛者。

3. 使用注意　脾虚便溏者，不宜使用本方。

【方歌】　玉女煎用熟地黄，膏知牛膝麦冬襄；

　　　　　肾虚胃火相为病，牙痛齿衄宜煎尝。

左金丸（《丹溪心法》）

【组成】　黄连六两（18g）　吴茱萸一两（3g）

【用法】　上药为末，水丸或蒸饼为丸，白汤下五十丸。

　现代用法：为末，水泛为丸，每服3g，温开水送服。亦可作汤剂，水煎服，用量参考原方比例酌定。

【功效】　清泻肝火，降逆止呕。

【主治】　肝火犯胃证。胁肋胀痛，嘈杂吞酸，呕吐口苦，脘痞嗳气，舌红苔黄，脉弦数。

> 👥 **课堂互动**
>
> 左金丸中二药比例为多少，为什么？

【方解】　本方证是由肝郁化火，横逆犯胃，肝胃不和所致。肝之经脉布于胁肋，肝经自病，气郁化火，经气不利，则胁肋胀痛；肝火犯胃，胃失和降，则嘈杂吞酸，呕吐口苦，脘痞嗳气；舌红苔黄，脉弦数为肝郁化火之象。火热当清，气逆当降，治宜清泻肝火，降逆止呕。方中重用苦寒之黄连，入心、肝、胃经，清肝泻胃，且善泻心火，使肝火得清，自不横逆犯胃，为君药。肝经郁火，纯用苦寒恐凉遏难解，故少佐辛热之吴茱萸，疏肝解郁，和胃降逆，既可引领黄连入肝经，又能制约黄连苦寒之性，使泻火而无凉遏之弊，为佐药。两药合用，则肝火得清，胃气得降，诸症自除。

【临床运用】

1. 用方要点 本方是治疗肝火犯胃证的常用方。临床以胁痛口苦，呕吐吞酸，舌红苔黄，脉弦数为辨证要点。

2. 现代运用 本方常用于治疗急性或慢性胃炎、食管炎、消化性溃疡等属肝火犯胃者。

3. 使用注意 要注意黄连、吴茱萸的用药比例。

【方歌】 左金黄连与吴萸，胁痛吞酸悉能医；

再加芍药名戊己，专治泻痢痛在脐。

知识链接

左金丸的配伍特点

左金丸的配伍特点是苦降辛开，寒热共投，肝胃并治，泻火而不至凉遏，降逆而不碍火郁，相反相成，使肝火得清，胃气得降，则诸症自除。

芍药汤（《素问病机气宜保命集》）

【组成】 芍药一两（30g） 当归半两（15g） 黄连半两（15g） 槟榔 木香 甘草炒，各二钱（各6g）大黄三钱（9g） 黄芩半两（15g） 官桂二钱半（5g）

【用法】 上药㕮咀，每服半两（15g），水二盏，煎至一盏，食后温服。

现代用法：水煎服。

【功效】 清热燥湿，调气和血。

【主治】 湿热痢疾。腹痛，便脓血，赤白相兼，里急后重，肛门灼热，小便短赤，舌苔黄腻，脉弦数。

【方解】 本方证是由湿热壅滞肠中，气血失调所致。湿热下注大肠，搏结气血，酿为脓血，而为下痢赤白；肠道气机阻滞，则腹痛，里急后重，肛门灼热，小便短赤；舌苔黄腻，脉象弦数等俱为湿热内蕴之象。治宜清热燥湿，调和气血。方中重用芍药柔肝调血，缓急以止泻痢腹痛，是治痢之要药，为君药。黄芩、黄连性味苦寒，入大肠经，功善清解肠中热毒，燥湿以止痢；大黄泄热破瘀，攻积通便，为"通因通用"之举，以除肠中积滞瘀血，与芩、连相伍，清中有泻，为臣药。木香、槟榔行气导滞，助大黄排除肠中积滞，即"调气则后重自除"；当归养血和血，助芍药养血益阴，与大黄合用，又有行瘀之用，即"行血则脓便自愈"；方以少许肉桂温而行之，是为反佐，既可助归、芍行血和营，又防苦寒伤中，不致有冰伏之患，共为佐药。炙甘草和中调药，与芍药相配，又能缓急止痛，亦为佐使。诸药合用，湿去热清，气血调和，故下痢可愈。

【临床运用】

1. 用方要点 本方为治疗湿热痢疾的常用方。临床以下痢赤白，腹痛里急，苔腻微黄为辨证要点。

2. 现代运用 本方常用于治疗细菌性痢疾、阿米巴痢疾、过敏性结肠炎、急性肠炎等属湿热为患者。

3. 使用注意 痢疾初起有表证者，虚寒性下痢者，均禁用本方。

【方歌】 芍药汤中用大黄，芩连归桂槟草香；

清热燥湿调气血，里急便脓自安康。

白头翁汤（《伤寒论》）

【组成】　白头翁二两(15g)　黄柏三两(12g)　黄连三两(6g)　秦皮三两(12g)

【用法】　上药四味，以水七升，煮取二升，去滓，温服一升，不愈再服一升。

现代用法：水煎服。

【功效】　清热解毒，凉血止痢。

【主治】　热毒痢疾。腹痛，里急后重，肛门灼热，下痢脓血，赤多白少，渴欲饮水，舌红苔黄，脉弦数。

【方解】　本方证是因湿热疫毒深陷血分，下迫大肠所致。疫毒壅滞大肠，损伤血络，见下痢脓血，赤多白少；热毒阻滞气机，则腹痛，里急后重；渴欲饮水，舌红苔黄，脉弦数皆为热邪内盛之象。治宜清热解毒，凉血止痢。方中白头翁专入大肠经，清热解毒，凉血止痢，尤善清胃肠湿热和血分热毒，乃治热毒血痢之要药，为君药。黄连苦寒，泻火解毒，燥湿厚肠，为治痢要药；黄柏善清下焦湿热而止痢，两药共助君药清热解毒燥湿，为臣药。秦皮苦寒而涩，既清热解毒，又兼以涩肠止痢，为佐药。四味清热解毒止痢药合用，功专力宏，为治热毒血痢之良方。

【临床运用】

1. 用方要点　本方为治疗热毒深陷血分下痢的常用方。临床以腹痛下痢，赤多白少，里急后重，舌红苔黄，脉弦数为辨证要点。

2. 现代运用　本方常用于治疗阿米巴痢疾、细菌性痢疾属热毒偏盛者。

3. 使用注意　素体脾胃虚弱者当慎用。

【功用鉴别】　本方与芍药汤同为治痢之方。但本方主治热毒血痢，乃热毒深陷大肠血分，下痢以赤多白少，或纯下鲜紫脓血为主。治以清热解毒，凉血止痢，使热毒解，痢止而后重自除；芍药汤主治湿热痢疾，乃湿热壅滞大肠，气血失调所致，下痢以赤白相兼为主，治以清热燥湿与调和气血并进，且取"通因通用"之法，使"行血则便脓自愈，调气则后重自除"。

【方歌】　白头翁汤治热痢，黄连黄柏与秦皮；
　　　　　清热解毒并凉血，赤多白少脓血医。

第五节　清热祛暑

清热祛暑剂，适用于夏月暑热证。暑为阳邪，其性升散，易伤津耗气，且多夹湿，故临床见证也较为复杂，治法方药各异。常以清热祛暑药如西瓜翠衣、金银花、白扁豆等组成方剂。若兼夹湿邪者，常配滑石、茯苓等以清热利湿；若暑热伤气，津液被灼者，常配人参、麦冬、石斛等以益气养阴。

六一散（《伤寒直格》）

【组成】　滑石六两(180g)　甘草一两(30g)

【用法】　为细末，每服三钱，加蜜少许，温水调下，或无蜜亦可，每日三服。或欲冷饮者，新井泉调下亦得。

现代用法：为细末，每服9～18g，包煎，取药液服，或温开水调服，每日2～3次，亦常加入其他方药中煎服。

【功效】　清暑利湿。

【主治】　暑湿证。身热烦渴，小便不利，或泄泻。

【方解】　本方证是由暑热夹湿所致。暑为阳邪,内通于心,伤于暑热,故见身热心烦,口渴;湿热下注,膀胱气化不利,故小便不利;暑湿下渗大肠,则为泄泻;暑湿内蕴。治宜清暑利湿。方中重用滑石,甘淡性寒,质重而滑,淡能渗湿,寒能清热,重能下降,滑能利窍,既清心解暑,又渗湿利小便,使湿热之邪从小便而解,为君药。甘草清热和中,与滑石配伍,一则甘寒生津,使利小便而津不伤;二则防滑石寒凉质重伐胃,为佐药。因其用量比例为6∶1,故名"六一散"。为治暑湿证的常用良方。

【临床运用】

1.用方要点　本方为治疗暑热夹湿证的常用方。临床以身热烦渴,小便不利,舌苔黄腻为辨证要点。

2.现代运用　本方常用于治疗膀胱炎、尿道炎、急性肾盂肾炎、泌尿系结石等属暑湿或膀胱湿热者。

3.使用注意　若阴虚,内无湿热者,或小便清长者忌用。

【方歌】　六一散用滑石草,清暑利湿此方好;
　　　　　或加青黛名碧玉,目赤咽痛俱可消。

十滴水 (《中国药典》)

【组成】　樟脑 25g　干姜 25g　大黄 20g　小茴香 10g　肉桂 10g　辣椒 5g　桉油 1.25mL

【用法】　口服。一次 2～5mL,儿童酌减。

【功效】　健胃,祛暑。

【主治】　中暑引起的头晕,恶心,腹痛闷乱,胃肠不适。

【方解】　本方证治为中暑所致。治宜祛暑健胃。方用樟脑为君,辛香走窜,善辟秽化浊,温中止痛。干姜、肉桂温健脾胃,散寒止痛;小茴香、辣椒温中散寒,开胃止呕,为臣药;大黄泻下通便,导湿热下行,为佐药;桉油祛风解暑。诸药合用,共奏健胃祛暑之功。

【临床运用】

1.用方要点　本方为治中暑或感受秽浊暑湿之邪的常用方。临床以头晕,恶心,腹痛闷乱,胃肠不适为辨证要点。

2.现代运用　本方常用于中暑、胃肠炎、小儿热痱子、小面积烧伤等属暑湿之证者。

3.使用注意　十滴水中的樟脑成分对孕妇和胎儿有害,应慎用;儿童酌情减量;驾驶员和高空作业者慎用。

【方歌】　十滴水中用樟脑,姜黄桂香辣桉油;
　　　　　恶心腹痛胃不适,健胃祛暑有奇功。

第六节　清退虚热

清退虚热剂,适用于热病后期,余热未尽,阴液已伤,症见夜热早凉,舌红少苔;或因肝肾阴虚,虚火内扰,症见骨蒸潮热,盗汗面赤,久热不退。常用滋阴清热药如鳖甲、知母、生地黄等与清透伏热的青蒿、地骨皮等配伍组成方剂。

青蒿鳖甲汤 (《温病条辨》)

【组成】　青蒿二钱(6g)　鳖甲五钱(15g)　细生地四钱(12g)　知母二钱(6g)　丹皮三钱(9g)

【用法】 水五杯，煮取二杯，日再服。

现代用法：水煎服。

【功效】 养阴透热。

【主治】 温病后期，邪伏阴分证。夜热早凉，热退无汗，舌红少苔，脉细数。

课堂互动

青蒿鳖甲汤主治虚热证，其热型特点是什么，为什么？

【方解】 本方证为温病后期，阴液已伤，余邪深伏阴分所致。夜间属阴，余热深伏阴分，则夜热早凉；白昼阳气来复，邪不出表，仍伏阴分，加之温病津伤，则热退无汗；舌红少苔，脉细数皆为阴虚有热之候。此邪伏阴分，阴津虚耗，无力透邪外出。既不能纯用滋阴之品，恐滋腻恋邪；更不能单用苦寒，恐化燥伤阴之弊，须养阴与透邪并进。方中鳖甲咸寒，直入阴分，养阴退热于内；青蒿苦辛性寒，其气芳香，能透伏热于外，共为君药。吴瑭《温病条辨》自释："此方有先入后出之妙，青蒿不能直入阴分，有鳖甲领之入也；鳖甲不能独出阳分，有青蒿领之出也。"生地黄、知母养阴清热，助君药清退虚热，共为臣药。牡丹皮凉血泄热，助青蒿透热外出，为佐药。五药配伍，清热、透邪、滋阴三法并施，滋中有清，清中寓透，既透伏热，又滋补阴液，养阴而不恋邪，清热而不伤阴，标本兼顾，共奏养阴透热之功。

【临床运用】

1. 用方要点 本方适用于温病后期，余热未尽，阴液不足之虚热证。临床以夜热早凉，热退无汗，舌红少苔，脉细数为辨证要点。

2. 现代运用 本方常用于治疗原因不明的发热、妇科手术后低热、慢性肾盂肾炎、肺结核、肾结核等属阴虚内热，低热不退者。

3. 使用注意 青蒿不耐高温，后入或用沸药汁泡服。对阴虚欲作抽搐者，不宜使用本方。

【方歌】 青蒿鳖甲知地丹，热自阴来仔细看；

　　　　夜热早凉无汗出，养阴透热服之安。

清热剂现代常用中成药总结见表7-1。

表7-1　清热剂现代常用中成药简表

方名	组成	功用	主治	用法及用量	规格
龙胆泻肝丸	龙胆、柴胡、黄芩、栀子（炒）、泽泻、木通、盐车前子、酒当归、地黄、炙甘草	清肝胆，利湿热	**肝胆湿热**，头晕目赤，耳鸣耳聋，胁痛口苦，尿赤，湿热带下	口服。一次3～6g，一日2次	水丸每袋3g；大蜜丸每丸重6g
黄连上清片	黄连、大黄、栀子（姜制）、黄芩、菊花、连翘、蔓荆子（炒）、荆芥穗、薄荷、黄柏（酒炒）、防风、旋覆花、石膏、桔梗、白芷、甘草、川芎	清热通便，散风止痛	**内热火盛**引起的头晕脑涨，牙龈肿痛，口舌生疮，咽喉红肿，耳痛耳鸣，暴发火眼，大便干燥，小便色黄	口服。一次6片，一日2次	每片重0.3g
一清胶囊	黄连、大黄、黄芩	清热泻火解毒，化瘀凉血止血	**火毒血热**所致的身热烦躁、目赤口疮，咽喉牙龈肿痛，大便秘结；咽炎、扁桃体炎、牙龈炎见上述证候者	口服。一次2粒，一日3次	胶囊每粒装0.5g；颗粒每袋7.5g

续表

方名	组成	功用	主治	用法及用量	规格
黛蛤散	青黛、蛤壳	清热利肺，降逆除烦	**肝肺实热**，头晕耳鸣，咳嗽吐衄，肺痿肺痛，咽膈不利，口渴心烦	口服。一次6g，一日1次，随处方入煎剂	每袋装12g
牛黄上清丸	人工牛黄、薄荷、菊花、荆芥穗、白芷、川芎、栀子、黄连、黄柏、黄芩、大黄、连翘、赤芍、当归、地黄、桔梗、甘草、石膏、冰片	清热泻火，散风止痛	头痛眩晕，目赤耳鸣，咽喉肿痛，口舌生疮，牙龈肿痛，大便燥结	口服。一次4g，一日2次	每丸重6g
牛黄至宝丸	冰片、陈皮、大黄、广藿香、连翘、芒硝、木香、牛黄、青蒿、石膏、雄黄、栀子	清热解毒，泻火通便	**胃肠积热**所致的头痛眩晕，目赤耳鸣，口燥咽干，大便燥结	口服。一次1~2丸，一日2次。弄成碎块后，用温水分次送服	每丸重6g
清胃黄连丸	黄连、石膏、桔梗、甘草、知母、玄参、地黄、牡丹皮、天花粉、连翘、栀子、黄柏、黄芩、赤芍	清胃泻火，解毒消肿	**肺胃火盛**所致的口舌生疮，齿龈、咽喉肿痛	口服。一次1~2丸，一日2次	每丸重9g
新雪颗粒	磁石、石膏、滑石、南寒水石、硝石、芒硝、栀子、竹心、广升麻、穿心莲、珍珠层粉、沉香、人工牛黄、冰片	清热解毒	**外感热病，热毒壅盛证**，症见高热，烦躁；扁桃体炎、上呼吸道感染、气管炎、感冒见上述证候者	口服。一次1袋，一日2次，用温开水送服	颗粒剂每袋（瓶）装1.5g；薄膜衣颗粒每袋（瓶）装1.53g
芩连片	黄芩、黄连、黄柏、连翘、赤芍、甘草	清热解毒，消肿止痛	**脏腑蕴热**，头痛目赤，口鼻生疮，湿热带下，疮疖肿痛	口服。一次4片，一日2~3次	每片重0.55g
导赤丸	连翘、黄连、栀子（姜炒）、关木通、玄参、天花粉、赤芍、大黄、黄芩、滑石	清热泻火，利尿通便	**火热内盛**所致的口舌生疮，咽喉疼痛，心胸烦热，小便短赤，大便秘结	口服。一次1丸，一日2次	每丸重3g
板蓝根颗粒	板蓝根	清热解毒，凉血利咽	**肺胃热盛**所致的咽喉肿痛，口咽干燥；急性扁桃体炎见上述证候者	口服。一次1~2袋，一日3~4次	每袋装10g
清热解毒口服液	石膏、金银花、玄参、地黄、连翘、栀子、甜地丁、黄芩、龙胆、板蓝根、知母、麦冬	清热解毒	**热毒壅盛**所致的发热，面赤，烦躁，口渴，咽喉肿痛；流行性感冒、上呼吸道感染见上述证候者	口服，一次10~20mL，一日3次	每支装10mL
十滴水（软胶囊）	樟脑、干姜、大黄、小茴香、肉桂、辣椒、桉油	健胃，祛暑	中暑引起的头晕，恶心，腹痛闷乱，胃肠不适	口服。一次2~5mL，儿童酌减	每支5mL，软胶囊每粒0.425g

（寸鹏飞）

复习思考题

1. 清热剂分哪几类？举出各类的代表方。使用清热剂应注意哪些问题？
2. 分析龙胆泻肝汤配伍生地黄、当归及柴胡的意义。
3. 清胃散与玉女煎在功效、主治、用药方面有何异同？
4. 芍药汤与白头翁汤在功效、主治、用药方面有何异同？

第八章 泻 下 剂

PPT课件

知识导览

凡以泻下药为主组成，具有通导大便、荡涤积滞、攻逐水饮等作用，治疗里实证的方剂，称为泻下剂。属于"八法"中的"下法"。

泻下剂用以治疗里实证。根据邪气的性质，病势的轻重缓急，患者的体质强弱，泻下剂的立法用药也随之不同。因热结者，治宜寒下；因寒结者，治宜温下；因燥结者，治宜润下；因水结者，治宜逐水；邪实而正虚者，宜攻补兼施。故本类方剂分为寒下、温下、润下、逐水、攻补兼施五类。

使用泻下剂，应在表邪已解，里实已成时应用。凡表证未解，里实虽成，亦不可纯用泻下剂，以防表邪内陷而变生他证，应权衡表里证的轻重，先解表后攻里，或表里双解；孕妇、产后、月经期、失血患者，以及年老、体弱或病后元气未复者，应慎用或忌用，必要时应配伍补益扶正药，以攻补兼施；泻下剂易伤胃气，应中病即止，慎勿过剂；服药期间应注意饮食调养，凡油腻辛辣生冷及不易消化的食物，均不宜食用，以免重伤胃气。

第一节 寒 下

寒下剂适用于里热积滞实证，症见大便秘结，脘腹痞满胀痛，或痛而拒按，舌苔黄厚，脉实等。本类方剂以攻下积滞，荡涤实热为目的，常用寒下药如大黄、芒硝等为主组成方剂。因实热积滞易阻气机，故常配伍行气之枳实、厚朴等。

大承气汤（《伤寒论》）

【组成】 大黄四两,酒洗（12g） 厚朴八两,去皮,炙（24g） 枳实五枚（12g） 芒硝三合（6g）

【用法】 上四味，以水一斗，先煮二物，取五升，去滓，内大黄，更煮取二升，去滓，内芒硝，更上微火一二沸，分温再服。得下，余勿服。

现代用法：用水适量，先煎厚朴、枳实，后下大黄，芒硝溶服。

【功效】 峻下热结。

【主治】

1. 阳明腑实证。大便秘结不通，矢气频转，脘腹痞满而硬，疼痛拒按，日晡潮热，手足濈然汗出，谵语，舌苔焦黄起刺，或焦黑燥裂，脉沉实。

2．热结旁流。下利清水，色纯青而臭秽，脐腹疼痛，按之坚硬有块，口干舌燥，脉滑实。

3．热厥、痉病和狂证而见有里热实证者。

【方解】　本方证为伤寒邪传阳明化热，肠热津伤，燥屎内结，腑气不通所致。实热内结，腑气不通，故见大便秘结不通，矢气频转，脘腹痞满而硬，疼痛拒按；四肢禀气于阳明，阳明经气旺于申酉时，里热炽盛，蒸腾于外，故日晡潮热，手足濈然汗出；浊气上攻，扰乱神明，则谵语；舌苔焦黄起刺，或焦黑燥裂，脉沉实，均为热盛伤津，燥屎内结之象。前人将阳明腑实证归纳为"痞、满、燥、实"四种："痞"指自觉胸脘有痞塞压重感；"满"指脘腹胀满，按之有抵抗感；"燥"指肠有燥屎，干结不下；"实"指腹痛拒按，大便不通。总之，本证为热邪与燥屎内结于肠胃，里热炽盛。治宜"釜底抽薪，急下存阴"。方中大黄苦寒通降，泻热通便，荡涤肠胃积滞，且生用并后下，荡涤之力更锐，治"实"而为君药。然大黄虽长于荡涤实热，但无软坚之力，故配以芒硝，咸寒润降，软坚润燥，以攻燥结，治"燥"为臣药。二药相须为用，以增峻下热结之力。燥屎内结，腑气不通，故用厚朴宽肠下气，化滞除胀以治"满"；枳实行气消积以治"痞"，二药既可调畅气机而除痞满，以消无形之气滞，又可助硝、黄之荡涤之力，共为佐使药。四药相配，泻下与行气并用，则痞、满、燥、实俱去，起到"急下存阴"的作用。

热结旁流：是阳明腑实证的一种假象。其因是由里热炽盛，燥屎结于肠中欲排不能，以致少量粪水从旁流所致。此时，虽下利稀水，色纯青而臭秽，但仍脐腹疼痛，按之坚硬有块，口干舌燥，脉滑实。其下利稀水为假象，本质仍为"热结"，治宜大承气汤以峻下之，乃为"通因通用"之法。

热厥：是由实热积滞闭阻，阳遏内郁不达四末，致阳盛格阴，故见四肢厥冷而为热厥，其厥为假象，热为本质，治宜大承气汤以寒下之，乃为"寒因寒用"之法。若实热内结，热盛伤津，筋脉失养则症见抽搐而发为痉病；阳明热甚，上扰神明，则神昏谵语，发为狂证，治宜大承气汤以泄之，乃为"釜底抽薪"之法。

【临床应用】

1．用方要点　本方为寒下峻剂，用于里实证，以痞、满、燥、实四证俱全、苔黄厚而干、脉沉实有力为辨证要点。

2．现代应用　本方常用于治疗单纯性肠梗阻、粘连性肠梗阻、蛔虫性肠梗阻、急性胆囊炎、急性胰腺炎，以及某些热性疾病过程中出现高热、谵语、神昏、惊厥、发狂而见大便不通，苔黄脉实者。

3．使用注意　原方煎药方法是保障疗效的关键点，一定要遵照执行；凡气虚阴亏，燥结不甚者，以及年老、体弱、孕妇等均应慎用。本方作用峻猛，应中病即止，切勿过剂。

【附方】

1．小承气汤（《伤寒论》）　大黄四两，酒洗（12g）　厚朴二两，去皮，炙（6g）　枳实三枚大者，炙（9g）水煎分两次温服。初服得下，则停服，不下者，则尽饮之。功效：轻下热结。主治：阳明腑实轻证。症见大便不通，谵语潮热，脘腹痞满，舌苔老黄，脉滑而疾；或痢疾初起，腹中胀痛，里急后重者。

2．调胃承气汤（《伤寒论》）　酒大黄12g　炙甘草6g　芒硝10g　先煎大黄、甘草，煎成去渣，内芒硝，微火煮一二沸，一次温服之。功效：缓下热结。主治：阳明肠胃燥热证。症见大便不通，口渴心烦，蒸蒸发热，或腹中胀满，舌苔正黄，脉滑数；以及肠胃积热而致发斑，口齿咽喉肿痛等。

【功用鉴别】　大承气汤、小承气汤、调胃承气汤俗称"三承气汤"。三方均有大黄，均能寒下热结，主治阳明腑实证。其中，大承气汤中硝、黄同用，大黄生用且后下，又加枳、朴，泻下之力最强，能峻下热结，主治阳明腑实重证，以痞、满、燥、实俱全为主；小承气汤中去芒硝，并减枳、朴用量，且三药同煎，泻下之力较轻，能轻下热结，主治阳明腑实之轻证，以痞、满、实而不燥为主；调胃承气汤中去枳、朴，加甘草与大黄同煎，泻下之力和缓，能缓下热结，主治阳明腑实证以燥、实而无痞、满者为主。

【方歌】 大承气汤用硝黄，配以枳朴效力彰；

阳明腑实痞满坚，峻下热结此方良。

第二节 温 下

温下剂适用于里寒积滞实证，症见大便秘结，脘腹冷痛，喜温喜按，手足不温，甚或厥逆，苔白滑，脉沉紧等。由于寒邪非温则不化，积滞非下则不去，故常用泻下药大黄配伍温里药附子、干姜等组成方剂。

大黄附子汤《金匮要略》

【组成】 大黄三两(9g)　附子三枚,炮(9g)　细辛二两(3g)

【用法】 以水五升，煮取二升，分温三服。若强人煮取二升半，分温三服。服后如人行四五里，进一服。

现代用法：水煎服。

【功效】 温里散寒，通便止痛。

【主治】 寒积里实证。腹痛便秘，胁下偏痛，发热，手足不温，舌苔白腻，脉弦紧。

课堂互动

本方主治寒积便秘，为何还用苦寒之大黄？

【方解】 本方证为寒邪与积滞互结于肠道，阳气不运所致。寒邪内侵，阳气不通，肠道传化失职，故腹痛、大便秘结；寒邪凝聚于厥阴，则胁下偏痛；积滞内停，阳气不达四末，则见手足不温；阳气郁闭，故见发热，但非大热；阴寒内盛，舌苔白腻，脉弦紧为寒实之象。治宜温通并用，以温散寒凝而开闭结，通下大便而除积滞。方中附子大辛大热，温阳祛寒，为君药。大黄苦寒，荡涤肠胃积滞，为臣药，两者寒温并用，温阳之中具有导滞之功。细辛辛散温通，散寒止痛，为佐药。三药合用，温里以祛寒，通下以泻实，共奏温下之功。

知识链接

治疗寒积里实之便秘为何选用苦寒之大黄？

本方中辛热的附子、细辛与苦寒的大黄配伍，体现了"去性取用"之法。本方主治寒积便秘，大黄性味苦寒，具有较强的攻下积滞之功，但治寒积便秘证，则有寒凝之弊端，故方中用辛热的附子、细辛，一则温里祛寒以治其本，二则用其辛热之性制大黄的苦寒之性，存其走泄之力，即舍其寒弊，"去性取用"，使泻下之力犹存，更好地发挥温下作用，以温里通下，治寒积里实之证。

【临床应用】

1. **用方要点**　本方为温下的代表方，以便秘腹痛、手足不温、舌苔白腻、脉弦紧为辨证要点。

2. **现代应用**　本方常用于治疗胆绞痛、胆囊切除术后综合征、急性阑尾炎、急性肠梗阻、慢性痢疾、尿毒症等属寒积者。

3. **使用注意**　方中大黄的用量应当少于附子，以达到温里散寒、泻结行滞之目的。

【方歌】 金匮大黄附子汤，细辛散寒止痛良；

冷积内结成实证，功专温下妙非常。

第三节   润   下

润下剂适用于肠燥津亏,大便秘结之证,症见大便干燥,难以排出,小便短赤,舌燥少津。此证多因年老体弱、病后、产后、阴血不足或阴液不足所致,故常用润下药如火麻仁、苦杏仁等,配伍寒下药大黄等组成方剂。

麻子仁丸 (《伤寒论》)

【组成】 麻子仁二升(20g)   芍药半斤(9g)   枳实半斤,炙(9g)   大黄一斤,去皮(12g)   厚朴一尺,炙(9g)   杏仁一升,去皮、尖,熬,别作脂(10g)

知识链接

杏仁之"熬"为何炮制方法?

熬:"方言熬者,即今之炒也。"杏仁熬,别作脂:即通过这种炒药的方法,把苦杏仁炒微黄,使其气味变香,便于杵烂如泥,宜于丸剂的制作。

【用法】 上六味,蜜和丸,如梧桐子大,饮服十丸,日三服,渐加,以知为度。

现代用法:上药为末,炼蜜为丸,每次9g,每日1~2次,温开水送服。亦可水煎服,用量按原方比例酌定。

【功效】 润肠泄热,行气通便。

【主治】 肠胃燥热之便秘证。大便干结,小便频数,舌苔微黄少津,脉细涩。

【方解】 本方证为肠胃燥热,脾津不布所致。其证在《伤寒论》中称之为"脾约便秘"。系由肠胃燥热,脾受约束,津液不布,但输膀胱,则小便频数;肠失濡润,致大便秘结。治宜润肠药与泻下药同用。方中火麻仁润肠通便,为君药。苦杏仁入肺与大肠经,上肃肺气,下润大肠,以降肺润肠;白芍养阴敛津,柔肝理脾,共为臣药。大黄苦寒泄热,攻积通便;枳实下气破结;厚朴行气除满,共用以加强降泄通便之力,同为佐药。本方以蜂蜜为丸,取其甘缓润肠,既助麻子仁润肠通便,又缓小承气汤攻下之力,兼为使药。本方制方特点:泻下药与润肠药并用,攻润结合,体现润下之法;用丸小量渐加,意在缓下,故为缓下之剂。

【临床应用】

1. 用方要点 本方是润肠通便的常用方,以大便干结难下、小便频数、舌苔微黄少津为辨证要点。

2. 现代应用 本方常用于治疗习惯性便秘、老人与产后便秘、痔疮便秘等属肠胃燥热者。

3. 使用注意 本方虽属润肠缓下之剂,但仍有一定的攻下破气作用,故对老人、体虚而内无邪热的便秘,以及孕妇及血虚津亏便秘,均应慎用。

4. 现代制剂研发 胶囊(软胶囊)剂、丸剂。

【研制方】 **麻仁丸**(《中国药典》) 火麻仁200g 苦杏仁100g 大黄200g 枳实(炒)200g 姜厚朴100g 炒白芍200g 口服。水蜜丸一次6g,小蜜丸一次9g,大蜜丸一次1丸,一日1~2次。功效:润肠通便。主治:肠热津亏所致的便秘,症见大便干结难下、腹部胀满不舒;习惯性便秘见上述证候者。

【病案举例】 曾某,男性,35岁,两周来排便不畅,大便燥结,四五日排便一次,排便费力,汗出湿衣,腹胀不明显,口唇发干,小便正常,舌苔微黄而少津,脉沉滑。辨证为肠胃燥热之便秘证,予麻仁丸,每次大蜜丸 1 丸,每日 2 次口服,服用后大便自出,诸症皆愈,停服。

【方歌】 麻子仁丸治脾约,枳朴大黄杏芍决;
　　　　 胃热津枯便难解,润肠通便功效确。

苁蓉通便口服液 (《部颁药品标准》新药转正标准)

【组成】 肉苁蓉 750g　何首乌 1 500g　枳实麸炒,250g　蜂蜜 500g
【用法】 口服。一次 10～20ml,一日 1 次,睡前或清晨服用。
【功效】 滋阴补肾,润肠通便。
【主治】 中老年人病后,或产后虚型便秘。症见三五日不便,大便干结,排便困难,口干少津。

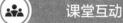
课堂互动
本方用治虚人便秘,方中为何不用泻下药?

【方解】 本方证为肾气虚弱或阴津耗伤,肠道失润所致。肾开窍于二阴而司二便,肾气充盛,气化正常,二便通利,肾气虚弱,气化无力,则大便不通,或排便困难,阴津耗伤,肠失濡润,则三五日不便,大便干结,阴虚津亏,则口干少津。治宜补肾润肠。方用肉苁蓉甘咸质润而降,入肾、大肠经,既能补肾益精,又能润肠通便,为君药。何首乌养血润燥通便,为臣药。枳实导滞通便;蜂蜜润肠益脾胃,为佐药。全方合用,以滋阴补肾,润肠通便。具有"补中有泻,寓通于补"的配伍特点。

【临床应用】
1. 用方要点　本方为肾虚阴亏之便秘的常用方,以三五日不便、大便干结、排便困难为辨证要点。
2. 现代应用　本方常用于治疗中老年人病后,产后虚型便秘及虚型习惯性便秘属肾虚阴伤者。
3. 使用注意　孕妇慎用;年轻体壮者便秘时不宜用本方。
【方歌】 苁蓉通便用首乌,枳实蜂蜜四般齐;
　　　　 肾虚阴伤大便难,服用此方效甚佳。

第四节 逐　水

逐水剂适用于水饮壅盛于里的实证,主要表现为胸水、腹水,二便不利,脉实有力等。常以峻下逐水药如大戟、芫花、甘遂等为主,因其药力峻猛,有一定的毒性,故常需配伍养胃扶正的药物如大枣等组成方剂。

十枣汤 (《伤寒论》)

【组成】 芫花熬　甘遂　大戟各等分
【用法】 三味等分,各别捣为散。以水一升半,先煮大枣肥者十枚,取八合去滓,内药末。强人服一钱匕,羸人服半钱,温服之,平旦服。若下后病不除者,明日更服,加半钱,得快下利后,糜粥自养。
　　现代用法:上 3 味各等份为末,或装入胶囊,每服 0.5～1g,每日 1 次,以大枣 10 枚煎汤送服,清晨空腹服。得下之后,服糜粥以调养胃气。
【功效】 攻逐水饮。

【主治】

1. 悬饮。咳唾胸胁引痛，甚或胸背掣痛不得息，心下痞硬，干呕短气，头痛目眩，舌苔滑，脉沉弦。

2. 水肿。一身悉肿，尤以身半以下为重，腹胀喘满，二便不利。

【方解】　本方证因水饮壅盛于里，停于胸胁，或内停脘腹，或外溢肌肤所致。饮停胸胁，气机阻滞，故胸胁引痛；水饮上迫犯肺，肺气不利，咳唾短气，甚或胸背掣痛不得息；水停心下，气结于中，胃失和降，则心下痞硬，干呕；饮邪停聚，上扰清阳，则头痛目眩；若饮停脘腹，三焦水道受阻，故腹胀喘满，二便不利；若水饮泛溢肌肤，则见全身水肿；饮邪壅盛，水性趋下，必肿势严重而以身半以下为重；苔滑，脉沉弦，均为内有水饮之象。此证非一般化饮利水之剂所能胜任，当投峻剂攻逐，使水邪速下。方中甘遂、大戟、芫花三药逐水力猛，且有毒，但各有所长，甘遂善逐经隧之水湿；大戟善泻脏腑之水邪；芫花善消胸胁伏饮痰癖。三药合而用之，将胸腹积水攻逐体外，疗效迅速。用大枣 10 枚煎汤送服，一则取其甘缓之性，既缓其烈性，又制其毒性；二则益气护胃，使下不伤正；三则培土制水，邪正兼顾。寓有深意，故以"十枣"名之。

【临床应用】

1. 用方要点　本方为攻逐水饮之峻剂，以咳唾胸胁引痛或水肿腹胀、二便不利、脉沉弦为辨证要点。

2. 现代应用　本方常用于治疗渗出性胸膜炎、肝硬化腹水、肾炎水肿，以及晚期血吸虫病所致的腹水等属水饮内停里实证者。

3. 使用注意　本方为逐水峻剂，用时宜从小量开始，逐渐加量，中病即止，不可过剂。年老体虚慎用，孕妇忌服。忌与甘草配伍。

【方歌】　十枣逐水效堪夸，大戟甘遂与芫花；
　　　　　胁下悬饮大腹肿，三药为末枣汤下。

第五节　攻补兼施

攻补兼施剂适用于里实正虚而大便秘结之证。以腹满便秘而兼气血不足或阴津将竭为主要表现。此时不攻则实不去，不补则虚难复，唯有攻补兼施，邪正兼顾，方为两全。常用攻下药如大黄、芒硝等与补虚药如人参、麦冬、当归、玄参、生地黄等组成方剂。

增液承气汤（《温病条辨》）

【组成】　玄参(30g)　麦冬连心(25g)　细生地(25g)　大黄(9g)　芒硝(4.5g)

【用法】　水煎，芒硝溶化，分 2 次服。

【功效】　滋阴增液，泄热通便。

【主治】　热结阴亏便秘证。症见大便秘结，下之不通，脘腹胀满，口干唇燥，舌质红，舌苔黄，脉沉细数。

课堂互动

何谓"增水行舟"？

【方解】　本方证为热结肠胃，津液不足所致。热伤阴津，肠道失去濡润，则大便秘结，此属"无水舟停"之证。方中重用玄参养阴清热，润肠通便，为君药。麦冬、生地黄，甘寒养阴生津润燥，为臣药。三药合用为"增液汤"，滋阴增液，润燥滑肠，以"增水"。佐药大黄、芒硝泻热软坚，润燥通便，以"行舟"。诸药合用，滋阴增液，润肠通便，即"增水行舟"之意，为攻补兼施之剂。本方是由增液汤与调胃承气汤（去甘草）变化而来，故曰增液承气汤。

【临床应用】

1.用方要点 本方为治温热病热结阴亏便秘之主方,以大便秘结、下之不通、口干唇燥、舌质红、舌苔黄、脉沉细数为辨证要点。

2.现代应用 本方常用于治疗习惯性便秘、痔疮便秘、流行性出血热少尿期、大叶性肺炎、颅脑术后昏迷等证属阴虚热结者。

3.使用注意 中病即止,不可过剂,阳虚便秘忌用。

【方歌】 增液承气用硝黄,玄参生地麦冬加;

热结阴亏大便秘,增水行舟肠腑通。

泻下剂现代常用中成药总结见表8-1。

表8-1 泻下剂现代常用中成药简表

方名	组成	功用	主治	用法及用量	规格
当归龙荟丸	酒当归、龙胆(酒炙)、芦荟、青黛、栀子、酒黄连、酒黄芩、盐黄柏、酒大黄、木香、人工麝香	泻火通便	**肝胆火旺,心烦不宁**所致的头晕目眩,耳鸣耳聋,胁肋疼痛,脘腹胀痛,大便秘结	口服。一次6g,一日2次	每100粒重6g
九制大黄丸	大黄	泻下导滞	**胃肠积滞**所致的便秘,湿热下痢,口渴不休,停食停水,胸热心烦,小便赤黄	口服。一次6g,一日1次	每袋装6g
麻仁润肠丸	火麻仁、炒苦杏仁、大黄、木香、陈皮、白芍	润肠通便	**肠胃积热**所致的胸腹胀满,大便秘结	口服。一次1~2丸,一日2次	每丸重6g
麻仁滋脾丸	大黄、火麻仁、当归、姜厚朴、炒苦杏仁、麸炒枳实、郁李仁、白芍	润肠通便,消食导滞	**胃肠积热、肠燥津伤**所致的大便秘结,胸腹胀满,饮食无味,烦躁不宁,舌红少津	口服。小蜜丸一次9g(45丸),大蜜丸一次1丸,一日2次	小蜜丸每100丸重20g;大蜜丸每丸重9g
通幽润燥丸	麸炒枳壳、木香、姜厚朴、桃仁、红花、当归、炒苦杏仁、火麻仁、郁李仁、熟地黄、地黄、黄芩、槟榔、熟大黄、大黄、甘草	清热导滞,润肠通便	**胃肠积热**所致的便秘,症见大便不通,脘腹胀满,口苦尿黄	口服。一次1~2丸,一日2次	每丸重6g

(杨周赟)

？ **复习思考题**

1.简述泻下剂的含义、适用范围、分类及使用注意。

2.分析"三承气汤"在组成、主治、功效及煎服方法方面的异同。

3.简述十枣汤的用法及大枣在方中的作用。

下0804

扫一扫,测一测

第九章 祛 湿 剂

> ## 学习目标
>
> 　　1. 掌握祛湿剂的概念、适应证、分类及使用注意。
> 　　2. 掌握平胃散、藿香正气散、茵陈蒿汤、五苓散、真武汤、独活寄生汤的组成、功效、主治、方解、主要配伍特点及临床应用。
> 　　3. 掌握平胃散与藿香正气散的功用鉴别。
> 　　4. 熟悉八正散、苓桂术甘汤的组成、功效、主治、临床应用。
> 　　5. 了解茵栀黄口服液、羌活胜湿汤的组成、功效、主治。

　　凡以祛湿药为主组成,具有化湿利水、通淋泄浊等作用,治疗水湿病证的方剂,称为祛湿剂。以"湿淫于内,治以苦热,佐以酸淡,以苦燥之,以淡泄之"为立法依据,属于"八法"中"消法"的范畴。

　　湿邪为病有内湿、外湿之分。外湿者,多因居处卑湿,阴雨湿蒸,冒雨涉水,汗出沾衣等,人久处之,则湿邪从皮毛经络侵入人体的肌肉、关节等,症见恶寒发热,头困身重,关节酸痛,面目浮肿等;内湿者,多因恣啖生冷,过食酒酪,肥甘失节,脾失健运,则湿从内生,伤及脏腑,症见胸闷脘痞,呕恶泻利,黄疸淋浊,足跗浮肿等。由于肌表与脏腑表里相关,故外湿可以内传脏腑,内湿亦可外溢肌肤,因而内湿、外湿又常相兼并见。

　　湿邪伤人常与风、寒、暑、热等邪气相合为病,且人体又有虚实强弱之分,病变部位还有表里上下之别,病情亦有寒化、热化之异。因此湿邪为病较为复杂,祛湿之法也就种类繁多。大抵湿邪在上在外者,可辛散微汗以解之;在内者,可芳香苦燥以化之;在下者,可甘淡渗利以除之;从寒化者,宜温化水湿;从热化者,宜清热祛湿;体虚湿盛者,又当祛湿与扶正兼顾。因而祛湿剂分为化湿和胃、清热祛湿、利水渗湿、温化水湿、祛风胜湿剂五类。水湿壅盛,脉证俱实者,则宜选用攻下逐水剂。

　　湿为阴邪,其性重浊黏滞,最易阻滞气机,故祛湿剂中多配伍理气药,以求气化则湿亦化。祛湿剂多由辛香温燥或甘淡渗利的药物组成,易于耗伤阴液,且性较通利,故阴虚津亏、病后体弱者及孕妇等,均应慎用。

> ## 知识链接
>
> ### 湿与水的鉴别
>
> 　　湿与水,异名同类,湿为水之渐,水为湿之积。二者只是性质、程度的区别。故通常水湿并称。因肾为主水之脏,脾能运化水湿,肺能通调水道,故人体水液输布与排泄,与肺、脾、肾关系最为密切,故有"其本在肾,其标在肺,其制在脾"。此外,亦与三焦、膀胱相关,三焦为水液运行的通道,膀胱有贮尿、排尿的功能,故治疗水湿为病,应多从肺、脾、肾、三焦、膀胱等脏腑进行辨证论治。

第一节 化 湿 和 胃

化湿和胃剂,适用于湿阻中焦证,表现为脘腹痞满、恶心呕吐、大便溏薄、食少、体倦乏力等,多以芳香化湿药如苍术、藿香、厚朴、豆蔻等为主,酌配健脾渗湿药和理气药组成方剂。

平胃散 (《简要济众方》)

【组成】 苍术去黑皮,捣为粗末,炒黄色,四两(120g) 厚朴去粗皮,涂生姜汁,炙令香熟,三两(90g) 陈橘皮洗令净,焙干,二两(各60g) 甘草炙黄,一两(30g)

【用法】 上为散,每服二钱(6g),以水一中盏,加姜二片,大枣两枚,同煎至六分,去渣,食前温服。

现代用法:共为细末,每服 6g,生姜、大枣煎汤送服,每日 2 次,食前服。或作汤剂,水煎服,用量按原方比例酌定。

【功效】 燥湿运脾,行气和胃。

【主治】 湿困脾胃证。脘腹胀满,不思饮食,恶心呕吐,嗳气吞酸,肢体沉重,倦怠嗜卧,大便溏薄,舌苔白腻而厚,脉缓。

【方解】 本方证为湿困脾胃,气机阻滞,胃失和降所致。湿阻滞气机,故脘腹胀满;脾被湿困,健运失职,故不思饮食;胃失和降,则恶心呕吐,嗳气吞酸;脾阳被困,湿性重浊,故肢体沉重,倦怠嗜卧;脾不运湿,水走肠间,故大便溏薄;舌苔白腻而厚,脉缓均为湿困之象。治宜燥湿健脾,行气和胃。方中以苍术为君药,苦温燥烈,最善燥湿运脾,使湿祛脾运胃和,以复升降;厚朴为臣,行气化湿,消胀除满,君臣配伍,燥湿以健脾,行气以化湿;佐以陈皮,理气和胃,行气化湿,以助苍术、厚朴之力。使以甘草和中调药。煎煮时加生姜、大枣,则调和脾胃之功益佳。综观全方,重在燥湿运脾,兼能行气除满,使湿浊得化,气机调畅,脾气健运,胃得和降,则诸症自除。

【临床应用】

1. 用方要点 本方为燥湿健脾的常用方,以脘腹胀满、不思饮食、舌苔白厚而腻为辨证要点。

2. 现代应用 本方常用于治疗慢性胃炎、消化道功能紊乱、胃及十二指肠溃疡等属湿滞脾胃者。

【方歌】 平胃散用朴陈皮,苍术甘草姜枣齐;
燥湿运脾除胀满,行气和胃此方宜。

案例分析

某男,57 岁,脘腹胀满,不思饮食,恶心呕吐,嗳气吞酸,肢体沉重,倦怠嗜卧,大便溏薄,舌苔白腻而厚,脉缓。消化内镜检查无异常发现。

分析:湿困脾胃,气机阻滞,胃失和降所致,治宜燥湿健脾,行气和胃。用平胃散加减治疗。苍术 10g,厚朴 10g,陈皮 3g,甘草 6g,姜半夏 10g,黄连 3g,黄芩 10g,大枣 3 枚,7 剂。服药后诸症消失。

藿香正气散 (《太平惠民和剂局方》)

【组成】 大腹皮 白芷 紫苏 茯苓去皮,各一两(各30g) 半夏曲 白术 陈皮去白 厚朴

去粗皮,姜汁炙　苦桔梗各二两(各60g)　藿香去土,三两(90g)　甘草炙,二两半(75g)

【用法】　共为细末,每服二钱,水一盏,姜三片,枣一枚,同煎至七分,热服;如欲出汗,衣被盖,再煎并服。

现代用法:共为细末,每服6g,姜、枣煎汤送服。或作汤剂,水煎服,用量按原方比例酌定。

【功效】　解表化湿,理气和中。

【主治】　外感风寒,内伤湿滞证。恶寒发热,头痛,脘闷食少,腹胀腹痛,恶心呕吐,肠鸣泄泻,舌苔白腻,脉浮或濡缓。

【方解】　本方证为外感风寒,内伤湿滞,气机不畅,升降失常所致。外感风寒,卫阳被郁,故恶寒发热,头痛;湿食伤中,脾弱不运,气机不畅,则脘闷食少,腹胀腹痛;湿浊内阻,升降失常,恶心呕吐,肠鸣泄泻;舌苔白腻,为内伤湿滞之征;脉浮或濡缓,为外寒内湿之征。治宜外散风寒,内化湿浊。方中藿香用量独重,其性味辛温而解在表之风寒,又芳香而化在里之湿浊,且可辟秽和中,降逆止呕,为君药。配以紫苏、白芷,解表化湿,以助君药外散风寒,兼化湿浊;半夏曲、陈皮燥湿和胃,降逆止呕,助藿香解表化湿,共为臣药。白术、茯苓健脾祛湿;厚朴、大腹皮、桔梗行气化湿,畅中消胀,共为佐药。甘草调和诸药,为使药。姜枣煎服,能调和脾胃。诸药合用,能使风寒外解,湿浊内化,气机通畅,脾胃调和,诸症自愈。

本方的配伍特点:一是解表与疏里同施,升清与降浊互用。二是标本兼顾,扶正祛邪,解表、祛湿、补脾三法合用。

【临床应用】

1. 用方要点　本方为解表和中、芳香化湿的常用方,以恶寒发热、呕吐泄泻、舌苔白厚而腻为辨证要点。

2. 现代应用　本方常用于治疗夏秋季节性感冒、胃肠性感冒、急性胃肠炎属湿滞脾胃,外感风寒者。

【功用鉴别】　平胃散与藿香正气散均用厚朴、陈皮、甘草、生姜、大枣,皆能芳香化湿,理气和中,主治湿阻中焦病证。平胃散以辛温香燥之苍术配伍厚朴,佐以陈皮,具有燥湿健脾,行气化湿之效,主治湿滞脾胃证。藿香正气散以辛温芳香之藿香配伍紫苏、白芷解表化湿,具有外散风寒,内化湿浊之效,且配伍厚朴、大腹皮使行气化湿作用增强,主治外感风寒,内伤湿滞之证。

【方歌】　藿香正气大腹苏,甘桔陈苓朴白术;
　　　　　夏曲白芷加姜枣,外寒内湿均能除。

案例分析

某男,40岁。2022年8月31日初诊:旅游时漂流中受寒,头昏沉,有汗不畅,食后胃胀,纳差,脉沉寸弱,舌淡胖润。

分析:此夏季伤于湿邪,头部受困则昏沉,胃气失和则胀,当开表和胃。以藿香正气散治疗。藿香10g,紫苏10g,白芷15g,川朴10g,大腹皮10g,半夏25g,陈皮10g,茯苓30g,桔梗15g,白术25g,麦芽30g,炙甘草10g,3剂。服药后诸症消失。

第二节　清 热 祛 湿

清热祛湿剂,适用于湿热外感,或湿热内盛,或湿热下注所致的湿温、黄疸、热淋、痿证等。处方时多以清热利湿药如茵陈、滑石、薏苡仁等,或用清热燥湿药如黄连、黄芩、黄柏等为主组成方剂。

茵陈蒿汤（《伤寒论》）

【组成】　茵陈六两(18g)　栀子十四枚(9g)　大黄去皮，二两(6g)

【用法】　上三味，以水一斗二升，先煎茵陈，减六升，内二味，煮取三升，去滓，分三服。小便当利，尿如皂角汁状，色正赤，一宿腹减，黄从小便出也。

现代用法：水煎服。

【功效】　清热，利湿，退黄。

【主治】　湿热黄疸。一身面目俱黄，黄色鲜明，食少呕恶，腹满便秘，小便黄赤，舌苔黄腻，脉沉数。

【方解】　本方证为湿热交蒸，熏蒸肝胆，胆汁不循常道，渗溢肌肤所致。症见一身面目俱黄，黄色鲜明；湿阻中焦，气机不畅，故食少呕恶，腹满便秘；湿热内郁，决渎失职，则小便黄赤；舌苔黄腻，脉沉数，均为湿热之征，治宜清利湿热退黄。方中重用茵陈蒿为君药，清热利湿退黄，为治疗湿热黄疸要药。臣以栀子清利三焦，使湿热之邪从小便而出；大黄泄热通便，使湿热之邪随大便而下。三药合用，以利湿与泄热相伍，使二便通利，前后分消，湿热得行，郁热得下，则黄疸自退。

【临床应用】

1. 用方要点　本方善清热利湿退黄，为治疗阳黄证的主方；以一身面目俱黄，黄色鲜明，舌苔黄腻，脉沉数为辨证要点。

2. 现代应用　本方常用于治疗急性黄疸性肝炎、胆囊炎、胆石症、钩端螺旋体病等引起的黄疸，属湿热内蕴者。

3. 使用注意　本方药性寒凉，寒湿黄疸（阴黄）不宜使用。

【研制方】　**茵栀黄口服液**（《中国药典》）　茵陈提取物12g　栀子提取物6.4g　黄芩提取物（以黄芩苷计）40g　金银花提取物8g　口服。一次10mL，一日3次。功效：清热解毒，利湿退黄。主治：肝胆湿热所致的黄疸。症见面目悉黄，胸胁胀痛，恶心呕吐，小便黄赤等。现临床多用于湿热毒邪内蕴所致急性、迁延性、慢性肝炎和重症肝炎（Ⅰ型）。也可用于其他型重症肝炎的综合治疗。

按：茵栀黄口服液是根据传统中医古方"茵陈蒿汤"进行加减化裁及经剂型改革研制而成，为纯中药制剂。本品是茵陈蒿汤去大黄，加黄芩和金银花提取物而成，增强了清热解毒之功。适用于热重于湿之黄疸。

【方歌】　茵陈蒿汤治黄疸，阴阳寒热细端详；
　　　　　阳黄栀子大黄入，阴黄附子草干姜。

知识链接

茵陈蒿汤和茵陈四逆汤的比较

两方都是治疗黄疸证的常用方剂。但茵陈蒿汤所治黄疸为阳黄证，是由湿热壅滞中焦，熏蒸肝胆，胆汁外溢肌肤，以身目俱黄，黄色鲜明为特征，用药也以清热利湿退黄之品为主组方。茵陈四逆汤所治黄疸为阴黄证，是由寒湿壅滞而致，以黄色晦暗，皮肤冷，背恶寒，手足不温为特征，用药以温里助阳和退黄之品为主组方。

八正散（《太平惠民和剂局方》）

【组成】　车前子　瞿麦　萹蓄　滑石　山栀子仁　甘草炙　木通　大黄面裹煨，去面，切，焙，各一斤(各500g)

【用法】　上为散，每服二钱，水一盏，入灯心，煎至七分，去滓，温服，食后临卧。小儿量力少少与之。

现代用法：共为散剂，每服6~10g，加灯心草煎汤送服；或加灯心草作汤剂，水煎服，用量酌定。

【功效】　清热泻火，利水通淋。

【主治】　湿热淋证。尿频尿急，溺时涩痛，淋沥不畅，甚则癃闭不通，小腹胀急，口燥咽干，舌苔黄腻，脉滑数。

【方解】　本方证为湿热下注，蕴结膀胱所致。湿热蕴结膀胱，水道不利，故尿频尿急，溺时涩痛，淋沥不畅，甚则癃闭不通，小腹胀急；邪热伤津，故口燥咽干；舌苔黄腻，脉沉数，均为湿热之征。治宜清热泻火，利水通淋。方中萹蓄、瞿麦苦寒，善清利膀胱湿热，引湿热下行，为君药。滑石、木通、车前子均能清热利尿，通淋利窍，为臣药。栀子通泻三焦之火，大黄通腑泄热，使湿热之邪从二便分消，为佐药。甘草调和诸药，缓急止痛；加少量灯心草导热下行，为使药。

【临床应用】

1. 用方要点　本方为治疗湿热淋证的常用方，以尿频尿急、溺时涩痛、舌苔黄腻、脉滑数为辨证要点。

2. 现代应用　本方常用于治疗膀胱炎、尿道炎、急性前列腺炎、泌尿系结石、肾盂肾炎等属湿热为患者。

3. 使用注意　凡劳淋体虚者，不宜使用本方。

【方歌】　八正木通与车前，萹蓄大黄滑石研；
　　　　　甘草瞿麦兼栀子，煎加灯草热淋痊。

第三节　利水渗湿

利水渗湿剂，适用于水湿内停所致的水肿、泄泻、癃闭、淋浊等证。常以利水渗湿药如茯苓、泽泻、猪苓等为主，酌配健脾、行气药组成方剂。

五苓散《伤寒论》

【组成】　猪苓去皮，十八铢（9g）　泽泻一两六铢（15g）　白术十八铢（9g）　茯苓十八铢（9g）　桂枝去皮，半两（6g）

【用法】　捣为散，以白饮和服方寸匕，日三服，多饮暖水，汗出愈，如法将息。

现代用法：共为细末，每次6g，每日3次，服后多饮开水，汗出愈。或作汤剂，水煎服。

【功效】　利水渗湿，温阳化气。

【主治】

1. 下焦蓄水证。小便不利，头痛发热，烦渴欲饮，甚或水入即吐，苔白，脉浮。

2. 水湿内停之水肿，泄泻，小便不利。

3. 痰饮内停证。脐下动悸，吐涎沫而头眩，或短气而咳者。

【方解】　本方证为膀胱气化不利，水蓄下焦所致。本方原治太阳表邪未解，内传太阳之腑，以致膀胱气化不利，遂成太阳经腑同病之"蓄水证"。表邪未解，故发热头痛，苔白脉浮；表邪循经内传膀胱，气化失常，则小便不利、水肿、泄泻；水蓄下焦，津液不布，见烦渴饮水；饮入之水，不得输布，故水入即吐，即为"水逆证"。水饮内停，聚成痰饮，则见短气而咳，脐下动悸，吐涎沫，阻碍清阳，故头眩；痰饮凌肺，则短气而咳。以上所治虽临床表现不一，但病机都是膀胱气化不利,水湿内停,主证为小便不利。治宜利水渗湿,通阳化气,兼解表邪。方中重用泽泻,利水渗湿,为君药。茯苓、猪苓甘淡利水,健脾渗湿,共为臣药。白术健脾祛湿;桂枝助阳化气,解表散寒,共为佐药。五药合用,使水行气化,表解脾健,蓄水留饮自除。

【临床应用】

1.用方要点　本方为化气利水的代表方,以小便不利、舌苔白、脉浮为辨证要点。

2.现代应用　本方常用于治疗肾炎、心脏病、肝硬化引起的水肿,以及急性肠炎、尿潴留、脑积水等属水湿内盛者。

【附方】　胃苓汤(《丹溪心法》)　五苓散　平胃散各3g　用生姜、大枣煎汤,空腹送服。功效:祛湿和胃,行气利水。主治:夏秋之间,脾胃伤冷,水谷不分,泄泻不止,以及水肿、腹胀、小便不利者。

胃苓汤即五苓散与平胃散合方,因综合了两方的功效,故能祛湿和胃,行气利水,适用于水湿内盛之泄泻、水肿、小便不利等。

【方歌】　五苓散用猪茯苓,泽泻白术桂枝应;

利水渗湿又化气,利便解表治水停。

知识链接

猪苓汤与五苓散的比较

两方同为利水渗湿之剂,皆治小便不利、口渴、身热等证。五苓散证系表邪未尽,内传太阳之腑,膀胱气化不利,故用泽泻、猪苓、茯苓之利水,配伍桂枝外散表邪,温阳化气,而成为温阳化气利水之剂。猪苓汤证则为邪入里化热,水热互结,热伤阴津,故用猪苓、泽泻、茯苓利水渗湿,并佐以滑石清热,阿胶养阴,而成利水清热养阴之剂。

第四节　温 化 水 湿

温化水湿剂,适用于脾肾阳虚,气不化水所致的痰饮、水肿等证。处方多以温里助阳药如附子、桂枝、干姜、吴茱萸等,配伍利湿药如茯苓、白术、木瓜等为主组成方剂。

苓桂术甘汤(《金匮要略》)

【组成】　茯苓四两(12g)　桂枝去皮,三两(9g)　白术二两(6g)　甘草炙,二两(6g)

【用法】　上四味,以水六升,煮取三升,去滓,分温三服,小便则利。

现代用法:水煎服。

【功效】　温阳化饮,健脾利湿。

【主治】　中阳不足之痰饮病。胸胁支满,目眩心悸,或短气而咳,舌苔白滑,脉弦滑。

【方解】　本方证为中焦阳虚,脾失健运,痰饮内生所致。中阳不足,气化不利,脾不运湿,聚湿生痰成饮。水饮停于胸胁,则胸胁胀满;痰饮阻遏上升之清阳,则头目眩晕;水饮上凌心肺,则心悸,短气而喘;舌苔白滑,脉弦滑,均为水饮内停之征。治宜温阳健脾化饮。方中茯苓甘淡性平,既健脾益气,又利湿化饮,为君药。饮属阴邪,非温不化,故以桂枝为臣药,温阳以化饮。苓、桂相伍,一利一温,湿邪去有利于阳气得复,阳气得复又有利于祛湿。以白术为佐药,健脾祛湿,脾气健则水湿得运。以甘草为使药,调药和中。药仅四味,配伍精当,温而不燥,利而不峻,共奏温阳化饮、健脾利湿之功。

【临床应用】

1.用方要点　本方为温阳化饮的主要方剂,以胸胁支满、目眩心悸、舌苔白滑为辨证要点。

2.现代应用　本方常用于治疗慢性支气管炎、支气管哮喘、心源性或慢性肾小球肾炎所致的水肿属脾阳虚者。

【方歌】　苓桂术甘化水湿,温阳化饮又健脾;

饮邪上逆胸胁满,水饮下行悸眩去。

真武汤 (《伤寒论》)

【组成】　茯苓三两(9g)　芍药三两(9g)　白术二两(6g)　生姜切,三两(9g)　附子炮,去皮,一枚,破八片(9g)

【用法】　以水八升,煮取三升,去滓,温服七合,日三服。

现代用法:水煎温服。

【功效】　温阳利水。

【主治】　脾肾阳虚水肿。全身浮肿,四肢沉重,小便不利,恶寒肢冷,腹痛下利,舌质淡胖,舌苔白滑,脉沉细。

【方解】　本方证为脾肾阳虚,气化不行,水湿内停所致。脾肾阳虚,水气不化,下无出路,则小便不利;水湿泛溢肌肤,轻者四肢沉重,重者则全身浮肿,阳虚不能温煦,故恶寒肢冷;脾虚湿盛,阴寒凝结,故腹痛下利;舌质淡胖,舌苔白滑,脉沉细,均为阳虚水湿内停之征。治宜温补脾肾阳气,利水消肿。方用炮附子为君,温肾助阳,以化气行水,兼暖脾土,以温运水湿。白术、茯苓健脾益气,利水渗湿,使水邪从小便而去,共为臣药。生姜宣肺暖胃,既助附子温阳化气以行水,又助术、苓健脾以化湿;白芍酸甘缓急以治腹痛,并能兼制附子、生姜辛热伤阴之弊,共为佐药。诸药合用,有温阳利水之功。

【临床应用】

1.用方要点　本方为温阳利水的代表方,以小便不利、肢体沉重或浮肿、苔白脉沉为辨证要点。

2.现代应用　本方常用于治疗慢性肾小球肾炎、心源性水肿、甲状腺功能减退、慢性支气管炎、慢性肠炎、梅尼埃病等属脾肾阳虚,水湿内盛者。

【方歌】　真武汤壮肾中阳,茯苓术芍附生姜;

少阴腹痛有水气,温阳利水效果佳。

知识链接

真武汤与附子汤的比较

两方均为温化水湿之剂,但附子汤中的白术、附子用量是真武汤中用量的两倍,且去生姜加人参,意在温补而祛寒湿,主治阳虚寒湿内侵所致的身体关节疼痛。而真武汤用生姜不用人参,意在温散而化气行水,主治阳虚水肿。

第五节　祛风除湿

祛风除湿剂,适用于风湿在表或风湿侵犯筋骨经络,而见腰膝顽麻痹痛等症。常以祛风湿药如羌活、独活、防风、秦艽等为主,酌配活血养血药如当归、川芎、白芍等组成方剂。

羌活胜湿汤（《内外伤辨惑论》）

【组成】 羌活　独活各一钱（各6g）　藁本　防风　甘草炙　川芎各五分（各3g）　蔓荆子三分（2g）

【用法】 上述药各五分，都作一服，水二盏，煎至一盏，去滓，大温服，空心食前。

现代用法：水煎，食前温服。

【功效】 发汗祛风，除湿止痛。

【主治】 风湿在表证。头痛身重，肩背疼痛不可回顾，或腰脊疼痛，难以转侧，苔白脉浮。

【方解】 本方证多由汗出当风，或久居湿地，风湿相搏，郁于肌表所致。风湿之邪客于肌表，经脉不畅，故头痛身重，或肩背疼痛不可回顾，或腰脊疼痛，难以转侧；苔白脉浮，为风湿在表之征。治以祛风胜湿。方中羌活、独活辛温发散，祛风胜湿。其中羌活善祛上半身风湿，独活善祛下半身风湿，二药合用，能散周身风湿，舒利关节而通痹止痛，共为君药。防风祛风除湿以解表；藁本辛散温通，能散风寒湿邪止头痛，共为臣药。川芎活血祛风止痛；蔓荆子辛散祛风止头痛，共为佐药。炙甘草调和诸药，为使药。服后若微发其汗，效果更佳，能使风湿尽去，诸痛则止。

【临床应用】

1．用方要点 本方为治风湿在表的常用方，以头痛身重、腰脊疼痛、苔白脉浮为辨证要点。

2．现代应用 本方常用于治疗感冒、风湿性关节炎、风湿性心肌炎、神经性头痛等属风湿在表者。

【方歌】 羌活胜湿羌独芎，蔓甘藁本加防风；
　　　　风湿在表头身痛，祛风除湿有奇功。

知识链接

羌活胜湿汤与九味羌活汤的比较

　　两方均用羌活、防风、川芎、甘草祛风除湿，散寒止痛，主治外感风寒湿所致的头身疼痛。但九味羌活汤配伍细辛、苍术、白芷及生地黄、黄芩，解表发汗之力较强，且兼清泄里热，主治外感风寒湿表证兼有里热证。症见恶寒发热、头痛无汗、肢体酸楚疼痛而兼有口苦微渴者；羌活胜湿汤配伍独活、藁本、蔓荆子，偏于祛除上下周身之风寒。

独活寄生汤（《备急千金要方》）

【组成】 独活三两（9g）　桑寄生　杜仲　牛膝　细辛　秦艽　茯苓　肉桂心　防风　川芎　人参　甘草　当归　芍药　干地黄各二两（各6g）

【用法】 上十五味，㕮咀，以水一斗，煮取三升，分三服，温身勿冷也。

现代用法：水煎服。

【功效】 祛风湿，止痹痛，益肝肾，补气血。

【主治】 痹证日久，肝肾不足，气血两虚。腰膝关节疼痛，屈伸不利，或麻木不仁，畏寒喜温，舌淡苔白，脉细弱。

【方解】 本方证为痹证日久不愈，累及肝肾，耗伤气血所致。腰为肾之府，膝为筋之府，风寒湿邪痹阻关节，故腰膝关节疼痛，屈伸不利；气血受阻，不能濡养筋脉，则麻木不仁；寒湿均为阴邪，得温则减，故畏寒喜温；舌淡苔白，脉细弱，均为肝肾、气血不足之征。治宜祛邪与扶正兼顾，祛风湿，止痹痛，益肝肾，补气血。方中独活辛苦微温，长于除久痹，治伏风，祛下焦风寒湿邪以蠲痹止痛，为君药。秦艽、防风祛风湿，止痹痛；细辛辛温发散，祛寒止痛；肉桂温里散寒，温通经脉,共为臣药。桑寄生、牛膝、杜仲补肝肾而强筋骨,其中桑寄生兼能祛风湿,牛膝兼能活血利肢节;人参、茯苓、甘草(四君子汤去白术)补气健脾;当归、芍药、地黄、川芎(四物汤)养血活血,均为佐药。综观全方,以祛风散寒除湿药为主,辅以补肝肾、养气血之品,邪正兼顾,能使风寒湿邪俱除,气血充足,肝肾强健,诸症自愈。

【临床应用】

1. 用方要点　本方为治痹证日久、肝肾不足、气血两虚的常用方,以腰膝疼痛、舌淡苔白、脉细弱为辨证要点。

2. 现代应用　本方常用于治疗慢性关节炎、腰肌劳损、骨质增生、风湿性坐骨神经痛等属肝肾两虚,气血不足者。

【方歌】　独活寄生艽防辛,芎归地芍桂苓均;

　　　　　杜仲牛膝人参草,冷风顽痹屈能伸。

清热剂现代常用中成药总结见表9-1。

表9-1　祛湿剂现代常用中成药简表

方名	组成	功用	主治	用法及用量	规格
茵陈五苓丸	茵陈、泽泻、茯苓、猪苓、白术、肉桂	清湿热,利小便	**肝胆湿热,脾肺郁结**引起的湿热黄疸,胆腹胀满,小便不利	开水吞服。一次1粒,一日3次	每丸重6g
黄疸茵陈颗粒	茵陈、黄芩、大黄(制)、甘草	清热利胆,退黄疸	**肝胆湿热**所致的急性或慢性黄疸性传染性肝炎	开水冲服。一次1/2～1袋(10～20g),一日2次	颗粒剂。每袋装10g
清热祛湿颗粒	党参、茵陈、岗梅根、黄芪、苍术、野菊花、陈皮	清热祛湿,益气生津	**暑湿病邪**所致四肢疲倦,食欲不振,身热不振,身热口干	口服。一次1袋,一日2次	每袋装10g
葛根芩连丸	葛根、黄芩、黄连、炙甘草	解肌透表,清热解毒,利湿止泻	**湿热蕴结**所致的泄泻腹痛、便黄而黏、肛门灼热及风热感冒所致的发热恶风、头痛身痛	口服。一次3g;小儿一次1g,一日3次	每袋装3g
四妙丸	苍术、牛膝、黄柏(盐炒)、薏苡仁	清热利湿	**湿热下注**所致足膝红肿,筋骨疼痛	口服。一次1袋,一日2次	每袋装6g

(艾　瑛)

？　复习思考题

1. 祛湿剂分哪几类?各类适应证是什么?各有哪些代表方?

2. 简述平胃散与藿香正气散在功效、主治方面的异同点。

3. 简述茵陈蒿汤、八正散的药物组成、功效、主治证,以及大黄在茵陈蒿汤、八正散中的作用。

4. 结合主治病证,简述独活寄生汤的组方原理及配伍特点。

第十章 温 里 剂

PPT课件

凡以温热药为主组成，具有温里助阳、散寒通脉等作用，治疗里寒证的方剂，统称为温里剂。属于"八法"中的"温法"。

知识导览

里寒证是指寒邪在里所致的病证。其成因有因素体阳虚，寒从中生者；有因外寒直中，深入脏腑经络者；有因误治邪陷，表寒乘虚入里者；有因过服寒凉，损伤阳气者。但无论何种成因，总不外乎外寒入里和寒从中生两个方面。由于寒为阴邪，易伤阳气，故里寒证多以但寒不热，畏寒肢冷，喜温蜷卧，口淡不渴，小便清长，舌淡苔白，脉沉迟等为主。

由于里寒证的病位有脏腑经络之分，病情有轻重缓急之异，故温里剂分为温中祛寒、回阳救逆、温经散寒三类。

寒为阴邪，易伤阳气，故本类方剂多由辛热之品与温补阳气的药物配伍组成，使寒去阳复。故对热证、阴虚证、真热假寒证不宜使用；素体阴虚或失血者亦应慎用，以免重伤气血；若阴寒太盛或真寒假热，服药即吐者，可热药冷服或少佐寒凉药，如猪胆汁等，此即"寒因寒用"的反佐之法；应用温里剂还要根据患者体质、地域及四时气候等不同情况，做到因人、因地、因时制宜，适当增减药量。

温里剂为何在温里药基础上多配伍益气药？

第一节 温 中 祛 寒

温中祛寒剂，适用于中焦虚寒证，症见脘腹冷痛，呕吐下利，不思饮食，肢体倦怠，手足不温，舌苔白滑，脉沉细或沉迟等。常用温中祛寒药如干姜、吴茱萸等，配伍益气健脾药如人参、白术等组成方剂。

理中丸（《伤寒论》）

【组成】 人参　干姜　甘草炙　白术各三两（各9g）

【用法】 上四味，捣筛，蜜和为丸，如鸡子黄许大（9g）。以沸汤数合，和一丸，研碎，温服之，日三四服，夜二服。腹中未热，益至三四丸，然不及汤。汤法：以四物依两数切，用水八升，煮取三升，去滓，温服一升，日三服。服汤后，如食顷，饮热粥一升许，微自温，勿发揭衣被。

现代用法：上药共研细末，炼蜜为丸，重9g，每次1丸，温开水送服，每日2～3次。或作汤剂，水煎服，用量酌定。

【功效】 温中祛寒,补气健脾。

【主治】

1. 脾胃虚寒证。脘腹疼痛,喜温喜按,呕吐便溏,脘痞食少,畏寒肢冷,口淡不渴,舌淡苔白,脉沉细或沉迟无力。

2. 阳虚失血证。便血、吐血、衄血或崩漏等,血色暗淡,质清稀,面色㿠白,气短神疲,脉沉细或虚大无力。

3. 脾胃虚寒,中阳不足,阴寒上乘所致的胸痹;或中阳虚损,土不荣木之小儿慢惊;或脾气虚不能摄津之病后喜唾涎沫等。

【方解】 本方所治诸证皆由脾胃虚寒,升降失常所致。本方证治广泛,但总属脾胃虚寒。一则失于温煦,症见脘腹疼痛,喜温喜按,畏寒肢冷或胸痹证;二则运化失常,症见脘痞食少;三则升降失常,症见呕吐下利;四则摄纳无权,症见阳虚失血,或病后喜唾涎沫等。舌淡苔白润,口不渴,脉沉细或沉迟无力皆为虚寒之象。治宜温中祛寒,补气健脾。方中以干姜为君,大辛大热,温中祛寒,扶阳抑阴,为振奋脾阳之要药。以人参之补,益气健脾,以复运化,为臣药。君臣相配,温养中焦脾胃阳气,以复运化、统摄、升降之能。以白术之燥,健脾燥湿,防脾虚生湿,为佐药。以炙甘草之和,益气和中,为使药。四药相配,一温一补一燥一和,使脾胃阳气振奋,寒邪祛除,则运化升降功能恢复,诸症自愈。

本方在《金匮要略》中作汤剂,称"人参汤"。理中丸方后亦有"然不及汤"四字。盖汤剂较丸剂作用力强而迅速,临床可视病情之缓急酌定使用剂型。

【临床运用】

1. **用方要点** 本方为温补脾胃、治疗中焦虚寒的要方,以自利不渴、呕吐腹痛、舌淡苔白、脉沉细为辨证要点。

2. **现代运用** 本方常用于治疗急性或慢性胃肠炎、胃及十二指肠溃疡、胃痉挛、胃下垂、胃扩张、慢性结肠炎等属脾胃虚寒者。

3. **使用注意** 湿热内蕴中焦或脾胃阴虚者禁用。

【附方】 **附子理中丸**(《太平惠民和剂局方》) 人参去芦 白术锉 干姜炮 甘草炙,锉 附子炮,去皮脐。各一两(各30g) 共研细末,炼蜜为丸,每两作十丸,每服一丸,稍热食前服,每日2次。功效:温阳祛寒,益气健脾。主治:中焦虚寒,阳虚较甚。症见脘腹疼痛,下利清谷,或霍乱吐利转筋等。

附子理中丸是在理中丸的基础上加用大辛大热的附子,脾肾双补,补火生土。其温中散寒之力更强,且能温肾,适用于中焦虚寒之重证,或兼肾阳虚衰,火不生土者。

【方歌】 理中丸主温中阳,人参甘草术干姜;
　　　　呕利腹痛阴寒盛,再加附子更扶阳。

温胃舒胶囊(《中国药典》)

【组成】 党参183g 附子制,150g 黄芪炙,183g 肉桂90g 肉苁蓉制,183g 山药183g 白术炒,183g 山楂炒,225g 乌梅225g 砂仁60g 陈皮150g 补骨脂183g

【用法】 口服。一次3粒,一日2次。

【功效】 温中养胃,行气止痛。

【主治】 中焦虚寒证。症见胃脘冷痛,腹胀嗳气,纳差食少,大便稀溏,畏寒无力,苔白,脉细弦。

【方解】 本方证为脾胃阳虚,气机凝滞所致。脾胃阳虚,失于温煦,气机凝滞,不通则痛,故见胃脘冷痛,腹胀嗳气,畏寒无力,脾虚不运,则纳差食少,大便稀溏。治宜温中养胃,行气止痛。

方用附子助阳暖中,散寒止痛;党参补气健脾以助运,两者配伍以健脾,温阳暖中治其本,共为君药。黄芪、白术、山药健脾补中,升阳止泻;肉桂、肉苁蓉、补骨脂温暖脾阳以止泻,为臣药。陈皮、砂仁辛香醒脾,理气止痛;山楂消食化滞;乌梅涩肠止泻,为佐药。诸药合用,温胃健脾,行气止痛。

【临床运用】

1.用方要点 本方为中焦虚寒所致的胃痛常用方,以胃脘冷痛、腹胀嗳气、纳差食少、畏寒无力为辨证要点。

2.现代运用 本方常用于治疗慢性萎缩性胃炎、慢性浅表性胃炎等证属脾胃虚寒者。

3.使用注意 胃大出血时禁用;忌食生冷,油腻及不易消化的食物。

【方歌】 温胃参附与黄芪,陈砂白术乌梅骨;
　　　　　肉桂山药与苁蓉,温中养胃止痛好。

第二节 回 阳 救 逆

回阳救逆剂适用于阳气衰微,阴寒内盛,甚至亡阳厥逆的证候,症见四肢厥逆,恶寒蜷卧,甚或冷汗淋漓,脉微欲绝等。常用温里药如附子、干姜、肉桂等为主组成方剂。若亡阳虚脱,则须配伍人参;若阴盛格阳,则须少佐寒凉之品,或采用冷服法。

四逆汤 (《伤寒论》)

【组成】 附子一枚,生用,去皮,破八片(12g)　干姜一两半(9g)　甘草二两,炙(6g)

【用法】 上三味,以水三升,煮取一升二合,去滓,分温再服。强人可大附子一枚,干姜三两。
现代用法:水煎服。

【功效】 回阳救逆。

【主治】 少阴病,心肾阳衰寒厥证。四肢厥逆,恶寒蜷卧,神疲欲寐,面色苍白,腹痛下利,呕吐不渴,舌苔白滑,脉沉微细;或太阳病误汗亡阳。

课堂互动

回阳救逆为何要用附子配干姜?

【方解】 本方证乃因少阴心肾阳衰,阴寒内盛所致,又称阳虚寒厥证。阳衰不能温煦周身四末,故恶寒蜷卧、面色苍白、四肢厥逆,而冷过肘膝;阳虚不能鼓动血行,故脉微细。《素问·生气通天论》曰:"阳气者,精则养神。"今心阳衰微,神失所养,则神衰欲寐;肾阳衰微,火不暖土,则腹痛吐利。此阳衰寒盛之证,非纯阳大辛大热之品,不足以破阴寒,回阳气,救厥逆。方中附子生用,大辛大热,走而不守,回阳救逆,尤善温肾阳,为回阳祛寒要药,为君药。干姜辛热,守而不走,温中祛寒,为臣药。两者一守一走,气味雄厚,使温阳之力更为宏大,故前人有"附子无姜不热"之说。附、姜配伍,重在温补肾阳以补先天。炙甘草甘缓和中,既能缓和姜附燥烈峻猛之性,使其无伤阴之弊,且与干姜配伍,重在温补脾阳以补后天,为佐使。综观本方,药简力专,大辛大热,使阳复厥回,四逆自温,故名"四逆汤"。

【临床运用】

1.用方要点 本方为回阳救逆的代表方。临床应用以四肢厥逆,恶寒蜷卧,神衰欲寐,面色苍白,脉沉微细为辨证要点。

2.现代运用 本方常用于治疗心肌梗死、心力衰竭、急性或慢性胃肠炎吐泻过多,或某些急症见大汗出而休克属阳衰阴盛者;本方加味可用于顽固性风湿性关节炎。

3. 使用注意　本方所治厥逆，非阳衰阴盛者禁用。若温服本方，服药格拒者，可冷服。生附子有毒，用量宜慎，并须久煎。

【附方】　**参附汤**（《正体类要》）　人参四钱（12g）　附子炮，去皮，三钱（9g）　用水煎服，阳气脱陷者，倍用之。功效：益气回阳固脱。主治：阳气暴脱证。四肢厥冷，冷汗淋漓，呼吸微弱，脉微欲绝。

【病案举例】　吴某，男性，68岁，体质素弱，多服温补剂。2天前因多食生冷瓜果，导致泄利，一日4~5次，现全身疲乏，神衰欲寐，四肢厥冷，口不渴，不思饮食，时腹痛，大便仍一日数行，下利清谷，舌淡，苔白滑，脉沉微无力。辨证为心肾阳衰寒厥证，予四逆汤，每次180mL，每日3次口服，服用2日后腹泻减轻、精神渐复、四肢渐温，腹痛消失，停服。

【方歌】　四逆汤中附草姜，四肢厥冷急煎尝；
　　　　　腹痛吐泻脉沉细，急投此方可回阳。

第三节　温经散寒

　　温经散寒剂，适用于阳虚寒邪凝滞经脉所致诸证，症见手足不温，肢体疼痛，或肌肤麻木不仁，经期腹痛等。多由阳气虚弱，营血不足，寒邪凝滞经脉，血行不畅所致。常用温经散寒药如桂枝、细辛等，配伍温养气血药如当归、白芍、黄芪等组成方剂。

当归四逆汤（《伤寒论》）

【组成】　当归三两（12g）　桂枝三两，去皮（9g）　芍药三两（9g）　细辛三两（3g）　甘草二两，炙（6g）通草二两（6g）　大枣二十五枚，擘（9枚）

【用法】　上七味，以水八升，煮取三升，去滓，温服一升，日三服。
　　现代用法：水煎服。

【功效】　温经散寒，养血通脉。

【主治】　血虚寒厥证。手足厥寒，或腰、股、腿、足、肩臂疼痛，口不渴，舌淡苔白，脉沉细或细而欲绝。

【方解】　本方证由营血虚弱，寒凝经脉，血行不利所致。素体血虚而又经脉受寒，寒邪凝滞，血行不利，阳气不能达于四肢末端，营血不能充盈血脉，遂手足厥寒，脉细欲绝。其手足厥寒只表现为掌至腕、踝不温，与四逆汤之四肢厥逆有别。治宜温经散寒，养血通脉。方中当归甘温，养血和血，既补营血之虚，又行血脉之滞；桂枝辛温，温经散寒，温通血脉，共为君药。芍药养血和营，助当归补血充脉；细辛温经散寒，助桂枝温通行血，共为臣药。通草（为现代之木通）通经脉，以畅血行；炙甘草、大枣健脾益气，以资生血之源，共为佐使药。诸药合用，温而不燥，补而不滞，共奏温经通脉之效，使阴血充，客寒除，阳气振，经脉通，手足温，诸症自愈。

【临床运用】

1. 用方要点　本方为治血虚寒厥证的代表方，也是养血温经散寒的常用方。临床应用以手足厥寒，舌淡苔白，脉细欲绝为辨证要点。

2. 现代运用　本方常用于血栓闭塞性脉管炎、无脉症、雷诺病、小儿麻痹、冻疮、痛经、肩周炎、风湿性关节炎等属血虚寒凝者。

3. 使用注意　少阴阳虚寒厥者，不宜使用本方。冻疮后期，寒郁化热，而热证较明显者禁用。

【功用鉴别】　张仲景以"四逆"命名的方剂有四逆散、四逆汤与当归四逆汤，三方均治四肢厥逆证，但其病机用药却各不相同。四逆散证是因外邪传经入里化热，阳气内郁而不达四末所致，故其冷不甚，或指头微温，按之稍久则有温感，又见身热、脉弦等；四逆汤证是因阴寒内盛，阳气衰微,无力温煦四末所致,故其厥逆严重,冷过肘膝,并伴有神疲欲寐、腹痛下利、脉微欲绝等;当归四逆汤证是因血虚受寒,寒凝经脉,阳气不达四肢末端,血行不畅所致,因其寒邪在经不在脏,故厥逆较轻,仅在腕、踝,并伴肢体疼痛等症。因此,三方用药、功用全然不同,正如周扬俊所言:"四逆汤全在回阳起见,四逆散全在和解表里起见,当归四逆汤全在养血通脉起见。"(《温热暑疫全书》)

【方歌】 当归四逆芍桂枝,细辛甘草木通施;

血虚寒厥四末冷,温经通脉最相宜。

艾附暖宫丸 (《中国药典》)

【组成】 当归 120g 地黄 40g 白芍酒炒,80g 川芎 80g 黄芪炙,80g 艾叶炭,120g 吴茱萸制,80g 肉桂 20g 续断 60g 香附醋制,240g

【用法】 口服。小蜜丸一次 9g,大蜜丸一次 1 丸,一日 2～3 次。

【功效】 理气养血,暖宫调经。

【主治】 妇人子宫虚寒证。症见月经不调,经行后错,量少有血块,经行小腹冷痛,腰膝酸痛。

【方解】 本方证为血虚寒凝,气滞不畅所致。血虚寒凝,气血运行不畅,则月经不调,经行后错,量少有血块;寒凝胞宫,下焦失于温煦,则小腹冷痛,腰膝酸痛。治宜理气养血,暖宫调经。方用艾叶温暖胞宫,调经止痛;香附理气解郁,调经止痛,共为君药。吴茱萸、肉桂辛热,善温经散寒,通脉止痛,为臣药。当归、川芎养血活血,调经止痛;地黄、白芍滋阴养血;黄芪补脾益气,以助化源;续断补益肝肾,温暖胞宫,并活血通经,为佐药。诸药配伍,暖宫调经,温补气血。

【临床运用】

1.用方要点 本方为治妇人子宫虚寒所致诸证的常用方。临床应用以月经不调,经行后错,小腹冷痛为辨证要点。

2.现代运用 本方常用于宫寒不孕症、月经周期紊乱、闭经、宫颈炎等证属血虚气滞,子宫虚寒者。

【方歌】 艾附暖宫四物配,吴萸续断芪肉桂;

温经养血兼理气,调经止带暖胞宫。

温里剂现代常用中成药总结见表 10-1。

表 10-1 温里剂现代常用中成药简表

方名	组成	功用	主治	用法及用量	规格
小建中合剂	桂枝、白芍、炙甘草、生姜、大枣	温中补虚,缓急止痛	**脾胃虚寒**所致的脘腹疼痛,喜温喜按,嘈杂吞酸,食少;胃及十二指肠溃疡见上述证候者	口服。一次 20～30mL,一日 3 次。用时摇匀	每支装 10mL
良附丸	高良姜、醋香附	温胃理气	**寒凝气滞**所致的脘痛吐酸,胸腹胀满	口服。一次 3～6g,一日 2 次	每袋装 3g
香砂养胃丸	木香、砂仁、白术、陈皮、茯苓、半夏(制)、醋香附、枳实(炒)、豆蔻(去壳)、姜厚朴、广藿香、甘草、生姜、大枣	温中和胃	**胃阳不足、湿阻气滞**所致的胃痛、痞满,症见胃痛隐隐、脘闷不舒、呕吐酸水、嘈杂不适、不思饮食、四肢倦怠	口服。一次 9g,一日 2 次	每袋 9g

(杨周赟)

？ 复习思考题

1. 试述温里剂的含义、分类、适应证及使用注意。
2. 试述理中丸的主治病证、功用及配伍特点。
3. 分析对比以"四逆"命名的方剂。
4. 四逆汤主治何证？方中配伍炙甘草的意义何在？

第十一章 理 气 剂

PPT 课件

知识导览

凡以理气药为主组成，具有行气或降气作用，以疏畅气机，调整脏腑功能，治疗气滞或气逆病证的方剂，称为理气剂。属"八法"中的"消法"。

气为一身之主，升降出入，周行全身，以维持人体的正常生理活动。若情志不畅，或寒温失调，或饮食不节，或劳倦太过等原因，均可使气机升降失常，引起脏腑功能失调，而致气病。一般来说，气机郁滞者，以肝气郁结与脾胃气滞为主，当治以行气；气逆不降者，以肺气上逆或胃气上逆为主，应治以降气，因而本章分为行气与降气两类。

使用理气剂时，应注意病情的虚实，勿犯虚虚实实之戒，如气滞实证，误用补气，则其滞愈增；气虚证，误用行气，则更伤其气。此外，气滞与气逆常常相兼并见，故行气与降气也常配合使用；若兼气虚者，则需配伍补气之品，以虚实兼顾。又理气药多属芳香辛燥之品，易伤津耗气，应适可而止，勿使过剂，尤其是年老体弱或阴虚火旺者、孕妇或素有崩漏、吐衄者，更应慎用。

第一节 行 气

行气剂，适用于气机郁滞的病证。对肝气郁滞者，处方多以疏肝理气药如香附、乌药、川楝子、青皮、郁金等为主组成；对脾胃气滞者，处方多以调理脾胃气滞药如陈皮、厚朴、木香、砂仁等为主组成。

越 鞠 丸 (《丹溪心法》)

【组成】 香附 川芎 苍术 神曲 栀子各等分(各6g)

【用法】 共为细末，水泛为丸，如绿豆大(原书未著用法用量)。

现代用法：水丸，每服6～9g，温开水送服；亦可作汤剂煎服。

【功效】 行气解郁。

【主治】 六郁证。胸膈痞闷，胁腹胀痛或刺痛，吞酸嘈杂，嗳气呕恶，饮食不消等。

【方解】 本方由肝脾气机郁滞，以致气、血、痰、火、湿、食相因成郁，六郁中以气郁为先。人以气为本，气和则病无由生，若喜怒无常，忧思过度，或饮食失节，寒温不适等，均可

 课堂互动

郁即不畅。六郁产生的生理依据是什么？

379

引起气机郁滞。肝气郁结,气机不畅,则胸膈痞闷胀痛;气郁日久势必及血,而致血郁,则胁腹刺痛而有定处;郁久化火,则病火郁,吞酸嘈杂;肝郁乘脾,运化失司,脾不胜湿则湿郁;湿聚生痰则痰郁,嗳气呕恶;水谷不运,则饮食不消为食郁。气、血、火郁责之于肝由此可见,六郁之病主要,湿、痰、食郁责之于脾,在肝脾郁滞,尤以气郁为主。其治法,重在行气解郁,使气行则血行,气顺则火、湿、痰、食诸郁皆消。方中香附行气疏肝开郁,以治气郁,为君药。川芎为血中之气药,既助君药行气开郁,又可活血祛瘀,以治血郁;苍术燥湿健脾,以治湿郁;神曲消食和胃,以治食郁;栀子清热泻火,以治火郁,共为臣佐药。本方五药,理气为先,统治六郁证。

【临床应用】

1. 用方要点　本方为治六郁证的代表方,以胸膈痞闷、胁腹胀痛、饮食不消为辨证要点。

2. 现代应用　本方常用于治疗胃神经症、胃及十二指肠溃疡、慢性胃炎、胆石症、胆囊炎、肝炎、肋间神经痛、痛经、月经不调等而有六郁见证者。

3. 使用注意　本方所治诸郁均属实证,凡郁证属虚者,不宜单独使用。

【病案举例】　张某,女性,41岁,3个月来反复发作上腹部饱胀嗳气,时有疼痛,恶心呕吐,脘腹不舒,胸胁胀满,食欲不振,舌苔白,脉弦。辨证为郁证,予越鞠丸,每次9g,每日2次口服,服用4天后上腹部饱胀嗳气明显减少,继续服用1周后,诸症消失。

【方歌】　越鞠丸治六郁侵,气血痰火食湿因;
　　　　　香附芎苍六曲栀,行气解郁除病根。

半夏厚朴汤《金匮要略》

【组成】　半夏一升(12g)　厚朴三两(9g)　茯苓四两(12g)　生姜五两(15g)　苏叶二两(6g)

【用法】　以水七升,煮取四升,分温四服,日三夜一服。

现代用法:水煎服。

【功效】　行气散结,降逆化痰。

【主治】　梅核气。咽中如有物阻,咳吐不出,吞咽不下,胸胁满闷,或咳或呕,舌苔白润或滑腻,脉滑或弦。

【方解】　本方主治梅核气是由情志不畅,痰气互结咽喉所致。情志不畅,肝气郁结,致肺胃宣降失常,聚津为痰,气郁痰阻,互结于咽喉,故咽中如有物阻,咳吐不出,吞咽不下,胸胁满闷;痰气上逆,肺胃失和,则或咳或呕;舌苔白润或滑腻,脉滑或弦,均为痰阻气滞之征。气不行则郁难开,痰不化则结难散,故治宜化痰、行气兼顾,使气行则郁开,痰化则结散。方中半夏化痰开结,降逆和胃,重在降逆;厚朴下气除满,以散胸中滞气,重在行气,两者相伍,一化痰结,一行气滞,痰气并治,使痰降则气行,郁开则痰降,共为君药。茯苓渗湿健脾,助半夏祛湿化痰;苏叶芳香宣肺,顺气宽胸,宣通胸中之郁结之气,助厚朴顺气宽胸,共为臣药。生姜和胃降逆止呕,且制半夏之毒,为佐药。五药辛苦合用,辛以开结,苦能降逆,温以化痰,共奏行气散结,降逆化痰之功。

【临床应用】

1.用方要点 本方为治疗梅核气的代表方,以咽中如有物阻、咳吐不出、吞咽不下、苔白腻、脉弦滑为辨证要点。

2.现代应用 本方常用于治疗癔症、胃神经症、慢性咽炎、咽部异感症、慢性支气管炎、食管痉挛等属气滞痰阻者。

3.使用注意 本方药物多苦温辛燥,适宜于痰气互结偏于寒性者;若见颧红口苦,舌红少苔,阴伤津少者,为气郁化火,痰火互结所致,虽有梅核气症状,亦不宜使用。

【方歌】 半夏厚朴与紫苏,茯苓生姜共煎服;

　　　　痰凝气滞成梅核,降逆开郁气自舒。

知识链接

半夏厚朴汤的病证特点

半夏厚朴汤为治梅核气的专方。其病证特点:一是病位在咽喉,二是病性多为自我感觉异常,如梅核塞于咽喉,但不碍饮食,故而得名。现代医学称此病为咽部异物症,或咽喉神经症、癔症球等。其主要与精神情绪因素密切相关,属非器质性咽异感症。现代研究表明,本方能显著抑制麻醉猫电刺激喉上神经的喉反射,可消除咽中有异物感之感觉,故可治疗梅核气。

柴胡疏肝散 (《景岳全书》)

【组成】 陈皮 柴胡各二钱(各6g) 川芎 香附 枳壳 芍药各一钱半(各5g) 甘草五分(3g)

【用法】 水煎,食前服。

【功效】 疏肝解郁,行气止痛。

【主治】 肝气郁滞证。胁肋疼痛,或寒热往来,嗳气太息,脘腹胀满,脉弦。

【方解】 本方证多由情志不畅,肝气郁结所致。肝喜条达,主疏泄而藏血,其经脉布胁肋,循少腹。因情志不遂,木失条达,肝失疏泄,而致肝气郁结。气为血帅,气行则血行,气郁则血行不畅,肝经不利,故见胁肋疼痛,往来寒热。《黄帝内经》云:"木郁达之。"治宜疏肝理气之法。本方是四逆散去枳实,加香附、陈皮、枳壳、川芎而成。方中用柴胡疏肝解郁为君药。香附理气疏肝,助柴胡以解肝郁;川芎行气活血而止痛,二药相合,增其行气止痛之功,共为臣药。陈皮、枳壳理气行滞;芍药、甘草养血柔肝,缓急止痛,为佐药。甘草兼调诸药,亦为使药之用。诸药相合,共奏疏肝解郁,行气止痛之功。使肝气条达,血脉通畅,营卫自和,痛止而寒热亦除。

【临床应用】

1.用方要点 本方为疏肝解郁的常用方剂,以胁肋胀痛、脉弦为辨证要点。

2.现代应用 本方常用于治疗肝炎、慢性胃炎、肋间神经痛等属肝郁气滞者,可加减使用。

3.使用注意 本方行气之品多芳香辛燥,易伤正气,故不宜久服。孕妇慎用。

【研制方】 **柴胡舒肝丸**(《中国药典》) 茯苓100g 麸炒枳壳50g 豆蔻40g 酒白芍50g 甘草50g 醋香附75g 陈皮50g 桔梗50g 姜厚朴50g 炒山楂50g 防风50g 六神曲炒,50g 柴胡75g 黄芩50g 薄荷50g 紫苏梗75g 木香25g 炒槟榔75g 醋三棱50g 酒大黄50g 青皮炒,50g 当归50g 姜半夏75g 乌药50g 醋莪术50g 口服。小蜜丸一次10g,大蜜丸一次1丸,一日2次。功效:舒肝理气,消胀止痛。主治:肝气不舒所致的胸胁痞闷,食滞不清,呕吐酸水等。

【方歌】柴胡疏肝芍川芎，枳壳陈皮草香附；
　　　　疏肝行气兼活血，胁肋疼痛皆能除。

知识链接

柴胡舒肝丸的由来

　　柴胡舒肝丸是在古方"柴胡疏肝散""逍遥散"与"保和丸"三方合方的基础上加减而成，为纯中药制剂。方中柴胡、青皮、陈皮、防风、香附、枳壳、木香、乌药合用，以舒肝理气，消胀止痛。半夏、茯苓、桔梗、厚朴、紫苏梗、豆蔻、甘草合用，以健脾调中，行气消胀。山楂、槟榔、六神曲、大黄合用，以消食导滞，化积消胀。白芍、当归养血和血，以柔肝体；气滞邪结则血瘀，故以三棱、莪术行气活血化瘀；气郁日久则化热，故以黄芩苦寒清热、薄荷辛凉解郁以解之。诸药合用，共奏舒肝理气，消胀止痛之功，临床常用于痞证、呕吐、胁痛等。

元胡止痛片 （《中国药典》）

【组成】延胡索醋制，445g　白芷223g
【用法】口服。一次4~6片，一日3次，或遵医嘱。
【功效】理气，活血，止痛。
【主治】气滞血瘀所致的头痛、胁痛、胃痛及痛经等。
【方解】本方证为气滞血瘀所致。气血郁滞，不通则痛，则见上述诸痛证。故宜理气，活血，止痛。方中延胡索用醋制，既善活血祛瘀，更善行气止痛，以止痛作用优良，专治一身上下诸痛，为君药。白芷辛散温通，祛风散寒、通窍止痛，助延胡索活血行气止痛，为臣药。二药合用，共收理气、活血、止痛之功。

知识链接

延胡索为中药镇痛要药，它有成瘾性吗？

　　延胡索与罂粟同为罂粟科植物，罂粟中提取的生物碱吗啡为西药镇痛要药，但具有严重的成瘾性。延胡索为中药镇痛要药，其止痛有效成分为延胡索生物碱，无成瘾性。延胡索生用有效成分不易溶出，醋制后延胡索生物碱与醋酸生成水溶性生物碱盐，提高延胡索生物碱的煎出量，从而增强镇痛效果。

元胡止痛片中延胡索的醋制方法

【临床应用】
　1.用方要点　本方为治疗气滞血瘀病证的常用方剂，以头痛、胁痛、胃痛及痛经为辨证要点。
　2.现代应用　本方常用于治疗头痛、胁痛、胃痛及痛经等有气滞血瘀见证者。
【方歌】元胡止痛宜醋制，再加白芷止痛好；
　　　　理气活血调经痛，胁胃头痛一并除。

气滞胃痛颗粒 （《中国药典》）

【组成】柴胡360g　延胡索醋制，400g　枳壳400g　香附400g　白芍480g　甘草炙，200g
【用法】开水冲服。一次10g，一日3次。
【功效】疏肝理气，和胃止痛。

【主治】　肝郁气滞之胸痞胀满、胃脘疼痛等症。

【方解】　本方证为肝胃不和所致。肝气郁结,横逆犯胃,故见胸痞胀满,胃脘疼痛。治宜疏肝理气,和胃止痛。方用柴胡疏肝解郁,为君药。延胡索活血行气止痛;白芍养血柔肝,缓急止痛,二药助君药养血柔肝,行气活血止痛,共为臣药。香附善于升降调理诸气,助柴胡疏肝解郁止痛;枳壳理气宽中,除痞消胀,为佐药。甘草调和诸药,为使药。诸药合用,理气、和胃、止痛。

【临床应用】

1. 用方要点　本方为治肝胃不和病证的常用方剂,以胸痞胀满、胃脘疼痛为辨证要点。

2. 现代应用　本方常用于治疗急性或慢性胃炎、消化性溃疡、功能性消化不良、慢性无黄疸性肝炎等证属肝胃不和者。

【方歌】　气滞胃痛用柴胡,元胡枳壳并香附;

　　　　　　　白芍甘草共缓急,疏肝理气止胃痛。

第二节　降　气

降气剂,适用于气逆证。若肺气上逆,咳嗽气喘,常以降气祛痰、止咳平喘药如紫苏子、苦杏仁、紫菀、款冬花等为主组成方剂。若胃气上逆,呕吐噫气呃逆,常以降逆和胃止呕药如旋覆花、赭石、半夏、竹茹等为主组成方剂。

苏子降气汤（《太平惠民和剂局方》）

【组成】　紫苏子　半夏汤洗七次,各二两半(各75g)　川当归去芦,两半(45g)　甘草炙,二两(6g)　前胡去芦　厚朴去粗皮,姜汁拌炒,各一两(各30g)　肉桂去皮,一两半(45g)

【用法】　上为细末,每服二大钱(6g),水一盏半,入生姜二片,大枣一枚,苏叶五片,同煎至八分,去滓热服,不拘时候。

现代用法:可作汤剂,方中药物用量按原方比例酌定减量,加生姜2片,大枣1枚,紫苏叶2g,水煎服。

【功效】　降气平喘,祛痰止咳。

【主治】　上实下虚之痰喘证。咳喘短气,痰涎壅盛,痰质稀色白,胸膈满闷,或腰痛脚弱,肢体浮肿,舌苔白滑或白腻。

【方解】　本方证为痰涎壅肺,肾阳不足所致,即"上实下虚"。"上实",是由痰涎上壅于肺,致肺失宣降,症见咳喘痰多,胸膈满闷。"下虚",是由下元肾阳虚衰,肾不纳气所致,一见肾虚腰痛脚弱;二见肾不纳气呼多吸少,咳逆短气;三见水气不化,致上泛为痰,外溢为肿等。"上实"为病之标,"下虚"为病之本,治宜治上顾下,但以降逆平喘,止咳祛痰治标急为主,温肾纳气治下虚为辅。方中紫苏子入肺与大肠经,降气平喘,祛痰止咳,并能润肺宽肠,使肠腑通畅,肺气得以肃降,痰去咳消,为治痰壅气逆之要药,为君药。半夏燥湿化痰降逆;厚朴降气平喘,宽胸除满;前胡下气祛痰止咳,共为臣药。君臣相伍,降气平喘祛痰,以治"上实"。肉桂温肾祛寒,纳气平喘,且可助阳化饮;当归既治咳逆上气,又养血活血补肝,调血中之气,同用以治"下虚",共为佐药。炙甘草调和诸药,为使药。煎煮时加生姜、大枣、紫苏叶益气和中,宣肺散寒。诸药合用,治上顾下,标本兼顾,但以治上为主,使气降痰消,则喘咳自平。

本方原书注"一方有陈皮(去白)一两半",则燥湿祛痰之力增强。《医方集解》载"一方无桂,有沉香",则温肾之力减弱,纳气平喘之力增强。

【临床应用】

1. 用方要点　本方为治痰壅气逆喘咳证的常用方，以喘咳短气、痰多稀白、胸膈满闷、苔白滑或白腻为辨证要点。

2. 现代应用　本方常用于治疗慢性支气管炎、肺气肿、支气管哮喘、肺源性心脏病等咳嗽气喘，呼吸困难属上实下虚者有一定疗效。

3. 使用注意　方中药物偏温燥，对于肺肾两虚或肺热痰喘之证，均不宜使用。

【研制方】　**苏子降气丸**（《中国药典》）　炒紫苏子 145g　厚朴 145g　前胡 145g　甘草 145g　姜半夏 145g　陈皮 145g　沉香 102g　当归 102g　口服。每 13 粒重 1g，一次 6g，一日 1～2 次。功效：降气化痰，温肾纳气。主治：上盛下虚、气逆痰壅所致的咳嗽喘息、胸膈痞塞。

【方歌】　苏子降气半夏归，前胡厚朴草肉桂；

　　　　　上盛下虚痰喘嗽，化痰平喘此方魁。

知识链接

苏子降气丸的由来

苏子降气丸是在古方苏子降气汤的基础上减去苏叶、肉桂，加入陈皮、沉香所制成的水丸。方中紫苏子、半夏、厚朴、前胡、沉香的运用，使全方更偏重于降气化痰，适用于上盛下虚、气逆痰壅所致的咳嗽喘息、胸膈痞塞之重症。现代常用于慢性支气管炎、喘息型支气管炎等属痰涎壅盛，肾不纳气所致者。

旋覆代赭汤（《伤寒论》）

【组成】　旋覆花三两（9g）　人参二两（6g）　生姜五两（15g）　代赭石一两（9g）　甘草炙，三两（6g）　半夏洗，半升（9g）　大枣擘，12 枚（4 枚）

【用法】　以水一斗，煮取六升，去滓，再煮取三升，温服一升，日三服。

现代用法：水煎服。

【功效】　降逆化痰，益气和胃。

【主治】　胃虚痰阻证。噫气频作，心下痞，反胃呕吐，吐涎沫，舌苔白滑，脉弦而虚。

【方解】　本方证由胃虚痰阻，气逆不降所致。胃主受纳，腐熟水谷，其气以降为顺。胃气虚则升降失常，胃气因虚而上逆，则噫气频作，反胃呕吐，或吐涎沫；胃虚运化失职，湿聚生痰，痰阻气机，则心下痞；舌苔白滑，脉弦而虚，为中虚痰阻之征。胃虚宜补，痰浊宜化，气逆宜降。虽实虚并见，但以气逆痰阻为主，治宜降逆化痰，兼以益气和中。方中旋覆花功专下气消痰，降气止噫，为治痰阻气逆之要药，重用为君药。赭石质重而沉降，善镇肝胃之冲逆，坠痰涎、止呕吐，为臣药。半夏、生姜祛痰散结，降逆和胃；人参、炙甘草、大枣健脾益胃，以复中虚，共为佐药。甘草又能调和诸药，兼使药之用。诸药合用，集祛痰、降逆、补虚于一方，使痰除、气降、脾健、诸症自愈。

【临床应用】

1. 用方要点　本方为治胃虚痰阻、气逆不降的代表方，以心下痞、呕吐、噫气、苔白滑、脉弦虚为辨证要点。

2. 现代应用　本方常用于治疗浅表性胃炎、胃神经症、慢性胃炎、胃扩张、胃及十二指肠溃疡、幽门不全梗阻、神经性呃逆等属胃虚痰阻者。

3. 使用注意　赭石性寒而沉降，易伤胃气，中焦虚寒不宜重用。

【方歌】　旋覆代赭汤人参，半夏姜枣甘草临；

　　　　　降逆化痰益胃气，胃虚痰阻力能尽。

理气剂现代常用中成药总结见表11-1。

表 11-1 理气剂现代常用中成药简表

方名	组成	功用	主治	用法及用量	规格
沉香化气丸	沉香、木香、广藿香、醋香附、砂仁、醋莪术、六神曲(炒)、炒麦芽、甘草	理气疏肝，消积和胃	**肝胃气滞**所致的脘腹胀痛，胸膈痞满，不思饮食，嗳气泛酸	口服。一次3～6g，一日2次	每10丸重1.75g
胃苏颗粒	紫苏梗、香附、陈皮、香橼、佛手、枳壳、槟榔、炒鸡内金	理气消胀，和胃止痛	**胃脘气滞**所致的胃脘胀痛，窜及两胁，得嗳气或矢气则舒，情绪郁怒则加重，胸闷食少，排便不畅，舌苔薄白，脉弦；慢性胃炎及消化性溃疡见上述证候者	开水冲服。一次1袋，一日3次。15天为一个疗程，可服1～3个疗程或遵医嘱	每袋装15g；每袋装5g（无蔗糖）
木香顺气丸	木香、砂仁、醋香附、槟榔、甘草、厚朴、枳壳(炒)、苍术(炒)、青皮(炒)、生姜	行气化湿，健脾和胃	**湿浊中阻、脾胃不和**所致的胸膈痞闷、脘腹胀痛、呕吐恶心、嗳气纳呆	口服。一次6～9g，一日2～3次	每100丸重6g

（杨周赟）

？ 复习思考题

1. 越鞠丸主治六郁中包括痰郁，为何不配伍祛痰药？

2. 半夏厚朴汤主治何证？其特征是什么？半夏与厚朴相伍的意义是什么？

3. 苏子降气汤为治喘之剂，说明其配伍当归、肉桂的意义。

扫一扫，测一测

第十二章 消食剂

　　凡以消食药为主组成,具有消食健脾,消痞化积等作用,治疗食积停滞的方剂,称为消食剂。属于"八法"中的"消法"。

　　消法的范畴比较广泛,凡由气、血、痰、食、水、虫等有形实邪壅滞而成的积滞痞块,都可应用消法。随着中医学的发展,理气、理血、祛湿、祛痰、驱虫等治法均从消法中分离出来。故本章只论述食积内停的治法与方剂,根据食积停滞的性质及方剂功效的不同,本章方剂分为消食导滞与健脾消食剂两类。

　　消食剂和泻下剂均有消除有形实邪的作用,用治积滞内停之证,其区别是:消食剂属消法范畴,其作用缓和,适用于食积停滞,宜渐消缓散者;而泻下剂属下法范畴,其作用猛烈,适用于病势急,肠实便秘,宜急攻速下者。故有"急者宜下,缓者宜消"之说。

　　消食剂虽然作用和缓,但终属克伐之剂,纯虚无实者应禁用。对于积滞日久,正气耗伤或脾胃素虚者,当用丸剂缓消或配伍扶正健脾药,以攻补兼施,祛邪而不伤正。对于积滞较甚而正气不虚者,可与下法结合使用,以加强消食之力。

第一节 消食导滞

　　消食导滞剂,适用于食积内停之证。积滞内停每多影响脾胃运化,阻滞气机,又有偏寒与化热之别,故处方常以消食导滞药如神曲、山楂、麦芽、鸡内金、莱菔子等为主,酌配健脾、理气、温里、清热等药物组成方剂。

保和丸《丹溪心法》

【组成】　山楂六两(180g)　半夏　茯苓各三两(各90g)　神曲二两(60g)　陈皮　连翘　莱菔子各一两(各30g)

【用法】　上为末,炊饼丸如梧桐子大,每服七八十丸,食远白汤下。

　　现代用法:共为末,水泛为丸,每服6～9g,温开水送服。

【功效】　消食和胃,清热化湿。

【主治】　食积内停。胸脘痞满胀痛,嗳腐吞酸,厌食呕吐,或大便稀溏,苔黄厚腻,脉滑。

【方解】　本证系由饮食不节,暴饮暴食所致。饮食太过,脾运不及,食积内停,气机受阻,故胸脘痞闷或胀痛；食积中阻，升降功能失常，浊阴不降，则嗳腐吞酸，厌食呕吐，清阳不升，则大便稀溏；苔黄厚腻，脉滑，为有形实邪内停，生湿化热之征。总之，病机为饮食停滞，气机受阻，胃气不和。治宜消食和胃。方中重用山楂，消一切食积，尤善消肉食油腻之积，为君药。神曲消食健脾，善消酒食陈腐之积；莱菔子消食下气，善消谷面痰气之积，共为臣药。君臣相合，可消各种食积。半夏、陈皮行气化滞，和胃止呕，以消除食阻气机之证；食积内停，易生湿化热，故配茯苓健脾祛湿，和中止泻；连翘清热散结，共为佐药。诸药合用，使食积得化，胃气得和，共奏消食和胃之功。由于本方药力和缓平稳，故以"保和"命名。

知识链接

神曲的制作

神曲是由苦杏仁、赤小豆、鲜青蒿、鲜苍耳、鲜辣蓼等药加入面粉混合经发酵而制成。若入煎剂与他药共煎，则易使药液质地稠厚，不仅易黏锅焦糊，而且影响其他药物有效成分煎出。故神曲入煎剂宜粉碎为细粉或制成水丸，用其他药物的煎出液送服。

【临床应用】

1. 用方要点 本方为治疗食积的通用方，以脘腹胀满、嗳腐厌食、苔厚腻、脉滑为辨证要点。

2. 现代应用 本方常用于治疗急性或慢性胃炎、肠炎、慢性胆囊炎、消化不良、婴儿腹泻等属食积内停者。

3. 使用注意 脾虚食滞者不宜使用。

【方歌】 保和神曲与山楂，陈苓夏翘加莱菔；

消食和胃化湿结，再加麦芽效果佳。

案例分析

某男，形体肥胖，嗜食油腻，参加同事结婚宴请，大吃大喝，第二天胸脘痞满胀痛，嗳腐吞酸，厌食呕吐，或大便稀溏，苔黄厚腻，脉滑。

分析：饮食不节，暴饮暴食所致。治宜消食和胃。以保和丸加减治疗。山楂10g，姜半夏10g，茯苓10g，神曲10g，陈皮3g，连翘10g，莱菔子10g，鸡内金3g，甘草6g，生姜3g。3剂。服药后诸症消失。

第二节 健 脾 消 食

健脾消食剂，适用于脾胃虚弱，食积内停之证。常以消食药如山楂、神曲、麦芽等与健脾药如人参、白术、山药等配伍组成方剂。

健脾丸（《证治准绳》）

【组成】 白术炒，二两半（75g） 木香另研 黄连酒炒 甘草各七钱半（各22g） 白茯苓去皮，二两（60g） 人参一两半（45g） 神曲炒 陈皮 砂仁 麦芽炒，取面 山楂取肉 山药 肉豆蔻面裹煨热，纸包，捶去油。各一两（各30g）

【用法】 共为细末，蒸饼为丸，如绿豆大，每服五十丸（6g），空心服，一日二次，陈米汤下。

现代用法：糊丸或水泛为丸，每服6～9g，温开水送下，每日2次。

【功效】　健脾和胃，消食止泻。

【主治】　脾虚食停证。食少难消，脘腹痞闷，大便溏薄，苔腻微黄，脉虚弱。

【方解】　本方证为脾胃虚弱，食积内停，生湿化热所致。脾胃虚弱，故食少难消，脉象虚弱；脾虚生湿，清阳不升则大便溏薄；脾虚食停，气机不畅，则脘腹痞闷；食停生湿蕴热，则苔腻微黄。脾虚宜补，食滞宜消，治宜健脾消食，兼以清热祛湿。方中重用白术、茯苓，健脾渗湿以止泻，为君药。人参、甘草益气健脾；山药、肉豆蔻健脾止泻；山楂、神曲、麦芽消食化滞，以消食积，共为臣药。木香、砂仁、陈皮理气和胃，畅中消痞；稍用黄连清热燥湿以治湿热，共为佐药。诸药合用，消补兼施，使脾虚得健，食积得消，湿祛热清，诸症自除。

【临床应用】

1.用方要点　本方为治脾虚食停、生湿化热的常用方，以食少难消、脘腹痞闷、大便溏薄、苔腻微黄、脉虚弱为辨证要点。

2.现代应用　本方常用于治疗慢性胃炎、慢性肠炎、肠功能紊乱、消化不良等属脾虚食停者。

3.使用注意　食积实证，不宜使用本方。

【方歌】　健脾参术苓草陈，肉蔻连香与砂仁；
　　　　　楂肉山药曲麦芽，消补兼施用此方。

健胃消食片（《中国药典》）

【组成】　太子参228g　陈皮22.9g　山药171.4g　麦芽炒,171.4g　山楂114.3g

【用法】　口服，可以咀嚼。成人一次4～6片，一日3次，小儿酌减。

【功效】　健胃消食。

【主治】　脾胃虚弱所致的食积证。症见不思饮食，嗳腐酸臭，脘腹胀满。

【方解】　本方证为脾胃食停所致。脾胃虚弱，运化无力，则不思饮食，嗳腐酸臭；食积停滞，气机不畅，则脘腹胀满。治宜健胃消食。方用太子参、山药，益气健脾，以助运化，为君药。山楂、麦芽消食化积，除已停之积，为臣药。陈皮理气和胃，行气导滞以除胀满，为佐药。诸药合用，补消兼施，故名"健胃消食片"。

【临床应用】

1.用方要点　本方为治脾虚食停所致食积证的常用方，以不思饮食、嗳腐酸臭、脘腹胀满为辨证要点。

2.现代应用　本方常用于脾胃虚弱所致的消化不良见有上述症状者。

【方歌】　健胃消食参山药，山楂陈皮与麦芽；
　　　　　主治脾虚食积证，脾健纳增消化良。

枳实消痞丸（失笑丸）（《兰室秘藏》）

【组成】　干生姜　炙甘草　麦芽曲　白茯苓　白术各二钱(各6g)　半夏曲　人参各三钱(各9g)　厚朴炙,四钱(12g)　枳实　黄连各五钱(各15g)

【用法】　上为细末，汤浸蒸饼为丸，如梧桐子大，每服五七十丸，白汤下，食远服。

现代用法：共为细末，水泛小丸或糊丸，每服6～9g，饭后温开水送下，日2次；亦可作汤剂，水煎服。

【功效】　行气消痞，健脾和胃。

【主治】　脾虚气滞，寒热互结证。心下痞满，不欲饮食，倦怠乏力，大便不畅，苔腻而微黄，脉弦。

【方解】　本方证系因脾胃素虚,升降失司,寒热互结,气壅湿聚所致。气机阻滞,则心下痞满;脾胃气虚,胃纳不振,则不欲饮食;气血生化不足,则倦怠乏力;脾失健运,湿食停滞,传导失司,则大便不畅;湿聚食积而化热,则苔腻微黄。治宜行气消痞,健脾和胃。方中枳实苦辛微寒,行气消痞,为君药。厚朴苦辛而温,行气除满,二者合用,行气消痞除满之功著,为治气滞之心下痞满的常用组合;黄连清热燥湿;半夏降逆和胃;干姜温中祛寒,三味相伍,辛开苦降,寒热并调,合枳、朴则开痞除满之功彰,俱为臣药。麦芽消食和胃;人参、白术、茯苓、炙甘草益气健脾,同为佐药。炙甘草又调和诸药,兼为使药。诸药合用,体现消补兼施、辛开苦降、寒热共调的配伍特点。

【临床应用】

　　1.用方要点　本方为治疗脾虚气滞,寒热互结之心下痞的常用方。临床应用以心下痞满、食少倦怠、苔腻微黄为辨证要点。

　　2.现代应用　本方常用于慢性胃炎、慢性支气管炎、胃肠神经症等属脾虚气滞,寒热互结者。

　　3.使用注意　本方功偏行散,痞满而虚多实少者慎用。

【方歌】　枳实消痞四君先,麦芽夏曲朴姜连;

　　　　　　脾虚痞满结心下,脾健痞消效果佳。

消食剂现代常用中成药总结见表12-1。

表 12-1　消食剂现代常用中成药简表

方名	组成	功用	主治	用法及用量	规格
木香顺气丸	木香、砂仁、香附、槟榔、甘草、陈皮、姜厚朴、枳壳(炒)、苍术(炒)、青皮(炒)、生姜	行气化湿,健脾和胃	**湿浊中阻,脾胃不和**所致的脘腹胀痛、呕吐恶心、嗳气纳呆	口服。一次1丸,一日2次	每丸重6g
沉香化滞丸	沉香、牵牛子、枳实、五灵脂、山楂、枳壳、陈皮、香附、厚朴、莪术、砂仁、三棱、木香、青皮、大黄	理气化滞	**饮食停滞**所致胸腹胀满食欲减退	口服。一次1丸,一日2次	每丸重6g
六味安消散	藏木香、大黄、山奈、北寒水石(煅)、诃子、碱花	和胃健脾,消积导滞,活血止痛	**脾胃不和、积滞内停**所致的胃痛胀满、消化不良、便秘、痛经	口服。一次1.5g,一日2次	每袋装1.5g
枳实导滞丸	大黄、神曲(炒)、枳实(麦炒)、黄芩(酒炒)、黄连(酒炒)、白术(土炒)、茯苓、泽泻	消滞利湿,泄热通便	**湿热食滞,内阻肠胃**所致的脘腹胀痛,大便失常,苔黄腻,脉沉有力	口服。一次1丸,一日2次	每丸重6g

（艾　瑛）

？　复习思考题

　　1.消食剂与泻下剂均能攻积导滞,临床如何区别应用?

　　2.保和丸与健脾丸均治食积内停,二者在用药、功用、主治上有何不同?

扫一扫,测一测

第十三章 理 血 剂

凡以理血药为主组成，具有活血祛瘀及制止出血等作用，治疗瘀血及出血病证的方剂，称为理血剂。属"八法"中的"消法"。

血是营养人体的重要物质，由水谷精微所化生。正常情况下，营血周流不息地循行于脉中，流布全身，内至五脏六腑，外达四肢百骸、皮肉筋骨，对全身组织器官起着营养和滋润的作用。一旦营血亏虚、血行不畅或血液离经妄行，则形成血虚、血瘀、出血等证。血虚宜补，已在补益剂中论述过，本章方剂专为血瘀、出血而设，故将理血剂分为活血祛瘀及止血两类。

使用理血剂时，首先要辨证求因，辨清瘀血或出血之因，分清寒热虚实及轻重缓急，做到"急则治其标，缓则治其本"，或标本兼顾。同时要遵循化瘀不伤正，止血不留瘀的原则。组方时在活血化瘀剂中多配伍益气养血药，以防伤正；在止血剂中常配伍活血祛瘀之品，或选用兼有活血祛瘀作用的止血药，使血止不留瘀；对于瘀血内阻，血不循经的出血证，因瘀血不去则出血不止，故当祛瘀为先。又因"气为血之帅，气行则血行"，故在使用活血祛瘀剂时，常配伍行气药。此外，活血祛瘀剂性多破泄，故月经过多，血虚经闭，以及孕妇等，应当慎用或忌用。

第一节 活 血 化 瘀

活血祛瘀剂，具有促进血行，消散瘀血等作用，适用于蓄血及各种瘀血证。其临床特征为：刺痛而有定处、入夜尤甚，腹中或其他部位有肿块，质地较硬，固定不移；皮肤、唇、舌有青、黑、紫红等瘀点瘀斑；出血颜色紫暗，或夹有血块；脉象细涩或沉弦。常以活血祛瘀药如川芎、桃仁、红花、赤芍、丹参等为主，再根据兼证的不同，酌配其他药物组成方剂。

血府逐瘀汤（《医林改错》）

【组成】 桃仁四钱(12g)　红花三钱(9g)　当归三钱(9g)　生地黄三钱(9g)　川芎一钱半(5g)　赤芍二钱(6g)　牛膝三钱(9g)　桔梗一钱半(5g)　柴胡一钱(3g)　枳壳二钱(6g)　甘草一钱(3g)

【用法】 水煎服。

【功效】 活血祛瘀，行气止痛。

【主治】 胸中血瘀证。胸痛，头痛日久不愈，痛如针刺而有定处，或呃逆日久不止，或内热烦闷,或心悸失眠,烦躁易怒,或入暮潮热,唇暗或两目暗黑,舌质暗红或有瘀斑,脉涩或弦紧。

【方解】 本方证为瘀血内阻胸中,气机郁滞,瘀久化热所致。即王清任所称"胸中血府血瘀"之证。胸中为气之宗,血之聚,肝经循行之分野。胸中瘀血阻滞,气机不畅,清阳不升,故胸痛、头痛,痛如针刺而有定处;瘀血日久,肝失条达,故急躁易怒;肝气犯胃,胃失和降则上逆,或呃逆日久不止;血瘀日久化热,则内热烦闷,入暮潮热;热扰心神,则心悸失眠;瘀血阻滞,新血不生,肌肤失养,故唇暗或两目暗黑;舌质暗红,有瘀斑或瘀点,脉涩或弦紧,均为血瘀之征。治宜活血化瘀为主,兼以行气、凉血、清热。方中桃仁破血行滞而润燥,红花活血化瘀以止痛,共为君药。赤芍、川芎助君药活血化瘀;牛膝长于祛瘀通脉,引瘀血下行,共为臣药。当归养血活血,祛瘀生新;生地黄凉血清热除瘀热,与当归养血润燥,使祛瘀不伤正;枳壳疏畅胸中气滞;桔梗宣肺利气,与枳壳配伍,一升一降,开胸行气,使气行血行;柴胡疏肝理气,为佐药。甘草调和诸药,为使药。本方为活血祛瘀药、行气药、养血药合用,活血而又行气,祛瘀而又生新,可作为通治一切血瘀气滞的基础方。

【临床应用】

1.用方要点 本方为治胸中血瘀证的代表方,以胸痛、痛有定处、舌质暗红或有瘀斑、脉涩或弦紧为辨证要点。

2.现代应用 本方常用于治疗冠心病心绞痛、风湿性心脏病、胸部挫伤、肋软骨炎、脑震荡后遗症等属血瘀气滞者。

3.使用注意 方中活血祛瘀药较多,故孕妇慎用。

知识链接

血府逐瘀汤的现代研究

血府逐瘀汤为清代王清任《医林改错》诸活血化瘀方中最具有代表性的一首古方。是由桃红四物汤、四逆散加牛膝、桔梗而成。主治"胸中血府血瘀"证。其主治证恰符合冠心病心绞痛、心肌梗死之胸中血瘀证的病理变化。现代药理研究表明,本方能改善血液流变性和微循环,舒张血管,增加缺血器官的血流量,明显减轻心肌缺血的程度,缩小心肌缺血范围和梗死面积,缓解心绞痛。

【附方】

1.通窍活血汤(《医林改错》) 赤芍 川芎各一钱(各3g) 桃仁研泥 红花各三钱(各9g) 老葱切碎3根(3g) 鲜姜切片,三钱(9g) 红枣去核,七个(5枚) 麝香绢包,五厘(0.15g) 黄酒半斤(250g)前七味煎一盅,去滓,将麝香入酒内再煎二沸,临卧服。功效:活血通窍。主治:瘀阻头面证。头痛昏晕,或耳聋年久,或头发脱落,面色青紫,或酒渣鼻,或白癜风,以及妇女干血痨,小儿疳积而见肌肉消瘦,腹大青筋,潮热,舌暗,或有瘀斑、瘀点。

2.膈下逐瘀汤(《医林改错》) 五灵脂炒,二钱(6g) 当归三钱(9g) 川芎三钱(9g) 桃仁研泥,三钱(9g) 丹皮 赤芍 乌药各二钱(6g) 延胡索一钱(3g) 甘草三钱(6g) 香附一钱半(4.5g) 红花三钱(9g) 枳壳一钱半(4.5g) 水煎服。功效:活血祛瘀,行气止痛。主治:瘀阻膈下,形成积块;或小儿痞块;或肚腹疼痛,痛处不移,或卧则腹坠,似有物者。

3.少腹逐瘀汤(《医林改错》) 小茴香炒,七粒(1.5g) 干姜炒,二分(3g) 延胡索一钱(3g) 没药一钱(3g) 川芎一钱(3g) 官桂一钱(3g) 当归三钱(9g) 蒲黄三钱(9g) 赤芍二钱(6g) 五灵脂炒,二钱(6g) 水煎服。功效:活血祛瘀,温经止痛。主治:少腹瘀血积块,疼痛或不痛,或痛而无积块,或少腹胀满;或经期腰酸、少腹作胀,或月经一月见三五次,连接不断,断而又来,其色或紫或黑,或有瘀块,或崩漏兼少腹疼痛,或瘀血阻滞,久不受孕等证。

4．身痛逐瘀汤（《医林改错》） 秦艽一钱（3g） 川芎二钱（6g） 桃仁三钱（9g） 红花三钱（9g） 甘草二钱（6g） 羌活一钱（3g） 没药二钱（6g） 当归三钱（9g） 五灵脂炒，二钱（6g） 香附一钱（3g） 牛膝三钱（9g） 地龙去土，二钱（6g） 水煎服。功效：活血行气，祛瘀通络，通痹止痛。主治：瘀血闭阻经络所致的肩痛、臂痛、腰痛、腿痛或周身疼痛，经久不愈。

【功用鉴别】 王清任创制的五个逐瘀汤均能活血祛瘀止痛，用治血瘀证。均以当归、川芎、桃仁、红花、赤芍为基础药，但五方所治各不相同。血府逐瘀汤则配伍行气开胸的枳壳、桔梗、柴胡，以及引血下行的牛膝等，故宣通胸胁气滞，引血下行之力较好，主治胸中血瘀证；通窍活血汤则配伍通阳开窍的麝香、老葱、生姜等，故辛香通窍作用较好，主治头面血瘀证；膈下逐瘀汤则配伍疏肝理气止痛药香附、延胡索、乌药、枳壳，故行气止痛作用较好，主治膈下血瘀证；少腹逐瘀汤则配伍温里祛寒之小茴香、官桂、干姜等，故温经止痛作用较好，主治少腹血瘀证；身痛逐瘀汤则配伍通络宣痹止痛之秦艽、羌活、地龙等，故宣痹止痛作用较好，主治瘀血闭阻经络证。

【方歌】 血府桃红四物汤，柴枳梗牛甘草襄；
活血化瘀兼行气，血瘀胸中第一方。

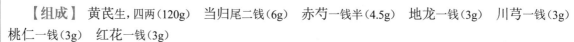

补阳还五汤（《医林改错》）

敢于疑古、勇于
创新

【组成】 黄芪生，四两（120g） 当归尾二钱（6g） 赤芍一钱半（4.5g） 地龙一钱（3g） 川芎一钱（3g） 桃仁一钱（3g） 红花一钱（3g）

【用法】 水煎服。

【功效】 补气，活血，通络。

【主治】 气虚血瘀之中风证。半身不遂，口眼㖞斜，语言謇涩，口角流涎，小便频数，或遗尿不禁，苔白，脉缓。

【方解】 本方证为中风后，正气亏虚，气虚血瘀，血行不畅，脉络瘀阻所致。由于正气亏虚，不能行血，以致脉络瘀阻，筋脉肌肉失养，故半身不遂，口眼㖞斜；气虚血瘀，舌本失养，故语言謇涩；气虚约束无力，故口角流涎，小便频数，遗尿不禁；苔白，脉缓为气虚之象。可见，本方是以气虚为本，血瘀为标，即王清任提出的"因虚致瘀"理论。治宜补气为主，活血通络为辅。方中重用生黄芪大补元气为君药，意在使气旺血行，瘀去络通，使祛瘀而不伤正。当归尾长于活血养血，化瘀不伤血，为臣药。与黄芪同用为"当归补血汤"，能补气生血，既弥补经脉血瘀而致的血虚不足，又使活血通络而不伤正。川芎、赤芍活血和营；桃仁、红花活血化瘀；地龙性善走窜，通经活络，行走全身，以行药力，共为佐药。本方的配伍特点：一是大量补气药与少量活血化瘀药同用，体现了益气活血法，使气虚得补，经络得通，补气而不壅滞；二是黄芪用量独重，5倍于方中活血化瘀药的总量，使气旺血行，活血而不伤正。

【临床应用】

1．用方要点 本方为治气虚血瘀的代表方，以中风后半身不遂、口眼㖞斜、苔白脉缓为辨证要点。使用本方需长期服用，才有效果。愈后还应继续服用一段时间，以巩固疗效，防止复发。

2．现代应用 本方常用于治疗脑血管意外后遗症，以及其他原因引起的偏瘫、截瘫，或上肢或下肢痿软属气虚血瘀者。

3．使用注意 临证时方中生黄芪宜从30～60g开始，逐渐加量至120g。本方需久服方能显效，愈后应继续服用，以巩固疗效，防止复发。中风后半身不遂属阴虚阳亢，或痰阻血瘀者忌用本方。

【病案举例】 李某，女性，70岁，中风后半身不遂，口眼㖞斜，语言謇涩，口角流涎，尿多不禁，苔白，脉缓无力。辨证为气虚脉络瘀阻之证，予补阳还五汤，水煎，每日1剂分2次服，7日后复诊流涎见少，尿略少，半身稍能活动。久服则病渐愈。

【研制方】 **消栓颗粒**（《中国药典》） 黄芪 5 000g 当归 500g 赤芍 500g 地龙 250g 红花 250g 川芎 250g 桃仁 250g 开水冲服。一次 1 袋（每袋装 4g），一日 3 次。功效：补气活血通络。主治：用于中风气虚血瘀证，症见半身不遂，口舌歪斜，言语謇涩，气短乏力，面色㿠白；缺血性中风见上述证候者。使用注意：①孕妇禁服。②凡阴虚阳亢，风火上扰，痰浊蒙蔽者禁用。

按：消栓颗粒是古方"补阳还五汤"经剂型改革研制而成，为纯中药制剂。

【方歌】 补阳还五赤芍芎，归尾通经佐地龙；

四两黄芪为主药，瘀阻经脉用桃红。

生化汤（《傅青主女科》）

【组成】 全当归八钱(24g) 川芎三钱(9g) 桃仁去皮尖,研,十四枚(6g) 干姜炮黑,五分(2g) 甘草炙,五分(2g)

【用法】 童便、黄酒各半煎服。

现代用法：水煎服，或加黄酒同煎。

【功效】 养血祛瘀，温经止痛。

【主治】 产后瘀血腹痛。恶露不行，小腹冷痛。

【方解】 本方证为产后血虚受寒，瘀血内阻胞宫所致。寒凝血瘀，阻滞胞宫，败血不下，不通则痛，故见恶露不行，小腹冷痛。本病主症为腹痛；辨证依据为恶露不行；病机为血虚有寒而兼瘀滞。治宜养血祛瘀，温经止痛。方中全当归味辛甘而性温，一药三用：一取其补血之功，以补产后血虚之不足；二取活血之用，以化瘀生新，寓生新于补血之中，生新不致留瘀，化瘀而不伤血；三取温经散寒之效，以治小腹冷痛。故最适合产后虚、寒、瘀之病机，故重用为君药。川芎活血行气止痛；桃仁活血祛瘀，共为臣药，助君药活血祛瘀，以治恶露不行。因产后血虚夹寒，故配炮姜入血分，温经散寒以止痛；黄酒温经行血，助药力通血脉；两者配伍重在温经散寒止痛，以治小腹冷痛，共为佐药。炙甘草调和诸药，为使药。诸药合用，养血与活血并用，有化瘀生新之功，故有"生化"之名。

【临床应用】

1. 用方要点 本方为治妇女产后常用方剂，以产后恶露不行、小腹冷痛为辨证要点。

2. 现代应用 本方常用于治疗子宫复旧不良、产后宫缩疼痛、人工流产及引产所致的阴道不规则流血属血虚有寒夹瘀者。

3. 使用注意 本方药性温燥，如血热而有瘀滞者，则非本方所宜。

【方歌】 生化汤宜产后尝，归芎桃草酒炮姜；

消瘀活血功偏擅，止痛温经效亦彰。

复方丹参滴丸（《中国药典》）

【组成】 丹参 三七 冰片

【用法】 吞服或舌下含服。一次 10 丸，一日 3 次。

【功效】 活血化瘀，理气止痛。

【主治】 气滞血瘀所致的胸痹，症见胸闷，气短，心前区刺痛。

> **课堂互动**
>
> 复方丹参滴丸为何要舌下含服？

【方解】 本方证治为气滞血瘀胸中所致。气滞血瘀，痹阻胸中，不通则痛，故见胸闷，气短，心前区刺痛。丹参主入心经，善通血脉，活血祛瘀，通脉以止痛，且清心安神，为君药。三七活血化瘀，通络止痛，为臣药。冰片芳香通窍，散瘀止痛，引药入经，为佐使药。诸药合用，使血分之瘀滞散，气分之郁结开，则胸中之阳气宣达，血脉通畅，全方具有活血化瘀，理气止痛之功。

【临床应用】

1. 用方要点　本方为治气滞血瘀所致的胸痹的常用方剂，以胸闷、心前区刺痛为辨证要点。

2. 现代应用　本方常用于治疗冠状动脉供血不足引起的冠心病、心绞痛、心肌梗死等属气滞血瘀者。

3. 使用注意　孕妇慎用。

【方歌】　丹参滴丸有三七，加入冰片药味齐；

　　　　　气滞血瘀胸痹痛，舌下含服痛立止。

银杏叶片 (《中国药典》)

【组成】　银杏叶提取物

【用法】　口服。一次2片，一日3次。

【功效】　活血化瘀通络。

【主治】　血瘀阻络引起的胸痹，中风。症见胸闷心悸，舌强语謇，半身不遂等。

【方解】　本方证治为瘀血阻滞脉络所致的心、脑血管疾病。瘀血阻滞，心脉不畅，则胸闷心悸；血瘀阻络，不通则痛，则胸痹心绞痛；脉络瘀阻，筋脉失养，则舌强语謇，半身不遂。治宜活血化瘀，通脉舒络。方中银杏叶甘苦涩平，益心活血，化瘀止痛。

【临床应用】

1. 用方要点　本方为治瘀血阻滞脉络所致的心、脑血管疾病的常用方剂，以胸闷心悸或胸痛、半身不遂、舌强语謇为辨证要点。

2. 现代应用　本方常用于治疗动脉硬化及冠状动脉供血不足引起的心绞痛、脑血管痉挛、脑梗死等属瘀血阻络者。

3. 使用注意　心力衰竭、孕妇及过敏体质慎用。

知识链接

中药银杏叶

　　银杏叶片是新研制方，为银杏叶的提取物，是中药单方制剂。银杏叶为银杏科植物银杏树的叶，具有很高的药用价值，含有天然活性黄酮及苦内酯等对人体健康有益的多种成分，具有溶解胆固醇、扩张血管的作用，对改善脑功能障碍、动脉硬化、高血压、眩晕、耳鸣、头痛、老年痴呆、记忆力减退等有明显效果。但银杏叶含有有毒成分，未经深加工和提取的银杏叶泡茶喝可引起阵发性痉挛、神经麻痹、瞳孔放大、过敏和其他副作用。

第二节　止　血

　　止血剂，具有制止出血的作用，适用于血溢脉外之各种出血证，如上窍出血之吐血、衄血、咳血；下窍出血之便血、尿血、崩漏，以及外伤出血等。因出血病因有寒热虚实不同，病位有上下内外之异，故止血时应与温、清、消、补等法配合应用。如血热妄行者，治宜凉血止血，常以侧柏叶、小蓟、白茅根等为主，配伍清热泻火药组成方剂；若为阳虚不能统血者，治宜温阳摄血，常以炮姜、艾叶、灶心土等为主，配伍温阳益气药组成方剂；若为冲任虚损者，治宜养血止血，常以阿胶为主,配伍补益冲任之品组成方剂;若瘀血出血,治宜活血止血,常以三七、蒲黄等为主,配伍活血化瘀药。若上部出血则应酌配沉降之牛膝、大黄,忌用升提之品;下部出血则应酌配升举之黄芪、荆芥穗,忌用沉降之品。同时要正确把握"标本兼顾""急则治其标,缓则治其本"的治疗原则,对于慢性出血而证缓者,以治本为主;急性出血,以止血治标为主。

十灰散(《十药神书》)

【组成】 大蓟 小蓟 荷叶 侧柏叶 茅根 茜根 山栀 大黄 牡丹皮 棕榈皮各等分(各9g)

【用法】 上药各烧灰存性,共研极细末,用纸包,碗盖于地上一夕,出火毒。用时先将白藕捣汁或萝卜汁磨京墨半碗,调服五钱(15g),食后服下。

现代用法:各药烧灰存性,为末。每次15g,藕汁或萝卜汁磨京墨汁适量,或温开水调服。亦可作汤剂水煎服,用量按原方比例酌定。

【功效】 凉血止血。

【主治】 血热妄行之上部出血。吐血、咯血、嗽血、衄血,血色鲜红,舌红,脉数。

【方解】 本方证为治火热炽盛,迫血妄行之上部出血证。火热炽盛,气火上冲,迫血妄行则见上部出血,如吐血、咯血、嗽血及衄血等,多来势暴急,血色鲜红。因有血热之象,故见面赤唇红,心烦口渴,溲赤,便秘,舌红,脉数等。治宜凉血止血。方中大蓟、小蓟甘凉入血分,长于凉血止血,兼能祛瘀,为君药。荷叶、侧柏叶、白茅根、茜草均能凉血止血,为臣药。栀子清热泻火,且能凉血止血;大黄清热降火,引热下行,使气降血止;牡丹皮清热凉血祛瘀,使血止不留瘀,为佐药。本方用法是用藕汁、萝卜汁或磨京墨汁调服,藕汁能清热凉血散瘀;萝卜汁降气清热;京墨汁能收涩止血,意在增强止血之功。本方凉血与清降全用,收涩与化瘀同施,为急救止血之方。

知识链接

十灰散之得名

本方十药均以制炭炮制品入药,用治呕血、吐血、咳血等证,为传统炭药止血的代表方剂。本方药物生用、炭用均有止血、凝血作用,而炭药止血作用尤佳,炒炭后可增加炭素,加强吸附作用,使凝血时间缩短,增强收涩止血作用。故本方亦以其炮制方法而命名"十灰散"。

【临床应用】

1.用方要点 本方为治血热妄行所致各种出血证的常用方,对于来势急暴的上部出血,可作应急之用;以上部出血,血色鲜红,舌红,脉数为辨证要点。

2.现代应用 本方常用于治疗消化道出血、支气管扩张、肺结核咯血等属于血热妄行者。

3.使用注意 本方为治标之法,不宜多服久服,血止后,应审因论治,随证调理,对于虚寒性出血,则不宜使用。

【方歌】 十灰散中十般灰,柏茅茜荷丹棕煨;
    二蓟栀黄各炒黑,上部出血势能摧。

小蓟饮子(《济生方》)

【组成】 生地黄洗,四两(30g) 小蓟半两(15g) 滑石半两(15g) 蒲黄半两(9g) 藕节半两(9g) 淡竹叶半两(9g) 当归酒浸,半两(9g) 山栀子半两(各9g) 木通半两(6g) 炙甘草半两(6g)

【用法】　上咬咀,每服四钱(12g),水一盏半,煎至八分,去滓温服,空心食前。

现代用法:作汤剂,水煎服。

【功效】　凉血止血,利水通淋。

【主治】　血淋、尿血。尿中带血,小便频数,赤涩热痛,舌红,脉数有力。

【方解】　本方证为下焦瘀热,损伤膀胱血络,膀胱气化不利所致。瘀热结于下焦,损伤血络,血渗于尿中,故尿中带血;热聚膀胱,气化失司,故小便频数,赤涩热痛;舌红,脉数均为下焦热结之征。治宜凉血止血,利尿通淋。方中用小蓟既凉血止血,又利尿通淋,尤宜于血淋、尿血之症,为君药。重用生地黄养阴清热,凉血止血,使利尿不伤阴;藕节、蒲黄凉血止血消瘀,使血止而不留瘀,共为臣药。滑石、木通、淡竹叶清热利水通淋;栀子通利三焦,导热下行;当归养血活血,并能引血归经,共为佐药。甘草缓急止痛,调和诸药,为使药。全方以凉血止血药与利尿通淋药合用,但以凉血止血为主,又在凉血止血中寓以化瘀之法,使血止而不留瘀;以利尿通淋药为辅,又在利尿通淋中寓以养阴之法,使利尿而不伤阴。

【临床应用】

1.用方要点　本方为治疗血淋、尿血属实热证的代表方,以小便赤涩热痛、舌红脉数为辨证要点。

2.现代应用　本方常用于治疗急性泌尿系感染、泌尿系结石、急性肾小球肾炎、精囊炎等属下焦瘀热者。

3.使用注意　本方只适用于实证,血淋、尿血日久而兼阴伤者或气不摄血者,不宜使用。孕妇忌用。

【方歌】　小蓟饮子藕蒲黄,木通滑石生地襄;

　　　　归草黑栀淡竹叶,血淋热结服之康。

理血剂现代常用中成药总结见表13-1。

表13-1　理血剂现代常用中成药简表

方名	组成	功用	主治	用法及用量	规格
复方丹参片	丹参、三七、冰片	活血化瘀,理气止痛	**气滞血瘀**所致的胸痹,症见胸闷、心前区刺痛;冠心病心绞痛见上述证候者	口服。薄膜衣片小片、糖衣片:一次3片,一日3次。薄膜衣片大片:一次1片,一日3次	薄膜衣小片:每片重0.2g(相当于饮片0.6g);薄膜衣大片:每片重0.8g(相当于饮片1.8g);糖衣片(相当于饮片0.6g)
速效救心丸	川芎、冰片	行气活血,祛瘀止痛	**气滞血瘀**所致的冠心病、心绞痛	含服。一次4~6粒,一日3次。急性发作时,一次10~15粒	每粒重40mg
槐角丸	槐角(炒)、地榆炭、防风、黄芩、当归、枳壳(炒)	清肠疏风,凉血止血	**血热气滞**所致的肠风便血、痔疮肿痛	口服。水蜜丸一次6g,小蜜丸一次9g,大蜜丸一次1丸,一日2次	大蜜丸每丸重9g

（袁继伟）

上1304

❓ 复习思考题

1. 比较血府逐瘀汤、通窍活血汤、膈下逐瘀汤、少腹逐瘀汤、身痛逐瘀汤在组成、功用、主治上的异同点。

2. 补阳还五汤中重用黄芪有何配伍意义？

3. 小蓟饮子中配伍当归有何意义？

扫一扫，测一测

第十四章　治　燥　剂

学习目标

1. 掌握治燥剂的概念、适用范围、分类、注意事项。
2. 掌握百合固金汤组成、功效、主治、配伍特点。
3. 熟悉杏苏散、桑杏汤、养阴清肺汤组成、功效、主治。
4. 了解杏苏散、桑杏汤、养阴清肺汤的功用鉴别。

凡以轻宣辛散或甘凉滋润的药物为主组成，具有轻宣燥邪或滋阴润燥等作用，用以治疗燥证的方剂，称为治燥剂。

燥证有内燥与外燥之分，外燥亦分凉燥与温燥，内燥又有上燥、中燥、下燥之别。上燥，多属肺燥阴伤，症见咽干舌燥，干咳痰黏；中燥，多属胃燥阴伤，症见呕逆不食，消瘦；下燥，多属肾燥阴伤，症见消渴或津枯便秘。外燥宜轻宣，使燥邪外达；内燥宜滋润，使脏腑津液复常，故治燥剂分为轻宣外燥和滋润内燥两大类。

治燥剂治疗燥证，首先要分清外燥和内燥。外燥证多由外感所致，其病常始于肺卫，致肺气失宣，故治宜轻宣祛邪、濡润生津之品与宣肃肺气之药相配伍；内燥证多以脏腑阴亏津伤为主，致虚热内生，故治宜甘寒养阴、润燥生津之药与清降虚热药相配伍。

燥邪易伤津耗气，故治燥剂除以轻宣或滋润药物为主外，常需酌情配伍清热泻火或益气生津之品。辛香苦燥和苦寒泻火之品均宜慎用。治燥剂多为濡润之品组成，易妨碍气机，助湿生痰，故脾虚失运，痰湿内盛，胸阳不振者均当慎用。

第一节　轻　宣　外　燥

轻宣外燥剂，适用于外燥证。治疗凉燥证，多以辛温解表药如紫苏、葱白，与宣肺化痰止咳药苦杏仁、桔梗、前胡等为主，酌配润燥药组成方剂；治疗温燥证，多以辛凉解表药如桑叶、薄荷与养阴润肺药如沙参、麦冬，以及止咳化痰药如苦杏仁、贝母、桔梗等组成方剂。代表方如杏苏散、桑杏汤等。

杏苏散《温病条辨》

【组成】　苏叶　杏仁　半夏　茯苓　前胡(各9g)　陈皮　桔梗　枳壳(各6g)　甘草(3g)　生姜(3片)　大枣(3枚)　(原书未著用量)

【用法】　水煎温服。

【功效】　轻宣凉燥，理肺化痰。

【主治】　外感凉燥证。恶寒无汗，头微痛，咳嗽痰稀，鼻塞咽干，苔白，脉弦。

【方解】　本方证为凉燥外袭，肺失不宣，痰湿内阻所致。肺合皮毛，凉燥袭表，故恶寒无汗，头微痛；凉燥伤肺，肺气不宣，津液不布，聚湿生痰，故咳嗽痰稀；鼻为肺窍，咽为肺系，肺气失宣，津液不布，故鼻塞咽干；舌苔薄白，脉浮弦，均为外感凉燥之征。此证类似风寒感冒，但又有干燥之象，且在秋季发病，故为凉燥证。治宜轻宣凉燥，宣肺化痰。方中紫苏叶辛温不燥，发表宣肺，使凉燥之邪从表而解；苦杏仁苦温而润，肃降肺气以止咳，二药配伍，苦辛温润，共为君药。前胡既助紫苏叶疏风解表，又助苦杏仁降气化痰；桔梗、枳壳一升一降，宣降肺气，止咳化痰，共为臣药。半夏、陈皮行气燥湿化痰；茯苓渗湿健脾以杜绝生痰之源；生姜、大枣调和营卫，共为佐药。甘草调和诸药，且和桔梗宣肺利咽，为佐使药。诸药合用，辛散宣肺而使凉燥得解，化痰理气而使咳嗽得愈。

【临床应用】

1. 用方要点 本方为治外感凉燥证之代表方，以恶寒无汗、头微痛、咳嗽痰稀、鼻塞咽干、舌苔薄白、脉浮弦为辨证要点。

2. 现代应用 本方常用于治疗流行性感冒、慢性支气管炎、肺气肿等属外感凉燥者。

3. 现代制剂研发 颗粒剂、糖浆剂。

【研制方】 **杏苏止咳颗粒**（《中国药典》） 苦杏仁 63g 陈皮 47g 紫苏叶 63g 前胡 63g 桔梗 47g 甘草 16g 开水冲服。一次 1 袋，一日 3 次；小儿酌减。功效：宣肺散寒，止咳祛痰。主治：用于风寒感冒咳嗽、气逆。

按：杏苏止咳颗粒是在古方"杏苏散"的基础上减去半夏、茯苓、生姜、大枣，并经剂型改革研制而成，为纯中药制剂。本品用于风寒感冒咳嗽、气逆。

【病案举例】 张某，男性，12 岁，于 11 月末恶寒无汗，头痛，咳嗽痰稀，脉浮弦。辨证为外感凉燥，故予杏苏散，水煎温服。覆被令微汗，不可使汗淋漓，得汗后止服，避风，服粥。

【方歌】 杏苏散内陈夏前，甘桔枳苓姜枣研；

轻宣温润治凉燥，服后微汗病自安。

桑杏汤（《温病条辨》）

【组成】 桑叶一钱（3g） 杏仁一钱五分（4.5g） 沙参二钱（6g） 象贝一钱（3g） 香豉一钱（3g） 栀皮一钱（3g） 梨皮一钱（3g）

【用法】 水二杯，煮取一杯，顿服之，重者再作服。

现代用法：水煎服。

【功效】 清宣温燥，润肺止咳。

【主治】 外感温燥证。头痛，身热不甚，微恶风寒，咽干鼻燥，口渴，干咳无痰或痰少而黏，舌红，苔薄白而干，脉浮数而右脉大。

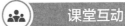
课堂互动

桑杏汤与桑菊饮的异同点有哪些？

【方解】 本方证为温燥外袭，肺津受灼所致。秋感温燥之气，邪犯肺卫，其病轻浅，故头痛、身热不甚、微恶风寒；燥气伤肺，耗津灼液，故咽干鼻燥、口渴、干咳无痰或痰少而黏；舌红，苔薄白而干，脉浮数为温燥灼伤肺阴之象。右脉候肺，温燥伤肺卫，故脉浮数而右脉大。治宜轻宣燥热，凉润肺金。方中桑叶辛凉解表；苦杏仁宣利肺气以止咳，同为君药。豆豉辛凉透散，以助桑叶清宣解表；象贝化痰止咳，共为臣药。沙参、梨皮甘寒润肺生津；栀子皮清泄肺热，共为佐药。本方的配伍特点为轻宣、润燥、清热合用，且诸药用量较轻，使燥热除而肺津复，则诸症自愈。诸药合用，共奏清宣温燥，润肺止咳之功。

【临床应用】

1. 用方要点 本方为治疗温燥伤肺轻证的代表方，以身微热、干咳无痰或痰少而黏、右脉数大为辨证要点。

2. 现代应用 常用本方治疗上呼吸道感染、急性支气管炎、支气管扩张咯血、百日咳等属外感温燥,灼伤肺津者。

3. 现代制剂研发 颗粒剂、糖浆剂、丸剂。

【功用鉴别】 杏苏散与桑杏汤均能轻宣外燥,止咳化痰,用治外感燥证。但杏苏散辛宣温润,用治外感凉燥,肺气不宣而见恶寒头痛、咳嗽痰稀、鼻塞咽干、苔薄白、脉浮弦者;而桑杏汤辛宣凉润,用治外感温燥,肺阴受灼而见身热头痛、干咳少痰、口渴舌红、脉浮数者。

桑杏汤与桑菊饮均属辛凉疏解之剂,均用于外感咳嗽,身不甚热,口渴,脉浮数。但桑杏汤辛宣凉润,止咳化痰,主治温燥表证;而桑菊饮疏风清热,宣肺止咳,主治风热表证。

【方歌】   桑杏汤中象贝宜,沙参栀豉与梨皮;

　　　　　干咳无痰咽干渴,辛凉甘润燥能医。

第二节 滋润内燥

滋润内燥剂,适用于脏腑津液不足之内燥证。症见干咳少痰、咽干鼻燥、呕逆食少、大便燥结、舌红少苔、脉细数。常以甘寒滋润药如沙参、麦冬、生地黄、玄参等为主,酌配清热药和养血药组成方剂。代表方如百合固金汤、养阴清肺汤等。

百合固金汤 (《慎斋遗书》)

【组成】   百合一钱半(4.5g) 熟地黄 生地黄 当归身各三钱(各9g) 白芍(6g) 甘草各一钱(3g) 桔梗 玄参各八分(各3g) 贝母 麦冬各一钱半(6g)

【用法】   水煎服。

【功效】   滋润肺肾,止咳化痰。

【主治】   肺肾阴虚,虚火上炎证。咳嗽气喘,痰中带血,咽喉燥痛,潮热盗汗,舌红少苔,脉细数。

> 课堂互动
>
> 方中当归为何用当归身?

【方解】   本方证为肺肾阴虚,虚火上炎所致。肺失清肃而气逆,则咳嗽气喘;阴虚火动,虚火上炎,故咽喉燥痛;虚火灼伤肺络,则痰中带血;阴虚内热,故潮热盗汗;舌红少苔,脉细数均为虚热之征。治宜养阴润肺,止咳化痰。方中百合生津润肺止咳;生地黄、熟地黄并用,滋肾壮水,以制虚火,其中生地黄兼能凉血止血。三药相伍润肺滋肾,金水并补,共为君药。麦冬、玄参养阴清热,同养肺阴,共为臣药。贝母、桔梗润肺化痰止咳;当归、白芍养血敛阴,同为佐药。生甘草调和诸药,并配桔梗利咽喉,为使药。诸药合用,使肺肾之阴渐充,虚火自清,以达固护肺金之目的,故名“百合固金汤”。

【临床应用】

1. 用方要点 本方为治肺肾阴虚咳嗽的常用方,以咳嗽、咽喉燥痛、舌红少苔、脉细数为辨证要点。

2. 现代应用 本方常用于治疗肺结核、慢性支气管炎、支气管扩张、慢性咽炎等属肺肾阴虚,虚火上炎者。

3. 使用注意 本方药物多为甘寒滋腻之品,脾胃虚寒,食少便溏者,应慎用。

4. 现代制剂研发 片剂、口服液剂、丸剂、颗粒剂。

【研制方】 **百合固金口服液**(《中国药典》) 百合23g 熟地黄69g 生地黄46g 当归身23g 白芍23g 甘草23g 桔梗18g 玄参18g 贝母23g 麦冬343g 口服。一次10~20mL,一日3次。功效:养阴润肺,化痰止咳。主治:用于肺肾阴虚,燥咳少痰,痰中带血,咽干喉燥。

百脉相合、固若金汤

按：百合固金口服液是在古方"百合固金汤"的基础上并经剂型改革研制而成，为纯中药制剂。本品用于肺肾阴虚，燥咳少痰，痰中带血，咽干喉燥。

【方歌】 百合固金二地黄，玄参贝母桔甘藏；

　　　　麦冬芍药当归配，喘咳痰血肺家伤。

养阴清肺汤（《重楼玉玥》）

【组成】 大生地二钱(6g)　麦门冬一钱二分(4g)　玄参钱半(5g)　川贝母去心,八分(3g)　炒白芍八分(3g)　牡丹皮八分(3g)　薄荷五分(2g)　生甘草五分(2g)

【用法】 水煎服。

【功效】 养阴清肺，解毒利咽。

【主治】 阴虚肺燥之白喉证。症见咽喉干痛，干咳少痰或痰中带血。

【方解】 本方证为素体阴虚蕴热，虚火灼金所致。阴虚蕴热，虚火上炎，则咽喉干痛，虚火灼伤肺络，肺失其清肃，则干咳少痰或痰中带血。治宜养阴润燥，清肺利咽。治宜养阴润燥，清肺利咽。方中重用生地黄，甘寒滋肾阴以救肺燥，为君药。麦冬养肺阴而清肺热；玄参养阴清虚火而解毒，为臣药。白芍益阴泄热，助生地黄、麦冬养阴清肺润燥；牡丹皮清热凉血而消肿痛，助生地黄、玄参凉血解毒而利咽喉；川贝母清热润肺，化热止咳；薄荷辛凉散邪，清利咽喉，为佐药。甘草既泻火解毒利咽，又调和诸药，为使药。诸药合用，共奏养阴润燥、清肺利咽之功。

【临床应用】

1.用方要点 本方为治疗素体阴虚、上焦蕴热、复感疫毒所致病证的常用方剂，以咽喉干痛、干咳少痰或痰中带血为辨证要点。

2.现代应用 常用于扁桃体炎、咽喉炎等属阴虚肺燥者。

3.现代制剂研发 膏剂、口服液剂、丸剂。

【研制方】 **养阴清肺膏**（《中国药典》） 地黄100g　麦冬60g　玄参80g　川贝母40g　白芍40g　牡丹皮40g　薄荷25g　甘草20g 口服。一次10～20mL，一日2～3次。功效：养阴润燥，清肺利咽。主治：用于阴虚肺燥，咽喉干燥，干咳少痰或痰中带血。

按：养阴清肺膏是在古方"养阴清肺汤"的基础上并经剂型改革研制而成，为纯中药制剂。本品用于阴虚肺燥，咽喉干燥，干咳少痰或痰中带血。

【方歌】 养阴清肺麦地黄，玄参甘草贝母襄；

　　　　薄荷芍药丹皮入，阴虚肺燥是妙方。

知识链接

话说白喉

白喉为病名，是指因感受疫邪，以发热，咽痛，咽、喉、鼻等处出现白色假膜不易剥脱，甚则导致窒息为主要表现的时行病。本病名见于《时疫白喉捷要》，又名白缠喉、白菌。白喉为一种急性传染病，流行于秋末冬初，以学龄前儿童发病率最高。

治燥剂现代常用中成药总结见表14-1。

表 14-1　治燥剂现代常用中成药简表

方名	组成	功用	主治	用法及用量	规格
通宣理肺丸	紫苏叶、麻黄、前胡、苦杏仁、桔梗、陈皮、半夏（制）、茯苓、枳壳（炒）、黄芩、甘草	宣肺散寒，止咳祛痰	**风寒束表、肺气不宣**所致的感冒咳嗽，症见发热、恶寒、咳嗽、鼻塞流涕、头疼、无汗、肢体酸痛	口服。水蜜丸一次7g，大蜜丸一次2丸，一日2～3次	水蜜丸每100丸重10g，大蜜丸每丸重6g
蜜炼川贝枇杷膏	川贝母、枇杷叶、桔梗、陈皮、水半夏、北沙参、五味子、款冬花、苦杏仁、薄荷脑	清热润肺，化痰止咳	**肺燥**咳嗽，痰黄而黏，胸闷，咽喉疼痛或痒，声音嘶哑	口服。一次15mL，一日3次，小儿酌减	每瓶装75ml或100ml

（袁继伟）

下1404
扫一扫，测一测

？　复习思考题

1. 外燥与内燥、凉燥与温燥的治法有何异同？
2. 养阴清肺汤的证治要点是什么？
3. 试述百合固金汤的组成、功用、主治。

第十五章 祛 痰 剂

PPT课件

学习目标

1. 掌握祛痰剂的概念、适应证、分类及使用注意。
2. 掌握二陈汤、羚羊清肺丸、半夏白术天麻汤的组成、功效、主治、方解、主要配伍特点及临床应用。
3. 熟悉苓甘五味姜辛汤、蛇胆川贝散的组成、功效、主治、临床应用。
4. 了解温胆汤、定痫丸的组成、功效、主治。

知识导览

凡以祛痰药为主组成，具有排解或消除痰涎的作用，治疗各种痰证的方剂，称为祛痰剂。属"八法"中的"消法"。

痰为水液代谢的病理产物，多由外邪犯肺和脏腑功能失调所致。痰生于脾、贮于肺、随气机周流全身，无处不到，而变生诸证。故有"百病多由痰作祟"之说，其临床表现亦多样。痰一般可分为有形之痰与无形之痰。有形之痰，表现在肺，可见咳嗽吐痰、哮喘、痰饮等；无形之痰，可在全身各处，须从证测知，如：失眠、眩晕、心悸、癫狂、痫证、中风，以及痰核、瘰疬等。

痰病成因很多，故治法各不相同，如脾湿生痰，治宜燥湿化痰；阳虚肺寒而生痰，治宜温化寒痰等。根据痰证的性质和治法的不同，本章方剂分为燥湿化痰、温化寒痰、清热化痰和治风化痰四类。

治疗痰证，首先要注意治生痰之源。由于引起痰证的原因复杂，如肺、脾、肾等脏腑功能失调均能生痰，而且痰证的病变部位广泛，如脏腑、经络皆可发病，因此临床上不能见痰治痰，而应治病求本。《景岳全书》说："见痰休治痰""善治者，治其生痰之源"。其次，治痰应注意治气，即配伍理气药，使气顺痰消。因为痰随气机而升降，气壅则痰聚，气顺则痰消。庞安常说："善治痰者，不治痰而治气，气顺则一身津液亦随气而顺矣。"

祛痰剂用药多属行消之品，不宜久服，以免伤正。气阴两虚也应慎用。外感咳嗽初起，不宜早用清润化痰之品，以防留邪。有咳血倾向或痰黏难咳者，不宜使用温热燥烈的祛痰药，以免引起咳血。

第一节 燥 湿 化 痰

燥湿化痰剂，适用于湿痰证。湿痰多由脾失健运，水湿内停，湿聚而成。处方常以燥湿化痰药如半夏、天南星等为主，酌配健脾祛湿理气药如白术、陈皮等组成。

二陈汤《太平惠民和剂局方》

【组成】 半夏汤洗七次 橘红各五两(各15g) 白茯苓三两(9g) 甘草炙，一两半(4.5g)

【用法】 上药㕮咀，每服四钱，用水一盏，生姜七片，乌梅一个，同煎六分，去滓，热服，不拘时候。

403

现代用法：共为粗末，加生姜七片，乌梅一个，水煎温服。

【功效】 燥湿化痰，理气和中。

【主治】 湿痰证。咳嗽痰多易咳，胸膈满闷，恶心呕吐，肢体困倦，头眩心悸，舌苔白腻，脉沉滑。

【方解】 本方证为脾失健运，水湿凝聚成痰犯肺所致。湿痰犯肺，故咳嗽痰多易咳；痰阻气机，胃失和降，故胸膈满闷，恶心呕吐；湿困脾阳，则肢体困倦；痰湿中阻，清阳不升，则头眩；痰浊凌心，则为心悸；舌苔白腻，脉沉滑，均为湿痰之征。治宜健脾燥湿化痰。方中半夏辛温性燥，燥湿化痰，降逆止呕，为君药。橘红理气化痰，芳香醒脾，使气顺痰消，为臣药。君臣相配，等量合用，不仅相辅相成，增强燥湿化痰之力，而且体现了治痰先理气，气顺则痰消之意。茯苓甘淡，健脾渗湿，使湿祛痰消，治其生痰之源，为佐药。甘草化痰和中，调和诸药，为使药。煎时加生姜降逆止呕，又制半夏之毒；乌梅收敛肺气，使散中有收。诸药合用，标本兼顾，燥湿化痰，理气和中，为祛痰的通用方剂。

【临床应用】

1. 用方要点 本方为燥湿化痰的代表方，以咳嗽痰多易咳、舌苔白腻、脉沉滑为辨证要点。

2. 现代应用 本方常用于治疗慢性支气管炎、肺气肿、慢性胃炎、妊娠呕吐、神经性呕吐等属湿痰者。

 知识链接

二陈汤名字的由来

方中半夏、橘红属"六陈"之一，六陈入药以储存陈久者为佳，本方用"六陈"中之二味，故名"二陈汤"。

【附方】 **温胆汤**（《三因极一病证方论》） 半夏汤洗七次 竹茹 枳实麸炒，去瓤，各二两（6g） 陈皮三两（9g） 甘草炙，一两（3g） 茯苓一两半（4.5g） 上锉为散，每服四大钱（12g），水一盏半，加生姜五片，大枣一枚，煎七分，去渣，食前服。或作汤剂加生姜五片，大枣一枚，水煎服。功效：理气化痰，清胆和胃。主治：肝胃不和，痰热内扰证。症见虚烦不眠，惊悸不安，或呕吐呃逆，口苦，舌苔黄腻，脉滑数。

温胆汤为二陈汤化裁而成，由二陈汤去乌梅，加竹茹、枳实、大枣而成。竹茹清热化痰除烦，枳实降气消痰除痞，二者药性偏凉，故适宜于肝胃不和，痰热内扰证。

【方歌】 二陈汤用半夏陈，辅以茯苓甘草臣；
　　　　 理气和中燥湿痰，煎加生姜乌梅佳。

案例分析

某女，27岁，阴雨天和同学聚会，饮酒稍多，饮食物煎炸烧烤较多，返家后咳嗽痰多易咯，胸膈满闷，恶心呕吐，肢体困倦，头眩心悸，舌苔白腻，脉沉滑。

分析：脾失健运，水湿凝聚成痰犯肺所致。湿痰犯肺，故咳嗽痰多易咯；痰阻气机，胃失和降，故胸膈满闷，恶心呕吐；湿困脾阳，则肢体困倦；痰湿中阻，清阳不升，则头眩；痰浊凌心，则为心悸；舌苔白腻，脉沉滑，均为湿痰之征。治宜健脾燥湿化痰，二陈汤加减。半夏10g，陈皮3g，茯苓10g，甘草6g，桔梗10g，苍术10g，厚朴10g，茯苓10g，生姜10g，3剂，服药后诸症消失。

第二节 温 化 寒 痰

温化寒痰剂,适用于寒痰证。多由素体阳虚,寒饮内停;或外感寒邪,津液凝结而成。主要表现为咳嗽痰多,色白清稀,舌苔白滑,或兼口鼻气冷,肢冷恶寒,舌体淡胖,脉沉迟等。处方常以温化寒痰药如干姜、细辛、半夏、天南星、芥子等为主并配伍温里药组成。

苓甘五味姜辛汤(《金匮要略》)

【组成】 茯苓四两(12g) 甘草三两(9g) 干姜三两(9g) 细辛三两(6g) 五味子半升(6g)

【用法】 上五味,以水八升,煮取三升,去滓,温服半升,日三服。

现代用法:水煎服。

【功效】 温肺化饮。

【主治】 寒饮内停证。咳嗽吐痰,量多色白清稀,喜唾涎沫,胸满喘逆,舌苔白滑,脉沉迟等。

【方解】 本方证是由于脾胃阳虚,运化失职,湿聚成饮,寒饮犯肺所致。寒饮犯肺,肺失宣降,故咳嗽吐痰,量多色白质稀;脾虚寒饮不化,则喜唾涎沫;痰聚气壅,则胸满气喘;舌苔白滑,脉沉迟,为寒痰之征。《金匮要略》云:"病痰饮者,当以温药和之。"故治宜温肺化饮。方中干姜辛热,入脾肺经,既温肺散寒以化饮,又温运脾阳以化湿,为君药。细辛温肺化饮;茯苓健脾渗湿,既使湿从小便而去,又能健脾以治生痰之源,共为臣药。五味子收敛肺气,敛阴止咳,又防干姜、细辛辛散耗气,与之相伍,散收并行,收不恋邪,散不伤正,为佐药。甘草调和诸药,为使药。诸药合用,脾肺同治,温散并行,开中有合,标本兼顾,药虽五味,法度严谨。

【临床应用】

1.用方要点 本方为治寒痰的常用方,以咳嗽痰稀色白、舌苔白滑为辨证要点。

2.现代应用 本方常用于治疗慢性支气管炎、肺气肿等属寒饮者。

【方歌】 苓甘五味姜辛汤,温阳化饮常用方;
　　　　咳嗽痰多苔白滑,温肺化痰保安康。

第三节 清 热 化 痰

清热化痰剂,适用于热痰证,多由火热内盛,炼液成痰,痰热互结所致。症见咳吐黄痰、咳吐不利、舌红苔黄腻、脉滑数。处方常以清热化痰药如瓜蒌、贝母、胆南星等为主,酌配清热泻火药组成。

羚羊清肺丸(《中国药典》)

【组成】 羚羊角粉6g 浙贝母40g 桑白皮蜜炙,25g 前胡25g 麦冬30g 天冬25g 天花粉50g 地黄50g 玄参50g 石斛100g 桔梗50g 枇杷叶蜜炙,50g 苦杏仁炒,25g 金果榄25g 金银花50g 大青叶25g 栀子50g 黄芩25g 板蓝根25g 牡丹皮25g 薄荷25g 甘草15g 熟大黄25g 陈皮30g

【用法】 口服。一次1丸,一日3次。

【功效】 清肺利咽,清瘟止嗽。

【主治】 肺胃热盛证。症见身热头晕，四肢酸痛，咳嗽痰盛，咽喉肿痛，鼻衄咳血，口干舌燥。

【方解】 本方证为肺胃热盛，感受时邪所致。外感温热时邪袭表，卫阳被郁，则身热头晕；热壅上焦，则咽喉肿痛；肺胃热盛，津液被灼，则鼻衄咳血，口干舌燥。治宜清肺利咽，清瘟止嗽。方中羚羊角粉清热凉血，泻火解毒；黄芩苦寒，既清泻肺火及上焦实热，而又清热止血；桑白皮泻肺化痰，共为君药。栀子、大黄苦寒，导热下行；牡丹皮清热凉血；金银花、大青叶、板蓝根清热解毒，为臣药。苦杏仁、枇杷叶、浙贝母清肺化痰止咳；桔梗、金果榄清肺利咽消肿；薄荷、前胡宣散风邪；玄参、生地黄、天冬、麦冬、石斛、天花粉清热养阴润肺；陈皮理气化痰，为佐药。使药甘草止咳化痰，调和诸药。诸药合用，清肺利咽，清瘟止嗽。

【临床应用】

1.用方要点 本方为治疗肺胃热盛、感受时邪所致病证的常用方，以身热、咳嗽痰盛、口干舌燥、咽喉肿痛，或鼻衄咳血为辨证要点。

2.现代应用 本方常用于急性支气管炎、急性扁桃体炎、急性咽喉炎等属肺胃热盛者。

【方歌】 羚羊清肺利咽好，花根桔果咳毒消；

　　　　四黄三皮二叶冬，斛母参前薄花粉。

蛇胆川贝散（《中国药典》）

【组成】 蛇胆汁 49g　川贝母 295g

【用法】 口服，一次 0.3～0.6g，一日 2～3 次。

【功效】 清肺，止咳，祛痰。

【主治】 肺热咳嗽。症见咳嗽痰多，咳痰不爽，痰黏稠色黄。

【方解】 本方证为痰热互结壅肺，肺失宣肃所致。痰热互结，肺失宣肃，则咳嗽痰多，咳痰不爽。治宜清肺止咳祛痰。蛇胆汁性凉，味苦微甘，既清泻肺火而解毒，又止咳化痰，为君药。川贝母甘寒入肺经，既能清泄肺热以化痰，又能润肺以止咳，为清热化痰之要药，为臣药。二药合用，共奏清肺，止咳，祛痰之功。

【临床应用】

1.用方要点 本方为治肺热咳嗽的常用方剂，以咳嗽、痰多色黄为辨证要点。

2.现代应用 常用于肺炎、急性支气管炎、慢性支气管炎急性发作等属肺热者。

【方歌】 蛇胆川贝药味少，清肺止咳祛痰灵；

　　　　痰热咳嗽把握好，简单方便效果良。

第四节　治 风 化 痰

治风化痰剂，适用于风痰证。风痰为病，有内外之分，故组方用药也有不同。因外感风邪，肺气不宣而致咳嗽吐痰者，以辛散疏风药如荆芥、防风等，与止咳化痰药如苦杏仁、紫菀、百部、白前等为主组成方剂；因湿痰或热痰引动肝风上扰者，以平息内风药如天麻、钩藤等，与化痰药如半夏、天南星、贝母等为主组成方剂。

半夏白术天麻汤（《医学心悟》）

【组成】 半夏一钱五分(4.5g)　天麻　茯苓　橘红各一钱(各3g)　白术三钱(9g)　甘草五分(1.5g)

【用法】 加生姜一片，大枣二枚，水煎服。

【功效】 化痰息风,健脾祛湿。

【主治】 风痰上扰证。眩晕,头痛,胸闷呕恶,舌苔白腻,脉弦滑。

【方解】 本方证为脾虚生湿,湿聚成痰,引动肝风,风痰上扰所致。古人云"无痰不作眩",风痰上扰,肝风内动,故眩晕头痛,眩晕甚者,自觉天旋地转;痰阻气机,浊阴上逆,故胸闷呕恶;舌苔白腻,脉弦滑,均为风痰之象。脾湿生痰,为病之本;肝风内动,风痰上扰,为病之标。本方证重点是痰与风,故化痰息风治标为主,健脾祛湿治本为辅。方中以半夏、天麻为君药,其中半夏燥湿化痰,降逆止呕;天麻平肝息风而止头眩,两药合用,为治风痰眩晕头痛要药。白术、茯苓健脾祛湿,以治生痰之源,共为臣药。陈皮理气化痰,使气顺痰消,为佐药。甘草调和诸药,为使药。煎煮时加姜枣,以和中健脾。诸药合用,能使风息痰消,眩晕自愈。

【临床应用】

1. 用方要点 本方为治风痰上扰、眩晕头痛的常用方,以眩晕头痛、舌苔白腻、脉弦滑为辨证要点。

2. 现代应用 本方常用于治疗高血压、耳源性眩晕、神经性头痛等属风痰上扰者。

【功用鉴别】 二陈汤、半夏白术天麻汤两方均有二陈汤组成,均能燥湿化痰,用治痰证。其不同点是:二陈汤功能燥湿化痰,理气和中,用治湿痰证;半夏白术天麻汤在二陈汤的基础上,加平肝息风之天麻、健脾祛湿之白术而成,功能化痰息风,健脾祛湿,用治风痰上扰证。

【方歌】 半夏白术天麻汤,陈皮苓草大枣姜;
　　　　风痰眩晕并头痛,息风化痰效果良。

定痫丸 (《医学心悟》)

【组成】 明天麻　川贝母　半夏姜汁炒　茯苓蒸　茯神去木,蒸,各一两(各6g)　胆南星久制者　石菖蒲杵碎,取粉　全蝎去尾,甘草水洗　僵蚕甘草水洗,去咀,炒　真琥珀腐煮,灯草研,各五钱(各3g)　陈皮洗,去白　远志去心,甘草水泡,各七钱(各4.5g)　丹参酒蒸　麦冬去心,各二两(各12g)　辰砂细研,水飞,三钱(2g)

【用法】 用竹沥一小碗,姜汁一杯,再用甘草四两熬膏,和药为丸,如弹子大,辰砂为衣,每服一丸。

现代用法:共为细末,用甘草120g煮膏,加竹沥汁100mL、生姜汁50mL和匀调药为丸,每服9g,日2次;亦可作汤剂,加甘草水煎服,去渣,入竹沥、姜汁、琥珀、朱砂冲服。

【功效】 涤痰息风,清热开窍。

【主治】 风痰蕴热之痫病。忽然发作,眩仆倒地,目睛上视,口吐白沫,喉中痰鸣,叫喊作声,甚或手足抽搐,舌苔腻而微黄,脉弦滑。亦可用于癫狂。

【方解】 本方证为风痰蕴热,上蒙脑窍所致。多因脏腑失和,痰浊内聚,或遇劳力过度,饮食失节,或情志失调,导致体内气机逆乱,肝风内动,肝风夹痰,上蒙清窍,以致痫病突然发作、眩仆倒地;肝风内动,则见目睛上视,甚或手足抽搐;痰涎壅盛,则口吐白沫、喉中痰鸣;舌脉为风痰蕴热之象。治宜涤痰息风,清热开窍。方中竹沥清热祛痰,镇惊利窍,《本草备要》谓其"治痰迷大热,风痉癫狂";胆南星清热化痰,镇惊定痫,《药品化义》言其"治一切中风、风痫、惊风",用以为君。半夏、陈皮、茯苓、川贝母祛痰散结而开痰气之结;天麻、全蝎、僵蚕功专平肝息风而止痉,共助君药化痰息风,俱为臣药。石菖蒲、远志化痰开窍,宁心安神;麦冬、丹参清心除烦,养阴活血;琥珀、辰砂、茯神镇惊安神;用姜汁少许,温开以助化痰利窍,并防竹沥、胆南星、川贝母寒凉有碍湿痰之消散,合而为佐药。甘草调和诸药,是为使药。本方集大队化痰药于一方,以求豁痰力强,并配息风、止痉、开窍、安神诸药。全方药味虽多,但层次分明,多而不乱,适用于痰热内闭之癫痫。

【临床应用】

1. 用方要点　本方为治疗风痰蕴热之痫病发作的常用方。临床应用以突然仆倒，抽搐吐涎，目斜口歪，苔腻微黄，脉弦滑略数为辨证要点。

2. 现代应用　本方常用于原发性癫痫、继发性癫痫、多发梗死性痴呆、重度自主神经功能紊乱以及精神分裂症、脑囊虫病等证属风痰蕴热为患者。

3. 使用注意　本方着重涤痰息风以治其标，痫病缓解，则须化痰息风与培本扶元兼顾，并应注意饮食，调摄精神，合理饮食，以收全功。若脾胃虚弱或阴虚阳亢者，不宜使用本方。

【方歌】　定痫二茯贝天麻，丹麦陈远菖蒲夏；
　　　　　　胆星蚕蝎草竹沥，姜汁琥珀与朱砂。

祛痰剂现代常用中成药总结见表 15-1。

表 15-1　祛痰剂现代常用中成药简表

方名	组成	功用	主治	用法及用量	规格
二陈丸	陈皮、半夏（制）、茯苓、甘草	湿化痰，理气和胃	**痰湿停滞**导致的咳嗽痰多，胸脘胀闷，恶心呕吐	口服。一次9g，一日2次	每丸重9g
礞石滚痰丸	天麻（煨）、天竺黄、雄黄、礞石（煨）、胆星1两、巴霜4钱、白附子（泡）、生甘草（去皮）、全蝎（去毒）、防风、麝香	降火逐痰	**实热顽痰**所致的癫狂惊悸，或咳喘痰稠，大便秘结	口服。一次1丸，一日2次	每丸重9g
清气化痰丸	黄芩（酒炒）、瓜蒌仁霜、半夏（制）、陈皮、胆南星、生姜、苦杏仁、枳实、茯苓	清肺化痰	**肺热**所致的咳嗽，痰多黄稠，胸脘满闷	口服。一次1丸，一日2次	每丸重6g
半夏天麻丸	法半夏、天麻、黄芪（蜜炙）、人参、苍术（米泔炙）、白术（麸炒）、茯苓、陈皮、泽泻、六神曲（麸炒）、麦芽（炒）、黄柏	健脾祛湿，化痰熄风	**脾虚聚湿**生痰，眩晕，头痛，如蒙如裹，胸脘满闷	口服。一次1丸，一日2次	每丸重6g
橘贝半夏颗粒	半夏（制）、枇杷叶、川贝母、苦杏仁霜、远志（制）、桔梗、款冬花（炒）、橘红、前胡、木香	化痰止咳，宽中下气	咳嗽痰多，胸闷气急	口服，一次6g，一日2次	每袋装6g

（艾　瑛）

？复习思考题

1. 简述痰的形成。祛痰剂为何要配伍理气药？

2. 二陈汤的方名有什么意义？方中陈皮、半夏相伍有何意义？为什么用酸敛之乌梅？

3. 试述半夏白术天麻汤的主治证候及配伍意义。

第十六章 安 神 剂

PPT课件

知识导览

凡以安神药为主组成，具有安神定志作用，治疗神志不安病证的方剂，称为安神剂。

神志不安的疾病主要责之于心、肝、肾三脏，尤以心经为主。安神剂通过调整阴阳及心、肝、肾之间的功能及其关系，以达安神的目的。神志不安病证又有虚实之分。实证多由突受惊吓，或肝郁化火，扰乱神明所致，表现为烦躁易怒，惊悸不安，失眠多梦，甚则躁扰不宁，治宜重镇安神。虚证多由思虑过度，心血不足所致，表现为心悸怔忡，失眠健忘，精神恍惚，悲伤欲哭，不能自主，治宜养心安神。故根据神志不安病证的病因不同，将安神剂分为重镇安神剂与滋养安神剂两类。

应用安神剂，应注意辨别虚实论治，但虚证与实证往往互相影响，兼夹出现，故重镇安神与滋养安神可结合使用，以顾虚实。此外，神志不安也可由痰、火、气郁、瘀血等原因引起，因此要审因论治，祛除病因，以治其本。重镇安神剂多由金石、贝壳之类的药物组成，易伤脾胃，只宜暂服，不能久用，必要时可配伍神曲、麦芽等消食和胃的药物。又朱砂具有一定毒性，久服能引起慢性中毒，亦应注意。

身心并治

第一节 重镇安神

重镇安神剂，适用于心阳亢盛，热扰心神之神志不安属实证者。常用重镇安神药如朱砂、磁石、龙齿等为主，酌配泻火、滋阴、化痰等药物组成方剂。

朱砂安神丸（《内外伤辨惑论》）

【组成】 朱砂五钱(15g)另研，水飞为衣　黄连去须，净，酒洗，六钱(18g)　炙甘草五钱半(16.5g)生地黄一钱半(4.5g)　当归二钱半(7.5g)

【用法】 上四味共为细末，另研朱砂，水飞如尘，阴干，为衣，汤浸蒸饼为丸，如黍米大，每服十五丸(6g)，津唾咽之，食后服。

现代用法：上药研末，炼蜜为丸，朱砂另研，水飞为衣。每次服6～9g，临睡前温开水送服；亦可作汤剂，用量按原方比例酌定，朱砂研细末水飞，以药汤送服。

【功效】 镇心安神，清热养血。

【主治】 心火亢盛，阴血不足证。心神烦乱，惊悸怔忡，失眠多梦，胸中烦热，舌尖红，脉细数。

【方解】 本方证为心火亢盛，灼伤阴血所致。心为君火之脏，心火亢盛，则心神被扰，阴血不足则心神失养，故见惊悸怔忡，失眠多梦；心火内炽，灼伤胸膈，则胸中烦热；热灼阴伤，阴虚生热，故舌尖红，脉细数。治宜镇心安神，清热养阴。方中朱砂甘寒质重，专入心经，为君药，既镇心安神，又清心火，治标之中兼以治本。黄连为臣，善清心泻火除烦，助君药增强泻心安神之功，二药配伍，一镇一清，使心镇、火清、神安。当归补血养心，使阴血足而神自安；生地黄入肾滋阴凉血，使肾水上升，以制上炎心火，二药合之以补被灼伤之阴血，共为佐药。甘草为使，调和诸药，防朱砂、黄连质重苦寒之品碍胃。诸药合用，则心火得清，阴血得养，心神自安，故以"安神"名之。

【临床运用】

1. 用方要点　本方为重镇安神的代表方，以惊悸不安、失眠多梦、舌红、脉细数为辨证要点。

2. 现代运用　本方常用于治疗神经衰弱之心悸失眠；或精神抑郁症之神志恍惚属心火上炎、心血不足者。

3. 使用注意　方中朱砂含汞有毒，尤忌火煅，不宜多服、久服，以防汞中毒。

【病案举例】　赵某，男性，40岁，事业受挫不得志，心烦神乱，失眠，多梦，胸中烦闷，舌尖红，脉细数。辨证为心火亢盛，阴血不足而致神志不安之证，予朱砂安神丸，临睡前温开水送服，月逾而愈。

【方歌】　朱砂安神有黄连，当归生地甘草全；
　　　　　惊悸失眠心烦乱，镇心安神服之安。

第二节　解　郁　安　神

解郁安神剂，适用于肝气郁结、扰及心神所致的失眠、焦虑、心烦、情志不舒证者。常用具有疏肝解郁作用的柴胡、郁金，酌配安神、清热、健脾等药物组成方剂。

解郁安神颗粒（《中国药典》）

【组成】　柴胡80g　郁金80g　石菖蒲80g　姜半夏60g　白术炒,60g　远志制,80g　炒栀子80g　百合200g　胆南星80g　龙齿200g　酸枣仁炒,100g　茯苓100g　当归60g　浮小麦200g　大枣60g　炙甘草60g

【用法】　开水冲服。一次1袋，一日2次。

【功效】　疏肝解郁，安神定志。

【主治】　情志不畅，肝郁气滞证。失眠，心烦，焦虑，健忘，脉弦；亦可用于神经症、更年期综合征见上述证候者。

【方解】　本方证由情志不畅、肝郁气滞所致。情志过激或久病失养导致气血失调，血不养心；肝郁气滞，日久生热，扰及神明，故失眠、心烦、焦虑、健忘。治宜疏肝解郁，安神定志。方中柴胡辛散苦泄微寒，郁金辛行苦泄寒清，二药合用，疏肝解郁、清心安神，共为君药。龙齿重镇安神、炒酸枣仁补心养肝益胆而安神，制远志祛痰益智安神，百合滋阴清心安神，当归补血活血，石菖蒲化湿开窍安神，六药合用既能增强君药疏肝解郁之力，又养心血而安神定志，共为臣药。炒栀子泻火除烦，胆南星清热化痰，姜半夏降逆祛痰，炒白术健脾燥湿，茯苓健脾渗湿，大枣补气血安神，浮小麦止汗除烦，七药合用健脾以疏肝、泻火以除烦，共为佐药。炙甘草补气益心、调和诸药，兼佐使药。诸药合用，疏养兼清，共成解郁安神之剂。

【临床运用】

1. 用方要点　本方为解郁安神剂的代表方，以失眠、心烦、焦虑、健忘、脉弦为辨证要点。

2.现代运用 本方常用于治疗抑郁症、焦虑症、神经症、更年期综合征等属肝郁气滞者。

3.使用注意 睡前不宜饮用咖啡、浓茶等兴奋性饮品，保持心情舒畅。

【方歌】 解郁安神郁金柴，龙齿二枣菖蒲来；

百合归栀志星夏，术苓甘麦舒心怀。

第三节 滋 养 安 神

滋养安神剂，适用于阴血不足，心神失养之神志不安属虚证者。多以养心安神药如酸枣仁、柏子仁、远志等为主，酌配益气补血药组成方剂。

天王补心丹《校注妇人良方》

【组成】 生地黄酒洗，四两（120g） 人参去芦 丹参微炒 玄参微炒 白茯苓去皮 远志去心，炒 桔梗各五钱（各15g） 五味子 当归身酒洗 天门冬去心 麦门冬去心 柏子仁炒 酸枣仁各一两（各30g）

【用法】 上药为末，炼蜜丸如梧子大，朱砂三五钱（9～15g）为衣，临卧竹叶煎汤下三钱（9g），或龙眼肉煎汤。忌胡荽、大蒜、萝卜、鱼腥、烧酒。

现代用法：为末，炼蜜为小丸，朱砂为衣，每服9g，温开水送下。

【功效】 滋阴养血，补心安神。

【主治】 阴虚血少，神志不安证。心悸怔忡，虚烦失眠，神疲健忘，或梦遗，手足心热，口舌生疮，大便干结，舌红少苔，脉细数。

【方解】 本方证为心肾两虚，阴亏血少，虚火内扰所致。阴虚内热，虚火内扰，阴血不足，心失所养，故心悸怔忡，虚烦失眠，神疲健忘，手足心热，口舌生疮；虚火扰动精室，则梦遗；阴虚肠燥，故大便干燥；舌红少苔，脉细数，为阴虚火旺之征。治宜滋阴养血，补心安神。方中重用生地黄入心肾经，上养心血，下滋肾水，壮水以制虚火，为君药。天冬、麦冬滋阴清热；酸枣仁、柏子仁养心安神；当归补血润燥，兼以通便，共为臣药。人参补益心气，使气旺血生，且又宁心益智；五味子益气敛阴且安心神；茯苓、远志养心安神，交通心肾；玄参滋阴降火，以制上炎之火，使心神不为虚火所扰；丹参清热除烦；朱砂为衣，入心经，镇心安神，共为佐药。桔梗为使，载药上行入心经。诸药合用，标本兼治，滋中寓清，交通心肾，共成滋阴安神之剂。

【临床运用】

1.用方要点 本方为滋阴清热安神的代表方，以心悸失眠、梦遗健忘、舌红少苔、脉细数为辨证要点。

2.现代运用 本方常用于治疗神经衰弱、精神分裂症、心脏病、甲状腺功能亢进症等属阴亏血少者。

3.使用注意 本方含滋腻药物较多，脾胃虚弱、胃纳欠佳、痰湿留滞者，均非所宜。

【功用鉴别】 天王补心丹与归脾汤均能养血安神，用治心悸怔忡、失眠健忘等。但天王补心丹，以滋阴补血为主，兼清虚热，用治阴虚血少，心神不安而有虚火者，病位在心肾，清降之力较著。而归脾汤以益气补血，健脾养心为主，用治气血不足，心脾两虚而心神不安者，病位在心脾，温升之力较著。

【方歌】 茯苓桔梗与三参，二冬远志柏枣仁；

五味当归朱生地，滋阴清热安心神。

柏子养心丸 《证治准绳》

【组成】 柏子仁 25g　党参 25g　炙黄芪 100g　川芎 100g　当归 100g　茯苓 200g　制远志 25g　酸枣仁 25g　肉桂 25g　醋五味子 25g　半夏曲 100g　炙甘草炙,10g　朱砂 30g

【用法】 口服。水蜜丸一次 6g,小蜜丸一次 9g,大蜜丸一次 1 丸,一日 2 次。

【功效】 补气,养血,安神。

【主治】 心气虚寒证。症见夜寐多梦,心悸易惊,神疲气短,自汗,身体乏力,舌质淡红,舌苔薄白,脉细略数等。

【方解】 本方证多由劳倦久病或体弱多病,气血匮乏,心气虚弱所致。心气不足,心失所养,则见夜寐多梦,心悸易惊,神疲气短;汗乃心之液,气虚不能摄敛汗液,则自汗出,治宜补气,养血,安神。方中炙黄芪、党参健脾益气,以助生化之源,为君药。柏子仁养心血,安心神;川芎养血活血;当归补血活血,为臣药。茯苓健脾安神;酸枣仁补肝血,安心神;五味子补肝敛阴宁心;远志安神益智,交通心肾;肉桂鼓舞气血运行,并能引火归原;半夏曲和胃祛痰;朱砂镇静安神,为佐药。甘草调和诸药,为使药。诸药合用,共奏补气养血,宁心安神之功。

【临床运用】

1. 用方要点 本方为治疗心气虚寒之失眠的常用方,以心悸易惊、失眠多梦、健忘、精神恍惚为辨证要点。

2. 现代运用 本方常用于治疗心律失常、心脏病、贫血、神经衰弱等疾病属心气虚寒者。

【方歌】 柏子养心朱茯苓,参芪归芎酸五味;
　　　　 远志桂夏加甘草,除却惊悸神自安。

枣仁安神颗粒 《中国药典》

【组成】 炒酸枣仁 1 425g　丹参 285g　醋五味子 285g

【用法】 开水冲服。一次 1 袋(每袋 5g),一日 1 次,临睡前服。

【功效】 补心养肝,安神益智。

【主治】 心肝血虚之心烦,失眠健忘,头晕,头痛。

【方解】 本方证治为心肝血虚,血不养心所致。血虚不能养心,则心失所养,故见心烦,失眠健忘;血虚不能上荣头目,则头晕,头痛。治宜补心养肝,安神益智。方中重用酸枣仁为君,养肝血,宁心神。臣药五味子,补益心肾,宁心安神;佐药丹参养血安神,清心除烦。诸药合用,共奏补心养肝,安神益智之功。

【临床运用】

1. 用方要点 本方为治心肝血虚之失眠健忘的常用方,以失眠健忘、头晕、头痛为辨证要点。

2. 现代运用 本方常用于治疗神经衰弱引起的心烦、失眠、头晕、健忘属心肝血虚者。

3. 使用注意 孕妇慎用。

【方歌】 枣仁安神效果好,再加丹参与五味;
　　　　 心肝血虚一并补,安神益智用此方。

安神剂现代常用中成药总结见表 16-1。

表 16-1 安神剂现代常用中成药简表

方名	组成	功用	主治	用法及用量	规格
天王补心丸	地黄、天冬、麦冬、玄参、当归、丹参、炒酸枣仁、柏子仁、党参、五味子、茯苓、制远志、石菖蒲、朱砂、桔梗、甘草	滋阴养血，补心安神	**心阴不足**，心悸健忘，失眠多梦，大便干燥	口服。水蜜丸一次 6g，小蜜丸一次 9g，大蜜丸一次 1 丸，一日 2 次；浓缩丸一次 8 丸，一日 3 次	大蜜丸每丸重 9g。浓缩丸每丸相当于原药材 3g
枣仁安神液	炒酸枣仁、醋五味子、丹参	养血安神	**心血不足**所致的失眠、健忘、心烦、头晕；神经衰弱症见上述证候者	口服。一次 10～20mL，一日 1 次，临睡前服	每支装 10mL
养血安神片	熟地黄、首乌藤、墨旱莲、合欢皮、仙鹤草、地黄、鸡血藤	滋阴养血，宁心安神	**阴虚血少**所致的头晕目眩、失眠健忘	口服。一次 5 片，一日 3 次	每素片重 0.25g（相当于原药材 1.1g）

（袁继伟）

? **复习思考题**

1. 简述安神剂的分类、适用范围及代表方剂。
2. 朱砂安神丸功效、主治及临床表现有哪些？
3. 简述天王补心丹的主治及证治要点。

扫一扫，测一测

第十七章 治 风 剂

1. 熟悉治风剂的概念、适应证、分类、注意事项。
2. 掌握川芎茶调散、镇肝熄风汤、消风散、天麻钩藤饮的组成、功效、主治、配伍特点。
3. 了解镇肝熄风汤与天麻钩藤饮在功用、主治上的异同点。

凡以辛散疏风或息风止痉药为主组成,具有疏散外风或平息内风等作用,治疗风病的方剂,称为治风剂。

风病分为外风与内风。外风证为外来风邪侵袭人体,留于经络、肌肉、筋骨、关节所致。症见头痛、恶风、肌肤瘙痒、肢体麻木、筋骨挛痛、屈伸不利,或角弓反张及破伤风等。内风证是由于脏腑功能失调所致的风病,其主要病变在肝,故又有肝风内动之称。其病机有热极生风、肝阳化风、阴虚风动及血虚生风等。症见眩晕、震颤、四肢抽搐,或猝然昏倒、不省人事、口眼㖞斜、半身不遂等。治疗时,外风宜疏散,内风宜平息,故治风剂分为疏散外风剂和平息内风剂两类。

使用治风剂,首先要辨明内风、外风,或内外风兼夹的不同,外风宜散,内风宜息。其次,因"风为百病之长""风邪不能独伤人"常与其他外邪合而为病,故要区分兼寒兼热,或夹湿夹痰等不同,灵活化裁,全面兼顾。此外,外风可以引动内风,而内风又可兼夹外风,对此应该分清主次、轻重、缓急,兼而治之。

第一节 疏 散 外 风

疏散外风剂,适用于外风证。外感风邪,病在肌肤,以表证为主者,应选用解表剂。本节之外风诸证,均为风邪外袭,侵入肌肉、经络、筋骨、关节等处所致。常以辛散祛风药如羌活、独活、防风、荆芥、白附子等为主组方。代表方如川芎茶调散、消风散等。

川芎茶调散(《太平惠民和剂局方》)

【组成】 川芎 荆芥去梗,各四两(各12g) 白芷 羌活 甘草爁,各二两(各6g) 细辛去节,一两(3g) 防风去芦,一两半(4.5g) 薄荷叶不见火,八两(12g)

【用法】 上为细末,每服二钱(6g),食后清茶调下。

现代用法:共为细末,每服6g,每日2次,饭后清茶调服;作汤剂,水煎服,用量按原方比例酌减。

【功效】 疏风止痛。

【主治】 外感风邪头痛。偏正头痛或颠顶作痛,恶风发热,目眩鼻塞,舌苔薄白,脉浮。

【方解】 本方证治乃为风邪外袭,阻遏清阳所致。风邪外袭,上犯头目,故头痛、目眩,由于风性善行而数变,故其痛或偏或正,或颠顶作痛,或牵引眉棱骨痛,若头痛作止无时,称为头风;风邪束表,卫阳不宣,邪正抗争,则恶寒发热;肺气不利,则鼻塞;舌苔薄白,脉浮为风邪外袭之征。治宜散风邪,止头痛。因颠顶之上,唯风药可到也,方中用川芎祛风活血而止头痛,为"治诸经头痛的要药",尤善治少阳、厥阴经头痛(两侧或颠顶痛),《神农本草经》谓其"主中风入脑头痛",为君药。薄荷、荆芥辛散轻扬,疏风止痛,清利头目,为臣药。羌活、白芷、细辛、防风疏风散邪治头痛。其中羌活镇痛力强,善治太阳经头痛(后头痛牵连项部);白芷善通窍止痛,治阳明经头痛(前额及眉棱骨痛);细辛散寒止痛,长于治少阴经头痛(头痛连齿),并宣通鼻窍;防风疏风解表,为佐药。甘草调和诸药,缓和风药之燥性;服时用清茶调服,取其苦凉轻清,清上降下,使升中有降,不致升散太过,共为使药。诸药合用,共奏疏风止痛之效。

【配伍特点】 本方集辛散疏风药于一方,并少佐苦寒之品,既使颠顶风邪从上而解,又无过分升散之虞。

知识链接

川芎茶调散的服药方法

本方的服法是饭后用清茶调服。其原因:一是本方药多为风药,辛温升散,清茶苦凉,能清上降下,既能清利头目,又制风药过于温燥与升散,使升有降;二是本方药物大部分含有挥发性成分,入煎剂时,易失去有效成分,使药效降低,故用清茶调服,以保护挥发性成分不致丢失。现临床将此方多制成袋泡茶剂,以保护挥发性成分不致丢失,且浸出率高、简便易行,故中药袋泡茶剂具有很大的开发潜力。

【临床应用】

1. **用方要点** 本方为治风邪头痛的常用方,以头痛、鼻塞、脉浮为辨证要点。

2. **现代应用** 本方常用于治疗普通感冒、流行性感冒所致的头痛、偏头痛、血管神经性头痛、慢性鼻炎所引起的头痛,属风邪为患者均可应用。

3. **使用注意** 本方辛散药物较多,使用时用量宜轻,不宜久煎。

4. **现代制剂研发** 丸剂、片剂、散剂、袋泡剂、颗粒剂。

【附方】 **菊花茶调散**(《丹溪心法附余》) 即川芎茶调散原方加菊花二两(6g)、僵蚕五钱(1.5g)、蝉蜕五钱(1.5g),共为细末,每服二钱(6g),食后清茶调服。功效:疏风止痛,清利头目。主治:风热上犯头目之头晕目眩及偏正头痛。

本方在川芎茶调散的基础上,加菊花、僵蚕、蝉蜕以散风热,故对偏正头痛及眩晕而偏于风热者较为适宜。

【研制方】 **川芎茶调丸**(《中国药典》) 川芎120g 白芷60g 羌活60g 细辛30g 防风45g 荆芥120g 薄荷240g 甘草60g 饭后清茶送服。一次3～6片,一日2次。功效:疏风止痛。主治:外感风邪所致的头痛,或有恶寒、发热、鼻塞。

按:川芎茶调丸是按古方"川芎茶调散"经剂型改革研制而成,为纯中药制剂。

【方歌】 川芎茶调散荆防,辛芷薄荷甘草羌;
目昏鼻塞风攻上,偏正头痛悉能康。

消风散(《外科正宗》)

【组成】 当归 生地黄 防风 蝉蜕 知母 苦参 胡麻 荆芥 苍术 牛蒡子 石膏各一钱(各6g) 甘草 木通各五分(各3g)

【用法】　水二盅,煎八分,食远服。

现代用法:水煎服。

【功效】　疏风养血,清热除湿。

【主治】　风疹,湿疹。皮肤疹出色红,或遍身云片斑点,瘙痒,抓破后渗出津水,苔白或黄,脉浮数。

【方解】　本方证多由外感风湿或风热之邪,侵入血脉,内不得疏泄,外不得透达,郁于肌肤腠理所致,故皮肤瘙痒,疹出色红,或遍身云片斑点;湿热浸淫,则抓破后渗出津水。治宜疏风止痒为主,辅以清热除湿、清热、养血之法。古人云:"痒自风来,止痒必先疏风。"故方中用荆芥、防风疏风止痒、透邪外达,且荆芥又善祛血中之风,共为君药。牛蒡子、蝉蜕疏散风热,苍术祛风除湿;苦参清热燥湿;木通渗利湿热,是为湿邪而设,以除湿止痒,俱为臣药。石膏、知母清热泻火除烦,是为热邪而用;又因"治风先治血,血行风自灭",故用当归、生地黄、胡麻仁养血活血,滋阴润燥,以防风药之燥性,共为佐药。生甘草清热解毒,调和诸药,为使药。本方配伍特点以祛风为主,配伍祛湿、清热、养血之品,祛邪与扶正兼顾,既能祛风除湿,又能养血以助疏风。诸药合用,外疏内清下渗,共奏疏风养血、清热除湿之功。

【临床应用】

1. 用方要点　本方为治风疹、湿疹的常用方,以皮肤瘙痒、疹出色红或遍身云片斑点为辨证要点。

2. 现代应用　本方常用于治疗荨麻疹、过敏性皮炎、稻田性皮炎、药物性皮炎、神经性皮炎、扁平疣、疥疮等属风热或风湿为患者。

3. 使用注意　服药期间忌食辛辣、鱼腥、烟酒、浓茶等,以免影响疗效。

【方歌】　消风散内用荆防,蝉蜕胡麻苦参苍;

知膏蒡通归草地,风疹湿疹服之康。

第二节　平息内风

平息内风剂,适用于内风证,主要与肝有关,有虚实两类。肝阳上亢,肝风内动,或肝经热极生风,属实证者,治宜平肝息风,常用平肝息风药如钩藤、天麻、石决明等,并配伍清热药为主组成方剂;阴虚血亏生风,虚风内动,属虚证者,治宜滋阴养血息风,常用滋阴药如地黄、白芍、阿胶等为主组成方剂。代表方如镇肝熄风汤、天麻钩藤饮。

镇肝熄风汤(《医学衷中参西录》)

【组成】　怀牛膝一两(30g)　生赭石轧细,一两(30g)　生龙骨捣碎,五钱(15g)　生牡蛎捣碎,五钱(15g)　生龟甲捣碎,五钱(15g)　生杭芍五钱(15g)　玄参五钱(15g)　天冬五钱(15g)　川楝子捣碎,二钱(6g)　生麦芽二钱(6g)　茵陈二钱(6g)　甘草一钱半(4.5g)

【用法】　水煎服。

【功效】　镇肝息风,滋阴潜阳。

【主治】　类中风。头目眩晕,目胀耳鸣,脑中热痛,面色如醉,心中烦热,或时常噫气,或肢体渐觉不利,口眼渐形㖞斜,甚或眩晕颠仆,昏不知人,移时始醒,醒后不能复原,脉弦长有力。

【方解】　本方所治之类中风,张氏称之为内中风,由肝肾阴虚,肝阳上亢,气血逆乱所致。阴虚阳亢,肝阳化风,风阳上扰,故头目眩晕,目胀耳鸣,脑中热痛,心中烦热,面色如醉,或时常噫气,此为类中风的先兆。若肝阳上升太过,气血逆乱,遂致卒中。轻者中经络,肢体渐觉不利,口眼渐形㖞斜；重者中脏腑，眩晕至于颠仆，昏不知人，移时始醒，醒后不能复原；脉弦长有力，为肝阳上亢，肝风内动之征。治宜镇肝息风，滋阴潜阳。方中重用怀牛膝引血下行，折其阳亢，兼滋养肝肾，为君药。赭石质重沉降，镇肝降逆，与牛膝相配，引气血下行；生龙骨、生牡蛎、生龟甲、杭白芍益阴潜阳，镇肝息风，共为臣药。玄参、天冬滋阴清热，柔肝息风，使阴液充足，以制阳亢；肝为刚脏，性喜条达而恶抑郁，过用重镇之品，势必影响其条达之性，故又以茵陈、川楝子、生麦芽清泻肝热，条达肝气，使肝气疏达，而肝阳自平，共为佐药。生甘草调和诸药，与生麦芽合用，又能养胃和中，以防金石药碍胃，为使药。诸药合用，以镇肝息风为主，又能滋阴潜阳，标本兼治，而以治标为主。

【临床应用】

1. 用方要点 本方为治类中风属阴虚阳亢、肝风内动的常用方，以头目眩晕、脑中热痛、面色如醉、心中烦热、脉弦长有力为辨证要点。

2. 现代应用 本方常用于治疗高血压、血管神经性头痛、脑血管意外等属肝肾阴亏，肝阳上亢者。

3. 现代制剂研发 颗粒剂。

【方歌】 镇肝熄风十二般，赭石龙骨牡蛎龟；
　　　　玄参天冬牛膝芍，蒿麦川楝甘草缓。

 知识链接

类中风

类中风，指类似中风的八种病证，《医宗必读》指火中、虚中、寒中、湿中、暑中（中暑）、气中、食中、恶中（中恶）。临床表现可类似中风，而实非中风。多由肾阴不足，心火炽盛，肝阳偏亢，肝风内动，或气虚、气逆，或血虚、血脉痹阻，或湿痰壅盛、化热生风所致，而非外中风邪所致，但也可由外邪引动而发病。

天麻钩藤饮（《中医内科杂病证治新义》）

【组成】 天麻(9g) 钩藤后下(12g) 石决明先煎(18g) 栀子 黄芩(各9g) 川牛膝(12g) 杜仲 益母草 桑寄生 夜交藤 朱茯神(各9g)（原著本方无用量）

【用法】 水煎，分2～3次服。

【功效】 平肝息风，清热活血，补益肝肾。

【主治】 肝阳偏亢，肝风上扰证。症见头痛，眩晕，失眠，震颤，或口苦面红，舌红苔黄，脉弦或数。

【方解】 本方证为肝肾不足，肝阳偏亢，肝风上扰所致。肝肾不足，肝阳偏亢，风阳上扰，则头痛，眩晕；阳亢化热扰心，则失眠多梦；风火内扰，则舌红苔黄，脉弦数。治宜平肝息风，兼以清降、补肾、安神。方中天麻平肝息风止眩；钩藤清肝息风定眩，共为君药。石决明长于平肝潜阳，清热明目，助君平肝息风；川牛膝活血利水，引血下行，直折亢阳，共为臣药。益母草活血利水，与牛膝配伍以平降肝阳；栀子、黄芩清肝降火，以折其亢阳；杜仲、桑寄生补益肝肾，以治其本；夜交藤、朱茯神宁心安神，为佐药。诸药合用，标本兼顾，以平肝息风治标为主，兼以补益肝肾，清热安神。

【临床应用】

1. 用方要点 本方为治肝肾不足、肝阳偏亢、肝风上扰的常用方，以头痛、眩晕、失眠、舌红苔黄、脉弦为辨证要点。

2. 现代应用 本方常用于治疗高血压、急性脑血管病、围绝经期综合征等属肝肾不足，肝阳上亢者。

3. 使用注意 肝经实火之头痛，眩晕，不宜使用本方。

4. 现代制剂研发 胶囊剂、颗粒剂。

【功用鉴别】 镇肝熄风汤与天麻钩藤饮均有平肝息风之功，同为治疗肝阳化风之头痛、眩晕的常用方。但镇肝熄风汤是以牛膝为君，配伍赭石、生龙骨、生牡蛎等，潜镇息风之力较强，而天麻钩藤饮则以天麻、钩藤为君，配伍栀子、黄芩、茯神、夜交藤等，重在平肝息风，清热安神。

【研制方】 **天麻钩藤颗粒**(《中国药典》) 天麻 80.5g 钩藤 268g 石决明 214.5g 栀子 80.5g 黄芩 80.5g 牛膝 80.5g 盐杜仲 107g 益母草 107g 桑寄生 214.5g 首乌藤 134g 茯苓 134g 开水冲服。一次 1 袋，一日 3 次，或遵医嘱。功效：平肝息风，清热安神。主治：肝阳上亢所引起的头痛、眩晕、耳鸣、眼花、震颤、失眠；高血压见上述证候者。

按：天麻钩藤颗粒是按古方"天麻钩藤饮"经剂型改革研制而成，为纯中药制剂。

【方歌】 天麻钩藤栀决明，桑芩杜藤益牛神；
　　　　息风清热补肝肾，头痛眩晕失眠宁。

治风剂现代常用中成药总结见表 17-1。

表 17-1 治风剂现代常用中成药简表

方名	组成	功用	主治	用法及用量	规格
正天丸	钩藤、白芍、川芎、当归、地黄、白芷、防风、羌活、桃仁、红花、细辛、独活、麻黄、附片、鸡血藤	疏风活血，养血平肝，通络止痛	外感风邪、瘀血阻络、血虚失养、肝阳上亢引起的偏头痛、紧张性头痛、神经性头痛、颈椎病型头痛、经前头痛	饭后服用。一次 6g，一日 2～3 次。15 天为一个疗程	每袋装 6g
芎菊上清丸	川芎、菊花、黄芩、栀子、蔓荆子(炒)、黄连、薄荷、连翘、荆芥穗、羌活、藁本、桔梗、防风、甘草、白芷	清热解表，散风止痛	外感风邪引起的恶风身热，偏正头痛，鼻流清涕，牙疼喉痛	口服。一次 6g，一日 2 次	大蜜丸一次 1 丸；水丸一次 6g。一日 2 次
通天口服液	川芎、赤芍、天麻、羌活、白芷、细辛、菊花、薄荷、防风、茶叶、甘草	活血化瘀，祛风止痛	瘀血阻滞、风邪上扰所致的偏头痛，症见头部胀痛或刺痛、痛有定处、反复发作、头晕目眩或恶心呕吐、恶风	口服。第 1 日：即刻服药 1 小时后、2 小时后、4 小时后各服 10mL，以后每 6 小时服 10mL。第 2 日、3 日：一次 10mL，一日 3 次	每支装 10mL

（杨 琦）

? **复习思考题**

1. 简述川芎茶调散用清茶调服的意义是什么？

2. 镇肝熄风汤中配伍川楝子、茵陈与麦芽的意义？

3. 镇肝熄风汤与天麻钩藤饮在功用、主治上有何异同？

第十八章 开 窍 剂

PPT课件

1. 掌握开窍剂的概念、适应证、分类、注意事项。
2. 掌握安宫牛黄丸、苏合香丸的组成、功效、主治、主要配伍特点及临床应用。
3. 熟悉清开灵注射液、冠心苏合丸的组成、功效、主治。
4. 了解"凉开三宝"的功用鉴别。

知识导览

凡以芳香开窍药为主组成,具有开窍醒神等作用,治疗神昏窍闭证的方剂,称为开窍剂。

窍闭神昏证又称为"闭证",属实证范畴。多由邪气壅盛,蒙蔽心窍所致。闭证根据其临床表现,可分为热闭与寒闭两种。热闭由温热毒邪,内陷心包所致,或痰热之邪蒙蔽心窍所致,治宜清热开窍;寒闭由寒湿痰浊,或秽浊之气蒙蔽心窍所致,治宜温通开窍。故开窍剂分为凉开与温开两类。

开窍剂的运用,首先应辨清病证的虚实,本章方剂只适用于窍闭神昏之实证,症见神昏,口噤,两手握固,脉实有力之闭证;对于神昏之虚证,又称为"脱证",症见大汗肢冷,气微遗尿,口开目合,脉虚弱无力,即使有神志昏迷,也不宜使用开窍剂。阳明腑实证见有神昏谵语者,治宜寒下之法,不宜纯用开窍剂。

开窍剂中大多为芳香之品,其特点主要为:一是易于挥发,故只宜入丸散剂,不宜加热煎煮,以免药性耗散,降低疗效;二是其性走散,久服则易伤元气,故只宜暂用,不可久服,待神志清醒后,应根据病情辨证施治;三是芳香药物多走窜,有碍胎元,故孕妇慎用;四是随着新剂型的开发与应用,现多将本类方剂制成注射剂,以方便临床应用,提高治疗效果。

第一节 凉 开

凉开剂,适用于热闭证。症见高热烦躁,神昏谵语,甚或痉厥及其他如中风、痰厥或感触秽浊之气,猝然昏倒,不省人事。常用芳香开窍药如麝香、冰片、郁金、石菖蒲等,与清热解毒药如黄芩、黄连等,酌配镇心安神或清热化痰药等组成方剂。

神奇的"陈年"安宫牛黄丸

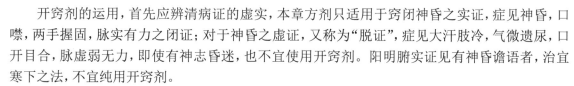

安宫牛黄丸《温病条辨》

【组成】牛黄 郁金 犀角(水牛角浓缩粉代) 黄连 黄芩 山栀 朱砂 雄黄各一两(30g)
梅片 麝香各二钱五分(7.5g) 珍珠五钱(15g) 金箔衣

【用法】上为极细粉,炼老蜜为丸,每丸一钱(3g),金箔为衣,蜡护。脉虚者人参汤下,脉实者,用银花、薄荷煎汤下,每服一丸。成人病重体实者,日再服,甚至日三服;小儿服半丸,不知,再服半丸。

现代用法:以水牛角浓缩粉30g代犀角。以上11味,珍珠水飞或粉碎成极细粉,朱砂、雄黄分别水飞成极细粉；黄连、黄芩、栀子、郁金粉碎成细粉；将牛黄、水牛角浓缩粉、麝香、冰片研细，与上述粉末配研，过筛，混匀，加适量炼蜜制成大蜜丸，即得。每服一丸，每日 1 次；小儿 3 岁以内一次 1/4 丸，4～6 岁一次 1/2 丸，每日 1 次；或遵医嘱。

【功效】　清热开窍，豁痰解毒。

【主治】　热邪内陷心包证。高热烦躁，神昏谵语，口渴唇燥，舌红或绛，脉数，以及中风昏迷、小儿惊厥属痰热内闭者。

知识链接

安宫牛黄丸方名的由来

　　宫，古代指帝王之址，在中医学中指心包。中医学认为，心在人体内犹如君主，处于至高无上的地位，心包犹如心的宫城，保护心主神圣不可侵犯。若温热毒邪攻心，心包便挺身而出代心受邪。方中牛黄为君，以清心包之邪热，"安宫"用以形容服用该丸药后，能使心安居其宫。故名"安宫牛黄丸"。

【方解】　本方证为温热毒邪内陷心包所致。邪热内陷心包，必热扰神明，故高热烦躁，神昏谵语；热盛伤津，故口渴唇燥；舌红绛，脉数，均为热盛伤津之征。治宜芳香开窍，清心解毒，豁痰安神。方中牛黄味苦性凉，善清心解毒，豁痰开窍；麝香通行十二经，善于开窍通关，为开窍醒神回苏的要药，共为君药。水牛角清心凉血解毒而定惊；黄连、黄芩、栀子助牛黄清热泻火解毒；冰片、郁金芳香辟秽，通窍开闭，助麝香以开窍，同为臣药。朱砂镇心安神；珍珠清心安神，以除烦躁不安；雄黄豁痰解毒，共为佐药。蜂蜜和胃调中，为使药。金箔为衣，取其重镇安神之效。本方清心泻火，凉血解毒与芳香开窍药结合运用，为凉开剂的配伍特点。

【临床运用】

1. 用方要点　本方为清热开窍的重要方剂，以神昏谵语，高热烦躁，舌红或绛，脉数为辨证要点。

2. 现代运用　本方常用于治疗流行性乙型脑炎、流行性脑脊髓膜炎、中毒性痢疾、尿毒症、脑血管意外、肝性脑病等属痰热内闭者。

3. 使用注意　孕妇慎用，寒闭证禁用。

知识链接

"凉开三宝"对比

　　安宫牛黄丸、紫雪、至宝丹三首方剂，疗效可靠、价格较贵，被中医称为"凉开三宝"。三方均能清热开窍，用治热闭证。安宫牛黄丸长于清热解毒，豁痰开窍，清热之力最强，其组方特点是清热与开窍并重，又善豁痰，用治高热与神昏并重之证；紫雪长于清热开窍，息风止痉，清热之力次之，其组方特点是清热开窍，兼息风止痉，用治高热神昏兼痉厥抽搐之证；至宝丹长于芳香开窍，化浊解毒，清热之力最次，其组方特点是开窍为主，清热为辅，用治高热神昏不语之证。故俗称"糊里糊涂安宫丸，乒乒乓乓是紫雪，不声不响至宝丹"。

【方歌】　安宫牛黄开窍方，芩连栀郁朱雄黄；
　　　　　牛角珍珠冰麝箔，热闭心包功效良。

清开灵注射液《中国药典》

【组成】 胆酸　珍珠母　猪去氧胆酸　栀子　水牛角（粉）　板蓝根　黄芩苷　金银花

【用法】 为棕黄色或棕红色澄明液体。肌内注射，一日 2~4mL。静脉滴注，一日 20~40mL，以 10% 葡萄糖注射液 200mL 或生理盐水注射液 100mL 稀释后使用。

【功效】 清热解毒，化痰通络，醒神开窍。

【主治】 热病神昏，中风偏瘫，神志不清。

【方解】 本方证治为邪热炽盛，内陷心包所致。热陷心包，上蒙清窍，则见神昏，中风偏瘫，神志不清等症。水牛角粉清心凉血，解毒定惊，为君药。胆酸及猪去氧胆酸清热解毒，凉肝息风止痉，化痰开窍；栀子、黄芩、金银花、板蓝根清热泻火，凉血解毒，为臣药。珍珠母平肝潜阳，安神定惊，为佐药。诸药合用，共奏清热解毒，化痰通络，醒神开窍之效。

【临床运用】

1. 用方要点 本方为清热解毒，化痰通络，醒神开窍的常用方，以热病神昏、神志不清为辨证要点。

2. 现代应用 本方常用于治疗急性热病、脑血管疾病、中风偏瘫，神志不清等属邪热炽盛，内陷心包者。亦可用于急性肝炎、上呼吸道感染、肺炎伴高热、神志不清者。

【方歌】 清开灵用二胆酸，银花水牛栀子根；
　　　　　珍珠再加黄芩苷，热病神昏开窍灵。

第二节　温　开

温开剂，适用于中风、中寒、气郁、痰厥等属寒闭之证。常用芳香开窍药如麝香、苏合香、冰片等为主，酌配温里、行气之品组成方剂。

苏合香丸《太平惠民和剂局方》

天然药物与野生
动物保护

【组成】 苏合香　龙脑各一两（各 30g）　麝香　安息香用无灰酒一升熬膏　青木香　香附　白檀香　丁香　沉香　荜茇各二两（各 60g）　熏陆香制，一两（30g）　白术　诃黎勒煨　朱砂各二两（各 60g）　乌犀屑二两（水牛角代，60g）

【用法】 共为细末，入研药匀，用安息香膏并炼白蜜和剂，每服旋丸如梧桐子大，取井华水化服四丸（8g）；老人、小儿可服一丸。温酒化服亦可，并空心服之。

现代用法：以上 15 味除苏合香、麝香、冰片、水牛角浓缩粉（代犀角）外，朱砂水飞成极细粉；其余安息香等 10 味药碎成细粉；将麝香、冰片、水牛角浓缩粉研细，与上述粉末配研，过筛、混匀。再将苏合香炖化，加适量炼蜜与水制成水蜜丸，低温干燥；或加适量炼蜜制成大蜜丸。口服，每次 1 丸，小儿酌减，每日 1~2 次，温开水送服。昏迷不能口服者，可鼻饲给药。

【功效】 芳香开窍，行气止痛。

【主治】 寒闭证。突然昏倒，牙关紧闭，不省人事，面白肢冷，苔白脉迟；或心腹猝痛，甚则昏厥；亦治中风、中气及感受时行瘴疠之气，属于寒闭者。

【方解】 本方所致诸证多由寒湿痰浊或秽浊之气闭塞气机，蒙蔽清窍所致。寒痰秽浊，上蒙神明，致突然昏倒，牙关紧闭，不省人事；面白、肢冷、苔白、脉迟均属寒象；若感受时疫秽恶之气，致气机壅滞，则心腹猝痛，进而气机逆乱，扰及神明，可致神昏。治宜芳香开窍，辟秽化浊药与温中散寒、辛香行气药配合,以化痰、辟秽、开窍。方中苏合香、安息香善透窍逐秽化浊,开闭醒神;麝香、冰片开窍通闭,辟秽化浊,善通全身诸窍,共为君药。香附、丁香、青木香、沉香、白檀香辛香行气,调畅气血,温通降逆,宣窍开郁,使气降则痰降,气顺则痰消;熏陆香(乳香)行气兼活血,使气血运行通畅,则疼痛可止,共为臣药。本方集10种香药为一方,开窍启闭,为方之主体。荜茇温中散寒,增强诸香药止痛行气开郁之功;心为火脏,不受辛热之气,故配水牛角清心解毒,以防热药上扰神明,其性虽凉,但其气清香透发,寒而不遏;朱砂镇心安神;白术健脾和中,燥湿化浊;诃黎勒(诃子)温涩敛气,以防辛香走窜耗散太过,共为佐药。诸药合用,既可加强芳香开窍与行气止痛之效,又可防止香散耗气伤正之弊,配伍极为得当。

课堂互动

苏合香丸中"十香"指的是哪些药物?分别有什么作用?

【临床运用】

1.用方要点　本方为温开剂的代表方,既是治疗寒闭证的常用方,又是治疗心腹疼痛属气滞寒凝的有效方;以突然昏倒,不省人事,牙关紧闭,或心腹猝痛,苔白脉迟为辨证要点。

2.现代应用　本方常用于治疗急性脑血管疾病、癔症性昏厥、流行性乙型脑炎、肝性脑病、冠心病心绞痛、心肌梗死等属于寒闭与寒凝气滞者。

【附方】　**冠心苏合丸**(《中国药典》2000年版)　苏合香50g　冰片105g　乳香制,105g　檀香210g　青木香210g　以上5味,除苏合香、冰片外,其余乳香等3粉碎成细粉,过筛;冰片研细,与上述粉末配研,过筛,混匀。另取炼蜜适量,微温后加入苏合香,搅匀,再与上述粉末混匀,制成1000丸,即得。嚼碎服,一次1丸,一日1~3次;或遵医嘱。功效:理气宽胸,止痛。主治:心绞痛,胸闷憋气属痰浊气滞血瘀者。

按:本方是从苏合香丸筛选衍化而成,药仅5味,但兼具开窍与行气活血之效,经临床广泛应用,对心绞痛,胸闷憋气具有良好的宽胸止痛效果。

【方歌】　苏合香丸麝息香,木丁朱乳荜檀襄;

　　　　　牛冰术沉诃香附,中恶急救莫彷徨。

开窍剂现代常用中成药总结见表18-1。

表18-1　开窍剂现代常用中成药简表

方名	组成	功用	主治	用法及用量	规格
安宫牛黄丸	牛黄、水牛角浓缩粉、人工麝香、珍珠、朱砂、雄黄、黄连、黄芩、栀子、郁金、冰片	清热解毒,镇惊开窍	**热病邪入心包**,高热惊厥,神昏谵语;中风昏迷及脑炎、脑膜炎、中毒性脑病、脑出血、败血症见上述证候者	一次1丸,一日1次;小儿3岁以内一次1/4丸,4~6岁一次1/2丸,一日1次;或遵医嘱	每丸重3g
紫雪散	石膏、寒水石、滑石、磁石、玄参、木香、沉香、升麻、甘草、丁香、芒硝(制)、硝石(精制)、水牛角浓缩粉、羚羊角、麝香、朱砂	清热开窍,止痉安神	**热入心包、热动肝风证**,症见高热烦躁、神昏谵语、惊风抽搐、斑疹吐衄、尿赤便秘	口服。一次1.5~3g,一日2次	散剂,每袋1.5g
局方至宝散	水牛角浓缩粉、牛黄、玳瑁、人工麝香、朱砂、雄黄、琥珀、安息香、冰片	清热解毒,开窍镇惊	**热病属热入心包、热盛动风**,症见高热惊厥、烦躁不安、神昏谵语及小儿急热惊风	口服。一次2g,一日1次	散剂,每瓶2g;每袋装2g

续表

方名	组成	功用	主治	用法及用量	规格
万氏牛黄清心丸	牛黄、朱砂、黄连、黄芩、栀子、郁金	清热解毒，镇惊安神	**热入心包、热盛动风证**，症见高热烦躁、神昏谵语及小儿高热惊厥	口服。一次2丸；一日2～3次	每丸重1.5g
清开灵口服液	胆酸、珍珠母、猪去氧胆酸、栀子、水牛角、板蓝根、黄芩苷、金银花	清热解毒，镇静安神	**外感风热时毒、火毒内盛**，症见高热不退、烦躁不安、咽喉肿痛、舌质红绛、苔黄、脉数	口服，一次20～30mL，一日2次	口服液，每支10mL
苏合香丸	苏合香、安息香、冰片、水牛角浓缩粉、人工麝香、檀香、沉香、丁香、香附、木香、乳香（制）、荜茇、白术、诃子肉、朱砂	芳香开窍，行气止痛	**痰迷心窍**所致痰厥昏迷、中风偏瘫、肢体不利，以及中暑、心胃气痛	口服。一次1丸，一日1～2次	蜜丸，每丸重3g

（段剑飞）

？　复习思考题

1. 凉开"三宝"在功效、主治及临床运用要点上有何异同？
2. 苏合香丸中白术、诃子肉的配伍意义是什么？

扫一扫，测一测

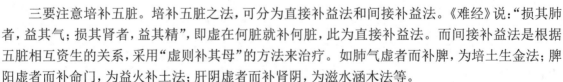
第十九章　补　益　剂

　　1. 掌握补益剂的概念、适应证、分类及使用注意。

　　2. 掌握四君子汤、生脉散、四物汤、归脾汤、六味地黄丸、肾气丸的组成、功效、主治、方解、主要配伍特点及临床运用。

　　3. 熟悉参苓白术散、补中益气汤、玉屏风散、八珍汤、地黄饮子的组成、功效、主治、临床应用。

　　4. 熟悉异功散、六君子汤、香砂六君子汤、胶艾汤、乌鸡白凤丸、八珍益母丸、知柏地黄丸、杞菊地黄丸、麦味地黄丸、右归丸的组成、功效、主治。

　　5. 了解补中益气汤与归脾汤、六味地黄丸与肾气丸的功用鉴别。

　　凡以补益药为主组成，具有补养人体气、血、阴、阳等作用，治疗各种虚证的方剂，称为补益剂。属于"八法"中的"补法"。

　　虚证是人体正气不足，脏腑功能衰退所引起的各种虚证的统称。其成因不外乎先天不足或后天失调所致的五脏虚损，而五脏虚损又不外乎气血阴阳之不足，故虚证有气虚、血虚、气血两虚、阴虚、阳虚、阴阳两虚等区别。根据虚证的不同类型，本章方剂分为补气、补血、气血双补、补阴、补阳、阴阳并补六类。

　　补益气、血、阴、阳虽各有不同，但不能截然分开，应从整体出发，既要有所侧重，又要统筹兼顾，故选方配药应重视以下四个方面：

　　一要照顾气血相依的关系。补气与补血常配合应用，特别是血虚补血时常配伍补气药，使气旺血生；治疗气虚证一般以补气药为主，也可酌情少佐补血药，使气有所附。至于气血两虚，则宜气血双补。

　　二要重视阴阳互根的关系。阴虚补阴，阳虚补阳，阴阳两虚则阴阳并补。但阴阳互根，孤阴不生，独阳不长。张景岳《类经》云："善补阳者，必于阴中求阳，则阳得阴助而生化无穷；善补阴者，必于阳中求阴，则阴得阳助而泉源不竭。"故阳虚补阳时，常佐以补阴药，使阳有所附，并借阴药之滋润以制阳药之温燥，使补阳而不伤阴，即所谓"阴中求阳"；阴虚补阴时，常佐以补阳药，使阴有所化，并借阳药之温润以制阴药之凝滞，使滋阴而不碍气，即所谓"阳中求阴"；若阴虚火旺，则兼降虚火。

　　三要注意培补五脏。培补五脏之法，可分为直接补益法和间接补益法。《难经》说："损其肺者，益其气；损其肾者，益其精"，即虚在何脏就补何脏，此为直接补益法。而间接补益法是根据五脏相互资生的关系，采用"虚则补其母"的方法来治疗。如肺气虚者而补脾，为培土生金法；脾阳虚者而补命门，为益火补土法；肝阴虚者而补肾阴，为滋水涵木法等。

　　四要重视补益先后天。肾为先天之本，乃真阴真阳之所在，为五脏六腑阴阳之根本；脾为后天之本，气血化生之源，五脏六腑之气血阴阳皆依赖水谷精微的不断充养，方能充沛不衰。即通过补脾或补肾以间接补养虚损之脏，故补益脾肾二脏非常重要。

　　使用补益剂应注意以下几点：首先，要注意辨别虚证的真假，若真实假虚不可用，误用补益则使实者更实。其次，要注意患者脾胃的运化功能，补益药易碍滞中气，尤其对脾胃素虚者，容易"虚不受补"，故应先调理脾胃，或在补益方中适当配伍理气健脾、和胃消导的药物，使补而不滞。再次，滋补药大都味厚，宜慢火久煎，务使药力尽出；服药时间以空腹或食前为佳，若为急症则不受此限。此外，不可滥用补益剂，补益剂虽能增强体质，但忌用于实证而身体强壮者，以免导致阴阳气血的平衡失调，反致疾病。

第一节　补　气

补气剂适用于脾肺气虚证，症见倦怠乏力，少气懒言，动则气喘，食少便溏，舌淡苔白，脉虚弱，甚或虚热自汗，脱肛，子宫脱垂等。常用补气药如人参、黄芪、白术等为主，酌配健脾、祛湿、升阳、养血等药物组成方剂。

四君子汤（《太平惠民和剂局方》）

【组成】　人参去芦　白术　茯苓去皮（各9g）　甘草炙，各等分（6g）

【用法】　上为细末，每服二钱（15g），水一盏，煎至七分，通口服，不拘时候；入盐少许，白汤点亦得。
现代用法：水煎服。

【功效】　益气健脾。

【主治】　脾胃气虚证。面色萎白，语声低微，气短乏力，食少便溏，舌淡苔白，脉虚弱。

【方解】　本方证由脾胃气虚，运化乏力所致。脾胃为后天之本，气血生化之源，脾胃气虚，运化失常，则饮食减少，大便溏薄；脾虚化源不足，脏腑组织器官失养，则面色萎白，语声低微；脾主肌肉，脾胃四肢肌肉无所禀受，故四肢乏力；舌淡苔白，脉虚弱皆为气虚之象。治宜补益脾胃之气，以复其运化受纳之功。方中人参大补元气，健脾养胃，为君药。脾喜燥恶湿，脾虚不运，则易生湿，故用甘苦温的白术，健脾燥湿以助运化，为臣药。茯苓渗湿健脾，为佐药。炙甘草补气和中，调和诸药，为使药。四药配伍，共奏益气健脾之功。

知识链接

四君子汤方名的由来

本方四药皆为甘温平和之品，不热不燥，平补不峻，犹如正人君子之为，故以"四君子"名之。因本方补而不滞，利而不峻，作用和缓，许多补气或健脾的方剂均从本方衍化而来，故为补气的基础方。

【临床运用】

1. 用方要点　本方为治疗脾胃气虚证的基础方，后世众多补脾益气方剂多从此方衍化而来。临床应用以面色萎白，食少气短，四肢乏力，舌淡苔白，脉虚弱为辨证要点。

2. 现代运用　本方常用于治疗慢性胃炎、胃及十二指肠溃疡等属脾胃气虚者。此外，亦可用于乙型肝炎、冠心病、妊娠胎动不安、小儿感染后脾虚综合征等辨证属脾胃气虚者。

【附方】

1. 异功散（《小儿药证直诀》）　人参切，去顶　茯苓去皮　白术　陈皮锉　甘草各等分（各6g）
上为细末，每服二钱，水一盏，加生姜五片，大枣二个，同煎至七分，食前温服，量多少与之。功效：益气健脾，行气化滞。主治：脾胃气虚兼气滞证。饮食减少，大便溏薄，胸脘痞闷不舒，或呕吐泄泻等。

2.六君子汤（《太平惠民和剂局方》）　即四君子汤加陈皮一钱（3g）　半夏一钱五分（4.5g）　上为细末，作一服，加大枣二枚，生姜三片，新汲水煎服。功效：益气健脾，燥湿化痰。主治：脾胃气虚兼痰湿证。食少便溏，胸脘痞闷，呕逆等。

3.香砂六君子汤（《古今名医方论》）　人参一钱（3g）　茯苓二钱（6g）　白术二钱（6g）　陈皮八分（2.5g）　甘草七分（2g）　半夏一钱（3g）　木香七分（2g）　砂仁八分（2.5g）　上加生姜二钱（6g），水煎服。功效：益气健脾，行气化痰。主治：脾胃气虚，痰阻气滞证。呕吐痞闷，不思饮食，脘腹胀痛，消瘦倦怠，或气虚肿满。

【功用鉴别】　本方与理中丸两方均用人参、白术、炙甘草以补中益气，仅一药之差，而功能各异。四君子汤配茯苓，侧重于健脾益气，适用于脾胃气虚、运化无力者；理中丸配干姜，侧重于温中祛寒，适用于中焦虚寒、运化无力者。

【方歌】　四君补气基础方，食少无力大便溏；
　　　　　人参白术茯苓草，益气健脾功效强。

参苓白术散（《太平惠民和剂局方》）

【组成】　莲子肉去皮，一斤（500g）　薏苡仁一斤（500g）　缩砂仁一斤（500g）　桔梗炒令深黄色，一斤（500g）　白扁豆姜汁浸，去皮，微炒，一斤半（750g）　白茯苓二斤（1 000g）　人参二斤（1 000g）　甘草炒，二斤（1 000g）　白术二斤（1 000g）　甘草二两，炙（6g）　山药二斤（1 000g）

【用法】　上为细末。每服二钱（6g），枣汤调下。小儿量岁数加减服之。

现代用法：水煎服，用量按原方比例酌减。

【功效】　益气健脾，渗湿止泻。

【主治】　脾虚湿盛证。饮食不化，胸脘痞闷，肠鸣泄泻，四肢乏力，形体消瘦，面色萎黄，舌淡苔白腻，脉虚缓。

【方解】　本方证是由脾虚不运，湿浊内阻所致。脾虚不运，饮食不化；湿浊内阻，气机不畅，清浊不分，故见胸脘痞闷，肠鸣泄泻；脾虚气血生化不足，肢体肌肤失于濡养，故四肢无力、形体消瘦、面色萎黄；舌淡，苔白腻，脉虚缓皆为脾虚湿盛之象。治宜补益脾胃，兼以渗湿止泻。方中人参、白术、茯苓益气健脾渗湿为君。配伍山药、莲子肉助君药以健脾益气，兼能止泻；并用白扁豆、薏苡仁助白术、茯苓以健脾渗湿，均为臣药。更用砂仁醒脾和胃，行气化滞，是为佐药。桔梗宣肺利气，通调水道，又能载药上行，培土生金，为佐药；炒甘草健脾和中，调和诸药，为使药。综观全方，补中气，渗湿浊，行气滞，使脾气健运，湿邪得去，则诸症自除。

本方是在四君子汤基础上加山药、莲子、白扁豆、薏苡仁、砂仁、桔梗而成。两方均有益气健脾之功，但四君子汤以补气为主，为治脾胃气虚的基础方；参苓白术散兼有渗湿行气作用，并有保肺之效，是治疗脾虚湿盛证及体现"培土生金"治法的常用方剂。

《古今医鉴》所载参苓白术散，较本方多陈皮一味，适用于脾胃气虚兼有湿阻气滞者。

【临床运用】

1.用方要点　本方药性平和，温而不燥，是治疗脾虚湿盛泄泻的常用方。临床应用以泄泻，舌苔白腻，脉虚缓为辨证要点。

2.现代运用　本方常用于治疗慢性胃肠炎、贫血、慢性支气管炎、慢性肾炎以及妇女带下清稀量多等病属脾虚湿盛者。

> 👥 **课堂互动**
>
> 本方主治脾虚夹湿证，方中为何用桔梗？

为何称参苓白术散为"培土生金"代表方?

本方体现了"培土生金"的治法,即通过健脾的方法,达到补益肺气的目的。多用于脾胃虚弱,不能滋养肺金而致脾肺虚弱之证。脾与肺在五行中为土金相生的母子关系,脾为肺之母,肺所主之气来源于脾,肺气盛衰取决于脾气的强弱,根据"虚则补其母"之理,本方用补益脾土的药物而达补益肺金的作用,即"培土生金"。

【方歌】　参苓白术扁豆陈,莲草山药砂苡仁;
　　　　　桔梗上浮兼保肺,枣汤调服益脾神。

补中益气汤(《脾胃论》)

【组成】　黄芪病甚,劳役热甚者一钱(18g)　甘草炙,五分(9g)　人参去芦三分(9g)　当归酒焙干或晒干二分(3g)　橘皮不去白,二分或三分(6g)　升麻二分或三分(6g)　柴胡二分或三分(6g)　白术三分(9g)

【用法】　上咬咀,都作一服,水二盏,煎至一盏,去滓,食远稍热服。

现代用法:水煎服。或作丸剂,每服10~15g,日2~3次,温开水或姜汤下。

【功效】　补中益气,升阳举陷。

【主治】

1.脾胃气虚证　少气懒言,体倦肢软,面色㿠白,饮食减少,大便稀溏,舌淡,脉大而虚软。

2.气虚发热证　身热,自汗,渴喜热饮,气短乏力,舌淡,脉虚。

3.气虚下陷证　脱肛,子宫脱垂,久泻,久痢,崩漏等,气短乏力。

课堂互动

何谓"甘温除热"?

【方解】　本方证系脾胃气虚、清阳下陷所致。脾胃气虚,纳运乏力,故饮食减少、少气懒言、大便稀薄;脾主升清,脾虚气陷,故见脱肛、子宫下垂等;清阳陷于下焦,郁遏不达则发热,因非实火,故其热不甚,病程较长,时发时止;气虚腠理不固,阴液外泄则自汗。治宜补中益气,升阳举陷。方中重用黄芪补中益气,固表止汗,升阳举陷,为君药。人参、白术、炙甘草甘温益气健脾,共为臣药。血为气之母,故用当归养血和营;陈皮理气行滞,使补而不滞,行而不伤,共为佐药。少入柴胡、升麻升阳举陷,佐助君药以升提下陷之中气,又能透表退虚热,且引芪、参走外以固表,二药兼具佐使之用。炙甘草调和诸药,亦作使药。全方补气与升提并用,使气虚得补,气陷得升,为治脾虚气陷之要方,故言本方为"甘温除热"的代表方。

【临床运用】

1.用方要点　本方为补气升阳,甘温除热的代表方。临床应用以体倦乏力,少气懒言,面色萎黄,脉虚软无力为辨证要点。

2.现代运用　本方常用于治疗内脏下垂、久泻、久痢、脱肛、重症肌无力、乳糜尿、慢性肝炎等;妇科之子宫脱垂、妊娠及产后癃闭、胎动不安、月经过多;眼科之眼睑下垂、麻痹性斜视等属脾胃气虚或中气下陷者。

3.使用注意　本方甘温升散,故阴虚火旺及内热炽盛者忌用。

【方歌】　补中参草术归陈，芪得升柴用更神；

　　　　　　劳倦内伤功独擅，气虚发热亦堪珍。

生脉散（《医学启源》）

【组成】　人参五分（9g）　麦门冬五分（9g）　五味子七粒（6g）

【用法】　长流水煎，不拘时服

　　现代用法：水煎服。

【功用】　益气生津，敛阴止汗。

【主治】

　　1. 温热、暑热，耗气伤阴证。汗多神疲，体倦乏力，气短懒言，咽干口渴，舌干红少苔，脉虚数。

　　2. 久咳伤肺，气阴两虚证。干咳少痰，短气自汗，口干舌燥，脉虚细。

【方解】　本方所治为温热、暑热之邪，耗气伤阴，或久咳伤肺，致心肺气阴两伤。温暑之邪袭人，热蒸汗泄，最易耗气伤津，导致气阴两伤之证。气伤则气短懒言、神疲乏力；气伤则卫外失固，津液外泄，故汗多；汗多则阴伤而津液不足以上承，则咽干口渴。舌干红少苔，脉虚数或虚细，乃气阴两伤之象。咳嗽日久伤肺，气阴不足者，亦可见上述征象，治宜益气养阴生津。方中人参甘温，大补元气，生津止渴，为君药。麦冬甘寒养阴清热，润肺生津，用以为臣。与人参合用，气津双补。五味子酸温，敛肺止汗，生津止渴，与人参、麦冬合用，酸甘化阴，既可固气津之外泄，又可复气阴之耗损，为佐药。三药合用，一补一润一敛，益气养阴，生津止渴，敛阴止汗，使气复津生，汗止阴存，气充脉复，故名"生脉"。

【临床运用】

　　1. 用方要点　本方是治疗气阴两虚证的常用方。以体倦气短，自汗神疲，咽干，舌红，脉虚为辨证要点。

　　2. 现代运用　本方常用于治疗肺结核、慢性支气管炎、神经衰弱所致咳嗽和心烦失眠，以及心脏病心律不齐属气阴两虚者。

　　3. 使用注意　若属外邪未解，或暑病热盛，气阴未伤者，均不宜用。久咳肺虚，亦应在阴伤气耗，纯虚无邪时，方可使用。

【方歌】　生脉麦味与人参，益气养阴效力神；
　　　　　气少汗多兼口渴，病危脉绝急煎斟。

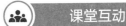玉屏风散（《医方类聚》）

【组成】　防风一两(30g)　黄芪蜜炙　白术各二两(各60g)
【用法】　上㕮咀，每服三钱(9g)，水一盏半，加大枣一枚，煎七分，去滓，食后热服。
　　现代用法：研末，每日2次，每次6～9g，大枣煎汤送服；亦可作汤剂，水煎服，用量按原方比例酌定。
【功效】　益气固表止汗。
【主治】　表虚自汗证。自汗恶风，面色㿠白，舌淡苔白，脉浮缓，以及虚人易感风邪者。

> **课堂互动**
> 本方主治表虚自汗出，方中为何配伍发散之防风？

【方解】　本方之自汗证是因脾肺气虚，卫表不固所致。肺气虚，则卫表不固，腠理疏松，营阴不能内守，故自汗出，恶风易感风邪；脾气虚，气血化源不足，故面色㿠白、舌淡苔白、脉浮缓。治宜益气固表，以达止汗之功。方中黄芪内外同治为君，对内大补脾肺之气，对外固表止汗。白术为臣，健脾益气，使脾气旺则土能生金，肺金足则可固表实卫。二药相须为用，使气旺表实，汗不外泄，外邪难侵。防风走表既祛风邪，又防御风邪之侵为佐使药。且黄芪得防风，固表而不恋邪，防风得黄芪，祛邪而不伤正。三药合用，补中有疏，散中有补。

【临床运用】
　　1. 用方要点　本方为治疗表虚自汗的常用方，以自汗恶风，面色㿠白，舌淡，脉浮缓为辨证要点。
　　2. 现代运用　本方常用于治疗或预防小儿及成人反复发作的上呼吸道感染，肾小球肾炎易于伤风感冒而致病情反复发作者，以及过敏性鼻炎、慢性荨麻疹、支气管哮喘等因外感风邪而反复发作者。

知识链接

玉屏风散方名的由来

　　玉屏风散是中医扶正固表的经典名方。其方名玉屏风散，是依据它的功效命名，言其功用有似御风屏障，珍贵如玉，说明本方具有防御功能。实验研究表明，玉屏风散能显著提高机体的卫外防御功能，提高机体免疫功能和抗病毒、抗感染能力，说明本方是通过提升患者的正气以防御外邪，适用于健康和亚健康人群。

【方歌】　玉屏风散少而精，芪术防风鼎足功；
　　　　　表虚汗出易外感，益气固表又祛风。

第二节　补　　血

　　补血剂适用于血虚证，症见面色萎黄，头晕目眩，心悸失眠，唇甲色淡，舌淡脉细等。常用熟地黄、当归、芍药等补血药为主组成方剂。因气为血帅，气能生血，故常配伍补气药，如人参、黄芪等，以补气生血；又因血虚易致血滞，故常配伍活血化瘀药，如川芎、红花等，以祛瘀生新；补血药多阴柔腻滞,易碍胃气,故常配伍理气和胃的药物。

四物汤 (《仙授理伤续断秘方》)

【组成】 熟地黄(12g) 当归(9g) 白芍(9g) 川芎(6g)各等分

【用法】 上为粗末。每服三钱(15g),水一盏半,煎至八分,去渣,空心食前热服。

现代用法:作汤剂,水煎服。

【功效】 补血和血。

【主治】 营血虚滞证。头晕目眩,心悸失眠,面色无华,唇甲苍白,妇女月经不调,量少或经闭不行,脐腹疼痛,舌淡,脉细弦或细涩。

【方解】 本方治证由营血亏虚,血行不畅,冲任虚损所致。血虚与心、肝两脏关系最为密切。心主血藏神,其华在面,心血不足,心失所养,故心悸失眠;血虚无以上荣,则面色无华,唇甲苍白;肝藏血,主冲任二脉,肝血不足,则冲任虚损,见月经不调、月经量少、色淡、或前或后,甚或经闭不行等症;血虚则血脉无以充盈,血行不畅易致血瘀,可见脐腹疼痛,甚或瘕块硬结;脉细涩或细弦为营血亏虚,血行不畅之象。治宜补养营血为主,辅以调畅血脉。方中熟地黄味厚滋腻,益肾填精,为滋补阴血之要药,为君药。当归补血养肝,又活血调经止痛,为臣药。两药合用,能补肝肾,调冲任。白芍敛阴养血,缓急止痛;川芎活血行气,共为佐药。四药合用,共奏补血调血之功。

配伍特点:以归、地之补配川芎之行,则补血而不滞血;用川芎之辛散配白芍之酸收,则行血而不耗血动血,动静结合,刚柔相济,温而不燥,滋而不腻,实为补血调血之良方。

【临床运用】

1. 用方要点 本方是补血的常用方,也是调经的基础方。临床应用以心悸头晕,面色无华,唇甲色淡,舌淡,脉细为辨证要点。

2. 现代运用 本方常用于治疗妇女月经不调、胎产疾病、骨伤科疾病、过敏性紫癜、荨麻疹等属营血虚滞者。

3. 使用注意 本方性偏滋腻,素体脾胃虚弱,食少便溏者,应慎用。对于阴虚发热,以及血崩气脱之证,则非本方所宜。

知识链接

"妇科圣方"四物汤

四物汤出自唐代《仙授理伤续断秘方》,用治外伤瘀血作痛,后被宋代《太平惠民和剂局方》所收录,用治妇人诸疾,如脐腹绞痛、崩中漏下、胎动不安,从而成为妇科运用最为广泛的方剂之一,故有"妇科之圣方"之称。同时本方又治营血虚滞,周身失养等多种病证,《医方集解》称其为治"一切血虚之方",又有"养血之通剂"之称,广泛地用于临床各科,为治血病的基础方。

【附方】 **胶艾汤**(《金匮要略》,又名芎归胶艾汤) 川芎二两(6g) 阿胶二两(6g) 甘草二两(6g) 艾叶三两(9g) 当归三两(9g) 芍药四两(12g) 干地黄六两(18g) 以水五升,清酒三升,合煮,取三升,去滓,内胶令消尽,温服一升,日三服。不瘥更作。功效:养血止血,调经安胎。主治:妇人冲任虚损,血虚有寒证。崩漏下血,月经过多,淋漓不止,产后或流产损伤冲任,下血不绝;或妊娠胞阻,胎漏下血,腹中疼痛。

【方歌】 四物归地芍与芎,营血虚滞此方宗;

妇女经病凭加减,临证之时可变通。

归脾汤《正体类要》

【组成】 白术 当归 白茯苓 黄芪炒 龙眼肉 远志 酸枣仁炒,各一钱(各3g) 木香五分(1.5g) 甘草炙,三分(1g) 人参一钱(3g)

【用法】 加生姜、大枣,水煎服。

【功效】 益气补血,健脾养心。

【主治】

1. 心脾气血两虚证。心悸怔忡,健忘失眠,盗汗虚热,神疲倦怠,面色萎黄,舌淡苔薄白,脉细弱。

2. 脾不统血证。便血,皮下紫癜,妇女崩漏,月经超前,量多色淡,或淋漓不止,舌淡,脉细弱。

【方解】 本方证为思虑过度,劳伤心脾,气血亏虚所致。心藏神而主血,脾主思而统血,思虑过度,必致心脾气血暗耗,脾气亏虚则体倦、食少;心血不足则见惊悸、怔忡、健忘、不寐、盗汗;脾虚统血无权,则便血,皮下紫癜,妇女崩漏下血;面色萎黄,舌质淡,苔薄白,脉细弱均属气血不足之象。上述诸症虽属心脾两虚,但以脾虚为核心,气血亏虚为基础。治宜健脾养心与益气补血兼施。方中黄芪甘温,益气补脾,龙眼肉甘平,既补脾气,又养心血以安神,为君药。人参、白术补脾益气,助黄芪益气生血;当归补血养心,助龙眼肉养血安神,为臣药;茯神、酸枣仁、远志宁心安神;木香辛香而散,理气醒脾,与大量益气健脾药配伍,补而不滞,滋而不腻,为佐药。炙甘草补气调中,为佐使药。用法中姜、枣调和脾胃,以资化源。全方共奏益气补血,健脾养心之功,为治疗思虑过度,劳伤心脾,气血两虚之良方。

配伍特点:一是心脾同治,重点在脾,使脾旺则气血生化有源,方名"归脾",意在于此;二是气血并补,但重在补气,意即气为血之帅,气旺则自生,血足则心有所养;三是补气养血药中佐以木香理气醒脾,补而不滞。

【临床运用】

1. **用方要点** 本方是治疗心脾气血两虚的常用方。临床应用以心悸失眠,体倦食少,便血或崩漏,舌淡,脉细弱为辨证要点。

2. **现代运用** 本方常用于治疗胃及十二指肠溃疡出血、功能失调性子宫出血、再生障碍性贫血、血小板减少性紫癜、神经衰弱,冠心病等属心脾气血两虚及脾不统血者。

3. **使用注意** 出血属阴虚血热者,应慎用。

知识链接

归脾汤方源考证

本方原载于宋代严用和《济生方》,但方中无当归、远志,至明代薛己补此二味,使养血宁神之效尤彰。本方的适用范围,亦随着后世医家的临床实践,不断有所扩充,原治思虑过度、劳伤心脾之健忘、怔忡。元代危亦林在《世医得效方》中增加了治疗脾不统血之吐血、下血。明代薛己《内科摘要》增补了治疗惊悸、盗汗、嗜卧少食、月经不调、赤白带下等症。

【方歌】 归脾汤用参术芪,归草茯神远志宜;
　　　　酸枣木香龙眼肉,煎加姜枣益心脾;
　　　　怔忡健忘俱可却,便血崩漏总能医。

第三节　气 血 双 补

气血双补剂,适用于气血两虚证,症见面色无华,头晕目眩,心悸怔忡,食少体倦,气短懒言,舌淡,脉虚无力等。常用补气药如人参、黄芪、白术等,与补血药如当归、熟地黄、白芍、阿胶等组成方剂。

八珍汤（《瑞竹堂经验方》）

【组成】　人参　白术　白茯苓　当归　川芎　白芍药　熟地黄　甘草炙,各一两(各30g)

【用法】　上㕮咀,每服三钱(9g),水一盏半,加生姜五片,大枣一枚,煎至七分,去滓,不拘时候,通口服。

现代用法:作汤剂,加生姜3片,大枣5枚,水煎服,用量根据病情酌定。

【功效】　益气补血。

【主治】　气血两虚证。面色苍白或萎黄,头晕目眩,心悸怔忡,四肢倦怠,气短懒言,饮食减少,舌淡苔薄白,脉细弱或虚大无力。

【方解】　本方所治之气血两虚为久病失治、病后失调或失血过多所致。病位在心、肝、脾。气血两亏,心肝失养,则见面色苍白,头晕目眩,心悸怔忡;脾气虚弱,则面色萎黄,四肢倦怠,气短懒言,饮食减少,脉虚无力。治宜益气与补血并施。方中人参、熟地黄益气养血,共为君药。白术、茯苓健脾渗湿,助人参益气补脾;当归、白芍养血和营,助熟地黄补益阴血,共为臣药。川芎活血行气,使补而不滞;煎加姜枣,调和脾胃,同为佐药。炙甘草益气和中,调和诸药,为使药。本方即四君子汤与四物汤相合,共收气血双补之功,故以"八珍"名之。

【临床运用】

1. 用方要点　本方是治疗气血两虚证的常用方。临床应用以气短乏力,心悸失眠,头目眩晕,舌淡,脉细无力为辨证要点。

2. 现代运用　本方常用于治疗病后虚弱、贫血、迁延性肝炎、神经衰弱等各种慢性病,以及妇女月经不调、习惯性流产等属气血不足者。

【附方】　**八珍益母丸**（《中国药典》）　益母草200g　党参50g　白术炒,50g　茯苓50g　甘草25g　当归100g　白芍酒炒,50g　川芎50g　熟地黄100g　口服,水蜜丸一次6g,小蜜丸一次9g,大蜜丸一次1丸,一日2次。功效:益气养血,活血调经。主治:气血两虚兼有血瘀所致的月经不调,症见月经周期错后,行经量少、淋漓不净,精神不振,肢体乏力。

本方系八珍汤加益母草而成。方用八珍汤补益气血,配益母草活血化瘀,诸药相伍,养血益气调经。主治气血两虚兼有血瘀所致的月经不调。

【方歌】　四君四物八珍汤,气血双补是名方;
　　　　　十全再加芪肉桂,八珍益母调经好。

乌鸡白凤丸（《中国药典》）

【组成】　乌鸡去毛爪肠,640g　鹿角胶128g　鳖甲制,64g　牡蛎煅,48g　桑螵蛸48g　人参128g　黄芪32g　当归144g　白芍128g　香附醋制,128g　天冬64g　甘草32g　生地黄256g　熟地黄256g　川芎64g　银柴胡26g　丹参128g　山药128g　芡实炒,64g　鹿角霜48g

【用法】 口服。大蜜丸一次 1 丸,一日 2 次;小蜜丸一次 9g,一日 2 次;水蜜丸一次 6g,一日 2 次。

【功效】 补气养血,调经止带。

【主治】 气血两虚之月经不调,痛经,崩漏带下,腰膝酸软,产后体虚等。亦可用于男子气血两虚证。

【方解】 本方证治为气血两虚,兼阴虚有热。气血不足,血海空虚,则月经不调,气虚血少,"不荣则痛",则痛经;阴虚内热,扰动血海,冲任失约,经血非时妄行,则崩漏下血。治宜补气养血,调经止带。方中乌鸡甘平,为血肉有情之品,善补气养血,养阴退虚热,为君药。鹿角胶甘咸,补肝肾,益精血,兼能止血;人参、黄芪、山药补气健脾,以资化源;当归、白芍、熟地黄、川芎补血活血调经;鳖甲、银柴胡、生地黄、丹参、天冬滋阴退热,凉血调经,为臣药。桑螵蛸、牡蛎、芡实、鹿角霜收敛固涩止血、止带;香附疏肝理气,使补而不滞,为佐药。甘草补气,并调和诸药,为使药。全方诸药合用,气血同补,阴阳并调,补气行血,调经止带。

【临床运用】

1. 用方要点　本方是治疗气血两虚之月经调,崩漏带下之常用方。临床应用以面色萎黄,体弱乏力,腰酸腿软,月经不调,崩漏带下为辨证要点。

2. 现代运用　本方常用于治疗月经不调,痛经,功能失调性子宫出血,带下,子宫肌瘤,产后恶露不尽,产后低热,围绝经期综合征,原发性血小板减少性紫癜,隐匿性肾炎,再生障碍性贫血等证属气血两虚者。

【方歌】　乌鸡四物鹿胶霜,参芪芡草冬地胡;

　　　　　丹药香螵牡蛎甲,气血双补调经好。

第四节　补　　阴

补阴剂适用于阴虚证,症见形体消瘦,头晕耳鸣,潮热颧红,五心烦热,失眠盗汗,腰酸遗精,口燥咽干,舌红少苔,脉细数等。阴虚证与五脏有着密切的关系,但尤以肾阴虚为主,故常以滋阴药如熟地黄、阿胶、枸杞子、麦冬等为主组成方剂。由于阴虚则阳亢,水不制火而生内热,又常酌配清热降火药,如知母、黄柏等药物。

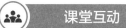

六味地黄丸(《小儿药证直诀》)

【组成】　熟地黄八钱(24g)　山萸肉　干山药各四钱(各12g)　泽泻　牡丹皮　白茯苓去皮,各三钱(各9g)

【用法】　上为末,炼蜜为丸,如梧桐子大,空心温水化下三丸。

现代用法:亦可水煎服。

【功效】　滋阴补肾。

【主治】　肾阴虚证。腰膝酸软,头晕目眩,耳鸣耳聋,消渴,盗汗遗精,骨蒸潮热,手足心热,口燥咽干,牙齿松动,足跟作痛,以及小儿囟门不合,舌红少苔,脉沉细数。

课堂互动

本方为何要三补三泻?

【方解】　本方证乃肾阴不足,虚热内扰所致。腰为肾之府,肾主骨生髓通于脑,齿为骨之余,开窍于耳,肾阴不足则骨髓不充,髓海不足,故腰膝酸软无力、牙齿动摇、小儿囟门不合、头晕目眩、耳鸣耳聋;肾藏精,为封藏之本,阴虚内热扰动精室,则遗精;甚者虚火上炎,则骨蒸潮热、消渴、盗汗、小便淋沥、舌红少苔、脉沉细数。本方证以肾阴虚为本,虚热内扰为标,治宜滋阴补肾为主，兼清虚热、泻湿浊。方中重用熟地黄，滋阴补肾，填精益髓，为君药。山萸肉养肝滋肾，固涩精气，取"肝肾同源"之意；山药补益脾阴，兼能涩精，补后天以充先天，共为臣药。三药合用，肝肾脾三阴并补，以治其本，称为"三补"。泽泻甘寒利水渗湿，泻肾火，防熟地黄滋腻；牡丹皮苦凉，泻肝火，退虚热，防山萸肉之温；茯苓甘淡，渗利脾湿，既助泽泻泄湿浊，又助山药健运以补后天。三药既泻上炎之火，又渗下趋之湿浊，同泻三阴虚火之有余，以治其标，称为"三泻"，共为佐使药。六药合用，三补三泻，其中补药用量重于"泻药"，以补为主，补而不滞；肝脾肾三阴并补，以补肾阴为主，又寓泻于补，使补不碍邪，泻不伤正，这是本方的配伍特点。

> ### 🌐 知识链接
>
> #### 六味地黄丸方源考证
>
> 六味地黄丸出于宋代钱乙《小儿药证直诀》，用治小儿先天不足，发育迟缓等病证，是从《金匮要略》的肾气丸减去桂枝、附子而成。为古今医家所推崇之剂，亦是后世滋补肾阴剂之主方。现代研究证明，六味地黄丸具有增强免疫功能、抗衰老、抗疲劳、抗低温、耐缺氧、降血脂、降血压、降血糖、改善肾功能、促进新陈代谢及较强的强壮作用。

【临床运用】

1. 用方要点　本方是治疗肾阴虚的基础方。临床应用以腰膝酸软，头晕目眩，口燥咽干，舌红少苔，脉沉细数为辨证要点。

2. 现代运用　本方常用于治疗慢性肾炎、高血压、糖尿病、肺结核、肾结核、甲状腺功能亢进、中心性视网膜炎及无排卵性功能失调性子宫出血、更年期综合征等属肾阴虚者。

3. 使用注意　本方滋腻，有碍消化，故脾虚食少及便溏者慎用。

上1905

六味地黄丸及其
服用注意

【附方】

1. 知柏地黄丸（《医方考》）　即六味地黄丸加知母盐炒　黄柏盐炒，各二钱（各6g）　共为细末，炼蜜为丸，每服6g，每日2次，温开水送服。功效：滋阴降火。主治：阴虚火旺证，症见骨蒸潮热，虚烦盗汗，腰膝酸痛，遗精等。

2. 杞菊地黄丸（《麻疹全书》）　即六味地黄丸加枸杞子　菊花各三钱（各9g）　共为细末，炼蜜为丸，每服9g，每日2次，空腹服。功效：滋肾养肝明目。主治：肝肾阴虚证，症见眼目昏花，视物模糊，或眼睛干涩，迎风流泪等。

3. 麦味地黄丸（《医部全录》）　即六味地黄丸加麦冬五钱（15g）　五味子五钱（15g）　共为细末，炼蜜为丸，每服9g，空腹时白汤送下。功效：滋补肺肾。主治：肺肾阴虚证，症见虚烦劳热，咳嗽吐血，潮热盗汗。

4. 都气丸（《医部全录》）　即六味地黄丸加五味子二钱（6g）　上为细末，炼蜜为丸，如梧桐子大，每服9g，空腹服。功效：滋肾纳气。主治：肺肾两虚证，症见咳嗽气喘，呃逆滑精，腰痛。

以上四方均由六味地黄丸加味而成，都有滋阴补肾的功效。其中知柏地黄丸加知母、黄柏以清热泻火，故有滋阴降火之功，适宜于阴虚火旺，骨蒸潮热，遗精盗汗之证；杞菊地黄丸则加枸杞子以滋阴养肝，菊花以清肝明目，故有养肝明目之功，适宜于肝肾阴虚，两目昏花，视物模糊之证；麦味地黄丸因加麦冬润肺养肾，五味子敛肺止咳，故有滋补肺肾，止咳平喘之功，适宜于肺肾阴虚之咳嗽；都气丸加五味子益肾敛肺纳气，适宜于肺肾亏损，肾不纳气之虚喘。

【方歌】　六味地黄益肝肾，山药丹泽萸苓全；
　　　　　　三阴并补重滋肾，寓泻于补有三泻。

第五节 补 阳

补阳剂,适用于肾阳虚弱的病证,症见面色㿠白,形寒肢冷,腰膝酸痛,下肢软弱无力,小便不利或小便频数,尿后余沥,男子阳痿早泄,女子宫寒不孕,舌淡苔白,脉沉细,尺部尤甚等。常以温补肾阳药如附子、肉桂、肉苁蓉等为主,酌配补阴药、利水药等组成方剂。

肾气丸(《金匮要略》)

【组成】 干地黄八两(240g) 薯蓣 山茱萸各四两(各120g) 泽泻 茯苓 牡丹皮各三两(各90g) 桂枝 附子炮,各一两(各30g)

【用法】 上为细末,炼蜜和丸,如梧桐子大,酒下十五丸(6g),日再服。

现代用法:亦可作汤剂,用量按原方比例酌减。

【功效】 补肾助阳。

【主治】 肾阳不足证。腰痛脚软,身半以下常有冷感,少腹拘急,小便不利,或小便反多,入夜尤甚,阳痿早泄,舌淡而胖,脉虚弱,尺脉沉细,以及痰饮、水肿、消渴、脚气、转胞等。

> 课堂互动
>
> 肾气丸如何体现"阴中求阳"之法?

【方解】 本方诸证皆由肾阳不足所致。肾为水脏,内寓命门真火,肾阳不足,失于温煦,故腰痛脚软、身半以下常有冷感、少腹拘急;肾阳虚弱,气化不利,水停于内,则小便不利、少腹拘急,甚或转胞,或水肿、痰饮、脚气;肾阳亏虚,水液直趋下焦,津不上承,故消渴、小便反多。病症虽多,病机均为肾阳亏虚,所以异病同治,治宜补肾助阳,即王冰所谓"益火之源,以消阴翳"之理。方用辛热的附子温壮元阳,辛温的桂枝,温通阳气,二药相合,温肾助阳化气,共为君药。然肾为水火之脏,内寓元阴元阳,阳虚则阴不化,故重用干地黄滋补肾阴,用山茱萸、薯蓣(即山药)补肝脾益精血,共为臣药。君臣相伍,一阳一阴,阳得阴生则温而不燥,阴得阳化则滋而不腻。即所谓"善补阳者,必于阴中求阳"。方中补阳药少而滋阴药多,其立方之旨,在于"微微生火""少火生气"之义。方中佐以泽泻通调水道;茯苓健脾渗湿;牡丹皮清泻肝火。此三味寓泻于补,使邪去而补药得力,并制诸滋阴药可能助湿敛邪之虞。诸药合用,助阳之弱以化水,滋阴之虚以生气,使肾阳振奋,气化复常,则诸症自除。

配伍特点:一是补阳之中配伍滋阴之品,阴中求阳,使阳有所化;二是少量补阳药与大量滋阴药为伍,旨在微微生火,少火生气。由于本方功用主要在于温补肾气,且作丸内服,故名之"肾气丸"。

【临床运用】

1.用方要点 本方为补肾助阳的常用方。临床应用以腰痛脚软,畏寒肢冷,小便不利或反多,舌淡而胖,脉虚弱而尺脉沉细为辨证要点。

2.现代运用 本方常用于治疗慢性肾炎、糖尿病、醛固酮增多症、甲状腺功能减退、神经衰弱症、肾上腺皮质功能减退、慢性支气管哮喘、更年期综合征等属肾阳不足者。

3.使用注意 本方性偏温热,咽干口燥,舌红少苔属肾阴不足,虚火上炎者,不宜使用。此外,肾阳虚而小便正常者,为纯虚无邪,不宜使用本方。吴仪洛称:"此亦为虚中夹邪滞而设尔,若纯虚之证,而兼以渗利,未免减去药力,当用右归丸或右归饮。"

【附方】 右归丸(《景岳全书》) 大怀熟地黄八两(240g) 山药炒,四两(120g) 山茱萸微炒,三两(90g) 枸杞微炒,四两(120g) 鹿角胶炒珠,四两(120g) 菟丝子制,四两(120g) 杜仲姜汤炒,四两

（120g）　当归三两（90g）　肉桂二两，渐可加至四两（60～120g）　制附子二两，渐可加至五六两（60～180g）共为细末，炼蜜为丸，每服 9g，每日 2 次。功效：温补肾阳，填精益髓。主治：肾阳不足，命门火衰证。年老或久病气衰神疲，畏寒肢冷，阳痿遗精，或阳衰无子，或小便自遗，或食少便溏，舌淡苔白，脉沉迟。

　　本方由肾气丸减去"三泻"，即泽泻、牡丹皮、茯苓，加鹿角胶、菟丝子、杜仲、枸杞子、当归而成。方中集温补药与滋补药于一方，纯补无泻，故益肾壮阳之力颇著；补阳药与补阴药合用，则体现了"阴中求阳"的用药法则。为填精温阳之峻剂，适用于肾阳不足，命门火衰证。

　　【方歌】　肾气丸补肾阳虚，地黄山药及山萸；

　　　　　　　苓泽丹皮合桂附，水中生火在温煦。

第六节　阴阳并补

　　阴阳并补剂，适用于阴阳两虚证，症见头晕目眩，腰膝酸软，阳痿遗精，畏寒肢冷，午后潮热等。常用补阴药如熟地黄、山茱萸、龟甲等，与补阳药如肉苁蓉、巴戟天、附子、肉桂等共同组成方剂，并根据阴阳虚损的程度，分辨主次轻重。

地黄饮子（《圣济总录》）

　　【组成】　熟干地黄焙　巴戟天去心　山茱萸炒　肉苁蓉酒浸，切，焙　附子炮裂，去皮、脐　石斛去根　五味子炒　官桂去粗皮　白茯苓去黑皮，各一两（各30g）　麦门冬去心，焙　远志去心　菖蒲各半两（各15g）

　　【用法】　上为细末，每服三钱匕（9～15g），水一盏，加生姜三片，大枣二枚，擘破，同煎七分，去滓，食前温服。

　　现代用法：加姜枣水煎服，用量按原方比例酌减。

　　【功效】　滋肾阴，补肾阳，化痰开窍。

　　【主治】　喑痱。舌强不能言，足废不能用，口干不欲饮，足冷面赤，脉沉细弱。

　　【方解】　本方证是由下元虚衰，阴阳两亏，虚阳上浮，痰浊随之上泛，堵塞窍道所致。"喑"是指舌强不能言语，"痱"是指足废不能行走。肾藏精主骨，下元虚衰，筋骨失养，故见筋骨痿软无力，甚则足废不能用；足少阴肾脉夹舌本，肾虚则精气不能上承，痰浊随虚阳上泛堵塞窍道，故舌强而不能言；阴虚内热，虚阳上浮，故口干不欲饮，面赤；阳虚失于温煦，故足冷；脉沉细弱是阴阳两虚之象。此类病证常见年老及重病之后，治宜补养下元为主，摄纳浮阳，佐以开窍化痰。方中熟地黄、山茱萸补肾填精；肉苁蓉、巴戟天温壮肾阳，四药合用以治下元虚衰之本，共为君药。附子、肉桂助阳益火，温养下元，摄纳浮阳，引火归原；石斛、麦冬滋阴益胃，补后天以充先天；五味子酸涩收敛，合山茱萸可固肾涩精，伍肉桂能接纳浮阳。五药合用，助君药滋阴温阳补肾，共为臣药。石菖蒲、远志、茯苓开窍化痰，以治痰浊阻窍之标，又可交通心肾，为佐药。生姜、大枣和中调药，功兼佐使之用。诸药合用，标本兼顾，阴阳并补，上下同治，而以治本治下为主，下元得以补养，虚阳得以摄纳，水火相济，痰化窍开则喑痱可愈。本方原名地黄饮，《黄帝素问宣明论方》在原方基础上加少许薄荷，名"地黄饮子"，薄荷疏郁而轻清上行，清利咽喉窍道，对痰阻窍道更为适合。

　　【临床运用】

　　1. 用方要点　本方是用治肾虚喑痱的常用方。临床应用以舌喑不语，足废不用，足冷面赤，脉沉细弱为辨证要点。

2．现代运用　本方常用于治疗晚期高血压、脑动脉硬化、中风后遗症、老年性痴呆、脊髓炎等疾病属阴阳两虚者。

3．使用注意　喑痱而兼气火上升，肝阳偏亢而阳热之象明显者，禁用。

【方歌】　地黄饮子山茱斛，麦味菖蒲远志茯；

　　　　　苁蓉桂附巴戟天，少入薄荷姜枣服。

补益剂现代常用中成药总结见表19-1。

表 19-1　补益剂现代常用中成药简表

	组成	功用	主治	用法及用量	规格
补中益气丸	黄芪（蜜炙）、党参、甘草（蜜炙）、白术（炒）、当归、升麻、柴胡、陈皮、生姜、大枣	补中益气，升阳举陷	**脾胃虚弱、中气下陷**。症见体倦乏力、食少腹胀、便溏久泻、肛门下坠或脱肛、子宫脱垂	口服。一次8～10丸，一日3次	浓缩丸，每8丸相当于生药3g
香砂六君丸	木香、砂仁、党参、白术（炒）、茯苓、炙甘草、陈皮、半夏（制）、生姜、大枣	益气、健脾、和胃	**脾虚气滞**所致消化不良、嗳气食少、脘腹胀满，大便溏泄	口服，一次12丸，一日3次	浓缩丸，每8丸相当于原生药3g
桂附地黄丸	肉桂，附子（制），熟地黄、山茱萸、山药、茯苓、泽泻、牡丹皮	温补肾阳	**肾阳不足**所致腰膝酸冷、肢体浮肿，小便不利或反多，痰饮喘咳，消渴	口服，一次1丸，一日2次	大蜜丸，每丸9g
右归丸	熟地黄、附子（炮附片）、肉桂、山药、山茱萸（酒炙）、菟丝子、鹿角胶、枸杞子、当归、杜仲（盐炒）	温补肾阳，填精止遗	**肾阳不足，命门火衰**所致腰膝酸冷、精神不振、畏寒肢冷、阳痿遗精、大便溏薄，尿频而清	口服，大蜜丸一次1丸，一日3次	大蜜丸，每丸9g
五子衍宗丸	枸杞子、菟丝子、覆盆子、五味子（蒸）、车前子（盐炒）	补肾益精	**肾虚精亏**所致阳痿不育、遗精早泄、腰痛、尿后余沥	口服。水蜜丸一次1丸，一日2次	大蜜丸，每丸9g
济生肾气丸	肉桂、附子（制）、牛膝、熟地黄、山茱萸（制）、山药、茯苓、泽泻、车前子、牡丹皮	温肾化气，利水消肿	**肾阳不足、水湿内停**所致肾虚水肿、腰膝酸重、小便不利、痰饮咳喘	口服，大蜜丸一次1丸，一日2～3次	大蜜丸，每丸9g
当归补血口服液	黄芪、当归	补养气血	**气血两虚证**	口服。一次10mL，一日2次	口服液，每支10mL
左归丸	大怀熟地、山药、枸杞子、山茱萸肉、川牛膝、菟丝子、鹿胶、龟胶	滋肾补阴	**真阴不足**，腰膝酸软，盗汗遗精，神疲口燥	口服，一次1丸，一日2次	大蜜丸，每丸9g
知柏地黄丸	知母、熟地黄、黄柏、山茱萸（制）、山药、牡丹皮、茯苓、泽泻	滋阴降火	**阴虚火旺**所致潮热盗汗，口干咽痛，耳鸣遗精，小便短赤	口服，一次8丸，一日3次	每8丸相当于原生药3g

续表

	组成	功用	主治	用法及用量	规格
河车大造丸	紫河车、熟地黄、天冬、麦冬、杜仲（盐炒）、牛膝（盐炒）、黄柏（盐炒）、龟甲（制）	滋阴清热，补肾益肺	**肺肾两亏**所致虚劳咳嗽，骨蒸潮热，盗汗遗精，腰膝酸软	口服。水蜜丸：一次6g，一日2次。大蜜丸：一次1丸，一日2次	水蜜丸：每100粒重10g；大蜜丸：每丸重9g
杞菊地黄丸	枸杞子、菊花、熟地黄、酒萸肉、牡丹皮、山药、茯苓、泽泻	滋肾养肝	**肝肾阴亏**所致眩晕耳鸣，羞明畏光，迎风流泪，视物昏花	口服。大蜜丸一次1丸，一日2次	大蜜丸，每丸重9g
八珍颗粒	白芍、白术、川芎、当归、党参、茯苓、甘草、熟地黄	补气益血	**气血两亏**所致面色萎黄，食欲不振，四肢乏力，月经过多	开水冲服。一次1袋，一日2次	每袋装8g
七宝美髯丸	制何首乌、当归、补骨脂（盐水炙）、枸杞子、菟丝子、茯苓、牛膝	补肝肾益精血	**肝肾两虚**所致须发早白，牙齿摇动，遗精盗汗，腰酸带下，筋骨痿弱，腰腿酸软，带下清稀	淡盐汤或温开水送服。一次6g，一日2次	水蜜丸，每100粒重10g

（段剑飞）

？ 复习思考题

1. 简述补益剂的概念、适用范围、分类及使用注意。
2. 简述归脾汤的配伍特点。
3. 四君子汤与理中丸的组成仅一药之差，两方的异同点是什么？
4. 气虚发热的机制是什么，当以何法治之，代表方剂是什么？
5. 六味地黄丸主治何证，其配伍特点是什么？

第二十章 固 涩 剂

PPT课件

凡以收涩药为主组成，具有收敛固涩的作用，治疗气、血、津、精耗散滑脱病证的方剂，称为固涩剂。属于"十剂"中的"涩剂"。

气、血、津、精是维持人体生命活动不可缺少的物质，既不断地消耗，又不断地得以化生，盈亏消长，周而复始，维持人体正常的生命活动。若一旦消耗过度，甚则滑脱不禁，轻则有碍健康，重则危及生命，故采用收敛固涩之法治之，以控制病情，制其发展，体现了"急者治标"的治法。

知识导览

固涩剂用治气血津精耗散滑脱之证，临床表现为自汗盗汗，遗精滑泄，小便不禁，血崩带下等。根据气血津精耗散滑脱的病因和病位的不同，将固涩剂分为固表止汗、涩肠固脱、涩精止遗、固崩止带四类。

气血津精耗散滑脱证是以正虚为本，气血津精耗散滑脱为标，运用时可根据气血津精耗散滑脱程度的不同，配伍相应的补益药，以标本兼顾。若属实邪所致，如热病多汗、火扰精泄、食滞泄泻、血热崩漏均非本章方剂之所宜，否则易致"闭门留寇"。对于元气大虚，亡阳欲脱者，非单纯固涩所能奏效。

"闭门留寇"医案一则

第一节 固 表 止 汗

固表止汗剂，适用于体虚卫外不固，阴液不能内守之自汗、盗汗证。常用固表止汗药如牡蛎、麻黄根与益肺补脾药如黄芪、白术等配伍组成方剂。

牡蛎散（《太平惠民和剂局方》）

【组成】 黄芪去苗土，一两（30g）　煅牡蛎米泔浸，刷去土，火烧通赤，一两（30g）　麻黄根洗，一两（9g）

【用法】 三药为粗散，每服9g，水一盏半，加小麦百余粒，同煎至八分，去渣热服，日二服，不拘时候。

现代用法：水煎温服。

【功效】 敛阴止汗，益气固表。

【主治】　自汗,盗汗证。自汗,夜卧尤甚,久而不止,心悸惊惕,短气烦倦,舌淡红,脉细弱。

【方解】　本证为气虚卫外不固,心阴耗伤,心阳不潜所致。气虚卫表不固,阴液外泄,故常自汗出;汗为心之液,汗出太过,心阴不足而心阳不潜,又夜间属阴,故汗出夜卧更甚;汗出过多,不但心阴受损,心气亦耗,故心悸惊惕,短气烦倦;舌淡红,脉细弱为气阴耗伤之征。治宜敛阴止汗,益气固表。方中煅牡蛎敛阴潜阳,固涩止汗,为君药;生黄芪益气固表止汗,为臣药;麻黄根甘平,功专收涩止汗,为佐药;小麦甘凉,专入心经,益心气,养心阴,退虚热而止汗,为佐使药。合而成方,补敛并用,兼潜心阳,使气阴得复,肌表得固,汗出可止。

【临床运用】

1. 用方要点　本方是为治卫气不固,阴液外泄之自汗、盗汗证的常用方,以汗出,心悸,短气,舌淡红,脉细弱为辨证要点。

2. 现代运用　本方常用于治疗病后、产后、术后、肺结核及自主神经功能失调之自汗、盗汗,属卫外不固,阴液外泄者。

【功用鉴别】　本方与玉屏风散均治卫外虚弱,腠理不固之自汗证。玉屏风散以黄芪为君,偏于益气固表止汗,且补散并用,以补为主,用于表虚自汗,以及体虚易感之人;牡蛎散以牡蛎为君,偏于敛阴潜阳止汗,且补敛并用,以固涩为主,用于卫外不固,心阴耗伤,心阳不潜之自汗、盗汗。

【方歌】　牡蛎散内用黄芪,麻黄根与小麦齐;
　　　　　益气固表又敛阴,体虚自汗盗汗宜。

第二节　涩肠固脱

涩肠固脱剂适用于脾肾虚寒,肠道不固之久泻久痢,甚至滑脱不禁的病证。常用涩肠止泻药如肉豆蔻、诃子、赤石脂等,与温补脾肾药如人参、肉桂、补骨脂等配伍组成方剂。

四神丸（《内科摘要》）

【组成】　肉豆蔻二两(60g)　补骨脂四两(120g)　五味子二两(60g)　吴茱萸浸炒,一两(30g)

【用法】　共为细末,生姜四两,大枣50枚,用水一碗,煮姜、枣,水干,取枣肉,和药末为丸桐子大,每服五七十丸(6~9g),空心食前服。

现代用法:水煎服,用量按原方比例酌减。

【功效】　温肾暖脾,固肠止泻。

【主治】　肾泻。五更泄泻,不思饮食,食不消化,或久泻不愈,腹痛喜温,腰酸肢冷,神疲乏力,舌淡苔薄白,脉沉迟无力。

【方解】　肾泻,又称五更泄、鸡鸣泄。多为脾肾虚寒,命门火衰,火不暖土,脾失健运,肠道失固所致。五更正是黎明之前,此时阴气极盛,阳气刚刚萌发,命门火衰致阳气当至而未至,阴气极而下行,发生泄泻,故称为五更泄。脾肾阳虚,失于温煦,则腹痛喜暖,腰酸肢冷;脾运失常,则不思饮食,神疲乏力;舌淡苔薄白,脉沉迟无力,为虚寒之征。治宜温肾暖脾,涩肠止泻。方中补骨脂温补命门之火而暖脾土,为补火生土治肾泻之要药,为君药。肉豆蔻温中涩肠止泻,为臣药。吴茱萸温中祛寒;五味子收敛固涩,固肾止泻,共为佐药。生姜温胃散寒;大枣补脾暖胃,共为使药。四药合用,温补以治本,收涩以治标,两全其美,其效神速,故名"四神"。

本方是由《普济本事方》之二神丸与五味子散组合而成。补骨脂配肉豆蔻,名二神丸,补骨脂入肾制水,肉豆蔻入脾暖土,合而涩肠止泻,主治"脾肾虚弱,全不进食";吴茱萸配五味子,名五味子散，吴茱萸散寒助阳止泻，五味子收敛固涩益气，主治"肾泻"。两方相合，则温肾暖脾，固肠止泻。

【临床运用】

1. 用方要点　本方为治脾肾虚寒，肠失固摄之五更肾泻，久泻的代表方，以五更泄泻，不思饮食，腰酸肢冷，舌淡苔白，脉沉迟无力为辨证要点。

2. 现代运用　本方常用于治疗慢性结肠炎、非特异性结肠炎、过敏性结肠炎及年老体弱属肾阳虚衰者。

【方歌】　四神故纸与吴萸，肉蔻五味四般须；

　　　　　大枣生姜为丸服，五更肾泻补阳虚。

中医辨证思维与
文化自信

真人养脏汤（《太平惠民和剂局方》）

【组成】　人参　当归去芦　白术焙，各六钱（各6g）　肉豆蔻面裹煨，半两（8g）　肉桂去粗皮　甘草炙，各八钱（各6g）　白芍药一两六钱（12g）　木香一两四钱（3g）　诃子去核，一两二钱（9g）　罂粟壳去蒂萼，蜜炙，三两六钱（9g）

【用法】　上锉为粗末。每服二大钱（6g），水一盏半，煎至八分，去滓，食前温服。忌酒、面、生、冷、鱼腥、油腻。

现代用法：共为粗末，每服6g，水煎去滓，饭前温服；亦作汤剂，水煎去滓，饭前温服，用量按原方比例酌减。

【功效】　涩肠固脱，温补脾肾。

【主治】　久泻久痢，脾肾虚寒证。泻痢无度，滑脱不禁，甚至脱肛坠下，脐腹疼痛，喜温喜按，倦怠食少，舌淡苔白，脉迟细。

【方解】　本证因泻痢日久，伤及脾肾而致。脾肾虚寒导致久泻久痢，泻痢日久则进而加重脾肾虚寒，两者互为因果。久泻久痢，积滞虽去，但脾肾虚寒、肠失固摄，以致大便滑脱不禁，甚至中气下陷，脱肛坠下；脾肾虚寒，气血不和，故腹痛喜温喜按；脾虚气弱，运化失司，则倦怠食少。病虽以脾肾虚寒为本，但已至滑脱失禁，非固涩则泻痢不能止，治当涩肠固脱治标为主，温补脾肾治本为辅。方中重用罂粟壳涩肠止泻，为君药。臣以肉豆蔻温中涩肠；诃子苦酸温涩，功专涩肠止泻。君臣相须为用，体现"急则治标""滑者涩之"之法。然固涩之品仅能治标塞流，不能治本，故佐以肉桂温肾暖脾，人参、白术补气健脾，三药合用温补脾肾以治本。泻痢日久，每伤阴血，甘温固涩之品，易壅滞气机，故又佐以当归、白芍养血和血，木香调气醒脾，共成调气和血，既治下痢腹痛后重，又使全方涩补不滞。甘草益气和中，调和诸药，且合参、术补中益气，合芍药缓急止痛，为佐使药。综观全方，具有标本兼治，重在治标；脾肾兼顾，补脾为主；涩中寓通，补而不滞等的配伍特点。诚为治疗虚寒泻痢、滑脱不禁之良方，故费伯雄言其"于久病正虚者尤宜"。

【临床运用】

1. 用方要点　本方为治泻痢日久，脾肾虚寒的常用方。临床应用以大便滑脱不禁，腹痛喜温喜按,食少神疲,舌淡苔白,脉迟细为辨证要点。

2.现代运用   本方常用于慢性肠炎、慢性结肠炎、肠结核、慢性痢疾、痢疾综合征等日久不愈属脾肾虚寒者。

3.使用注意   若泻痢虽久,但湿热积滞未去者,忌用本方。

知识链接

泻痢固肠丸

泻痢固肠丸是在真人养脏汤的基础上化裁而来,即真人养脏汤去当归、木香、肉桂加茯苓、陈皮而成。该方是以四君子汤为基础方加涩肠止泻药组成,偏于益气健脾,固肠止泻,用于脾胃虚寒之久痢久泻。

因本品含罂粟壳,长期服用会产生依赖性,应在医师指导下服用。

【方歌】   真人养脏诃粟壳,肉蔻当归桂木香;

术芍参甘为涩剂,脱肛久痢早煎尝。

第三节   涩精止遗

涩精止遗剂,适用于肾虚失藏,精关不固所致的遗精滑泄,或肾虚不摄,膀胱失约所致的尿频遗尿。常用涩精止遗药如沙苑子、芡实、莲须等为主组成方剂。

金锁固精丸（《医方集解》）

【组成】   沙苑蒺藜去皮,炒   芡实蒸   莲须各二两（各60g）   龙骨酥炙   牡蛎盐水煮一日一夜,煅粉,各一两（各30g）

【用法】   共为细末,莲子粉糊为丸,每服9g,每日2次,淡盐汤送服。

现代用法:水煎服。

【功效】   补肾涩精。

【主治】   肾虚不固之遗精证。遗精滑泄,神疲乏力,四肢酸软,腰痛耳鸣,舌淡苔白,脉细弱。

【方解】   本证为肾虚精关不固所致。肾主藏精,肾虚精关不固,故遗精滑精;精能化气,精亏气无以化生,故神疲乏力;腰为肾之府,耳为肾之窍,肾精亏虚,故腰痛耳鸣;舌淡苔白,脉细弱,为肾精不足之征。方中沙苑蒺藜(沙苑子)入肾经,既补肾,又固精止遗,《本经逢原》称其"为泄精虚劳要药,最能固精",为君药。芡实益肾固精;莲须固肾涩精;莲子粉补肾涩精,并能养心清心,合用以交通心肾,共为臣药。龙骨、牡蛎煅制而用,功专收敛固涩,兼以重镇安神,神安则益于固精,为佐药。本方既可固精,又可补肾,标本兼顾,以涩为主,体现了"虚则补之""涩可固脱"的治法。本方功专固精,功效犹如"金锁"之固,故名。

【临床运用】

1.用方要点   本方为治肾亏精关不固之遗精的代表方,以遗精滑泄,腰痛耳鸣,舌淡苔白,脉细弱为辨证要点。

2.现代运用   本方常用于治疗遗精、早泄,亦可治疗性神经功能紊乱、乳糜尿、重症肌无力、慢性前列腺炎等属肾虚精关不固者。又可用于女子肾虚带下不禁。

3.使用注意   本方虽然标本兼顾,但偏于固涩治标,若遗精滑泄已止,则应以补虚固肾以治其本；若属湿热下注，扰动精室，或心肝火旺，火扰精室而遗精者，则不宜使用本方。

【方歌】　金锁固精芡莲须，蒺藜龙骨与牡蛎；

　　　　　莲粉糊丸盐汤下，补肾涩精止滑遗。

第四节　固崩止带

固崩止带剂，适用于妇女崩漏下血不止、带下淋漓不断等病证。常用固涩药如煅龙骨、煅牡蛎、海螵蛸、五倍子等，酌配益气健脾药如黄芪、白术、人参及止血药如血余炭、棕榈炭、茜草等组成方剂。

固冲汤 《医学衷中参西录》

【组成】　白术炒，一两（30g）　生黄芪六钱（18g）　龙骨煅，捣细，八钱（24g）　牡蛎煅，捣细，八钱（24g）　萸肉去净核，八钱（24g）　生杭芍四钱（12g）　海螵蛸捣细，四钱（12g）　茜草三钱（9g）　棕边炭二钱（6g）　五倍子轧细，药汁送服，五分（1.5g）

【用法】　水煎服。

【功效】　益气健脾，固冲摄血。

【主治】　脾气虚弱，冲脉不固之崩漏证。崩漏或月经过多，色淡质稀，心悸气短，头晕肢冷，四肢乏力，舌淡，脉微弱。

【方解】　本方证为脾气虚弱，冲脉不固所致。冲为血海，脾主统血，脾气虚弱，统摄无权，致冲脉不固，故见月经过多，甚或崩漏；气虚及失血过多，则色淡质稀，心悸气短；舌质淡，脉微弱，均为血虚气弱之象。治宜益气健脾，固冲摄血。方中重用白术、黄芪补气健脾，使脾健统摄有权，以固冲摄血，为君药。山萸肉、白芍甘酸敛阴，既补益肝肾，又敛阴摄血，共为臣药。煅龙骨、煅牡蛎、棕榈炭、海螵蛸、五倍子收敛固涩以止血；茜草祛瘀止血，使血止而不留瘀，共为佐药。冲为血海，崩漏则冲脉空虚，本方有益气健脾，固冲摄血之功，故以"固冲"名之。

【临床运用】

1.用方要点　本方为治脾虚冲任不固之崩漏下血的常用方，以出血量多，色淡质稀，心悸气短，舌淡，脉微弱为辨证要点。

2.现代运用　本方常用于治疗功能失调性子宫出血、产后出血过多属脾虚冲脉不固者。

【功用鉴别】　本方与归脾汤均治脾虚气不摄血之崩漏下血，但归脾汤是由健脾与养心安神药配伍组成，以补为主，所治者为心脾两虚，脾不统血之崩漏下血；本方是由健脾与收涩药配伍组成，以涩为主，所治者为脾气虚弱，冲脉不固之崩漏下血。

【附方】　**固经丸**《丹溪心法》　黄芩炒　白芍炒　龟甲炙，各一两（30g）　椿根皮七钱半（22g）黄柏炒，三钱（9g）　香附二钱半（7.5g）　共为细末，酒糊为丸，如梧子大，每服五十丸（9g），空心温酒或白汤下。功效：滋阴清热，固经止血。主治：阴虚血热之崩漏证。症见月经过多，或崩中漏下，血色深红或紫黑稠黏，手足心热，腰膝酸软，舌红，脉弦数。

【方歌】　固冲汤用白术芪，龙牡芍萸茜草宜；

　　　　　倍子海蛸棕榈炭，崩中漏下总能医。

完带汤 《傅青主女科》

【组成】　白术土炒　山药炒，各一两（各30g）　人参二钱（6g）　苍术制　车前子酒炒，各三钱（各9g）

白芍酒炒，三钱（12g）　柴胡六分（2g）　黑芥穗　陈皮各五分（1.5g）　甘草一钱（3g）

【用法】　水煎服。

【功效】　益气健脾，祛湿止带。

【主治】　脾虚肝郁，湿浊下注之带下。带下色白或淡黄，缠绵不已，清稀无臭，倦怠少气，舌淡苔白，脉缓或弱。

【方解】　本方证为脾虚肝郁，带脉失约，湿浊下注所致。脾虚湿停，肝郁乘脾，湿浊下注，故带下色白或淡黄，缠绵不已，清稀无臭；脾虚化源不足，则倦怠少气，舌淡苔白，脉缓或弱。治宜补脾疏肝，祛湿止带。方中重用炒白术、炒山药补气健脾，燥湿止带，共为君药。人参益气健脾，使脾旺湿自除；苍术燥湿运脾以止带；车前子利湿泄浊，使湿从小便而去，共为臣药。君臣相伍，使脾健湿去，带无由而生。柴胡、白芍疏肝柔肝养血，使肝木条达，脾不受克；少量黑芥穗祛风胜湿，炒黑则助收涩止带；陈皮行气化湿，一则使全方补、涩而不滞，二是使气行湿化，湿祛带消，共为佐药。甘草益气和中，调和诸药，为使药。诸药合用，肝脾同治，祛湿而止带。

【临床运用】

1．用方要点　本方为治脾虚肝郁，湿浊下注之白带的常用方，以带下色白或淡黄，清稀无臭、缠绵不已，倦怠无力，脉缓或弱为辨证要点。

2．现代运用　本方常用于治疗慢性阴道炎、慢性盆腔炎属脾虚肝郁，湿浊下注者。

3．使用注意　湿热下注之黄带，非本方所宜。

【附方】　**易黄汤**（《傅青主女科》）　山药炒，一两（30g）　芡实炒，一两（30g）　黄柏盐水炒，二钱（6g）　车前子酒炒，一钱（3g）　白果碎，十枚（12g）　水煎服。功效：补脾益肾，清热祛湿。主治：脾肾两虚，湿热带下证。症见带下稠黏色黄，量多腥臭，食少，腰膝酸软，舌红苔黄腻，脉濡滑。

【功用鉴别】　完带汤与易黄汤均可益气健脾，祛湿止带，用治脾虚湿盛带下证。其中完带汤适用于脾虚肝郁，湿浊下注，带下色白而清稀之证；而易黄汤则适用于脾肾亏虚，湿热内蕴，带下色黄而黏稠之证。

【方歌】　完带山药二术陈，芍车芥穗柴草人；
　　　　　　健脾疏肝化湿浊，脾虚带下此方合。

千金止带丸（《中国药典》）

【组成】　党参50g　白术炒，50g　当归100g　白芍50g　川芎100g　香附醋炙，200g　木香50g　砂仁50g　小茴香盐炒，50g　延胡索醋炙，50g　杜仲盐炙，50g　续断50g　补骨脂盐炙，50g　鸡冠花200g　青黛50g　椿皮炒，200g　牡蛎煅，50g

【用法】　口服。一次6～9g，一日2～3次。

【功效】　健脾补肾，调经止带。

【主治】　脾肾两虚所致的月经不调、带下病。症见月经先后不定期，量多或淋漓不净，色淡无块，或带下量多，色白清稀，神疲乏力，腰膝酸软。

【方解】　本方证治为脾肾两虚，冲任失调所致。肾虚不能封藏，脾虚失于统摄，则见月经先后不定期，量多或淋漓不净，或带下量多，色白清稀，神疲乏力，腰膝酸软。治宜健脾补肾，调经止带。方中党参健脾益中气，补骨脂补肾而固下元；二药共用君药，是为治本之策，健脾则内湿不生，肾固则精微不失。白术辅党参补气健脾，燥湿止带；杜仲、续断助补骨脂温肾散寒；当归、白芍、川芎、延胡索活血养血，行气止痛，为臣药；鸡冠花、椿皮、牡蛎清热燥湿，收涩止带；香附、木香、砂仁、小茴香理气化湿，温中止痛；青黛凉血清肝，为佐使药。诸药合用，以收温补脾肾，止带调经之效。

【临床运用】

1．用方要点　本方为治脾肾两虚之月经不调、带下病的常用方，以月经先后不定期，色淡无块,或带下量多,色白清稀,神疲乏力,腰膝酸软为辨证要点。

2.现代运用 本方常用于治疗慢性盆腔炎、阴道炎、子宫内膜炎、慢性宫颈炎证属脾肾两虚者。

【方歌】 千金止带参术芍,归芎香砂续香附;

骨脂元胡仲牡蛎,鸡冠椿皮黛茴香;

调经止带效果好,经带腰酸一并除。

妇科千金片(《中国药典》)

【组成】 千斤拔 金樱根 穿心莲 功劳木 单面针 当归 鸡血藤 党参

【用法】 口服。一次6片,一日3次。

【功效】 清热除湿,益气化瘀。

【主治】 湿热瘀阻所致的带下病、腹痛,症见带下量多,色黄质稠、臭秽,小腹疼痛,腰骶酸痛,神疲乏力。

【方解】 本方证治为热瘀互结、湿热下注于前阴所致。湿热蕴结于下,则带下量多,色黄质稠、臭秽,湿热瘀阻胞脉,则小腹疼痛,腰骶酸痛。治宜清热除湿,益气化瘀。方中千斤拔祛风利湿,消瘀解毒;金樱根味酸而涩,功专固涩止带,为君药。穿心莲、功劳木清热燥湿,泻火解毒;单面针活血散瘀,共为臣药。当归补血活血,调冲任而止腹痛;鸡血藤行血散瘀,调经止痛;党参益气健脾,为佐药。诸药相合,气血同治,清补结合,解毒祛瘀同施,使瘀毒去,湿热清,诸症自除。

【临床运用】

1.用方要点 本方为治湿热瘀阻所致之带下病的常用方,以带下量多,色黄质稠、臭秽,腹痛为辨证要点。

2.现代运用 本方常用于治疗慢性盆腔炎、子宫内膜炎、慢性宫颈炎证属湿热瘀阻者。

【方歌】 妇科千金有斤拔,穿心功劳单面针;

当归党参鸡血藤,止带全凭金樱根。

固涩剂现代常用中成药总结见表20-1。

表20-1 固涩剂现代常用中成药简表

方名	组成	功用	主治	用法及用量	规格
缩泉丸	益智仁(盐炒)、乌药、山药	补肾缩尿	**肾虚**所致小便频数、夜间遗尿	口服,一次3~6g,一日3次	水丸每20粒重约1g
金锁固精丸	沙苑子(炒)、芡实(蒸)、莲须、龙骨、牡蛎(煅)	固肾涩精	**肾虚不固**所致的遗精滑泄、神疲乏力、四肢酸软、腰酸耳鸣	口服。一次15丸,一日3次	水蜜丸每袋15丸相当于原药材3g
四神丸	补骨脂(盐炒)、肉豆蔻(煨)、五味子(醋制)、吴茱萸	温肾散寒,涩肠止泻	**肾阳不足**,所致的泄泻,肠鸣腹胀、五更泄泻、食少不化、面黄肢冷	口服。一次9g,一日1~2次	每袋装9g
固本益肠片	党参、黄芪、补骨脂、白术、山药、炮姜、当归、白芍、延胡索、木香、地榆、赤石脂、儿茶、甘草	健脾温肾,涩肠止泻	**脾肾阳虚**所致的泄泻、腹痛绵绵、大便清稀或有黏液及黏液血便、食少腹胀、腰酸乏力、形寒肢冷、舌淡苔白、脉虚	口服。一次8片,一日3次	每片重0.32g

(段剑飞)

？ 复习思考题

1. 固涩剂与补益剂有何区别与联系。
2. 固涩剂中药物多采用何种炮制方法，为什么？
3. 简述牡蛎散中牡蛎配黄芪，四神丸中补骨脂与肉豆蔻的配伍意义。

第二十一章 外 用 剂

学习目标

1. 熟悉外用剂的概念、适应证、分类、注意事项。

2. 掌握冰硼散、生肌玉红膏、如意金黄散、紫花烧伤软膏、云南白药气雾剂、马应龙麝香痔疮膏、保妇康栓、康复消炎栓的组成、功效、主治、主要配伍特点及临床应用。

3. 熟悉外用剂的特点及给药途径。

外用剂是指不经口服或注射给药,使药物直接作用于皮肤、黏膜或腔道而起治疗作用的方剂,称为外用剂。

外用剂治疗的疾病一般较轻或相对单一,通过局部用药即可治愈,有时局部用药也可发挥全身治疗作用。外用剂适用范围较广,其剂型很多,如散剂、膏剂、丹剂、栓剂、洗剂、搽剂、油剂、酊剂及现代的气雾剂等。且不良反应较少,是中医伤科、皮肤科、耳鼻喉科、眼科用药的重要组成部分。本章根据临床科属的不同,将外用剂分为五官科、皮肤科、骨伤科、肛肠科、妇科外用药五类。

外用剂虽为外用制剂,但多具毒性,一般不能内服(部分药物也可内服);局部用药也应注意,防止过量中毒;若出现过敏反应,如出现水疱、丘疹、瘙痒等,应停止使用;皮肤破损者不宜使用。

第一节 五 官 科

五官科外用剂,多采用黏膜给药形式,主要用治五官科疾病,如眼、耳、鼻、咽喉等疾病。

冰硼散 (《外科正宗》)

【组成】 冰片 硼砂炒 朱砂 玄明粉

【用法】 外用。吹敷患处,每次少量,一日数次。

【功效】 清热解毒,消肿止痛。

【主治】 热毒蕴结之咽喉疼痛,牙龈肿痛,口舌生疮。

【方解】 本方证治为热毒蕴结上焦所致。热毒蕴结不散,客于咽喉,则咽喉疼痛;热毒上攻,则牙龈肿痛,口舌生疮。冰片、硼砂清热解毒,利咽以止痛,且硼砂又为喉科要药,能消肿防腐,为君药。朱砂清热解毒;玄明粉清热软坚消肿。四药合用,共奏清热解毒、消肿止痛之功。

🌐 **知识链接**

冰硼散中的硼砂为何需要炒制

硼砂炒过之后,其体质酥松,稍有咸味,增加了收敛的作用并易于粉碎,其疗效并未减低。

【临床应用】

1. 用方要点　本方为治热毒蕴结上焦的常用方,以咽喉疼痛、牙龈肿痛、口舌生疮为辨证要点。

2. 现代应用　本方常用于口腔溃疡、舌下腺炎、带状疱疹、宫颈炎、新生儿脐炎、癣病、湿疹、脓疱疮、中耳炎等属热毒蕴结者。

【方歌】　外科正宗冰硼散,再加玄明与朱砂;

　　　　　咽肿牙痛口生疮,清热解毒消肿良。

第二节　皮　肤　科

皮肤科外用剂,多采用透皮给药形式,将药物敷贴于皮肤表面,具有保护创面、润滑肌肤及局部治疗作用,多用治皮肤局部的病症,如疮疡、水火烫伤、冻伤、蚊虫咬伤等。多以膏剂、散剂及一些洗剂、搽剂为主。

如意金黄散《外科正宗》

【组成】　天花粉　白芷　姜黄　大黄　黄柏　苍术　厚朴　陈皮　甘草　生天南星

【用法】　外用。红肿、烦热、疼痛,用清茶调敷;漫肿无头,用醋或葱酒调敷,亦可用植物油或蜂蜜调敷,一日数次。

【功效】　清热解毒,消肿止痛。

【主治】　疮疡肿痛,丹毒流注,跌仆损伤。

【方解】　本方证为热毒壅滞,蕴结肌肤所致。热毒壅聚肌肤,致气血相搏,瘀滞不畅,则见患处红肿热痛,若热毒郁滞营卫之间,则见发热恶寒等全身症状。治宜清热解毒,消肿止痛。天花粉清热泻火,消肿排脓,对疮面未溃者有消肿作用,对已溃脓出不畅者有排脓作用,为君药。姜黄、白芷、天南星活血散结,消肿止痛,为臣药。大黄、黄柏清热燥湿,泻火解毒,用治热毒疮疡;苍术、陈皮、厚朴合用行气燥湿,为佐药。甘草清热解毒,调和药性,为使药。诸药合用,共奏解毒消肿止痛之功。

【临床应用】

1. 用方要点　本方为热毒壅滞肌肤所致疮疡肿痛的常用方。临床应用以皮肤红肿,烦热,疼痛为用方要点。

2. 现代应用　本方常用于痈、疖、急性化脓性淋巴管炎、体表浅部脓肿、急性蜂窝织炎、多发性转移深部脓肿、软组织损伤、肢体外伤等证属热毒壅滞者。

3. 使用注意　外用药,不可内服;不宜长期或大面积使用,用药后局部出现皮疹等过敏表现者应停用。

【方歌】　如意散中草三黄,陈星苍芷朴天花;

　　　　　热毒疮疡红肿痛,解毒消肿止痛佳。

生肌玉红膏《外科正宗》

【组成】　甘草　白芷　当归　紫草　虫白蜡　血竭　轻粉

【用法】　外用。疮面洗清后,摊涂于纱布上贴敷患处,一日1次。

【功效】　解毒消肿,祛腐,生肌。

【主治】　痈疽疮疔。症见疮面肿痛，乳痈发背，溃烂流脓，久不收口。

【方解】　本方证治为热毒蕴结所致。热毒蕴结，气血阻滞，壅遏不通，则肉腐发为痈疽疮疔而见疮面肿痛，乳痈发背，溃烂流脓；脓出不畅，则久不收口。治宜解毒消肿，祛腐生肌。方用血竭清热解毒，敛疮生肌，以治疮疡久溃不敛，为君药。轻粉拔毒敛疮，以治疮疡溃烂；虫白蜡生肌定痛，为臣药。紫草凉血活血，解毒消肿；当归、白芷活血散结，消肿止痛，为佐药。甘草清热解毒，既治热毒疮疡，又调和诸药，为佐使。诸药合用，共奏解毒消肿、生肌止痛之功。

知识链接

虫白蜡特性

　　虫白蜡是白蜡虫寄生于女贞树上由雄虫分泌的蜡花，经加工熬制而成的精制品。其以虫蜡酸、虫蜡醇酯为主要成分，属于高分子动物蜡，商品白蜡洁白如玉、质地坚硬而有脆性，熔点高而稳定性强，具有生肌止血、止痛补虚、续筋接骨等功效。放入外用软膏剂中不仅能起到治疗作用，还能起到增稠作用，使得软膏剂便于涂抹和附着在皮肤上，可谓一举两得。

【临床应用】

　　1. 用方要点　本方为祛腐、生肌的代表方。临床应用以肌肤溃疡溃后久不收口等为用方要点。

　　2. 现代应用　常用于水火烫伤，外科手术切口溃疡，肛肠病（如内痔、外痔、混合痔、肛瘘、肛裂、肛门脓肿等）术后处理，急性化脓性感染，疮、痈、疖、肿，淋巴管炎，乳腺炎，下肢慢性溃疡溃后久不收口等。

　　3. 使用注意　忌食辛辣食物，勿内服。

【方歌】　生肌玉红甘紫草，轻蜡芷归共麻油；
　　　　　祛腐生肌消肿痛，诸疮溃烂搽即收。

紫花烧伤软膏（《中国药典》）

【组成】　紫草 96g　地黄 72g　熟地黄 36g　冰片 36g　黄连 64g　花椒 36g　甘草 24g　当归 56g　蜂蜡 115g　麻油 960g

【用法】　外用，清创后，将药膏均匀涂敷于疮面，一日上药 1～2 次，采用湿润暴露疗法，必要时特殊部位可用包扎疗法或遵医嘱。

【功效】　清热凉血，化瘀解毒，止痛生肌。

【主治】　Ⅰ度及Ⅱ度以下烧伤、烫伤。

【方解】　本方证治多为意外伤害，沸水、滚粥、热油、热蒸气等热毒内侵，致热盛阴伤。紫草甘寒，凉血活血，清热解毒，善治水火烧烫伤；地黄清热凉血，滋阴润肤，为君药。当归活血止痛，化瘀生新；黄连清热解毒，燥湿疗疮止痛；熟地黄滋阴养血，共为臣药。冰片清热消肿止痛、止痒；花椒燥湿止痒、止痛；蜂蜡、麻油解毒生肌，润肤止痛，为佐药。甘草清热泻火解毒，调和药性，为使药。多用于轻度烧烫伤。

【临床应用】

　　1. 用方要点　本方为治水火烧烫伤的常用方。临床应用以伤处皮肤发红、疼痛，有明显触痛、渗出或起水疱为用方要点。

　　2. 现代应用　常用于轻度水火烧烫伤。Ⅰ度及Ⅱ度以下烧伤、烫伤。

　　3. 使用注意　忌食辛辣食物。

【方歌】　紫花烧伤二地蜂,连花甘草冰片归;
　　　　　加入麻油涂疮面,水火烫伤是主方。

第三节　骨　伤　科

骨伤科外用剂,采用透皮给药形式,将药物喷、搽、贴于患处,具有活血散瘀、消肿止痛或舒筋活络、祛风除湿止痛作用。多用治跌打损伤,软组织扭挫伤引起的肿痛、出血,以及颈肩痛、腰腿痛等症。

云南白药气雾剂（《部颁药品标准》）

【组成】　三七　重楼
【用法】　外用,喷于伤患处,一日3～5次。凡遇较重闭合性跌打损伤者,先喷云南白药气雾剂保险液,若剧烈疼痛仍不缓解,可间隔1～2分钟重复给药,一天使用不得超过3次。喷云南白药气雾剂保险液间隔3分钟后,再喷云南白药气雾剂。
【功效】　活血散瘀,消肿止痛。
【主治】　跌打损伤,瘀血肿痛,肌肉酸痛及风湿疼痛。
【方解】　本方证治为跌仆、殴打、闪挫、擦伤、运动损伤等因素,致气血郁滞,痹阻不通,见瘀血肿痛,肌肉酸痛。君药三七性温入血分,止血化瘀,消肿定痛,为伤科之要药。臣药重楼消肿止痛,化瘀止血,助君药化瘀、止血、定痛。多用于跌打损伤之瘀肿疼痛。
【临床应用】
　1.用方要点　本方为治跌打损伤,瘀血肿痛的常用方。临床以跌打损伤,局部瘀血肿痛为用方要点。
　2.现代应用　常用于跌打损伤所致的软组织损伤见有瘀血、肿胀、疼痛者。
　3.使用注意　孕妇禁用;皮肤破损处不宜用。
【方歌】　云南白药气雾剂,方用重楼与三七;
　　　　　活血散瘀消肿痛,跌打损伤效尤佳。

消痛贴膏（《部颁药品标准》）

【组成】　独一味　棘豆　姜黄　花椒　水牛角　水柏枝
【用法】　外用。将小袋内稀释剂均匀涂在药垫表面,润湿后直接敷于患处或穴位。每贴敷24小时。
【功效】　活血化瘀,消肿止痛。
【主治】　急性或慢性扭挫伤、跌打瘀痛、骨质增生、风湿及类风湿疼痛。症见伤处皮肤青紫,肿胀疼痛,局部压痛,活动受限等。
【方解】　本方证治多因外伤导致皮肤或肌肉急性或慢性损伤。外伤后致瘀血阻滞,则见伤处皮肤青紫,肿胀疼痛,有压痛,活动受限等。治宜活血化瘀,消肿止痛。独一味活血散瘀,消肿止痛,为君药。姜黄既活血行瘀,又行气止痛,善治血瘀气滞引起的诸痛;花椒温暖强壮,散寒止痛;棘豆清热解毒,共为臣药。水牛角清热凉血,消肿止痛;水柏枝辛散温通达表,以助上药活血化瘀,消肿止痛,为佐药。

【临床应用】

1. 用方要点 本方为治急性或慢性扭挫伤的常用方。临床以伤处肿胀疼痛,局部压痛,活动受限为辨证要点。

2. 现代应用 常用于急性或慢性扭挫伤、跌打瘀痛、骨质增生、风湿及类风湿疼痛。亦适用于落枕、肩周炎、腰肌劳损和陈旧性伤痛。

3. 使用注意 过敏体质患者可有胶布过敏或药物接触性瘙痒反应。用此贴时间勿超过24小时。

【方歌】 消痛贴膏独一味,棘豆姜黄水牛角;

　　　　水柏花椒散寒好,风湿扭伤瘀痛消。

第四节 肛 肠 科

肛肠科外用剂,多采用直肠给药途径,多以栓剂为主导剂型,具有收湿敛疮、消肿止痛、活血化瘀、生肌止血等作用,用于肛门直肠疾病,如痔、肛裂、肛瘘、肛周脓肿等。

知识链接

痔之成因

痔为肛肠专科常见病,俗话说"十人九痔",可见其发病率之高。本病是肛门直肠下部肛管和肛门缘的静脉丛淤血,造成痔静脉回流发生障碍,引起曲张,从而形成单个或多个静脉团,多见于经常站立者和久坐者。痔下垂易发生水肿,严重者痔静脉丛内毛细血管破裂出血形成血栓,进一步影响了局部血液循环而使水肿加重,疼痛难忍。故多以局部治疗为主。

马应龙麝香痔疮膏(《中国药典》)

【组成】 冰片　炉甘石　人工牛黄　硼砂　人工麝香　珍珠　琥珀

【用法】 外用,取适量涂搽患处。

【功效】 清热燥湿,活血消肿,去腐生肌。

【主治】 湿热瘀阻所致的各种痔、肛裂,症见大便出血,或疼痛、有下坠感;亦用于肛周湿疹。

【方解】 本方证治湿热瘀阻,浊气下注所致的病证。湿热瘀阻,伤及肠络,血不循经而下溢,则大便出血,疼痛、有下坠感;若湿热蕴阻肛门,则见肛周湿疹作痒。人工麝香芳香走窜,活血散结,通络消肿止痛,为君药。人工牛黄清热解毒祛腐,消肿止痛,为臣药。炉甘石收湿止痒敛疮;珍珠、硼砂解毒生肌,收涩止痛;琥珀活血散瘀;冰片清热解毒,祛腐生肌止痛,共为佐药。全方共奏清热燥湿、活血消肿、去腐生肌之功。

【临床应用】

1. 用方要点 本方为治各种痔、肛裂的常用方。临床应用以大便出血,或疼痛为用方要点。

2. 现代应用 本方用于各类痔和肛裂。

3. 使用注意 孕妇慎用或遵医嘱。

【方歌】 应龙麝香冰甘石,牛黄硼砂珍琥珀;

　　　　去腐生肌消肿痛,痔疮肛裂皆可治。

第五节　妇　　科

妇科外用剂,采用黏膜或直肠给药形式,具有解毒、祛湿、杀虫、止痒的作用,主要用于女性生殖器官感染性疾病,如细菌性阴道病、外阴阴道假丝酵母菌病、滴虫性阴道炎、老年性阴道炎。

保妇康栓（《中国药典》）

【组成】　莪术油 82g　冰片 75g

【用法】　洗净外阴部,将栓剂塞入阴道深部;或在医生指导下用药。每晚1粒。

【功效】　行气破瘀,生肌止痛。

【主治】　湿热瘀滞所致的带下病,症见带下量多、色黄,臭秽,时有阴部瘙痒,灼痛,甚则奇痒,坐卧不安。常伴腹胀及下坠感。

【方解】　本方证为湿热蕴结,注于下焦所致。湿热蕴积于下焦,损伤任带二脉,失于固约,则带下量多,色黄,臭秽,阴部瘙痒;湿热蕴结,瘀阻胞脉,则小腹或少腹作胀或有下坠感。治宜行气破瘀,生肌止痛。方中莪术行气破血为主药;冰片清热止痛,防腐生肌止痒。全方合用,具有行气破血、生肌止痛之功。

【临床应用】

1. 用方要点　本方为治湿热瘀滞下焦所致带下病的常用方。临床应用以带下量多、色黄,臭秽,阴部瘙痒为用方要点。

2. 现代应用　常用于霉菌性阴道炎、老年性阴道炎见有上述证候者。

 知识链接

莪术油现代药理研究

莪术油具有广谱抗病原微生物和抗炎作用,能活血化瘀,增加糜烂部位血液循环及末梢血白细胞数,增强吞噬细胞的吞噬能力,杀灭引起糜烂的病原微生物。冰片具有消肿止痛、凉血止痒的作用。将这两种药物合用,具有行气破瘀、生肌止痛的功效。

莪术油具有很强的抗病毒、抗细菌、抗滴虫、抗真菌、抗支原体和衣原体等广谱抗病原微生物的作用,对各种炎症性疾病有很好的治疗作用。

【方歌】　保妇康栓妇科方,冰片加入莪术油;
　　　　　　行气破瘀又生肌,带下色黄奇痒消。

康妇消炎栓（《中国药典》）

【组成】　苦参 690g　败酱草 1 150g　紫花地丁 920g　穿心莲 1 150g　蒲公英 2 230g　猪胆粉 100g　紫草(新疆紫草)1 150g　芦荟 33g

【用法】　直肠给药,一次1粒,一日1~2次。

【功效】　清热解毒,利湿散结,杀虫止痒。

【主治】　湿热、湿毒所致的带下病、阴痒、阴蚀。症见下腹部或腰骶部腹痛,带下量多,色黄,阴部瘙痒,神疲乏力,小便黄,便干或溏而不爽。

【方解】 本方证为湿热，湿毒下注损及任带，约固无力所致。湿热下注，带脉失约，则见带下量多，色黄，湿邪浸淫日久成毒，腐蚀肌肤，则可见带下脓血，或见"阴蚀"；湿腐生虫，虫蚀阴中，可致阴部瘙痒。治宜清热解毒，利湿散结，杀虫止痒。方用苦参清热燥湿止带，并能杀虫止痒，为君药。穿心莲清热解毒，燥湿止痒；芦荟泻热解毒，杀虫止痒，并使湿热从下而走，助苦参增强解毒，燥湿止痒之力，为臣药。紫花地丁、蒲公英、紫草、败酱草均为苦寒之品，清热解毒，兼以燥湿，助苦参增强清热解毒燥湿之功；猪胆粉清热解毒，为佐药。诸药配伍，使热清，毒解，湿去，痒止。

【临床应用】

1. 用方要点 本方为治湿热或湿毒瘀滞下焦所致带下病的常用方。临床应用以带下量多、色黄，臭秽，阴部瘙痒为用方要点。

2. 现代应用 常用于盆腔炎、附件炎、宫颈炎、阴道炎见有上述证候者。

【方歌】 康妇消炎妇科方，苦参地丁败酱莲；

公英紫草猪胆荟，利湿止带又止痒。

外用剂现代常用中成药总结见表 21-1。

表 21-1 外用剂现代常用中成药简表

方名	组成	功用	主治	用法及用量	规格
狗皮膏	生川乌、生草乌、羌活、独活、青风藤、香加皮、防风、铁丝威灵仙、苍术、蛇床子、麻黄、高良姜、小茴香、官桂、当归、赤芍、木瓜、苏木、大黄、油松节、续断、川芎、白芷、乳香、没药、冰片、樟脑、丁香、肉桂	祛风散寒，活血止痛	风寒湿邪、气血瘀滞所致的痹病，症见四肢麻木、腰腿疼痛、筋脉拘挛，或跌打损伤、闪腰岔气、局部肿痛；或寒湿瘀滞所致的脘腹冷痛、行经腹痛、寒湿带下、积聚痞块	外用。用生姜擦净患处皮肤，将膏药加温软化，贴于患处或穴位	每张净重15g
麝香壮骨膏	八角茴香、山奈、生川乌、生草乌、麻黄、白芷、苍术、当归、干姜、麝香、薄荷脑、樟脑、冰片、豹骨、水杨酸甲酯、盐酸苯海拉明、硫酸软骨素	镇痛，消炎	风湿痛，关节痛，腰痛，神经痛，肌肉酸痛，扭伤，挫伤	外用，贴患处	每张7cm×10cm
紫金锭	山慈菇、红大戟、千金子霜、五倍子、麝香、朱砂、雄黄	辟瘟解毒，消肿止痛	中暑，脘腹胀痛，恶心呕吐，痢疾泄泻，小儿痰厥；外治疔疮疖肿，痄腮，丹毒，喉风	外用，醋磨调敷患处	每锭重0.3g、3g
消痔栓	龙骨（煅）、轻粉、冰片、珍珠（制）	消肿止痛，收敛止血	内外痔	外用。一次1枚一日1次	栓剂。每枚重2g

（杨 琦）

 复习思考题

1. 外用剂分几类？各类适应证是什么？各有哪些代表方？

2. 冰硼散、如意金黄散均有清热解毒、消肿止痛的作用，两者有何不同？

3. 生肌玉红膏中使用虫白蜡的作用是什么？

扫一扫，测一测

主要参考书目

[1]　国家药典委员会. 中华人民共和国药典：一部 [M]. 北京：中国医药科技出版社，2020.

[2]　高学敏. 中药学 [M]. 北京：中国中医药出版社，2017.

[3]　钟赣生，杨柏灿. 中药学 [M]. 11 版. 北京：中国中医药出版社，2021.

[4]　唐德才，吴庆光. 中药学 [M]. 4 版. 北京：人民卫生出版社，2021.

[5]　贾波，许二平. 方剂学 [M]. 11 版. 北京：中国中医药出版社，2021.

[6]　全世建. 方剂学 [M]. 4 版. 北京：人民卫生出版社，2021.

[7]　李冀，左峥云. 方剂学 [M]. 11 版. 北京：中国中医药出版社，2021.

[8]　国家药品监督管理局执业药师资格认证中心. 中药学专业知识（一）[M]. 8 版. 北京：中国中医药出版社，2022.

中药名称拼音索引

方剂名称拼音索引

复习思考题答案要点

模拟试卷

《中药方剂学》教学大纲